JN441657

식생활과 건강증진학

Meal and Health Promotion

김대진 · 김현숙 · 도명술 · 박정로
변부형 · 임윤숙 · 정동관 · 정차권 공역

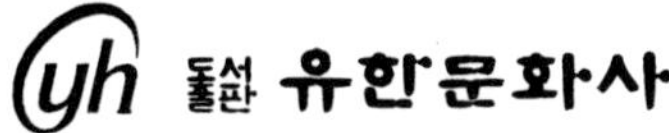

NUTRITION and YOU with READINGS

by

William A. Forsythe

Fifth Edition

역자 서문

오늘날 영양지식은 눈부시게 발전하고 있으며, 식품과 영양에 관한 지식이 이제는 전공자들뿐만 아니라 현대인들에게도 꼭 알아야 하는 필수적인 생활상식이 되어 가고 있다. 음식이란 결국 수천 가지 화학물질의 복합체이며, 모든 영양소는 화학물질이다. 흥미로운 사실은 음식 속에 들어있던 화학물질, 즉 '식품 영양소'는 우리 몸속에 들어오면 엄격한 질서 속에서 조화와 균형을 이루며, 영양소 대사라는 신비로운 몸바꿈을 함으로써 몸 안의 화학물질, 즉 '인체 영양소'로 다시 태어난다는 것이다. 따라서 오늘 내가 무엇을 먹는가 하는 선택이 바로 훗날 내 삶의 질을 결정하는 중요한 요소 중의 하나가 된다.

본 교재는 최신의 영양정보를 제공하고 있으며, 대학에서 영양관련 분야의 전공 교재뿐만 아니라 교양서적으로 사용하기에 적합한 실질적이고도 유용한 정보를 다양하게 수록하고 있다. 본 교재를 활용하여 토론식 수업으로도 연결이 가능하며, 시사성을 띄고 있는 'Additional Reading'에서는 유용한 자료들이 많이 있다. 또한 영양과 건강에 대한 지식을 넓히는 데 유용한 웹사이트들도 다양하게 소개되고 있다.

오늘날처럼 서구의 식생활이 우리 생활 속에 자리잡고 있는 시점에서 이 역서의 내용이 생소하다는 느낌이나 거부감은 그리 크지 않을 것이다. 그러나 우리가 분명히 알아야 할 것은 우리가 전통적으로 유지해 왔던 식생활과 서구의 식생활에는 분명 차이가 있다는 것이다. 우리와는 다른 체격과 상이한 환경에서 생활하는 그들의 식생활 전체가 전적으로 우리의 것과 동일하다고는 할 수 없기 때문이다.

그러므로 서구식의 식생활 정보를 제대로 알면서 우리의 것과 비교한다는 것은 올바른 식생활을 위한 의미 있는 방법이라 생각된다. 따라서 이 역서를 통하여 독자들에게 유익한 정보를 제공할 수 있을 것으로 믿어 의심치 않는다. 끝으로 본 역서의 출판을 위하여 수고하신 유한문화사의 사장님과 직원들에게 진심으로 감사드린다.

역자 씀

차 례

제 6 장 식이지방 / 121

제 7 장 식이단백질 / 143

제 8 장 수용성 비타민 / 151

제 9 장 지용성 비타민 / 173

제 10 장 다량 무기질 / 193

제 13 장 생활주기와 영양 / 267

제 14 장 영양과 운동 / 285

Additional Reading (원문) / 305

제 1 장

영양과 나

1. 나의 영양상식 수준은?

(식사와 건강 사이의 관계에 대한 나의 지식수준을 13가지 질문을 통해 판정해 보기)

건강문제에 있어서 영양보다 더 중요한 것은 없으며, 또한 우리를 혼란스럽게 하는 것도 없다. 정말 그렇다. 영양은 공부하기 매우 어려운 주제이며, 연구결과도 서로 모순된 결과를 보이는가 하면 식사지침들 마저도 때로는 서로 일치하지 않는 것처럼 보일 때가 있다. 최근에 개정된 식품표시제도는 과거의 규정을 바꾸어 새로운 항목을 추가하였다.

다음에는 영양에 대해 우리가 얼마나 알고 있는지 평가해 보는 것을 돕기 위해 건강에 관해 관심이 있는 모든 사람들이 반드시 알아야 할 주요 사항에 관해 13가지 질문 문항을 만들어 소개하였으며, 그 뒤에는 간단한 해설과 함께 이들 질문에 대한 답을 제시하였다.

또한 약 650명의 독자들을 대상으로 동일한 질문을 물어 조사한 결과도 함께 제시하여 얼마나 많은 사람들이 그 질문에 대해 옳게 대답을 하였는지 알 수 있도록 하였다. 그런데 여기서 우선 짚고 넘어가야 할 점은 13개 문제를 모두 맞힌 사람은 한 사람도 없었으며, 사실상 약 절반의 응답자가 절반 이하의 정답을 맞혔다는 것이다. 따라서 문제의 정답을 잘 모르더라도 너무 실망하고 자책할 필요는 없는 것이다. 마지막 부분에는 성적 계산표를 제시하여 본인의 실력이 어느 정도인지 가늠해 볼 수 있도록 하였다.

◆ 질문 문항 ◆

1. '좋은' HDL 콜레스테롤을 많이 함유한 식품은 동맥의 건강에 좋은 영향을 미친다.

   옳다_____ 그르다_____

2. 대부분의 사람들에 있어 하루 한두 개의 계란 섭취는 안전하다.

   옳다_____ 그르다_____

3. 만일 어떤 식품에 "무콜레스테롤(cholesterol free)"이라고 표시되어 있는 경우 이 식품의 포화지방산 함량은 어떠하다고 생각되는가?

   ⓐ 낮음
   ⓑ 높음
   ⓒ 높을 수도 있고 낮을 수도 있음

4. 견과류나 식물성 오일과 같이 지방함량이 높은 식품은 혈액의 콜레스테롤 함량을 높이는 경향이 있다.

   옳다_____ 그르다_____

5. 다음 식물성 오일 중 어느 것이 지방 함량과 에너지 함량이 가장 낮은가?

   ⓐ 올리브 오일
   ⓑ 옥수수 오일
   ⓒ 코코넛 오일
   ⓓ 모두 같음

6. 대부분 저지방(low-fat) 식품은 열량(calorie)도 낮다.

   옳다_____ 그르다_____

7. 우리는 식품표시에 제시되어 있는 영양소 Daily Value (DV)의 100% 이상을 섭취하도록 노력해야 한다.

   옳다_____ 그르다_____

8. 다음 중 식이섬유소의 좋은 급원은? (옳은 것을 모두 고르시오)

   ⓐ 사과　　ⓑ 쇠고기
   ⓒ 여과하지 않은 사과주스　　ⓓ 분쇄한 밀
   ⓔ 두류　　ⓕ 콘플레이크

9. 베타카로틴을 많이 함유하는 식이는 암과 심혈관질환을 예방하는 데 도움이 된다.

옳다_____ 그르다_____

10. 미국인들은 그들의 일상적 식사로 비타민을 충분히 섭취하므로 비타민 섭취에 대해 그다지 관심을 기울일 필요가 없다.

옳다_____ 그르다_____

11. 다음 중 칼슘의 급원으로 좋은 식품은? (옳은 것을 모두 고르시오)

ⓐ 우유
ⓑ 정어리통조림
ⓒ 요구르트
ⓓ 케일
ⓔ 두부

12. 다음 중 어느 것이 칼슘 함량이 더 높은가?

ⓐ 우유(whole milk)
ⓑ 탈지유(skim milk)
ⓒ 둘 다 같음

13. 적당하게 마셨을 때 다음 중 어느 술이 가장 심장에 좋은 영향을 미치는가?

ⓐ 적포도주
ⓑ 양주
ⓒ 백포도주
ⓓ 맥주
ⓔ 모두 같음

◆ 다음은 위 13가지 질문에 대한 정답과 해설임 ◆

(얼마나 많은 사람들이 정답을 맞혔는지도 아울러 살펴보기 바람)

1. '좋은' HDL 콜레스테롤을 많이 함유한 식품은 동맥의 건강에 좋은 영향을 미친다.

정답: 그르다 (일반인들이 정답을 맞힌 비율 31%)

HDL 콜레스테롤 함량이 높을수록 동맥의 건강에 도움이 된다는 사실 때문에 많은 사람들이 이 '좋은' 콜레스테롤 함량이 식품을 섭취할 수 있다고 생각한다. 그러나 식품에 함유되어 있는 콜레스테롤은 좋지도 나쁘지도 않다. 대신에 좋다 나쁘다는 이들 형용사는 우리의 간에서 대부분 생성되는 혈액 속에 함유된 콜레스테롤에 대한 말이다. 그리고 우리 혈액 내 콜레스테롤의 좋고 나쁨은 혈액을 통해 심혈관으로 또는 심혈관으로부터 콜레스테롤을 운반하는 지방단백질(lipoprotein)의 종류에 의해 결정된다. 이들 콜레스롤 운반체는 저밀도(LDL)와 고밀도지방단백질(HDL)로 분류되며, 이들의 혈액 내 농도는 유전적 소인이나 생활양식 등에 따라 영향을 받는다. HDL 농도를 높이는 요인으로는 유산소운동, 체중 감량, 금연, 적당량의 음주 등이 있다.

2. 대부분의 사람들에 있어 하루 한두 개의 계란 섭취는 안전하다.

정답: 옳다 (정답률 58%)

계란은 분명 콜레스테롤 함량이 높은 식품이다. 그러나 식품 중의 콜레스테롤이 자동적으로 우리의 혈액 콜레스테롤이 되는 것은 아니다. 사실상 대부분의 사람들은 식품으로부터 콜레스테롤 흡수를 감소시키고 체내 콜레스테롤 합성을 줄임으로써 고콜레스테롤 식이에 대항하는 보상기전을 가지고 있다. 따라서 혈중 콜레스테롤 농도가 정상인 사람은 체내에서 콜레스테롤 농도 조절기전이 잘 작용하고 있으므로 적당량의 계란 섭취는 체내 콜레스테롤 균형을 깨뜨리지 않을 것이다. 식이 중 콜레스테롤 함량보다 훨씬 더 중요한 것은 식이 중 포화지방산 함량이다. 포화지방산 함량이 높은 식이는 우리 신체의 콜레스테롤 조절기전을 방해하여 혈중 '나쁜' LDL 콜레스테롤 농도를 현저히 증가시키는 결과를 초래한다.

3. 만일 어떤 식품에 "무콜레스테롤(cholesterol free)"이라고 표시되어 있는 경우 이 식품의 포화지방산 함량은 어떠하다고 생각되는가?

정답: 낮음 (정답률 27%)

"높을 수도 있고 낮을 수도 있음"이라고 답한 전체 응답자의 71%에 해당하는 사람들은 아마 과거 콜레스테롤이 관심을 끌기 시작한 초기에 많은 식품들이 심장에 해로운 포화지방산을 많이 함유하고 있음에도 불구하고 "심장 건강에 유익하다"는 것을 암시하는 '무콜레스테롤' 표기를 달고 유통됨으로써 소비자들이 고스란히 속아 넘어갔던 것을 기억하는 것 같다. 그러나 1993년 개정된 법률에 의해 이러한 일종의 속임수는 더 이상 할 수 없게 되었다. 이제는 어떤 식품에 '저' 또는 '무' 콜레스테롤 표기를 하기 위해서는 1회 분량당 포화지방산 함유량이 2g을 넘을 수 없도록 되어 있다.

4. 견과류나 식물성 오일과 같이 지방함량이 높은 식품은 혈액의 콜레스테롤 함량을 높이는 경향이 있다.

정답: 그르다 (정답률 44%)

식품에 함유된 모든 지방이 비난을 받고 있으나, 동맥혈관에 나쁜 영향을 미치는 것은 포화지방이며, 포화지방은 대부분 육류나 유제품과 같은 동물성 식품으로부터 섭취된다. 견과류나 식물성 오일은 포화지방 함량이 낮기 때문에 포화지방 함량이 높은 동물성 지방에 비해 혈액 콜레스테롤 농도에 미치는 영향이 매우 적으며, 심지어는 동물성 지방을 식물성 지방으로 대체하여 섭취할 경우에 혈장 콜레스테롤 농도를 개선시키기도 한다. 그러나 식물성 지방도 함정은 있다. 다른 모든 지방과 마찬가지로 식물성 지방도 에너지 밀도가 높다. 따라서 건강한 체중을 유지하기 위해서는 과다한 섭취를 경계해야 할 대상인 것이다. 보건당국에서는 국민의 건강을 위해서 총에너지 섭취량 중 지방은 30% 이하로, 포화지방은 10% 이하로 섭취하도록 권장하고 있다.

5. 다음 식물성 오일 중 어느 것이 지방함량과 에너지 함량이 가장 낮은가?

정답: 모두 같음 (정답률 39%)

조사 응답자 중 약 44%는 올리브 오일을 정답으로 선택하였으나, 사실은 모든 오일이 똑같이 한 스푼에 약 13.5 g의 지방과 120 칼로리의 에너지를 함유하고 있고, 단지 다른 점은 그들이 갖고 있는 포화지방과 불포화지방의 비율이다.

올리브 오일의 좋은 이미지는 아마도 올리브 오일을 많이 사용하는 소위 지중해성 식사(Mediterranean diet)의 광범위한 인지도 때문인 것으로 여겨진다. 그 동안의 여러 연구들에 의하면 올리브 오일의 높은 단일불포화지방 비율이 심장에 가장 좋은 것이라고 알려져 있다. 올리브 오일 다음으로 단일불포화지방 함량이 높은 것은 카놀라 오일을 들 수 있다. 조사 응답자 중 15%가 옥수수 오일을 정답으로 선택하였는데, 옥수수 오일은 다가불포화지방 함량이 높은 오일에 속한다.

현명하게도 응답자 중 코코넛 오일을 정답으로 선택한 사람은 거의 없다. 열대과일인 코코넛과 야자의 경우는 식물성 오일은 불포화지방 함량이 높다는 일반적 사실에서 예외이다. 이들은 거의 대부분 포화지방으로 이루어져 있다.

6. 대부분 저지방(low-fat) 식품은 열량(calorie)도 낮다.

정답: 그르다 (정답률 79%)

과일·야채·두류·곡류 등 저지방 천연식품들은 대체로 에너지 함량도 낮은 경향이 있다. 그러나 저지방 스낵, 디저트 등 지방함량이 낮도록 가공된 식품들의 경우에는 이야기가 다르다. 지방을 제거할 때 동시에 맛과 질감도 일부 함께 제거되기 때문에 탄수화물이나 단백질을 첨가하여 관능적인 특성을 보완하려 하면서 결국 칼로리가 높아진다. 심지어 어떤 경우에는 저지방 제품이 원래 보다 더 칼로리가 높은 경우도 있다. 칼로리가 높음에도 불구하고 이러한 저지방 식품들은 아직도 동맥에는 좋은 영향을 미칠 수 있다. 왜냐하면 포화지방 함량이 낮기 때문이다. 그러나 저지방 제품이라고 하여 마음 놓고 과식하는 것은 삼가야 할 것이다. 칼로리 섭취도 고려해야 하기 때문이다.

7. 우리는 식품표시에 제시되어 있는 영양소 Daily Value (DV)의 100% 이상을 섭취하도록 노력해야 한다.

정답: 그르다 (정답률 36%)

이 까다로운 문제에 "옳다"고 대답했더라도 완전히 틀린 것은 아닌데, 그것은 일부 영양소의 하루 권장량(Daily Value)이 최소 섭취권장량을 나타내기 때문이다. 그러나 지방, 콜레스테롤, 나트륨 등과 같은 영양소의 Daily Value는 최소 섭취권장량이 아닌 하루 섭취 최대한도를 나타내며, 대부분의 미국인들은 이들 한도를 넘어 섭취하고 있다.

최소 하루 섭취량을 나타내는 영양소로는 각종 비타민과 무기질 및 식이섬유질이 있다. 대부분의 사람들은 식이섬유질 섭취에 매우 소홀하다. 하루 2,000 kcal 섭취하는 사람의 식이섬유질 Daily Value는 25 g인데 비하여 실제로 섭취하는 것을 보면 평균적으로 남자는 19 g, 여자는 14 g을 섭취하고 있다. 이렇게 식이섬유질의 섭취가 적은 것은 아직도 많은 사람들이 식이섬유질을 과거 변비약의 원료 정도로만 생각하는 데에 일부 원인이 있는 것 같다. 그러나 섬유질은 건강을 유지하고 심혈관계 질환, 당뇨병, 게실증, 결장암 등의 질병을 방지하는 데 있어 가장 중요한 위치를 차지하는 영양소이다.

8. 다음 중 식이섬유소의 좋은 급원은?

정답 : ⓐ 사과, ⓓ 분쇄한 밀, ⓔ 두류 (정답률 54%)

이 문제를 채점하는 데 있어서 정답 세 가지를 모두 골랐으면 1점을 주고, 세 가지 외에 아무것도 고르지 않았으면 1점을 추가로 더 준다(조사 응답자 중 16%가 추가 점수 1점을 획득함).

식이섬유소의 급원을 말할 때 우리는 대부분 밀과 밀겨를 구별할 줄 안다. 일반적

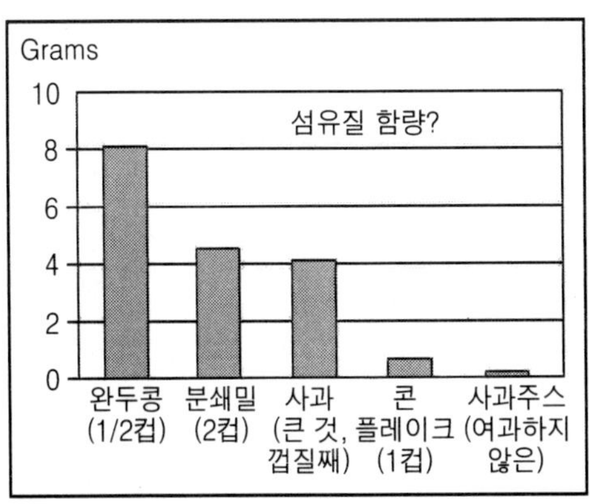

으로 식이섬유질의 가장 좋은 급원은 곡류, 견과류, 과일과 야채이다. 곡류의 겨로 만든 시리얼은 매우 좋은 섬유질 급원으로서 반 컵에 13 g의 섬유질이 함유되어 하루 섭취권장량의 절반을 공급할 수 있는 양이다. 밀겨 성분이 좀 덜 함유된 분쇄한 밀은 1회 분량당 식이섬유질 양이 4.6 g으로 떨어지지만 이는 아직 그리 낮은 것은 아니다. 조사 응답자 중 20%가 잘못 선택했던 콘플레이크는 겨우 1 g도 안 되는 식이섬유질을 함유하고 있다. 두류는 보리(6.8 g/반 컵), 통밀 스파게티(3.2 g)와 함께 식이섬유질의 좋은 급원이다. 껍질을 벗기지 않은 사과는 식이섬유질 함량이 높은 과일이지만 사과주스(여과하지 않은 주스 포함)는 가공과정에서 과육과 함께 식이섬유질을 모두 잃는다. 그리고 쇠고기에는 식이섬유질이 함유되어 있지 않다.

9. 베타카로틴을 많이 함유하는 식이는 암과 심혈관질환을 예방하는 데 도움이 된다.

정답: 옳다 (정답률 68%)

최근의 연구결과에 의해 베타카로틴 정제의 효능에 대한 장밋빛 환상은 깨졌지만 베타카로틴을 많이 함유한 식이의 건강 향상 기능성에 대한 증거는 날이 갈수록 증가되고 있다. 베타카로틴의 건강 기능성은 베타카로틴 단독으로서가 아니고 약 600여 천연 카로틴류와 천연식품에 함유된 많은 영양소들의 복합기능인 것이다. 다른 영양소들과 함께 베타카로틴의 좋은 급원식품으로는 당근, 고구마, 겨울 스쿼시, 살구, 캔탈로프, 핑크 또는 빨강 그레이프프루트 등이 있다.

10. 미국인들은 그들의 일상적 식사로 비타민을 충분히 섭취하므로 비타민 섭취에 대해 그다지 관심을 기울일 필요가 없다.

정답: 그르다 (정답률 81%)

기형아 출산의 방지로부터 기억력 향상과 면역증강에 이르기까지 비타민 B군의 다양한 기능이 많은 연구들에 의해 밝혀져 왔다. 아직 명확히 증명되지는 않았지만 심지어 암과 심혈관 질환까지도 비타민 B군에 의해 감소된다는 예비 근거도 제시된 바 있다. 그러나 일반적인 미국인 식사에는 엽산과 비타민 B_6 등 적어도 두 가지 비타민 B가 부족하다. 이는 대부분의 국민들이 과일, 야채, 곡류를 충분히 섭취하지 않고, 특히 비타민 B군의 주요 급원인 두류의 경우는 권장량의 절반도 섭취하지 못하고 있기 때문이다. 치아에 문제가 있거나 외부 출입에 제한을 받기 때문에 적합한 식사를 할 수 없는 노인들은 저농도의 복합비타민과 복합무기질을 복용하도록 하는 것이 좋다. 비타민 B_{12}도 또한 중요한데, 철저한 채식주의자들은 권장량만큼 섭취하도록 특별히 주의를 기울여야 한다.

11. 다음 중 칼슘의 급원으로 좋은 식품은? (옳은 것을 모두 고르시오)

정답 : ⓐ 우유, ⓑ 정어리통조림, ⓒ 요구르트, ⓓ 케일, ⓔ 두부 모두

(정답률 51%)

이 문제 채점에 있어서 만일 ⓐ 우유, ⓑ 정어리통조림, ⓒ 요구르트 3가지를 모두 골랐으면 1점을 주고(응답자 중 이 세 가지를 모두 고른 사람은 79%), 거기에 ⓓ 케일과 ⓔ 두부 두 가지를 더 고른 사람은 1점을 추가로 더 준다.

우리는 이 문제의 정답으로 다섯 가지 식품 모두를 정답으로 삼았는데, 그 이유는 그들이 모두 상당량의 칼슘을 함유하고 있기 때문이다. 그러나 그들의 칼슘 함유량은 각각 다르다. 요구르트는 한 컵에 거의 500 mg의 칼슘을 함유하여 나머지 다른 식품들에 비해 칼슘 함량이 월등히 높다. 우유 한 컵과 정어리통조림 75 g 한 캔에는 각각 약 300 mg의 칼슘이 함유되어 있다. 케일과 두부도 1회 분량 당 약 100 mg의 칼슘을 함유하여 하루 칼슘 권장량을 만족시키는 데 도움을 준다(주의 : 그러나 어떤 두부는 제조과정에서 칼슘 대신에 마그네슘을 사용한 것이 있어 식품표시 내용을 확인할 필요가 있다). 그러면 하루에 얼마의 칼슘을 섭취해야 할까? 25세에서 64세까지의 성인은 하루에 적어도 1,000 mg의 칼슘을 섭취해야 하고, 65세 이상과 에스트로겐을 투여 받지 않는 폐경기 이후의 여성은 하루에 적어도 1,500 mg을 섭취해야 한다.

칼슘은 되도록 식사로부터 공급하는 것이 좋다. 왜냐하면 식이로 섭취할 때가 보충제 형태로 복용할 때보다 흡수율이 높고, 또한 식품에는 비타민 D와 같이 칼슘의 효능을 강화하는 성분이 함께 함유되어 있기 때문이다. 칼슘 보충제를 복용하는 경우에는 씹어 먹는 탄산칼슘 제품으로 하고, 얼마나 많은 양의 칼슘이 함유되어 있는지 알아보기 위해서는 제품에 표시되어 있는 칼슘 원소의 양을 살펴본다.

12. 다음 중 어느 것이 더 칼슘 함량이 높은가?

정답: ⓒ 우유와 탈지유 둘 다 같음 (정답률 75%)

유제품은 단연 가장 농축된 칼슘의 급원이지만 지방과 에너지 또한 높은 것이 문제이다. 그러나 다행한 것은 저지방 또는 무지방 유제품에도 원래의 고지방 유제품과 동일한 양의(심지어는 더 많은 양의) 칼슘이 함유되어 있다는 것이다. 치즈는 지방을 제거하는 공정에서 맛과 질감을 많이 잃지만, 우유와 요구르트는 지방을 제거하여도 맛과 질감에 큰 차이를 나타내지 않는다.

13. 적당하게 마셨을 때 다음 중 어느 술이 가장 심장에 좋은 영향을 미치는가?

정답: ⓔ 적포도주, 백포도주, 양주, 맥주 모두 같음 (정답률 21%)

조사 응답자의 3분의 2 가량이 적포도주를 정답으로 선택하였는데, 이는 적포도주를 많이 마시는 프랑스인들이 고지방식사에도 불과하고 심혈관계 질환의 발병이 상대적으로 낮다는 소위 'French paradox'의 넓은 인지도 때문으로 생각된다. 그러나 적포도주가 더 대중에게 잘 알려져 있기는 하지만 사실은 모든 종류의 술이 같은 정도로 건강에 유익하게 또는 해롭게 작용하는 것 같다.

문제는 '어떤 술을 마시는가'가 아니고 '어떻게 마시는가'이며, 가장 좋은 방법은 식사와 함께 '적당히' 마시는 것이다. 여기서 '적당히'라 함은 하루에 남자는 2 drink, 여자는 1 drink를 넘지 않는 정도를 의미하며, 1 drink는 맥주 12온스(약 360 cc), 와인 5온스(약 150 cc), 80도 양주 1.5온스(약 45 cc)를 말한다. 그러나 폐경 전 여성이나 40세 이하 남성에게 있어서는 적당량의 술이 별로 이롭지 않으며 오히려 해로울 수 있다.

그리고 전부터 술을 마시지 않던 더 나이든 사람들도 음주의 득실을 의사와 함께 면밀히 검토하지 않고 새롭게 음주를 시작하지는 말 것이다. 과도한 음주는 우리 몸 전체를 파괴시킬 수 있으며, 심장마비의 위험성도 증가시킬 수 있다.

채점하기

본 퀴즈의 최대 획득 가능한 점수는 문제 8번과 11번의 추가점수 각각 1점씩을 합하여 총 15점이다. 조사 응답자 총 650명 가운데 14점 이상을 획득한 사람은 한 사람도 없었으며, 대부분은 8점 이하의 점수를 보였다.

0 ~ 5점 : 좀 더 많은 영양상식이 요구됨 (조사 응답자의 18%)
6 ~ 8점 : B학점에 해당함 (47%)
9 ~10점 : 매우 인상적임 (27%)
11~13점 : 영양사들이 꿈꾸는 점수 (8%)
14~15점 : 문제를 미리 살그머니...? (0%)

2. 예방 가능한 질병들

2.1 심장질환

심장질환은 미국인들의 사망원인 1위인 질병으로 매년 100만 명 이상이 심장마비로 고통을 겪는다. 그 중 약 질반은 65세 이하이며, 심장마비 환자의 2/3는 완전히 회복되지 못하고, 약 50만 명은 사망한다. 심장마비로 인한 사망률은 지난 수십 년간 현저히 감소하였는데, 이는 심혈관 관련 전문기관의 운영, 혈전 용해제의 개발 등 수많은 노력의 결과임에 틀림없으나 이론적으로는 더 많이 감소되어야 했다.

심장질환에 관한 연구의 선구자인 시카고 노스웨스턴대학교 의과대학 명예교수인 Stamler 박사는 심장질환의 원인과 예방에 관해 다음과 같이 말했다. “심장질환 예방을 위한 필수사항들은 이미 1950년대부터 알려져 왔으며, 심장질환의 근본 원인이 되는 동맥경화는 20세기 서구적 생활양식의 산물이다.”

심장질환과 뇌졸중에 의한 사망률※

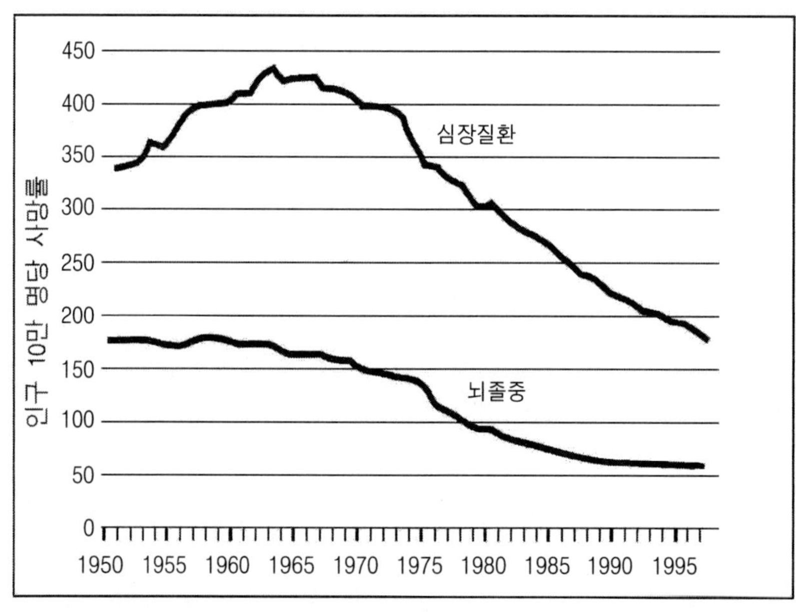

심장 관상혈관질환과 뇌졸중에 의한 사망률이 1960년대 중반부터 급격히 감소되어 왔다.

※2000년 미국 인구 기준

출처 : National Heart, Lung and Blood Institute

식이의 역할은 지난 40여 년간 더욱더 명확해졌다.[1]

- 육류, 유제품, 과자, 계란 등에 주로 많이 함유되어 있는 포화지방과 트랜스 지방의 과도한 섭취는 혈액의 콜레스테롤 농도를 상승시킨다.
- 에너지의 과다섭취는 비만을 초래한다.
- 식이섬유질, 엽산, 생선에 많이 함유되어 있는 n-3 지방산, 비타민 E와 같은 항산화제 등의 섭취 부족은 우리의 심장을 완전히 무방비상태로 놓아두는 것이다.
- 나트륨의 과량 섭취와 칼륨, 마그네슘, 단백질의 섭취부족은 혈압을 상승시키며, 비만, 운동부족, 과도한 음주 또한 고혈압을 초래한다.

Stamler 박사는 "신체활동이 부족한 생활은 영양적 문제를 더욱 악화시키고, 흡연은 심혈관질환의 위험성을 높인다고 하고, 부적절한 식생활, 신체활동 부족, 흡연 등 건강에 해로운 3대 생활양식은 인간 발달 역사상 전례 없던 것들이다"고 하였다.

수십 년에 걸쳐 과학자들은 심장질환의 예방이 단지 고콜레스테롤 혈증이나 고혈압의 방지 정도에 그치는 것이 아니라는 것을 인식하게 되었다. 심장질환의 예방을 위해서는 인구 대부분이 혈중 콜레스테롤과 혈압을 소위 말하는 '정상치' 이하의 '적정치' 즉 혈중 콜레스테롤 200 이하, 수축기 혈압 120, 확장기 혈압 80 이하로 끌어내려야 한다.[2] 그러나 현재의 상황은 '적정치'에 속하는 사람이 겨우 인구의 10%에도 미치지 못하는 실정이다.

Stamler 교수는 "심장질환의 발생을 획기적으로 줄이고자 한다면 우리는 대다수의 사람들이 콜레스테롤과 혈압이 '적정치' 이하가 되도록 해야 한다"고 말하였다. 그렇게만 된다면 심장질환을 완전히 퇴치하지는 못하더라도 적어도 만연되지는 않을 것이다.

2.2 뇌졸중

뇌졸중으로 인한 사망률은 1970년 이래 55% 감소하였지만 아직도 연간 15만 명이 이 병으로 사망하고 있어 심장질환과 암에 이어 미국인 사망원인의 세 번째를 차지하는 질병이며, 뇌졸중으로 인한 사망은 나이가 많을수록 늘어난다. 지난 30여 년간 뇌졸중으로 인한 사망률의 감소는 매우 놀란 만한 성과이다.

중요한 열쇠: 정상혈압을 유지할 것. 고혈압은 심장마비의 위험성을 증가시키기도

---

1. *Circulation 94*: 1795, 1996.
2. *Cardiology 82*: 191, 1993.

하지만, Dallas에 있는 University of Texas Southwestern Medical Center의 Norman Kaplan 교수는 "뇌졸중에 대한 영향은 더욱더 크다"고 말하였다. 그리고 이는 환자의 나이와는 상관이 없다. 또한 그는 "과거에는 나이가 들수록 혈액을 혈관을 통해 흐르게 하기 위해서는 더 큰 압력이 필요하다고 생각했었다"고 하였다. 그러나 80세 이상 환자 1,600명 이상을 대상으로 한 많은 임상실험 자료를 모아 발표한 최근의 한 논문에 의하면 혈압의 감하로 80세 이상의 환자에게서도 뇌졸중을 감소시켰다.[1]

Kaplan 교수는 "나이를 불문하고 고혈압은 예방되어야 한다는 것을 우리는 알아야 한다"고 하였다. 이는 매우 중요한 사안이다. 왜냐하면 70대 노인들의 60%가 고혈압을 가지고 있기 때문이다. 이것이 Kaplan 교수를 비롯한 많은 학자들이 우리들 각자의 생활양식을 바꾸어야 한다고 권장하는 이유의 하나이다.[2]

혈압과 심장마비 또는 뇌졸중

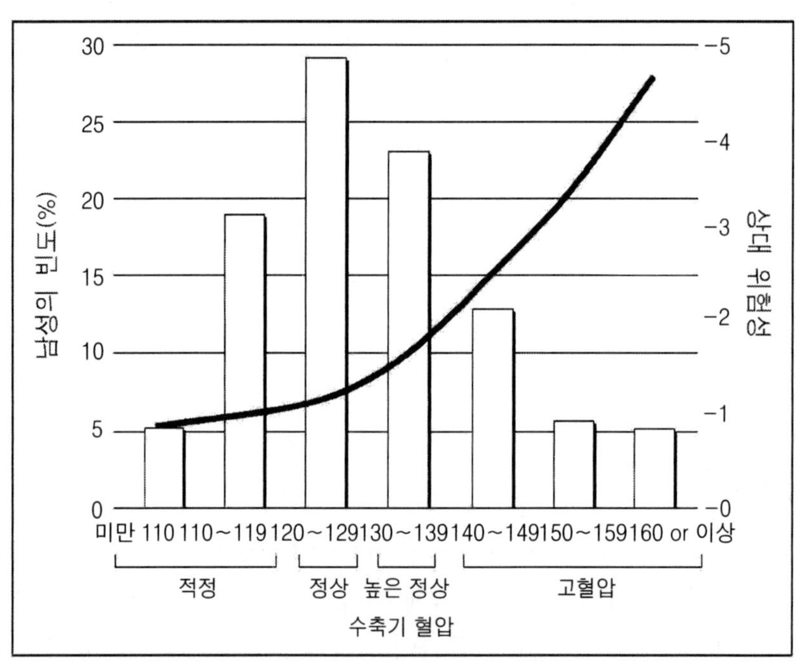

혈압이 증가함에 따라 심장마비와 뇌졸중으로 인한 사망 위험이 증가한다. 심지어 혈압이 정상(normal) 범위(120~129)라도 많은 사람들이 높은 위험도를 나타낸다. 막대는 남성들의 수축기 혈압의 분포를 적정, 정상, 높은 정상, 고혈압으로 나타낸 것이다. 여성들에 있어서도 그 분포는 유사하다.

출처: *Archieves of Internal Medicine 153*: 186, 1993

미국인의 과체중과 비만율※

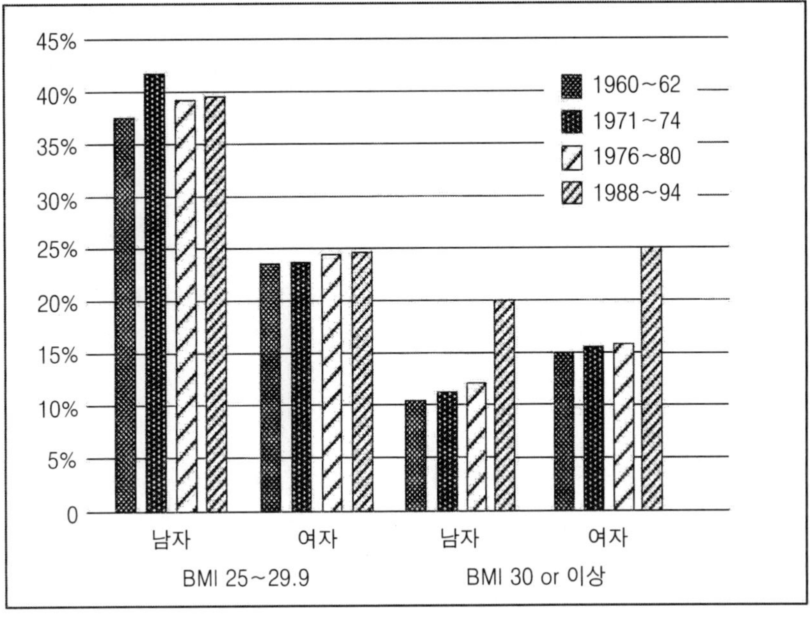

미국인의 비만율은 1970년대 후반부터 급격히 증가되었다. 과체중은 체질량지수(BMI, Body Mass Index) 25~29.9를 나타내며, 비만은 BMI 30 이상을 나타낸다. (BMI = body weight × 703/height^2(in inches)

※1980년 미국 인구에 대해 연령 조정됨.

출처 : Centers for Disease Control and Prevention.

이들 바꾸어야 할 생활양식은:

① 나트륨 섭취를 줄여라.

Kaplan 교수는 말하기를 "우리들 중 60~70%는 결국 고혈압에 걸릴 것이다"고 하였다. 그리고 나이가 많을수록 나트륨 감량에 대한 효과가 더 크다.

② 체중을 줄여라.

체중을 10파운드만 줄여도 달라질 것이다.

---

1. *Lancet 353*: 793, 1999.
2. *Arch. Intern. Med. 153*: 186, 1993.
3. *New Eng. J. Med. 336*: 1117, 1997.

③ 움직여라.

"하루 20분 걷기만으로 또는 그와 유사한 운동이 고혈압을 예방하는 데 도움을 준다"고 Kaplan 교수는 말하였다. 장거리 마라톤을 말하는 것이 아니다. 약간의 운동이라도 정말로 보상을 받을 것이다.

④ 음주를 제한하라.

하루에 남자는 2 drink, 여자는 1 drink 이하의 음주는 심혈관계 질환의 전반적 위험을 감소시킨다. 그러나 그 이상의 음주는 혈압을 상승시킨다. [1drink는 맥주 12온스(약 360 cc), 와인 5온스(약 150 cc), 80도 양주 1.5온스(약 45 cc)를 말함]

⑤ DASH를 실행하라.

DASH(Dietary Approaches to Stop Hypertension, 고혈압방지 식이요법)에 관한 연구결과에 의하면 하루 8～10회 분량의 과일과 야채를 포함하는 저열량식과 2～3회 분량의 저지방 유제품 섭취는 '정상범위의 고수준' 혈압을 가진 사람들의 혈압을 낮춘다.[3]

그 식이는 미국인의 전형적인 식이에 비해 칼륨, 칼슘, 식이섬유질, 마그네슘, 단백질 함량이 높다. 칼륨이 혈압을 낮춘다는 것은 다른 연구에서 알려져 있지만, 다른 영양소 또는 과일이나 야채의 어떤 다른 성분들이 혈압을 낮추는 작용을 하는지는 아직 명확하지 않다. Kaplan 교수는 "이 두 가지 연구에서 우리는 과일과 야채를 많이 섭취한 사람들에게 있어서 뇌졸중의 위험이 현저히 감소한 결과를 확인하였다"고 하였다. 물론 혈압을 낮추는 요인들은 또한 암이나 심장질환, 당뇨병의 위험성도 함께 낮추어 준다. Kaplan 교수는 "모든 사람들이 예방적 차원에서 이러한 생활양식의 변화를 실현해야 한다"고 하였다.

2.3 당뇨병

폭발! 앞으로 10년간 두 배로 늘어날 것이라고 예측되는 세계 당뇨병 발생률에 대해 전문가들이 표현하는 말이다. 그리고 성인에게서 발생한다고 알려져 왔던 제2형 당뇨가 이제는 청소년에게서도 발병하고 있다. 그런데 왜 당뇨병을 예방 가능한 질병

---

1. *Ann. Intern. Med. 122*: 481, 1995.
2. *Lancet 338*: 774, 1991.
3. *J. Am. Med. Assoc. 277*: 472, 1997.

으로 분류하였는가?

당뇨의 가장 중요한 원인이 비만이라는 것을 우리는 잘 알고 있다. 하버드 의과대학 JoAnn Manson 교수는 "연구결과에 의하면 당뇨의 80% 이상이 과체중과 비만 때문이다"라고 하였다. 비만은 당뇨병 발생에 있어서 대단히 큰 영향을 미친다.

전 세계적으로 비만율이 빠른 속도로 증가하고 있는 것을 근거로 전문가들은 가까운 미래에 당뇨병이 상당히 증가할 것이라고 예측하고 있다. Manson 교수는 "미국에서는 지난 10~15년간 30% 정도 비만이 증가되었다"고 하였다. 그리고 비만과 더불어 당뇨병의 발생도 함께 증가되었다.

'특대형' 감자튀김과 마음껏 먹을 수 있는 뷔페식에 대해 우리는 국가적으로 비용을 부담한다. Manson 교수는 "비만은 다른 어떤 건강문제보다 당뇨와 밀접한 관계를 갖고 있다"고 하였다. 미국의 평균 체중 여성은 당뇨 발생 위험성이 매우 높으며, 적정 체중 여성에 비해 두 배로 위험성이 높다.[1]

정적인 생활양식 역시 과체중이든 아니든 체중과는 무관하게 당뇨 위험성을 높인다.[2] Manson 교수는 "육체적 활동은 당뇨 위험성을 감소시키고, 심지어 걷기와 같이 매우 가벼운 활동도 효과가 있다"고 하였다. Manson 교수는 그녀의 한 연구에서 식이섬유소 함량이 높은 식품과 혈당을 그다지 높이지 않는 식품은 당뇨를 예방하는 데 도움이 될 수 있을 것이라고 시사했다.[3]

그녀는 "전곡류 식품들은 당뇨 발생 위험성을 감소시킨다"고 하였다. 칼슘, 마그네슘, 칼륨, 그리고 항산화제도 당뇨 발생 위험성을 감소시키지만 놀랍게도 그들이 당뇨에 미치는 영향은 잘 알려져 있지 않다.

2.4 결장과 직장암

흡연자가 아닌 경우 유방암과 전립선암을 제외하고 암으로 사망할 확률이 가장 높은 것은 결장암과 직장암이다. 1999년 결장암과 직장암을 진단받은 미국인은 각각 94,700명과 34,700명에 이르며, 10년 내에 그들 중 10%는 사망할 것이지만 전문가들은 매우 긍정적인 전망을 내놓고 있다.

Denver에 있는 University of Colorado Health Sciences Center의 Tim Byers 교수는 "결장암과 직장암에 대해서는 다른 어떤 암에 비해서 더 많은 증거와 영양과 행

1. *Ann. Intern. Med. 122*: 327, 1995.
2. *J. Nat. Cancer Inst. 84*: 91, 1992.
3. *New Eng. J. Med. 340*: 101, 1999.

동습성적 위험요인에 관한 자료들이 축적되어 있다"고 하였다.

또한 그는 "허리 주위의 살을 줄이고, 육체활동을 늘리며, 더 많은 과일과 야채를 섭취하게 되면 결장암과 직장암의 발생 위험률이 현저히 감소된다"고 그는 덧붙인다. 충분한 칼슘을 섭취하고 적육과 포화지방의 섭취를 제한하는 것 등은 비교적 작은 요인이다. 그리고 미량원소 셀레늄은 결장암과 직장암의 발생 위험을 감소시킬 수 있으리라 기대된다.

또한 50세부터 10년에 한 번씩(처음의 결과에 미심쩍은 부분이 있으면 좀 더 자주) 대장내시경 관찰을 통해 결장암 위험을 줄일 수 있다. Byers 교수는 "가장 중요한 것은 폴립(단순 종양조직)을 조기에 발견하여 이들이 암으로 발전하기 이전에 제거하는 것이다"고 하였다.

식이에 의해 대장암이 예방될 수 있다는 것은 일반인들에게는 매우 고무적인 뉴스이지만 연구자들은 이를 증명하는 데 많은 노력이 필요하였다. 곧 그 결과가 발표될 두 개의 대단위 연구과제에서 전곡류, 과일, 야채와 같이 식이섬유질이 풍부한 식품들이 적어도 하나 이상의 폴립을 이미 제거한 경험이 있는 사람들에 있어서 장차 암으로 진행될 가능성이 높은 새로운 폴립생성을 예방할 수 있는지에 관한 시험이 진행되고 있다.

Byers 박사는 "식이가 폴립생성에 미치는 영향에 관한 시험은 비교적 수월하지만 매우 중요한 한계가 있다"고 하였다. 가장 큰 한계는 시험에 참여하는 사람들이 대장내시경 관찰을 자주 함으로써 새 폴립들이 관찰되는 대로 즉시 제거한다는 것이다.

그는 "대부분의 새 폴립들은 크기가 작고 암으로 발전되지 않는다"고 주장한다. 그러나 어떤 것이 큰 폴립으로 발전할지 두고 보는 것은 윤리적으로 그럴 수 없다. 왜냐하면 그들이 쉽사리 암으로 진행될 수도 있기 때문이다. 그러므로 만일 이들 연구에서 식이가 폴립생성에 영향을 미치지 않는다는 결과를 얻더라도 이것이 식이가 암에 영향을 미치지 않는다는 것을 의미하지는 않는다. Byers 박사는 "우리는 실험적인 시험만이 아닌 더 광범위한 연구를 실행해야 한다"고 하였다.

이번 연구에서 과일과 야채가 대장암 발생 위험성을 감소시킨다는 강력한 증거를 제시할 것이라고 그는 덧붙인다. 곡류의 식이섬유질의 효능에 대한 증거는 다소 부족할 수 있으나 곡류 식이섬유소는 심장질환을 예방하고 장 기능에 유익하다. 그러나 Byers 박사는 "결장암과 직장암의 예방에는 별 효과가 없을지도 모른다"고 말하였다.

2.5 골다공증

국립 골다공증협회 발표에 의하면, 여성 2명 중 1명과 남성 8명 중 1명은 골다공증으로 인해 뼈가 부러지는 경우가 발생할 수 있다. 미국인 1,000만 명은 이미 골다공증에 걸려 있고, 다른 1,800명은 골밀도가 낮아 골다공증 위험성에 노출되어 있다.

골다공증으로 인해 매년 30만 명이 엉덩이, 70만 명이 척추, 25만 명이 손목, 그리고 30만 명이 기타 다른 부위 뼈의 골절을 당하고 있다. 엉덩이뼈의 골절은 곧 독립적으로 생활할 능력을 잃는 것을 의미할 수도 있다. 엉덩이뼈 골절을 당하기 전에 걸을 수 있던 사람의 1/4 정도는 골절 후 장기간의 보호를 요하게 되며, 그로 인한 국가적 비용 손실도 1995년 한 해에 138억 달러에 달하는 것으로 추산되었다.

그리고 우리는 뼈가 약해진 것을 느낄 수가 없다. 골다공증은 척추뼈가 부러져 통증을 느끼고 구부리거나 펴지 못하지 않는 한 아무런 자각증상이 없다. 골밀도 측정만이 뼈의 손실을 알 수 있는 유일한 방법이다.

여성은 남성에 비해 더 골다공증 위험성이 높다. 여성들은 폐경 이후 5~7년간 약 20%의 뼈 질량을 잃는다. 그러나 골다공증은 예방이 가능하다. 보스턴 Tufts University에 있는 Jean Mayer 미국농무성 노인영양센터의 Bess Dawson-Hughes 교수는 "칼슘과 비타민 D를 충분히 섭취함으로써 노인들의 골절률을 낮출 수 있다"고 말하였다.

또한 그녀는 "칼슘은 운동과 에스트로겐의 뼈에 대한 긍정적인 효과를 촉진시키는 작용을 한다"고 덧붙인다. 폐경 이후 여성들이 에스트로겐과 함께 칼슘을 추가로 섭취하게 되면 칼슘 추가 없이 에스트로겐만 투여받은 여성들에 비해 골밀도 증가가 더 높다.[1]

Dawson-Hughes 박사는 "칼슘 섭취량이 낮을 경우는 골밀도에 대한 운동의 효과도 별로 나타나지 않는다"고 하였다. 식품의 형태이든 보충제의 형태이든 하루 1,000 mg 이상의 칼슘을 섭취할 때 운동은 골밀도 향상에 매우 큰 효과를 발휘한다.[2]

체중 전체를 받치는 자세, 즉 직립자세에서 하는 운동이면 어떤 것이든지 뼈의 강화에 도움이 된다. 서서 하는 운동은 수영이나 자전거 타기 또는 노 젓기를 제외하면 다른 어떤 운동보다 뼈 건강에 효과적이다. 또한 그녀는 비타민 D와 마찬가지로 "운동은 칼슘의 흡수를 촉진시키므로 뼈의 건강에 큰 도움을 준다"고 말하였다. 국립과학학술원에서는 최근 비타민 D의 권장섭취량을 증가시켰으며, 최근에는 노인들에게 있어서 Medicare가 비타민 D와 칼슘 섭취량을 증가시켜 국가적 의료비 절감에 기여할 수 있는지에 대해 평가하고 있다.

---

1. *Am. J. Clin. Nutr. 67*: 18, 1998.
2. *J. Bone Min. Res. 11*: 1539, 1996.

Dawson-Hughes 박사는 "노인들에게 무료로 칼슘과 비타민 D 보충제를 공급하는 것은 비용절감 효과가 있을 것이다"고 말하였다. 골절 치료비용에 비하면 보충제 공급 비용은 매우 작은 부분에 불과하다.

3. 좀처럼 줄어들지 않고 있는 질병들

3.1 유방암

미국 여성 중 약 17만 5천명이 올해 한 해 동안 유방암 진단을 받을 것이라고 예

주요 암에 의한 여성의 사망률※

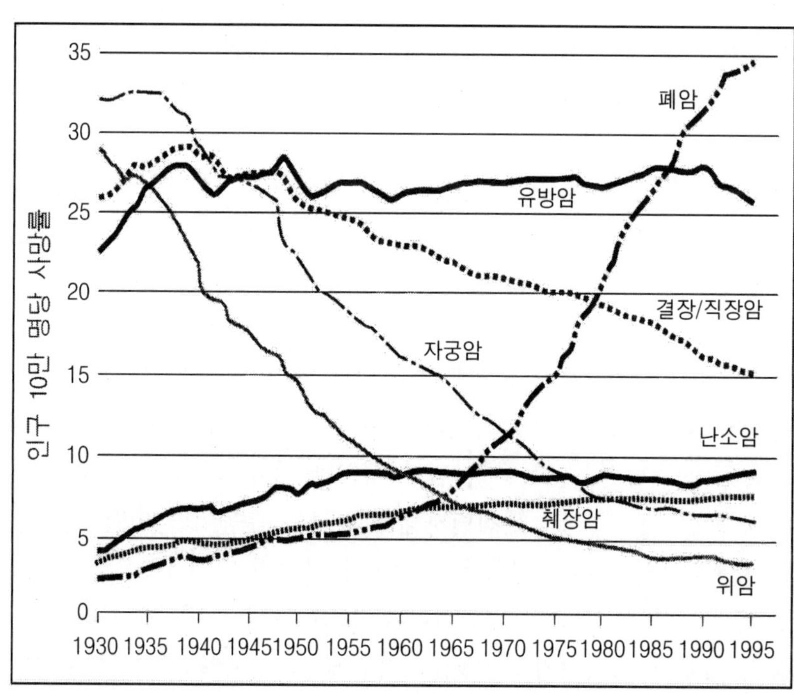

결장/직장암, 위암, 자궁암 사망률은 점차 감소하고 있는 반면, 폐암으로 인한 사망률은 급격히 증가하고 있다.

※1970년 미국 인구에 대해 연령 조정됨.

출처 : American Cancer Society

상되며, 만일 유방암 생존율이 현재 수준에 머무른다면 10년 후에는 그들 중 69%가, 15년 후에는 57%가 생존할 수 있을 것이다. 유방암으로 인한 여성의 사망률은 현재 심장질환과 폐암에 이어 세 번째로 높은 비율을 보이고 있다.

유방암의 발생률은 세계적으로 지역에 따라 매우 차이가 많다. 그래서 과학자들은 유방암의 발생이 식이와 어떤 관계가 있지 않은가 의구심을 가져왔다. 국립암연구소의 역학자로 근무하는 Regina Ziegler 박사는 "수년간의 연구에도 우리는 전혀 어떤 결론을 얻지 못하고 오리무중이다"라고 하였다.

그녀는 "우리는 아직 육체적 활동부족, 지방질이나 살충제의 섭취 증가, 또는 과일과 야채, 콩 또는 식물성 여성호르몬을 풍부하게 함유하는 다른 식품들의 섭취부족 등과 유방암의 발생과 서로 관련이 있다는 확실한 근거를 갖고 있지 않다"고 하였다. 몇 가지 예외로는 폐경기 이후의 여성에게 있어서 과체중이 유방암 발생 위험성을 증가시키며,[1] 하루 1drink라도 술을 마시는 여성에게 있어서 유방암 발생 위험성이 약간 증가된다는 것이다.[2]

다른 위험요인으로는 연령, 가족력, 생체 조직의 현미경 검사로 확인된 유방 내 부정형 세포의 이상증식, 아이를 낳은 경험이 없거나 첫 아이를 늦게 출산한 경우, 초경 연령이 이른 경우, 폐경이 늦은 경우, 최근에 피임약을 사용하거나 폐경 후 에스트로겐을 투여받은 경우, 교육수준과 사회·경제적 수준이 높은 경우 등이다.

Ziegler 박사는 "그러나 미국 여성들의 대부분은 이러한 위험요인들 중 적어도 한 가지 이상을 가지고 있지만 아시아 여성들에 비해 미국 여성들이 유방암 발생률이 월등히 높은 이유를 설명해줄 만한 현저한 위험요인은 없다"고 하였다.

3.2 전립선암

전립선암과 관련하여 반가운 소식은 환자의 60%는 종양이 퍼지기 전에 발견되고, 이들 환자들의 5년 생존율이 100%에 달한다는 것이다.

반면 좋지 않은 소식은 1999년 한 해에 17만 9천 명의 미국인이 새로이 전립선암 진단을 받을 것이며, 이 중 3만 7천명이 목숨을 잃을 것이라는 것이다. 그리고 식이(또는 다른 예방 전략)와의 확고한 연관성을 찾으려는 많은 시도가 아직 큰 성과가 없다는 것 또한 좋지 않은 소식이다. 다음은 전립선암의 발생 또는 예방과 밀접한 관계가 있을 것으로 그동안 관심을 모아 왔던 식이인자들이다.

---

1. *J. Am. Med. Assoc. 278*: 1407, 1997.
2. *J. Am. Med. Assoc. 279*: 535, 1998.

1) 셀레늄

1996년 미국 남동부 셀레늄 함량이 낮은 지역에서 셀레늄의 피부암 예방효과를 알아보기 위한 시험 중 기대치 못한 결과를 얻었다: 셀레늄을 투여받은 군이 위약 투여군에 비해 전립선암, 폐암, 대장암 발생률이 절반밖에 되지 않았다(셀레늄은 피부암 발생률에는 영향을 미치지 않았다).[1] Denver에 있는 University of Colorado Health Sciences Center의 Tim Byers 교수는 "실제 효과는 시험연구에서 보였던 것의 절반밖에 되지 않지만, 셀레늄은 아직도 국민 건강에 지대한 영향력을 미치고 있다. 우리는 여기서 한 단계 더 진전해야 한다."고 하였다.

새로운 시험연구가 진행되고 있지만, 대부분의 연구원들은 1996년의 시험을 신뢰하지 못하는 쪽으로 약간 기울어진 놀라운 회의론으로 바라보고 있다. "만일 이번 시험에서 셀레늄이 효과가 있다고 판명이 나게 되면 처음 시험에 대해 우리가 얼마나 늦게 반응했는가에 대한 당혹과 부끄러움으로 뒤돌아보게 될 것이다"고 지난 시험에서 안전성 평가위원으로 일했던 Byers 박사는 말하였다.

Byers 박사는 사람들이 셀레늄을 섭취할 것을 권장하지는 않지만 "시험에서 사용했던 맥주효모의 형태로 하루 200 마이크로그램 정도로 낮게 섭취하면 안전성 면에서 위험성은 거의 없다. 안전성은 이미 증명이 되었고 유효하다"고 말하였다(시험에서 사용되었던 셀레늄 보충제는 특허를 받은 셀레늄 제품을 함유한 것이었으며, 상표에는 Selenomax라고 적혀 있었다).

2) 비타민 E

핀란드인 흡연자 2만 9천명을 대상으로 한 시험에서 하루 50 I.U의 비타민 E를 섭취한 사람들은 위약군에 비해 전립선암 발생 위험률이 32% 낮았다(50 I.U는 핀란드 국민들이 평균적으로 식이로 섭취하는 비타민 E의 약 5배가량 되는 양임).[2]

Byers 박사는 "이는 매우 흥미로운 단서로서 시험해볼 만한 충분한 가치가 있다. 그러나 이 핀란드인 시험에서 제반 원인으로 인한 사망률이 비타민 E 섭취군이 위약군에 비해 더 높았으며, 주로 출혈성 뇌졸중이 더 높은 때문이었다"고 하였다.

또한 Byers 박사는 "비타민 E는 출혈 위험성을 가지고 있다"고 하였다. 그러나 그 위험성이 얼마나 큰 것인가? 특히 비흡연자에게서는 어떠한가? 이에 관해 대규모 시험연구가 현재 진행 중이며, 좋은 결과가 얻어지기를 기대한다.

3) 포화지방

많은 연구에서 동물성 지방 섭취가 많은 남성은 전립선암 발생 위험률이 높다고 밝혀졌다. 그러나 여기서 문제시 되는 것이 지방인지 아니면 그들이 섭취하고 있는 붉은색 살코기(red meat)인지 분명치 않다.[3]

Byers 교수는 "고지방 식사를 하는 남성들이 그렇지 않은 남성들에 비해 테스토스테론 농도가 높은 것으로 보아 포화지방이나 적육과 전립선암 발생 사이에 어떤 밀접한 관계가 있으리라는 것은 생물학적으로 상당히 가능한 일이다"고 하였다(테스토스테론은 전립선암 발생을 촉진시킴). 그러나 적육을 많이 함유하는 식이는 포화지방도 동시에 많이 함유하므로 이 둘의 영향을 서로 구별하기에는 많은 어려움이 따른다.

4) 라이코펜

케첩을 야채로 볼 것인가? 하인즈 케첩 회사의 낙관적인(일부에선 기회주의적이라고 말함) 광고 덕택에 일부 힘입어 전립선암과 라이코펜(토마토와 다른 과일과 야채에 함유되어 있는 카로티노이드의 일종)의 관련성이 뉴스거리가 되고 있다. 그러나 현재까지 두 연구에서는 라이코펜을 섭취한 사람이 전립선 발생 위험성이 낮아졌고, 다른 두 연구에서는 아무런 효과가 나타나지 않았다.[4,5]

Byers 박사는 "범위를 좀 더 넓혀서 다른 연구결과들을 살펴보면 대부분의 연구들에서 과일, 야채 또는 토마토 제품들이 전립선암의 발생과 어떤 연관성이 있다는 것을 보여주지 못하였다. 여기에 대한 후속 연구는 충분히 선도적 가치는 있으나, 여기에 내 돈을 쏟아 붓고 싶지는 않다"고 하였다.

3.3 식도암

식도암은 가장 흔한 암에 속하지는 않지만 중년의 백인 남성에게 있어서는 가장 위협적인 질병 중의 하나이다. 식도암의 한 종류인 식도 선암종은 지난 1970년대 이후에 7~8배 증가하여 미국에서 다른 어떤 암보다 빠른 속도로 증가하였다. 그리고 식도암은 사망률이 매우 높아 5년 생존율이 겨우 12%(주로 과음, 흡연, 저체중, 저학력 남성에게서 잘 걸리는 비늘모양세포 식도암 포함) 밖에 되지 않는다.

과학자들이 선암종 발생률이 증가하는 이유를 찾기 위한 연구를 이제 막 시작하고 있는데, 한 가지 분명한 위험요소는 가슴이 타는 듯한 증상으로 인하여 heartburm으

---

1. *J. Am. Med. Assoc. 276*: 1957, 1996.
2. *J. Nat. Cancer Inst. 90*: 440, 1998.
3. *J. Nat. Cancer Inst. 85*: 1571, 1993.
4. *Cancer Epidem. Bio. Prev. 6*: 487, 1997.
5. *Cancer Res. 59*: 1225, 1999.

주요 암에 의한 남성의 사망률※

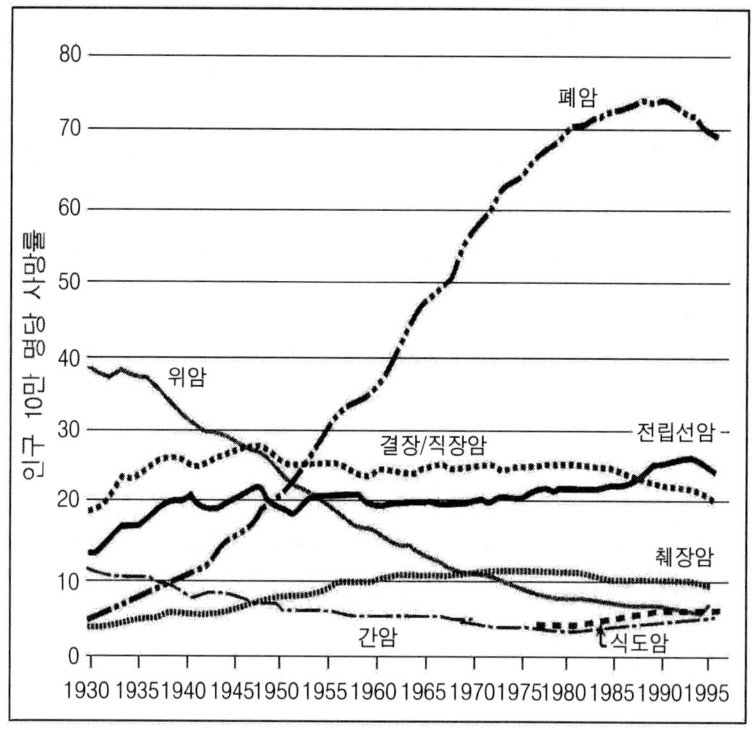

식도 선암종의 급격한 증가는 총 식도암 발생률에서 아직 눈에 뜨일 정도는 아니다.

※1970년 미국 인구에 대해 연령 조정됨.

출처 : American Cancer Society

로 불리우는 '식도역류'이다. 최근의 한 스웨덴에서의 연구결과에 의하면 위산의 역류로 발생하는 가슴앓이 증상이 있는 남성들은 식도암에 걸릴 확률이 8배나 높아진다고 한다.[1] 가슴앓이가 장기간 지속되고, 그리고 심한 경우에는 그렇지 않은 정상인에 비해 식도암 발생률이 44배나 높다고 한다.

그러면 무엇이 가슴앓이 발생의 요인으로 작용하는가? 예일대학교 의과대학 역학자인 Susan Taylor Mayne 교수는 "가슴앓이 환자의 일반적인 처방은 우선 카페인,

1. *New Eng. J. Med. 340*: 825, 1999.
2. *J. Natl. Cancer Inst. 90*: 150, 1998.
3. *FASEB 13*: A1021, 1999.

초콜릿, 술, 그리고 고지방 식사를 피하는 것이다"라고 하였다.

그녀는 또한 이러한 식품들은 식도와 위 사이의 괄약근을 이완시키는 작용을 하는 것으로 추측된다고 하였다. 그러나 식품과 잠자리에 들기 전 음식을 먹는 것과 같은 습관이 식도암 발생을 촉진시키는지에 관한 연구는 이제 막 시작단계에 있다. 그동안 과학자들은 식도암 발생의 위험요인으로 또 다른 것들을 지명해오고 있다.

Mayne 교수는 "비만은 아마도 가장 가능성이 높은 후보다"라고 하였다. 체중이 많이 나가면 나갈수록 위험성은 더 커진다. 비만의 증가는 분명히 식도암의 증가를 그대로 비추고 있다.[2]

Mayne 교수의 최근 연구결과에 의하면 음주와 흡연은 식도암 발생 위험성을 높이는 반면 식물성 위주의 식사는 위험성을 낮춘다. 그녀는 "과일과 야채, 그리고 전곡류에 함유되어 있는 영양소들이 암 발생으로부터 보호역할을 하며, 가장 강력한 보호영양소는 식이섬유질이고, 그 다음으로 비타민 C, 엽산, 베타카로틴이 그 뒤를 따른다"고 하였다.

비타민 C 보충제를 복용한 사람이 그렇지 않은 사람보다 식도암 위험성이 낮았으나, 식도 보호하는 것이 비타민 C인지 아니면 식물성 식품에 함유되어 있는 다른 물질인지는 명확하지 않다고 그녀는 덧붙였다. 반대로 동물성 식품을 많이 섭취하는 사람은 식도암에 걸릴 위험성이 더 높다. Maynes 교수는 "지방, 콜레스테롤, 동물성 단백질 등 육류에 함유된 모든 영양소들이 식도암 발생과 밀접한 관련이 있다"고 하였다.

칼슘이 식도암 발생의 위험요인이 아닌 것으로 밝혀짐에 따라 유제품은 식도암 발생을 촉진하지 않는 것으로 추정된다. 그러나 식도암 발생을 촉진하는 것이 육류 자체의 작용인지 아니면 육류 위주 식사에서 나타나기 쉬운 과일과 야채 섭취의 부족으로 인한 것인지는 분명치 않다.

결론적으로, 현재까지 알려진 바로 분명히 권장할 수 있는 것은 "식도암 발생 위험성을 낮추기 위해서는 다른 질병에서와 마찬가지로 흡연과 음주를 피하고, 적절한 체중을 유지하고, 과일과 야채 및 전곡류를 충분히 섭취해야 한다" Mayne 교수는 주장한다.

3.4 알츠하이머병

미국인 중 알츠하이머병 환자는 2000년 현재 400만 명에 이르는 것으로 추정되며, 65세 이상의 환자는 5년마다 두 배로 증가되고 있다. 비용면으로 보면 병원비와 환자 자신과 보호자의 직장 상실로 인한 월급을 못 받는 것을 합산하여 연간 800～1,000

억 달러의 비용이 들어가는 질병이다.

그러나 식이와 이 질병의 발생과의 관련성은 아직 잘 밝혀지지 않고 있으며, 뉴욕 대학의 Steven Ferris 교수는 "퇴행성 신경질환을 예방하기 위해서는 우리 몸속에 나이와 함께 증가한다고 알려진 산소 라디칼의 축적을 막아야 한다고 많은 연구들이 시사하고 있다. 그렇지만 항산화제가 알츠하이머병의 진전을 느리게 하거나 병의 발병 위험성을 낮추는지에 대해서는 아직 풀어야 할 의문점이 많이 남아 있다"고 하였다.[1]

사람에 있어서 대단위 그룹으로 실험된 것은 은행과 비타민 E 뿐인데, 은행의 경우는 결과에 의문점이 많이 있다. Ferris 교수는 "은행의 효과는 그동안 알츠하이머병의 치료약으로 허가된 약들에 비해 절반밖에 되지 않았으며, 기존의 약도 사실상 효과면에 있어서는 상당히 약한 것을 감안하면 은행의 효과는 더욱 미약한 것이었다"고 하였다.

알츠하이머와 나이※

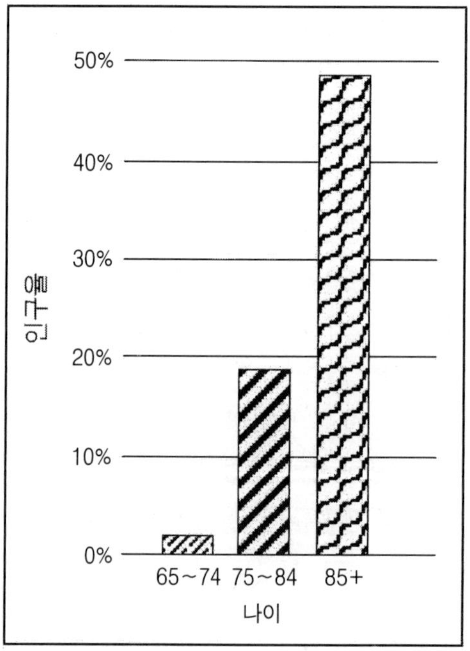

As people age, their risk of Alzheimer's sky-rockets.

※ Based on a Boston working-class community of approximetely 32,000 people.

출처 : *J. Amer. Med. Assoc. 262:* 2551, 1989.

더욱이 실험에 참여한 절반은 중도에 포기해 버렸고, 위약 그룹의 환자들도 1년 동안 병세가 그다지 악화되지 않았다. "위약 그룹은 매우 약한 알츠하이머 환자이거나 알츠하이머병으로 잘못 진단된 경우였다"고 그는 말한다.

Ferris 교수는 "결론적으로 이번 연구를 바탕으로는 은행이 알츠하이머병에 효과가 있다고 결론지을 수 없으며, 알츠하이머 환자의 은행 효과에 관한 새로운 연구가 진행 중이다"고 하였다.

이 연구에서는 또한 2,000명의 건강한 노인들에게 날마다 은행 240 mg 또는 위약을 복용토록 하고 6년간에 걸쳐 어느 그룹이 알츠하이머병을 비롯한 다른 치매 증상이 더 많이 발병되는지 관찰할 것이다.

비타민 E에 대해서는 잘 설계된 한 연구시험에서 이미 알츠하이머병을 앓고 있는 환자에게 하루 2,000 I.U라는 고용량의 비타민 E를 복용하게 한 결과 환자의 임상적 진행을 더디게 하는 것을 발견하였다. 시험에 참여한 환자들은 종국에 가서는 사망하거나, 시설에 보내지거나, 일상생활의 기본 활동능력을 상실하거나, 또는 심한 치매에 걸리게 되었는데, 비타민 E 투여군은 위약군에 비해 이러한 진행을 평균 7개월 지연시켰다.[2]

Ferris를 비롯한 다른 연구자들은 현재 비타민 E의 효과에 대한 새로운 시험을 수행하고 있다. 그는 "우리는 가벼운 기억장애 환자들에게 있어서 비타민 E가 알츠하이머병의 발병을 늦출 수 있는지에 관해 알아보고자 한다"고 하였다.

3.5 관절염

2,000만 명의 미국인이 현재 골관절염을 앓고 있으며, 그 중 4/5는 그들의 활동과 행동이 자유롭지 못할 정도로 문제가 심각하다. 또한 관절염 환자 수는 연령이 많을수록 증가하지만, 관절염은 노화의 자연현상은 아니다.

관절염은 팔꿈치, 무릎, 그리고 다른 관절들의 연골이 손상되어 발생한다. 뼈와 뼈가 서로 마찰이 일어나게 되면 팔이나 다리 또는 척추 뼈가 움직이기 어렵게 되며, 통증을 일으키게 된다. 관절염의 원인으로는 우선 유전적 요인을 들 수 있으며, 비만은 무릎 관절염을 촉진시키며, 스포츠, 일 또는 사고로 인한 관절부상은 수년 후에 관절염을 유발시킬 수 있다. 그러면 식이는 어떤 영향을 미치는가? 아직까지는 겨우

1. *J. Am. Med. Assoc. 278*: 1327, 1997.
2. *New Eng. J. Med. 336*: 1216, 1997.

실마리만 가지고 있는 정도이다.

보스턴대학 관절염센터의 David Felson 박사는 "혈중 비타민 D 함량이 낮은 사람은 관절염에 걸릴 위험성과 관절염의 진행속도가 높다는 것을 두 개의 다른 연구에서 각각 보여준 바 있는데, 두 연구 결과가 서로 일치한다는 점에서 일부 확신을 가질 수는 있지만 우리는 여전히 더 많은 정보를 필요로 한다"고 하였다(또 다른 연구에서도 비타민 C를 많이 섭취하는 사람이 적게 섭취하는 사람에 비하여 관절염이 더 천천히 진행된다는 것이 발견되었지만,[3] 이것 역시 검증이 필요하다고 그는 덧붙인다).

Felson 박사는 "그렇지만 낮은 비타민 D 수치는 골밀도를 낮추는 것과 같은 또 다른 결과를 초래할 수 있기 때문에 특히 북부지방에 사는 노인들에 있어서는 비타민 D의 섭취에 주의를 기울여야 할 필요가 있다. 나이든 사람들은 비타민 D 결핍의 위험성이 더 높은데, 그 이유는 충분한 양의 우유를 마시지 않고, 바깥출입이 적어 햇볕을 쐬는 시간이 적으며, 피부에서 비타민 D의 합성 능력이 젊은이들에 비해 떨어지기 때문이다"라고 설명한다.

비타민 D보다 더 가능성이 있어 보이는 것은 연골에서 발견되는 두 가지 천연물질 글루코사민과 콘드로이친인데, 이들의 복용에 의해 관절염 증세가 억제되는 것으로 보인다. 최근의 연구에 의하면 매일 1,500 mg의 글루코사민과 1,200 mg의 콘드로이친을 복용한 34명의 해군 다이버들은 위약군에 비해 무릎 통증이 덜하였다고 한다.[4] 국립보건원에서는 오는 2월부터 1,000명 이상의 무릎 관절염 환자들을 대상으로 글루코사민과 콘드로이친 또는 두 가지의 혼합물의 효능에 관한 실험에 착수할 것이다.

---

1. *Arth. Rheum. 42*: 854, 1999.
2. *Ann. Intern. Med. 125*: 353, 1996.
3. *Arth. Rheum. 39*: 648, 1996.
4. *Mil. Med. 164*: 85, 1999.

제 2 장

식품법규, 식품안전성 그리고 식품라벨

1. 식품안전 가이드

매년 식중독으로 인해 수천 명이 목숨을 잃고, 수천만 명이 앓아눕고 있는 것으로 추정된다. 그런데 식중독의 발생은 갈수록 악화되고 있다. 각종 병원균들이 예전에는 서식하지 않았던 음식에도 나타나기 시작했다. FDA 식품안전본부장인 Morris Potter 박사는 "오래 전 내가 식중독균에 관한 일을 처음 시작했을 때만 해도 살모넬라균은 오직 동물성 식품에서만 발견되었는데, 이제는 신선한 야채에서도 발견된다"고 한다.

일부 악성 병원균들은 예전에는 전혀 존재하지 않았었다. Potter 박사는 "식중독균 *E. coli* O157 : H7은 1982년 이전에는 존재하지 않았다. 두 세대 전의 cider(사과즙으로 만든 알코올성 음료) 생산업자는 이 세균에 대해 신경을 쓰지 않아도 됐었다"고 말한다. 그리고 이러한 식중독균들은 예전보다 훨씬 더 광범위하고 더 빠르게 번져가고 있다. 또 애틀랜타 질병방제센터(CDC, Centers for Disease Control)의 Robert Tauxe 박사는 "우리의 식품들은 이제 더 집중적이고 대량으로 생산되고 있고, 우리는 세계 도처에서 생산된 신선한 식품을 먹고 있다.

이로 인해 과테말라에 있는 한 농장에서의 한 번의 실수는 미국 전역에서 수천 명을 병들게 할 수 있다"고 설명한다. 그리고 식중독균 발생의 주요 근원이 되는 가축 사육 방식에서도 많은 변화가 있었다. "지난 50년 사이 소규모 가족단위 농장 형태로부터 수십만 마리씩 대량 사육형태로 변화되어 왔다. 많은 수의 가축을 한 곳에 모아놓게 되면 그만큼 세균의 감염 확산 기회도 함께 커지는 것이다"라고 Tauxe 박사는 말한다.

이런 세균확산 방지를 위한 방법의 하나는 농장위생을 철저히 하는 것이다. Tauxe

박사는 의학잡지 The Lancet 최근호에서 말하기를 "비용이 그다지 많이 들지 않고 어렵지 않게 생산물과 가축농장의 기본적 위생을 향상시킬 수 있는 여러 가지 방법이 있다" "가축사료를 무병원균 사료로 만들고, 가축이 마시는 물을 살균하고, 생산되는 배설물을 적절한 방법으로 처리하고, 전염성 환축을 신속히 격리시키는 것은 앞으로 이루어질 농장위생 혁명의 한 부분이다"라고 하였다.

그때까지(농장위생 혁명이 이루어질 때까지) 우리는 우리 자신을 보호할 조치를 취해야 한다. 예를 들어 대부분 사람들은 보기 좋고 냄새 좋은 음식이 안전하고, 그렇지 않으면 안전하지 않다고 당연하게 생각해 왔는데, 이러한 생각은 잘못된 생각이다. 박테리아에는 두 가지 유형이 있다.

① 부패균은 음식에 나쁜 냄새와 맛을 발생시킨다. USDA의 권고사항을 지키고 4.4℃ 이하의 온도로 음식물을 보관했다 하더라도 심지어 냉장고 안에서도 이들 부패균들은 자란다. 하지만 이들은 병을 유발하지는 않을 것이다.

② 병원균은 일반적으로 음식물의 맛, 냄새, 형태를 변화시키지는 않지만 병을 유발시킨다. 그들은 40～140°F(4.4～60℃)(위험영역)에서 급속도로 확산된다. 어떤 것들은 20분 안에 그 수가 2배로 늘어난다. 그러므로 상하기 쉬운 음식이 4℃ 이상의 상온에서 2시간 이상 방치되었다면 내다버리는 것이 최선책일 것이다. 그런데 문제는 비단 박테리아뿐만이 아니다. 나무딸기(raspberry), 상추, 해산물을 비롯한 많은 식품들이 박테리아뿐만 아니라 기생충, 바이러스 및 독소

지켜야 할 일

- 계산대에서 종업원이 육류, 해산물, 가금육 등을 각각 분리해서 포장하게 하여 다른 식품을 오염시키지 않도록 한다. 집에 도착하면 가급적 빨리 냉장고에 넣는다.
- 생고기, 가금육, 해산물, 계란 등에 접촉한 손과 기구를 뜨거운 비눗물로 깨끗이 세척한다.
- 고기, 가금육, 해산물의 생것과 요리된 것을 동일 주방기구나 접시를 사용하지 않는다.
- 얼린 고기, 가금육 및 해산물을 요리 전에 해동할 때는 반드시 냉장고에서 해동시킨다.
- 식품을 양념에 재울 때 주방 카운터가 아니라 냉장고에서 재운다.
- 고기, 가금육 및 해산물을 재웠던 양념장은 세균이 살균될 수 있도록 끓이기 전에는 요리된 식품 위에 사용하지 않는다.
- Oven-safe dial, instant-read 또는 digital meat thermometer 등 온도계를 이용하여 고기, 가금육 및 해산물의 내부온도를 점검한다.
- 온도계가 정상적으로 작동하는지 확인한다. 정상 작동 여부 확인방법은 조각얼음 한 컵에 냉수를 채운 다음 온도계를 최소 2인치 이상 얼음물 속으로 잠기게 하여 30초 후 0℃를 가리키면 정상이다(온도계가 컵 아래나 옆면에 접촉하지 않도록 주의).

(toxins)에 의해서도 오염될 수 있다(56쪽 "식중독을 일으키는 미생물" 참조).

이런 식중독의 원인이 되는 박테리아, 기생충, 바이러스 및 독소들이 여러분의 소화기 내로 들어오는 것을 어떻게 막을 것인가? 여러분이 현재 컴퓨터 앞에 있으면 www.foodsafety.gov에 들어가 보라. 거기에는 정부의 모든 식품안전 관련 사이트들이 링크되어 있다. 만일 컴퓨터가 너무 커서 시장에 가지고 갈 수 없으면 '식품별 안전가이드' 책자를 읽어 보라. 그러면 근처의 화장실로 황급히 달려갈 수 있는 거리 내에서 몇 시간 혹은 며칠을 허비할 확률을 줄여줄 것이다.

동물성 식품은 식중독의 커다란 주범임을 명심해야 한다. 이 말은 여러분이 생고기, 해산물, 가금육, 그리고 계란을 취급함에 있어 이들 식품이 오염되어 있을지도 모른다는 생각을 언제나 가지고 있어야 된다는 말이다.

2. 식중독에 걸리면

대부분의 식중독 증상은 수분공급과 휴식 외에 별다른 치료를 필요로 하지 않는다. 하지만 10분이 멀다 하고 계속 토하고 있을 때 음료를 마셔 수분을 공급하기란 쉽지 않은 일이다. Maryland 대학의 외과의사 Glenn Morris 박사는 "소량의 물을 자주 마셔라"고 말한다. 몇 분마다 한두 모금씩만 물을 마셔도 탈수현상을 방지할 수 있다. "Pedialyte와 같은 무기질 음료가 가장 좋고, gingerale 또는 사과주스와 같은 맑은 음료도 도움을 준다. 수분 손실을 충분히 보충해 주지 못하면 매우 위험한 상황에 처하게 된다"고 Morris 박사는 덧붙인다.

비록 토할 때 수분을 잃지만 마시지 않는 것보다 낫다. 그리고 해열제로는 위장을 자극하는 아스피린 또는 이부프로펜보다는 아세트아미노펜(타이레놀)을 복용하는 것이 좋다. 아래와 같은 증상이 있으면 의사에게 문의한다.

① 유혈 설사 또는 고름이 섞인 대변

이러한 증상은 일반적으로 *E. coli* O157 : H7, Campylobacter 또는 Shigella와 같은 세균들에 의한 감염증상이다. 항생제가 필요하지 않을 수도 있지만 의사의 진찰을 받는 것이 좋을 것이다.

② 48시간 지속되는 고열증세

성인의 경우 병이 호전되고 있지 않음을 나타낸다(어린이의 경우는 하루 이틀 지속되는 그리 심각하지 않은 고열증세일 가능성이 많다.).

③ 실신, 빠른 심장박동, 자리에서 일어설 때의 어지럼증, 빈번한 배뇨

이런 증상은 생명을 위협할 수도 있는 심각한 탈수 증세이다.

마지막 한 가지 제안 : 대변검사를 받는 것이 병의 원인을 찾고 위생공무원이 병의 감염경로를 확인하는 유일한 방법이기는 하지만 문제는 검사를 하기 위해 150달러 이상의 비용이 들고, 많은 건강보험에서 이를 지불해 주지 않는 것이다. “영양주사를 한 대 맞는 것 외에는 별다른 치료방법이 없다고 일반적으로 생각하기 때문에 대변검사를 받는 사람의 수는 점점 줄어가고 있다”고 Morris 박사는 말한다. 경영관리를 중시하는 오늘날의 의료시대에 비용이 든다면 어느 누가 공중위생의 중요성에 관해 걱정하겠는가? 만일 식당에서 식사를 한 후 식중독 의심 증세가 있으면 보건당국에 신고하라.

2.1 쇠고기, 돼지고기 등 육류(Beef, Pork, Lamb, Veal)

1992년 12월, Lauren Rudolf는 치명적인 *E. coli* O157 : H7 세균에 감염된 덜 익은 Jack in the Box 햄버거를 먹고 사망한 첫 번째 어린이였다. 원인이 규명되기 전 3주 동안 서부 4개 주의 사람들은 계속적으로 이 오염된 햄버거를 먹었으며, 이로 인해 어린이 4명이 사망하고, 700명 이상의 환자가 발생했다.

Tauxe 박사는 “*E. coli* O157 : H7은 소화기관, 신장, 그리고 뇌를 손상시키는 독소를 생산하며, 이 독소는 매우 강력한 독성을 지닌다. 이 균은 적은 수의 세균과 적은 양의 독소로도 병을 일으킨다”라고 하였다. 이 균은 미국에서 매년 2만 5천명의 환자를 발생하게 하고, 약 100명의 사망자를 내는 것으로 추정되고 있다. 또한 Tauxe 박사는 “*E. coli* O157 : H7에 의한 식중독은 본질적으로 치료가 불가능하다. 항생제를 복용해도 소용없는데, 이는 이 항생제가 단지 박테리아를 죽임으로써 더 많은 독소를 분비하게 만들기 때문이다”라고 덧붙인다.

E. coli O157 : H7은 스테이크, 로스구이 등 덩어리 고기보다는 갈아 만든 고기에

지켜야 할 일

- 고기(특히, 쇠고기 다짐육) 요리 시 내부온도가 160°F(71℃)까지 되도록 온도계를 사용하여 확인한다. 햄버거 고기의 색이 핑크색이 없어졌다고 육안으로 확인하는 것만으로는 *E. coli*가 소멸되었다고 보장할 수 없다.
- 돼지고기(돼지고기 소시지를 포함) 요리할 때는 내부의 온도가 적어도 160°F(71℃)가 되도록 해야 한다. 이유는 복부 통증, 설사, 근육 통증(2~3주 후에 발생), 열, 부종 등을 유발하는 기생충인 Trichinella 충을 박멸하기 위함이다.

더 많이 오염되는 경향이 있는데, 이는 표면에 존재하는 박테리아가 고기를 분쇄과정에서 안쪽으로 들어가 가열시 고기 내부온도가 박테리아를 죽일 수 있는 온도로 충분히 올라가지 않을 수도 있기 때문이다. 기계적으로 연화시킨 고기도 또한 *E. coli* O157 : H7이 잠복할 가능성을 키운다. 고기를 연하게 하는 데 사용되는 핀이 표면에 있는 세균을 고기 내부로 들어가도록 하기 때문이다. 그러나 *E. coli* O157 : H7 균은 돼지고기, 송아지고기, 양고기 또는 가금육에서는 아직 발생한 사례가 없다.

2.2 가금육(Poultry)

현재 우리가 닭과 칠면조 등 가금류를 키우고 도살하는 방식은 병원균 오염에 매우 취약한 면을 가지고 있다. 가금류는 도살 즉시 혈액을 방혈시킨 다음 세척조로

지켜야 할 일

- 칠면조나 닭을 요리할 때의 오븐 온도를 최소한 325°F(163℃)로 하여 고기의 가장 두툼한 부분의 내부의 온도가 180°F(82℃)(dark meat) 또는 170°F(77℃)(white meat)까지 도달하도록 한다. 뼈 없는 칠면조 구이는 170~175°F(77~79℃)로 요리한다.
- 가금육을 구입할 때 함께 딸려오는 간편 온도계가 있더라도 반드시 고기 온도계를 사용하여 온도를 잰다.
- 전자렌지를 이용하여 냉동 가금육을 해동시킬 때 해동 후 가급적 빨리 요리한다.
- 냉동 칠면조를 냉장고 안에서 해동시킬 때 5파운드(2.3 kg)당 24시간의 해동시간을 허용한다(이는 추수감사절을 위한 20파운드(9.1 kg)의 냉동 칠면조는 일요일부터 해동을 시작해야 된다는 것을 의미한다).
- 냉동 칠면조가 방수 필름으로 포장되어 있으면 찬물에 해동해도 되지만, 물은 30분마다 교환해 줘야 하며, 1파운드(453 g) 해동에 30분이 소요된다.
- 만일 뜨거운 상태의 포장 칠면조(또는 다른 식품)를 구입한 경우 2시간 안에 먹을 것이면 140°F(60℃) 이상에 보관한다. 만일 두 시간 이후 먹거나 미리 요리된 냉장 칠면조를 구입한 경우에는 고기를 해체해서 채워 있던 소(stuffing)를 분리하고 뼈를 제거하여 냉장고에 보관한다. 날개와 다리는 뼈가 있는 채로 그대로 둔다. 보관했던 것을 먹을 때는 고기와 소(stuffing)를 165°F(74℃)까지 가열하고 국물은 끓여서 먹는다.

Stuffing

소(stuffing)는 고기와 분리하여 따로 요리하는 것이 가장 안전하지만, 만일 가금육 속에 채워진 채 요리할 경우에는 다음 사항에 유의한다.

- 오븐에 넣기 직전에 느슨하게 소를 채운다(가금육 1파운드당 3/4컵 정도).
- 소(stuffing)의 중심온도가 165°F(74℃)가 될 때까지 가열한다.
- 소(stuffing)가 충분히 익기 전에 고기가 먼저 익어버린 경우 소를 꺼내서 따로 165°F(74℃)까지 가열한다. 소가 미리 채워진 생닭이나 칠면조는 되도록 피한다.

옮겨지는데, 여기서 오염된 한 마리의 도체로부터 다른 개체로 병원균을 확산시킬 수 있다. 그 다음에는 깃털을 제거하기 위해 도체의 피부를 문지르는 과정을 거치게 되는데, 이 과정에서도 역시 피부에 오염된 박테리아를 털구멍으로 밀어 넣는 결과를 초래하게 된다. 다음에는 내장을 적출하고 도체를 냉장시키게 되는데, 이때 털구멍이 수축되어 닫히면서 오염된 박테리아를 피부 내부에 가두게 된다.

양계장에 서식하고 있는 세균 중 가장 흔히 볼 수 있는 것은 *Campylobacter*균으로서 다른 어떤 세균보다 더 자주 식중독의 원인균으로 작용하고 있어 미국에서 매년 약 2~4백만 정도의 사람들이 감염되고, 120~360명 정도의 사망자를 내고 있다.

*Campylobacter*균 감염증상은 단지 구토 및 설사에 그치지 않을 수 있다. 감염사례 중 약 1/1000의 경우 일시적 또는 장기적 감각마비, 통증, 점진적 허약, 근육마비 등의 증상을 불러오는 신경질환인 *Guillain-Barré*증을 수반할 수 있다.

2.3 해산물(Seafood)

생것 또는 덜 익혀진 조개류에 어떤 병균이 있을 것인지는 예측하기 어렵다.

가장 위험한 것은 *Vibrio vulnificus*이고, 가장 흔히 발견되는 것은 *Norwalk virus*이다. 그리고 면역체계가 약한 사람들을 주로 감염시키는 다른 종류의 세균들과는 달리 *Vibrio parahaemolyticus*는 면역력이 강한 건강한 사람들에게도 감염된다. 1998년 6월에는 미국 13개 주에 걸쳐 416명이 *Vibrio parahaemolyticus*의 한 변종에 의해 감염된 적이 있다. "이 변종은 정말 악질인 것 같았다"고 FDA 해산물과에 근무하는 Hoskin 박사는 말한다. 이 변종은 지나가던 선박에서 버려진 부력 조정용 밸러스트물(ballast water)에 의해 멕시코만을 오염시킨 것이라고 일부에서는 생각하고 있다. 해산물이 완전히 익혀 요리된 경우에도 병을 유발시킬 수 있다.

Ciguatera 독소는 모래톱지역의 해상에서 수확된 어류에서 발견되는 신경독이다. *Scombroid* 독은 참치, mahi mahi(타히티섬 근처에 서식하는 돌고래), 그리고 냉장저

지켜야 할 일

- 익히지 않은 어패류, 특히 걸프만 지역에서 수확된 패류 섭취는 피한다.
- Ciguatera 중독의 위험을 피하기 위해서는 근처에서 포획되는 grouper(농어 비슷한 열대산의 식용 물고기), amberjack(방어류), red snapper(붉은참돔)와 같은 열대 어류를 섭취하지 않는다. 특히 플로리다, 캐리비안 그리고 하와이에서는 더욱 문제가 된다. 그리고 barracuda(아열대산 육식성 어류)는 어디서든 섭취하지 않는다.
- Scombroid 중독을 일으키기 가장 쉬운 어류는 생참치(통조림은 괜찮음)나 mahi mahi이다.

장 되지 않은 일부 다른 어류들에 의해 생성되는 히스타민에 의해 발생된다. 이들 *Ciguatera* 독소나 *Scombroid* 독은 열에 의해 소멸되지 않는다.

2.4 유제품(Daity)

1994년 발생했던 미국 역사상 최악의 *Salmonella* 식중독의 원인은 아이스크림 공장 생산라인도, 거기서 일하던 종업원도, 또는 아이스크림에 첨가되는 초콜릿도 아닌 아이스크림 원료 'premix'를 운송하는 탱크 트레일러(tanker trailer) 트럭이었다.

미네소타의 Schwan's 아이스크림 공장에서 아이스크림 원료로 쓰여질 저온 살균된 "premix' 운송을 담당하던 운송회사가 식중독 발생 몇 달 전 살균되지 않은 많은 양의 계란을 네브래스카와 아이오와의 공장으로부터 미네소타의 계란 가공업체로 운송하는 업무를 시작했다.

미네소타 보건당국의 Thomas Hennessy 씨는 "운전기사들이 시간을 아끼기 위해 계란을 내린 후 트레일러 세차 절차를 건너뛰었다"고 설명했다. 이 사고의 피해로는 약 224,000명의 환자가 발생된 것으로 집계되었다. 미네소타에서는 환자의 절반 이상이 1주일 이상 고열과 몸살 그리고 혈변 등을 수반하는 설사 증상을 보였으며, 환자의 1/4은 병원에 입원해야 했었다.

한 가지 놀라운 사실은 CDC 연구원들이 조지아 주에 사는 Schwan 고객을 대상으로 조사하던 중 가족 중 한 사람이 이 회사 아이스크림의 리콜에 관한 소식을 들었을 당시 집 냉장고에 이 회사의 아이스크림을 가지고 있던 72가구 중의 약 1/3 정도가 그 후에 가족 중 다른 사람이 그 아이스크림을 먹었다는 사실을 발견했다.

CDC의 Laurence Slutsker는 "그들 가구의 90%는 아이스크림에 문제가 있다는 것을 사람들이 믿지 않았다"고 하였다.

지켜야 할 일

- 지역 신문이나 방송 뉴스에 리콜 관련 소식을 주의 깊게 살피고, 해당 식품은 비록 안전하게 보이더라도 먹지 않는다.
- 살균되지 않은 우유나 살균되지 않은 우유로 제조하여 60일 이상 숙성되지 않은 치즈는 먹지 말라. 이들은 산모와 태아에 특히 위험한 *Listeria* 균을 함유하고 있을 수 있다.
- Feta, Brie Camembert, blue-veined, 'queso blanco' 등의 연치즈에서도 이미 살균과정을 거쳤던 것과 관계없이 *Listeria*가 발견될 수 있다. 단, cottage cheese, cream cheese, hard cheese 등은 괜찮다.

지켜야 할 일

- 살균된 계란을 사용하지 않았으면 통상적으로 날계란을 사용하는 음식은 피한다.
- 계란은 원래의 종이상자에 보관하고 한 달 이내에 사용한다.
- 깨진 계란은 버린다.
- 프렌치토스트나 오믈렛 등 모든 계란 요리는 63℃까지 완전히 익힌다. 계란 프라이는 노른자가 단단해질 때까지 익힌다.
- 케이크 반죽, 쿠키 반죽 등 날계란이 함유된 것들을 핥거나 먹지 말라. Egg Beaters와 같은 살균계란 제품을 사용하면 괜찮다.
- 상점에서 구입한 Eggnog(우유와 설탕이 든 계란술)은 살균처리 되어 있다. 그러나 집에서 자신이 만들 경우에는 살균된 계란을 사용하라. 계란을 통째로 사용할 때에는 우유와 계란 혼합물을 71℃까지 또는 표면이 굳을 때까지 서서히 가열한다.

2.5 난류(Eggs)

Virginia Henrico 보건과의 Curtis Thorpe가 Richmond Times-Dispatch와 가진 인터뷰에서 "오늘 아침에 70명이던 식중독 증세 환자가 점심시간에는 100여명, 오후에는 120명 정도로 늘었다"고 말했다. 100명 이상의 환자 모두는 리치몬드 외곽의 IHOP(International House of Pancakers) 식당의 종업원이거나 이 식당에서 식사를 했던 사람들이었으며, 식중독의 원인은 프렌치토스트를 만들기 위해 사용된 계란이 덜 익어 *Salmonella enteritidis*에 감염되었던 것이다. 그 후 이 식당이 다시 문을 열었을 때는 살균된 계란을 사용했다.

2.6 과일 및 채소류(Fruits & Vegetables)

Cantaloupe(멜론의 일종)의 *Salmonella*균, 딸기의 A형 간염바이러스, 부추의 *Cryptosporidium*균, 파슬리의 *Shigella*균 등 과일과 야채에 존재하여 병을 유발하는 미생물은 거의 신선야채 종류만큼이나 다양하다. 일부 주요 예를 살펴보면:

1) 상 추

1996년 Connecticut 주 Wilton에 사는 Rita Bernstein 씨는 미리 세척하여 포장된 상추제품을 구입하여 그녀의 세 살 난 딸 Haylee에게 먹였는데, 이로 인해 그녀의 딸이 거의 실명할 뻔 했었다.

뉴욕, 일리노이, 코네티컷 등지에서 60여명을 환자를 발행하게 하였던 그 상추는 *E. coli* O157 : H7에 오염되어 있었으며, 상추가 재배된 캘리포니아의 농장을 방문한 조사연구원들은 놀라지 않을 수 없었다. 상추를 수확한 인부들은 소 방목장 근처 우물물을 사용해 상추를 씻었고, 그 물은 박테리아를 죽일 수 있는 염소로 소독된 적이 없었다.

CDC의 Robert Tauxe 박사는 "그들은 상추를 수확한 후 온도를 빠르게 내리기 위해 hydrocooler라 불리는 찬물 수조에 넣었다. 대량으로 식품을 공급하는 경우 이렇게 하여 한 사람의 오염된 손으로부터 또는 가축 배설물이 묻은 몇 포기의 상추로부터 수천, 수만 포기의 상추가 오염되어 전국으로 확산되어 나가는 것이다. 만일 수조가 오염되면 전체 상품이 오염되는 것이다"라고 설명한다.

캘리포니아는 이제부터 경작은 야채농장의 hydrocooler에 깨끗한 물을 사용하도록 하고 있다. 그러나 최근에 멕시코 Baja California의 한 농장에서 생산된 파슬리에서 *Shigella* 균이 검출되었다. Tauxe 박사는 "이 농장 hydrocooler는 염소 소독되지 않은 근처 마을 물을 사용하고 있었다"고 말한다. 사실 농장에서 일하는 인부들은 그들의 노동 계약조건의 일부로 그들이 농장 현지 물을 마시지 않아도 되도록 생수를 지급받았다.

"만일 조리하지 않고 생으로 먹을 야채를 식품업체가 씻어서 공급한다면 나는 그들이 내가 마실 수 있는 물을 사용하여 야채를 씻기를 원한다"고 Tauxe 박사는 말한다.

2) 딸기류(Berries)

지난 4월 Toronto Star지와의 인터뷰에서 32세의 요크대학의 행정직원인 Barney Savage 씨는 "나는 매우 심하게 앓았다"고 말했다. 일 년 전 5월 Savage 씨는 그의 친구 5명과 함께 한 식당에서 라즈베리 디저트를 먹었는데, 그 후 1주일 뒤에 그들은

When traveling

- 30분 이상 여행을 할 때는 부패되기 쉬운 음식물은 냉동 팩이나 얼음이 채워진 아이스박스를 사용한다.
- 부패하기 쉬운 음식은 냉장고에서 직접 아이스박스로 옮긴다.
- 고기, 가금육, 해산물의 생것들은 비닐 팩에 밀봉되어 있더라도 요리된 음식이나 날로 먹을 음식과 가까이 보관하지 말아야 한다.
- 여름에는 뜨거운 트렁크가 아닌 에어컨이 켜진 시원한 차 안에 아이스박스를 운반해야 하며, 해변에서는 아이스박스의 일부를 모래 속에 묻고 담요 등으로 씌워 비치파라솔 아래 그늘에 보관한다.
- 물수건을 지참하여 음식을 만지기 전에 손을 씻는다.

모두 1998년 캐나다에서 200여 명의 환자를 발생시킨 *Cyclospora*에 감염된 환자 대열에 끼어 있었다.

*Cyclospora*는 미세 기생충으로 섭취 후 1주일 후 장에 침입하여 설사, 심한 피로와 복통, 메스꺼움 등의 증상을 유발한다. 첫 번째 대규모 *Cyclospora* 발생은 1996년에 일어나 미국과 캐나다에서 최소 1,465명의 환자가 발생되었다. 조사원들은 감염 경로를 물로부터 오염된 과테말라산 라즈베리로 지적하였다.

1997년에도 또 한 차례 *Cyclospora*감염에 의해 1000여 명의 환자가 발생하였고, 그 후 미국은 과테말라산 라즈베리의 수입을 금지했지만, 캐나다는 수입을 금지하지 않았다.

Barney Savage 씨가 병을 얻은 1998년에는 미국에서는 아무도 이로 인한 환자가 발생하지 않았지만, 캐나다에서는 200여 명의 환자가 발생하였다. 이듬해 1999년 미국은 일부 과테말라 농장으로부터 제한적으로 라즈베리 수입을 다시 허용하였으며, 보건당국은 또다시 이에 의한 환자가 발생하지 않기를 바라고 있다.

3) 식물 새싹(Sprouts)

1995년 핀란드에서도 함께 발생했던 미국 최초의 대규모 식중독 사건에서 242건의 *Salmonella* 중독이 보고되어 약 5,000～24,000명의 환자가 발생한 것으로 보건당국은 추정했다.

이 사건의 원인이 되었던 씨앗의 유통경로를 추적해보니 모두 네덜란드 한 운송업자에 의해 운송된 것으로 밝혀졌다. 방역당국은 그의 창고에서 박테리아를 쉽게 퍼뜨리는 쥐와 새들이 서식하고 있는 것을 발견했고, 이탈리아, 헝가리, 파키스탄 등지에서 수입된 씨앗자루들이 이들 동물들이 먹고 남은 부스러기로 가득한 것을 발견하였다.

지켜야 할 일

- Cantaloupe(멜론의 일종)이나 다른 멜론류는 자르기 전에 브러시를 사용하여 물로 표면을 씻는다(그렇게 하지 않으면 껍질에 붙어 있던 병원균이 내부로 침투하게 된다).
- 딸기, 상추 등 솔로 문질러 씻을 수 없는 과일과 야채들은 세게 흐르는 물에서 씻는다. 흐르는 물에 의한 마찰에 의해 박테리아가 제거되어 물에 담그는 것보다 훨씬 좋은 방법이다.
- 과일은 껍질을 벗겨 먹는 경우에도 껍질을 벗기기 전에 씻는다. 껍질에 묻은 병원균이 껍질을 벗길 때 과일 속을 오염시킬 수 있다.
- 새싹(sprout)은 집에서 기른 것이라도 날로 먹지 않는다.
- 음식점에서는 샌드위치나 샐러드에 생 새싹을 넣지 않도록 주문한다.

FDA의 Morris Potter 박사는 "박테리아와 씨앗은 그들의 성장을 위한 최적 온도와 습도 조건이 서로 같다"고 말한다. 따라서 식물 새싹의 위생상 안전함을 보장할 방법을 찾기 어렵다.

"현재로서는 이러한 위험을 피하는 방법은 식물 새싹을 날로 먹지 않는 수밖에 없다는 것을 소비자들이 인식할 필요가 있다"고 FDA의 감독관인 Uane E. Henney 박사는 말한다.

2.7 주스와 음료

"불을 뿜고 있는 총과 같이 위험하죠." 워싱턴 주 역학자 John Kobayashi는 1999년 6월 28일 Associated Press와의 인터뷰에서 한 말이다.

보건당국은 애리조나 주의 Tempe 소재 Sun Orchard Inc사에서 제조된 살균되지 않은 신선 주스에서 *Salmonella muenchen*을 발견했다. 이 주스는 또한 Aloha, Earls & Joey Tomato's, Markon, Sysco, Trader-Joe's, Viola, Zupan 등 다른 브랜드 이름으로도 팔리고 있었는데, 미국의 15개 주와 캐나다의 2개 주에서 총 200여 명의 환자가 발생했다.

다른 경우에는 주로 비살균 사과음료를 만들 때 땅에 떨어져 가축 분뇨가 묻은 사과가 사용되어 *E. coli*가 오염된 경우인데, 이번 Sun Orchard 사의 오렌지주스의 경우는 어떻게 *Salmonella*균이 유입되었는지는 분명하지 않다.

CDC의 Tauxe 박사는 "아마 캘리포니아 공장에서 생산된 주스에 tanker 트럭으로 운반된 멕시코산의 비살균 오렌지주스를 섞었던 것 같다"고 말한다.

OJ와 같은 산성 음료에서 *Salmonella*균이 발견되게 되어 놀라지 않았느냐는 질문에 FDA의 Potter 박사는 "No"라고 대답한다. 식중독균은 교과서를 읽지 않는다. 그들은 오늘날 예상하지 못했던 장소에 나타나 살아남는다.

지켜야 할 일

- 주스나 음료는 살균된 제품을 구입한다. 특히 노약자나 어린이 또는 면역체계가 약한 사람이 마실 것은 더욱 그러하다(냉동 농축주스나 냉장저장하지 않는 주스는 살균처리 된 제품들이다. 그러나 냉장 저장된 주스는 살균 여부를 라벨로 확인한다).
- 살균이 되지 않은 사과즙은 72℃까지 가열한 다음 마신다(온도계가 없다면 끓인다). 따듯하게 마셔도 되고 차갑게 마셔도 된다.

지켜야 할 일

- 비위생적으로 보이는 음식점에서 식사하지 않는다.
- 음식점에서 식사한 후 식중독 증세가 있으면 즉시 지역 보건당국에 신고한다.

2.8 조리된 음식과 샐러드

"파티가 있었던 3~4일 후인 6월 10일 수요일 오전 11시부터 전화벨이 울리기 시작했다"고 Cook County 공중위생과 대변인 Sean McDermott 씨는 지난해 Chicago Sun-Times와의 인터뷰에서 말했다.

또한 McDermott 씨는 "처음 신고했던 3명은 모두 파티를 주관했던 사람들이었으며, 그들의 공통점은 Iwan's Deli에서 음식을 주문하여 파티를 열었다는 것이다"라고 말했다.

Iwan's Deli는 감자 샐러드를 잘 하기로 유명하다. 6월 6일과 7일 사이에도 약 530명 규모의 졸업 축하 파티와 다른 이벤트들을 위해 2,300파운드의 감자샐러드를 준비했었다. 샐러드를 먹은 20,000여 명의 사람들 중 6,500여 명이 설사와 구토, 오한, 두통 등의 증상을 보였다.

이 사건의 원인균은 ETEC라고도 알려진 *E. coli* O6 : H16으로 지목되었다. 이 균은 여행객들에게서 자주 발생하는 설사증세의 원인균이기도 하다. 그런데 다행스런 것은 이 균은 사촌격인 *E. coli* O157 : H7보다 훨씬 덜 위험하다는 것이다. 그러나 캐나다 Guelph 대학의 Douglas Powel 교수는 "결국 보건당국은 어떻게 감자샐러드에 이 병원균이 침투하게 되었는지 밝혀내지 못했다"고 말하였다. 이러한 경우 대개는 근원을 추적하기 매우 어렵다.

대장균은 조리된 샐러드나 다른 요리된 음식에 감염되는 유일한 세균이 아니다. 1997년에는 디트로이트 외곽에 위치한 The Stage and Co. Deli에서 cole slaw를 먹은 고객 중 4명이 사망하고, 47명이 A형 간염에 걸리는 사고가 있었다. A형 간염바이러스는 일반적으로 이 바이러스에 감염된 사람에 의해 음식으로 전달된다.

2.9 핫도그와 간편조리 육제품

1998년 8월 2일 첫 리스테리아 감염증 환자가 발생한 후 1999년 2월 8일까지 22개 주에 걸쳐 100여 명의 환자가 발생했으며, 15명의 성인과 6명의 태아가 목숨을 잃었다.

지켜야 할 일

- 모든 핫도그는 김이 날 때까지 완전히 익힌다.
- 고기를 구입할 때 유통기한을 반드시 확인하고, 고기를 유통기한 내에 사용하지 않을 예정이면 냉동고에 이를 보관한다.

여러분의 도움으로 음식물이 안전해집니다.

정부는 식중독 예방을 위해 소비자 여러분의 의견을 듣고 있습니다. 정책 입안자들은 업계의 의견도 물론 듣고 있습니다. 이 쿠폰을 아래 주소로 보내주십시오(또는 다음 주소로 e-mail을 보내주십시오: cathie.woteki@usda.gov)

To :

Catherine E. Woteki
Under Secretary of Agriculture for Food Safety
USDA Administration Building, Room 227-E
1400 Independence Ave., S.W.
Washington, DC 20250

From:

____
____
____
____

나는 양식 있는 시민의 한 사람으로서 그리고 Center for Science in the Public Interest를 돕는 일의 일환으로 식중독 박테리아에 대한 엄격한 기준을 시행하여 더욱 안전한 식품이 공급되도록 할 것을 촉구합니다. 적어도 다음 사항들이 이루어지도록 해야 합니다.

- 가공육이나 분쇄육과 같은 식품에 우리 몸에 치명적인 *Listeria*와 *E. coli*의 허용치를 '0'으로 유지시킨다.
- 가금육에 *Campylobacter* 균에 대하여 더욱 엄격한 새로운 기준을 정한다.
- 치명적인 박테리아에 대한 점검을 더 자주 한다.
- 양계장에서 닭들의 *Salmonella enteritidis* 균 검사를 의무화하여 더욱 안전한 계란을 생산하도록 하고, 계란 가공업체에서는 감염 의혹이 있는 계란을 전량 살균하도록 해야 한다.

원인균은 *Listeria monocytogenes* 박테리아의 일종으로 미시간 주의 Bil Mar 식품 공장으로부터 감염된 것으로 추적되었다. 1998년 12월 Bil Mar 식품회사는 Ball park, Bryan, Grillmaster, Hygrade, Mr. Turkey, Sara Lee 등의 브랜드 이름으로 팔렸던 28,000 파운드 이상의 핫도그와 간편하게 먹을 수 있게 조리된 육제품(deli meat)을 회수하였다.

Guelph 대학의 Powell 교수는 이번 사건의 교훈은 식품제조업 종사자들이 기본적인 위생을 명심해야 한다고 말하였다. 고기를 포장하고 자르는 데 쓰이는 많은 기계들이 청소하기 쉽도록 다시 고안되어야 하는데, 80년대 이런 큰 소동을 경험했던 육가공산업은 이미 그 과정을 마쳤다고 그는 덧붙였다.

2.10 식중독을 일으키는 미생물

이 름	증 상	발병 원인 식품	잠복기	증상 지속 기간
Campylobacter (박테리아)	설사, 고열, 복통, 메스꺼움, 두통, 근육통	치킨, 미살균 우유	2~5일	7~10일
Ciguatera (독소)	감각상실, 욱신거림, 메스꺼움, 구토, 설사, 근육통, 두통, 온도역 감각(차가운 것을 뜨겁다고, 뜨거운 것을 차갑다고 느낌), 어지럼증, 근육 약화, 심장박동 불규칙	grouper(농어 비슷한 열대산의 식용어), barracuda(아열대산 육식성 어류), snapper(참돔), 고등어, 쥐치무리	6시간 이내	수일(신경 증세는 수주 또는 수개월 지속)
Clostridium botulinum (박테리아)	피로, 어지럼증, 착시현상(double vision), 말하기, 삼키기, 호흡곤란, 복부팽창	집에서 통조림한 식품, 소시지, 육제품, 통조림 야채, 해산물	18~36시간	즉시 치료 받아야 함
Cyclospora (기생충)	묽은 설사, 식욕상실, 체중감소, 근육경련, 메스꺼움, 구토, 근육통, 고열, 극심한 피로	나무딸기, 상추, basil (나륵풀)	1 주일	수일~30일, 그 이상
E. coli O157:H7 (박테리아)	심한 복부통증, 유혈 설사, 구토	분쇄한 쇠고기, 미살균 우유, 상추, 싹, 미살균 주스	1~8일	즉시 치료 받아야 함
Hepatitis A (바이러스)	고열, 불안증, 메스꺼움, 식욕감퇴, 복통, 황달	조개, 샐러드, cuts, 샌드위치, 과일, 야채, 과일주스, 우유, 유제품, 손에 의해 감염된 식품	10~50일	1~2주

(계속)

이 름	증 상	발병 원인 식품	잠복기	증상 지속 기간
Listeria (박테리아)	고열, 오한, 독감증세(두통, 구토, 메스꺼움, 설사), 뇌염증세 또는 수막염 증세 (자연낙태 및 사산)	핫도그, deli meat(간편하게 먹을 수 있게 조리된 육제품), 미살균 우유, 치즈(feta, Brie Camembert, blue-veined, Mexican style "queso blanco"), 가금육, 생고기, 아이스크림, 신선채소, 날생선 및 훈제생선	수일~3주	즉시 치료 받아야 함
Narwalk virus (바이러스)	메스꺼움, 구토, 설사, 복부통증, 두통, 고열	조개, 샐러드, 손에 의해 감염된 음식	1~2일	1~2.5일
Salmonella (박테리아)	메스꺼움, 구토, 복부경련, 설사, 고열, 두통	가금류, 달걀, 생고기, 우유, 유제품, 소스와 샐러드드레싱, 크림으로 된 디저트와 토핑, 신선야채(싹류 포함)	6시간 ~ 2일	1~2일
Scombrotoxin (독소)	입 안의 욱신거림 및 타는 감각, 저혈압, 두통, 가려움, 메스꺼움, 구토, 설사	신선참치, mahi mahi (타히티 섬 근처에 서식하는 돌고래), bluefish, 정어리, 고등어, 방어, 전복	즉시~30분	3시간~수일
Vibrio parahae-molyticus (박테리아)	설사, 복통, 메스꺼움, 구토, 두통, 고열, 오한	생굴과 대합조개, 게,새우	4시간 ~ 4일	2.5일
Vibrio Vulnificus (박테리아)	설사(건강한 사람), 혈류 감염(간 질환, 당뇨, 면역체계가 약한 사람)	생굴, 대합, 게	16시간 이내 (설사)	즉시 치료 받아야 함

제 3 장

영양평가, 신체구성 및 에너지대사

1. 자기 식생활 평가하기

다음의 39가지 질문들이 당신의 전형적인 식사습관 유형을 대략적으로 나타낸 것이다. 이 질문에 대한 (+)나 (-) 개수는 즉시 당신을 바람직한 식습관으로 고쳐주거나 당신이 지금껏 알지 못했던 식생활의 문제를 경고해 줄 것이다. 이 퀴즈는 지방, 포화지방, 콜레스테롤, 염분, 설탕, 섬유소, 과일, 채소 등을 중점적으로 조사한 것이다. 그러나 당신 식이의 모든 것을 조사한다든지, 또한 당신이 얼마나 많은 영양소를 섭취하는지를 정확하게 측정하기 위한 것은 아니다.

〈지시사항〉

다음 각각의 대답에 대한 숫자는 앞에 (+) 또는 (-) 기호가 붙는다. 당신이 선택한 답의 해당 숫자에 ○표를 하십시오. 그것이 당신의 질문에 대한 점수입니다. 만약 두 가지 혹은 그 이상이 해당된다면 각각에 체크를 한 후 평균치를 계산하십시오.

〈평균치 구하는 법〉

예를 들어, 19번 문항의 질문에 대한 답변에서 만약 당신이 샌드위치를 먹을 때 참치 샐러드(-2), 구운 쇠고기(+1), 칠면조 가슴살(+3)에 해당된다면 모두를 더한 경우 -2, +1, +3=+2 이므로 이 수치를 3으로 나누면 ⅔가 되는데 반올림하면 1이 된다.

〈섭취한 양을 주의 깊게 계산하라〉

예를 들어 채소즙의 권장량은 ½컵인데, 당신이 보통 한 컵의 야채즙을 먹는다면 이 경우 권장량의 두 배로 계산하여야 한다.

설 문 지

♣ 과일, 채소, 곡류, 콩 등에 관한 질문

1. **하루에 과일이나 100% 과일주스를 얼마나 먹나요?** (과일요구르트는 제외한다. 1단위 = 과일 한 조각, ½컵의 과일 또는 6온스의 과일주스)

   ⓐ 0회 ································ (−3)
   ⓑ 1회 이하 ······················· (−2)
   ⓒ 1회 ································ (0)
   ⓓ 2회 ································ (+1)
   ⓔ 3회 ································ (+2)
   ⓕ 4회 이상 ······················· (+3)

2. **하루에 튀기지 않은 채소 몇 단위를 먹나요?** (1단위 = ½컵, 감자 포함)

   ⓐ 0회 ································ (−3)
   ⓑ 1회 이하 ······················· (−2)
   ⓒ 1회 ································ (0)
   ⓓ 2회 ································ (+1)
   ⓔ 3회 ································ (+2)
   ⓕ 4회 이상 ······················· (+3)

3. **일주일에 비타민이 풍부한 채소 몇 단위를 먹나요?** (1단위=½컵, 브로콜리, 당근, 케일, 풋고추, 시금치, 고구마, 호박만을 포함한다)

   ⓐ 0회 ································ (−3)
   ⓑ 1～3회 ·························· (+1)
   ⓒ 4～6회 ·························· (+2)
   ⓓ 7회 이상 ······················· (+3)

4. **일주일에 녹황색채소 몇 단위를 먹나요?** (1단위=½컵의 요리한 것 또는 요리하지 않은 것. 케일, 무청, 상추, 시금치만을 포함한다)

   ⓐ 0회 ································ (−3)
   ⓑ 1회 이하 ······················· (−2)
   ⓒ 1～2회 ·························· (0)
   ⓓ 3～4회 ·························· (+2)
   ⓔ 5회 이상 ······················· (+3)

5. 일주일에 점심 · 저녁에 고기, 가금류, 생선, 달걀, 치즈를 조금 먹거나 전혀 먹지 않고 곡류, 채소, 콩을 섭취하는 회수는?

ⓐ 0회 ································ (-1)
ⓑ 1~2회 ···························· (1)
ⓒ 3~4회 ···························· (+2)
ⓓ 5회 이상 ························ (+3)

6. 일주일에 콩, 완두콩, 렌즈콩 등을 먹는 회수는?

ⓐ 0회 ································ (-3)
ⓑ 1회 이하 ························ (-1)
ⓒ 1회 ································ (0)
ⓓ 2회 ································ (+1)
ⓔ 3회 ································ (+2)
ⓕ 4회 이상 ························ (+3)

7. 하루에 곡류 몇 단위를 먹나요? (1단위=빵 한 조각, 1온스의 크래커, 1개의 커다란 팬케이크, 국수, 시리얼 1컵, 그라놀라 ½컵, 조리된 시리얼, 밥, 단 설탕을 두껍게 입힌 시리얼은 제외)

ⓐ 0회 ································ (-3)
ⓑ 1~2회 ···························· (0)
ⓒ 3~4회 ···························· (+1)
ⓓ 4~7회 ···························· (+2)
ⓔ 8회 이상 ························ (+3)

8. 어떤 종류의 빵, 롤빵을 먹나요?

ⓐ 100% 밀가루로 된 밀빵 ·· (+3)
ⓑ 밀가루를 썩은 밀빵 ·· (+2)
ⓒ 귀리빵 ·· (+1)
ⓓ 흰빵, 프랜치빵, 이태리빵 ·· (0)

9. 어떤 종류의 아침 시리얼을 먹나요?

ⓐ 전곡류(오트밀, 캘로그 전곡 등) ······························ (+3)
ⓑ 저 섬유소 식품(콘플레이크 등) ······························ (0)
ⓒ 설탕이 든 저 섬유소 식품(설탕코팅 플레이크) ······ (-1)
ⓓ 깨엿 종류 ·· (-2)

♣ 육류, 가금류, 해산물

10. 일주일에 고지방 육류를 몇 번 먹나요? (햄버거, 폭찹, 갈비, 핫도그, 로스트, 소시지, bologna, 스테이크)

ⓐ 0회 ………………………… (+3)
ⓑ 1회 이하 …………………… (+2)
ⓒ 1회 ………………………… (-1)
ⓓ 2회 ………………………… (-2)
ⓔ 3회 ………………………… (-3)
ⓕ 4회 이상 …………………… (-4)

11. 일주일에 저지방 육고기를 몇 번 먹나요? (매 섭취 시 지방이 2 g 이하의 핫도그, 런천미트, 라운드 스테이크, pork tenderloin)

ⓐ 0회 ………………………… (+3)
ⓑ 1회 이하 …………………… (+1)
ⓒ 1회 ………………………… (0)
ⓓ 2～3회 ……………………… (-1)
ⓔ 4～5회 ……………………… (-2)
ⓕ 6회 이상 …………………… (-3)

12. 당신이 먹을 수 있는 요리한 육류의 양은 얼마나 되나요? (익지 않은 것을 요리하면 25%가 줄어든다. 예를 들어 4온스의 날고기는 요리한 후에 3온스가 된다. 16온스는 1파운드다)

ⓐ 6온스 이상 ………………… (-3)
ⓑ 4～5온스 …………………… (-2)
ⓒ 3온스 이하 ………………… (0)
ⓓ 육류를 먹지 않음 ………… (+3)

13. 육류를 요리하거나 먹을 때 눈에 보이는 지방을 제거하고 먹나요?

ⓐ 네 …………………………… (+1)
ⓑ 아니오 ……………………… (-3)

14. 어떤 종류의 육류와 가금류를 먹나요?

ⓐ 표준 육류 ……………………………………………… (-4)
ⓑ 11～25%의 지방이 있는 육류 ……………………… (-3)
ⓒ 치킨류 또는 10%의 지방이 있는 육류 …………… (-2)

ⓓ 칠면조 고기 ························ (-1)
ⓔ 칠면조의 가슴부위 ························ (+3)
ⓕ 육류나 가금류를 먹지 않음 ························ (+3)

15. 당신은 닭의 어떤 부위를 먹나요?

ⓐ 가슴부위 ························ (+3)
ⓑ 닭다리 ························ (+1)
ⓒ 넓적다리 ························ (-1)
ⓓ 날개 ························ (-2)
ⓔ 가금류를 먹지 않음 ······ (+3)

16. 가금류를 먹을 때 껍질을 먹기 전에 제거하나요?

ⓐ 네 ························ (+2)
ⓑ 아니오 ························ (-3)

17. 일주일에 해산물을 몇 번 먹나요?

ⓐ 1회 이하 ························ (0)
ⓑ 2회 ························ (+2)
ⓒ 1회 ························ (+1)
ⓓ 3회 이상 ························ (+3)

♣ 혼합식품

18. 대체적인 당신의 아침식사 종류는 무엇입니까? (만약 소시지를 먹는다면 여분의 3포인트를 빼라)

ⓐ 비스킷 샌드위치 또는 크루와상 샌드위치 ························ (-4)
ⓑ 크로와상, 데니쉬, 도넛 ························ (-3)
ⓒ 달걀 ························ (-3)
ⓓ 팬케이크, 프렌치 토스트, 와플 ························ (-1)
ⓔ 시리얼, 토스트, 베이글(또는 크림치즈) ························ (+3)
ⓕ 저지방 요구르트, 저지방 코티지치즈 ························ (+3)
ⓖ 아침을 먹지 않음 ························ (0)

19. 당신은 샌드위치에 무엇을 넣어 먹나요?

ⓐ 런천미트, 치즈 또는 달걀샐러드 ························ (-3)
ⓑ 참치 또는 치킨샐러드 또는 햄 ························ (-2)
ⓒ 땅콩버터 ························ (0)

ⓓ 구운 고기 ………………………………………………… (+1)
ⓔ 저지방 런천미트 ………………………………………… (+1)
ⓕ 무지방 마요네즈로 만든 참치 또는 치킨 샐러드 … (+3)
ⓖ 칠면조 가슴살 또는 hummus ………………………… (+3)

20. 당신은 피자를 어떻게 주문하나요? (만약 치즈, cheese-filled crust, 또는 고기 토핑을 한다면 1점을 뺄 것)

ⓐ 치즈 없이 마지막에 채소로 토핑을 함 ……………… (+3)
ⓑ 치즈와 마지막에 채소로 토핑을 함 ………………… (-1)
ⓒ 치즈 ……………………………………………………… (-2)
ⓓ 치즈와 고기로 토핑을 함 ……………………………… (-3)
ⓔ 피자를 먹지 않음 ……………………………………… (+3)

21. 당신은 파스타에 무엇을 얹나요? (만약 소량의 기름으로 튀긴 야채를 첨가한다면 1점을 더할 것)

ⓐ 토마토소스, 붉은 대합소스 …………………………… (+3)
ⓑ 미트소스, 미트볼 ……………………………………… (-1)
ⓒ 페스토 또는 다른 식용유 소스 ……………………… (-3)
ⓓ 크림소스 ………………………………………………… (-4)

22. 일주일에 기름에 튀긴 음식을 몇 번 먹나요? (생선, 치킨, 감자튀김, 감자칩 등)

ⓐ 0회 ……………………… (+3)
ⓑ 1회 ……………………… (0)
ⓒ 2회 ……………………… (-1)
ⓓ 3회 ……………………… (-2)
ⓔ 4회 이상 ………………… (-3)

23. 샐러드드레싱은 어떤 것을 선택하는가?

ⓐ 선택 않음, 레몬, 식초 ………………………………… (+3)
ⓑ 무지방 드레싱 …………………………………………… (+2)
ⓒ 저칼로리 드레싱 ………………………………………… (+1)
ⓓ 오일과 식초 ……………………………………………… (-1)
ⓔ 레귤러 드레싱 …………………………………………… (-2)
ⓕ 양배추 썰은 것, 파스타 샐러드, 토마토 샐러드 … (-2)
ⓖ 치즈 또는 달걀 ………………………………………… (-3)

24. 당신은 일주일에 통조림, 즉석 조리국, 냉동식품을 몇 번 먹나요? (저염, 저지방은 제외)

ⓐ 0회 ································ (+3)
ⓑ 1회 ································ (0)
ⓒ 2회 ································ (−1)
ⓓ 3∼4회 ···························· (−2)
ⓔ 5회 이상 ························· (−3)

25. 하루에 저지방 고칼슘식품 몇 단위를 먹나요? (1단위=저지방 또는 무지우유, 요구르트 등 ⅔컵, 1온스의 저지방 치즈, 1½온스의 정어리, 3½온스의 뼈를 제거하지 않은 연어통조림, 1온스의 칼슘 응고제로 만든 두부, 케일 1컵, 200 mg의 칼슘 보충제)

ⓐ 0회 ································ (−3)
ⓑ 1회 이하 ························· (−1)
ⓒ 1회 ································ (+1)
ⓓ 2회 ································ (+2)
ⓔ 3회 이상 ························· (+3)

26. 당신은 일주일에 치즈를 몇 번 먹나요? (피자, 치즈버거, 라자냐, 타코, 치즈로 만든 나초를 포함. 저지방 치즈로 만든 음식은 제외함)

ⓐ 0회 ································ (+3)
ⓑ 1회 ································ (+1)
ⓒ 2회 ································ (−2)
ⓓ 3회 ································ (−2)
ⓔ 4회 이상 ························· (−3)

27. 일주일에 달걀노른자를 얼마나 먹나요?

ⓐ 0회 ································ (+3)
ⓑ 1회 ································ (+1)
ⓒ 2회 ································ (0)
ⓓ 3회 ································ (−1)
ⓔ 4회 ································ (−2)
ⓕ 5회 이상 ························· (−3)

♣ 지방, 유지류

28. 당신은 빵, 토스트, 베이글, English muffin에 무엇을 얹나요?

ⓐ 버터 또는 크림치즈 ································· (-4)
ⓑ 마가린 또는 연성버터 ································· (-3)
ⓒ 레귤러 탑마가린 ································· (-2)
ⓓ 슬림형 마가린 또는 슬림형 버터 ································· (-1)
ⓔ 잼, 무지방 마가린, 무지방 크림치즈 ································· (0)
ⓕ 무첨가 ································· (+3)

29. 당신은 샌드위치에 무엇을 바르나요?

ⓐ 마요네즈 ································· (-2)
ⓑ 슬림형 마요네즈 ································· (-1)
ⓒ 케첩, 머스타드, 무지방 마요네즈 ································· (+1)
ⓓ 무첨가 ································· (+2)

30. 당신은 참치 샐러드, 파스타 샐러드, 치킨 샐러드 등을 만들 때 무엇을 사용하나요?

ⓐ 마요네즈 ························ (-2)
ⓑ 슬림형 마요네즈 ··········· (-1)
ⓒ 무지방 마요네즈 ··········· (0)
ⓓ 저지방 요구르트 ··········· (+2)

31. 당신은 야채볶음 시나 다른 음식을 만들 때 무엇을 사용하나요? (식물성 기름에는 홍화꽃, 옥수수, 해바라기, 대두유를 포함한다)

ⓐ 버터 또는 유지 ································· (-3)
ⓑ 마가린 ································· (-2)
ⓒ 식물성 기름 또는 슬림형 마가린 ································· (-1)
ⓓ 올리브 또는 식용유 ································· (+1)
ⓔ 육수국물 ································· (+2)
ⓕ 쿠킹 스프레이 ································· (+3)

♣ 음 료

32. 매일 어떤 종류의 음료를 마시나요?

ⓐ 물, 소다음료 ································· (+3)

ⓑ 무카페인 커피나 차 ······ (0)
ⓒ 다이어트 음료 ······ (-1)
ⓓ 커피나 차(하루에 4잔) ······ (-1)
ⓔ 일반 소다음료(하루에 2잔) ······ (-2)
ⓕ 일반 소다음료(하루에 3잔 이상) ······ (-3)
ⓖ 커피나 차(하루에 5잔 이상) ······ (-3)

33. 당신은 어떤 종류의 과일음료를 마시나요?

ⓐ 오렌지, 자몽, 자두, 파인애플주스 ······ (+3)
ⓑ 사과, 포도, 배주스 ······ (+1)
ⓒ 산딸기나 머루주스 ······ (0)
ⓓ 과일음료 ······ (-3)

34. 당신은 어떤 종류의 우유를 마시나요?

ⓐ 전유 ······ (-3)
ⓑ 2%의 저지방우유 ······ (-1)
ⓒ 1%의 저지방우유 ······ (+2)
ⓓ 탈지유 ······ (+3)

♣ 후식, 간식

35. 무엇을 간식으로 먹나요?

ⓐ 과일이나 채소 ······ (+3)
ⓑ 저지방 요구르트 ······ (+2)
ⓒ 저지방 케이크 ······ (+1)
ⓓ 쿠키나 프라이드칩 ······ (-2)
ⓔ 땅콩이나 granola bar ······ (-2)
ⓕ Candy bar 또는 pastry ······ (-3)

36. 당신은 소금기 있는 어떤 것을 간식으로 먹나요?

ⓐ 소금 친 감자칩, 콘칩, 오븐용 팝콘 ······ (-3)
ⓑ 토티아(옥수수)칩, 소금기 있는 프뢰젤 ······ (-2)
ⓒ 튀긴 팝콘 ······ (-1)
ⓓ 소금기 없는 프뢰젤 ······ (+2)
ⓔ 감자칩, 집에서 만든 팝콘 ······ (+3)
ⓕ 짠 스넥을 먹지 않음 ······ (+3)

37. 어떤 종류의 쿠키를 먹나요?

ⓐ 무지방 쿠키 ········· (+2)
ⓑ 전맥 케이크 또는 지방을 뺀 쿠키 ········· (+1)
ⓒ 오트밀 케이크 ········· (−1)
ⓓ 샌드위치 쿠키 ········· (−2)
ⓔ 초콜릿, 초콜릿칩, 땅콩버터 ········· (−3)
ⓕ 쿠키를 먹지 않음 ········· (+3)

38. 어떤 종류의 케이크이나 파이를 먹나요?

ⓐ 치즈 케이크 ········· (−4)
ⓑ 파이나 도넛 ········· (−3)
ⓒ 설탕을 입힌 케이크 ········· (−2)
ⓓ 설탕을 뺀 케이크 ········· (−1)
ⓔ 머핀 ········· (0)
ⓕ 엔젤 케이크, 무지방 케이크 ········· (+1)
ⓖ 케이크이나 과자류를 먹지 않음 ········· (+3)

39. 당신은 어떤 종류의 얼린 디저트를 먹나요?

ⓐ 전통 아이스크림 ········· (−4)
ⓑ 보통 아이스크림 ········· (−3)
ⓒ 얼린 요구르트, 저열량 아이스크림 ········· (−1)
ⓓ 솔베이, 슬러리, 셔버트 ········· (−1)
ⓔ 무지방 요구르트나 아이스크림 ········· (+1)
ⓕ 먹지 않음 ········· (+3)

SCORING YOUR DIET

Add up your score for each question.

Score

0 or below	**Oops!**	We don't staple *Nutrition Action* shut, you know.
1 to 29	**Hmmm.**	Don't be discouraged. This eating business is tough.
30 to 59	**Yesss!**	Congratulations. You can invite us over to eat any day.
60 or above	**C-o-o-o-l.**	Our photographer should be at your door any second.

2. 출생이 비만을 결정하는가?

1) 최소 4가지 요인이 에너지 활용과 연관성이 있다

오랫동안 우리들은 몸무게가 칼로리를 소비함으로써 비만과 직접적인 연관성이 있다고 믿어 왔다. 만약 이러한 기초 에너지 균형에 대한 등식이 사실이라면 체중 조절은 단순히 칼로리의 섭취와 소비의 균형을 맞추는 데 귀결이 될 것이다. 수많은 체중 조절 다이어트와 집에서 사용하는 다양한 종류의 운동기구들이 나와 있음에도 불구하고 미국인들의 비만 인구는 1960년대 이후로 빠르게 증가하고 있다.

이와 같이 다이어트에 성공하지 못하는 사람들 숫자가 증가함에 따라 과학자들과 일반 사람들은 다 같이 칼로리 유입량과 칼로리 배출량의 등식에 대해서 불신을 갖게 되었다. 또한 어떤 사람은 단것을 좋아한다는 것만으로 체중이 증가하고, 또 다른 사람은 평생 날씬한 몸매를 유지한다는 것에 대해 의문을 품게 되었다.

2) 비만의 원인 중 에너지 섭취량과 소비량 이외에 고려되어야 할 점은?

과학자들은 유전적인 특성과 심리적인 요인이 모두 인간의 비만을 유발할 수 있는 위험요인으로 규명하였다. 그 과정에서 "체중 = 칼로리 섭취량 - 칼로리 소모량"이라는 등식이 상당히 정확하다는 결론을 내리게 되었다.

3) 에너지 균형에 영향을 주는 요인들

단 한 가지 요인 즉, 칼로리 소모량이 칼로리 섭취량에 기여한다는 사실이다. 최소한도 에너지 이용에 영향을 주는 4가지 요인들이 규명이 되었다. 그것은 기초대사율(BMR ; 인체의 생명유지를 위해서 필요한 최소한의 에너지 대사량), 식이적 발열량(음식의 소화흡수 과정에서 생성되는 에너지), 적응적 발열량(추운 환경에서 칼로리의 소모량이 늘어나는 현상) 그리고 신체적 활동량이다. 현재까지 어느 누구도 이러한 각각의 요인들을 무엇이 통제하는지에 대해서 알지 못하며, 에너지 대사의 균형에 영향을 미치는 요인에 대해서도 알지 못하고 있다.

유전적인 요인과 환경적인 요인은 에너지 대사에 가장 주된 영향을 미치는 것으로 알려져 있다. 이론 자체만으로는 전체적인 에너지 대사에 대한 설명을 충분히 하지 못한다. 현대적인 에너지 대사에 대한 이론은 유전적·환경적인 요인들이 복잡하게 다양한 메커니즘을 통해 에너지 대사에 영향을 미친다는 사실이다.

4) 유전이 비만의 발전에 얼마나 영향을 미치는가?

유전적인 요인이 비만을 결정한다는 것은 실험동물과 가축에서 명확히 규명된 바 있다. 그러나 유전적인 요인이 인간의 비만에 미치는 역할은 확실히 규명되지 않았다. 현재까지 비만과 기타 질병이 27가지 유전적인 현상과 연관성이 있다는 것이 규명되었다. 그러나 질병이 발생되는 확률은 어떤 경우에 매우 드물게 나타난다. 왜냐하면 유전과 몸무게와의 상관관계가 원인과 결과에 대한 상관관계가 있다는 것을 명확히 규명하지 못 하였기 때문이다. 유전적인 요인은 몸무게, 지방분포, 대사효율 그리고 식욕에 영향을 주지만, 이러한 요인들은 환경의 조건에 따라서도 영향을 받는다. 우리들 대부분에게 있어서 체중은 유전과 환경이 결합된 산물이다.

5) 가족적 체중 패턴

연구자들은 과거 수년 간 체형을 관찰하기를 키다리형 또는 왜소형, 뚱뚱하거나 날씬한 것이 유전이라고 믿어 왔다. 인간의 체형에는 3가지가 있는데 키다리형, 중간형, 왜소형이 있다. 키다리형은 체형이 길고 날씬하며, 뼈가 안장된 형태를 가지며, 엉덩이와 가슴부위가 좁은 특징을 가지고 있다.

왜소형은 그 반대의 짧달막한 체형을 가지고 있다. 키가 작고, 뼈가 굵으며, 가슴이 넓고, 목이 짧고, 머리가 둥근 특징을 가지고 있다.

중간 체형의 사람은 이 두 형태의 중간에 속한다. 중간 체형은 아주 건장하고 근육형인 경우가 많다. 연구자들은 키다리형의 사람이 다른 형의 사람들 보다 더 건강한 체중을 유지하기가 쉽다는 것을 발견하였다. 그 이유는 체표면적이 상대적으로 넓기 때문에 에너지의 발산이 많고 에너지 효율성이 낮기 때문이다. 인간의 기본적인 기능인 숨쉬기와 체온유지 면에 있어서도 그 반대의 체형인 사람에 비해서 더 많은 열을

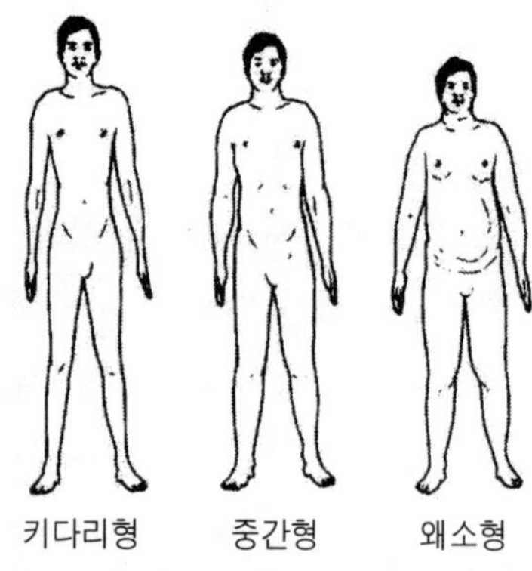

그림 3-1. 3가지 기본 체형. 당신의 체형은 어디에 속합니까?

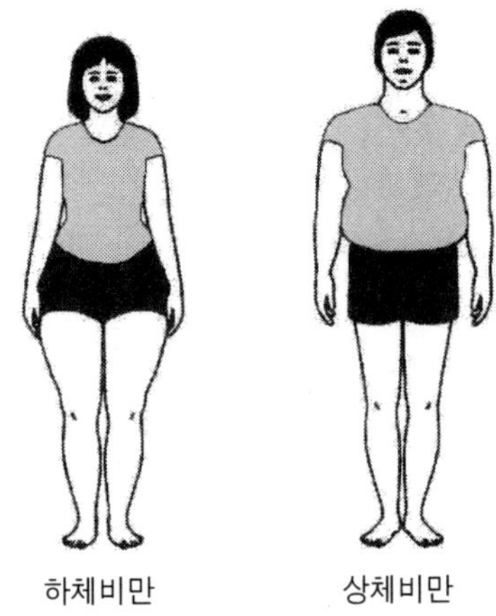

그림 3-2. 하체형 비만과 중심형 비만

빼앗기게 된다. 성호르몬 또한 유전인자와 마찬가지로 체지방의 패턴에 영향을 미친다(그림 3-2). 남성호르몬인 테스토스테론이 높은 경우 많은 과체중의 남성에게 있어서 중심형 비만인 복부비만이 될 가능성이 많다.

남성과 여성에게 있어서 복부비만은 유전적인 경향이 많은데, 상체비만은 유전만이 아니라 남성호르몬에 의해서 영향을 많이 받는다는 사실이다. 반대로, 여성호르몬의 경우 에스트로겐과 프로제스테론은 하체 비만에 영향을 주는데, 여성들은 하체형 비만에 가깝다. 하체비만은 유전요인보다 여성호르몬에 의해서 크게 영향을 받는다. 비만 남성은 여성의 하체형을 가질 확률이 매우 낮다. 여싱들이 임신기에 하체형 비만이 있는 경우 폐경 후에는 복부에 지방으로 저장하게 된다. 이러한 지방의 이동저장 현상은 여성호르몬의 감소현상과 연관성을 가지고 있다.

6) 날씬한 체형의 유전자는 비만 유전자를 압도한다

어떤 인종과 가문에서 많이 발생하는 비만은 쌍둥이의 연구에서 유전인자가 에너지 대사에 결정적인 영향을 미친다는 사실을 말해 주고 있다. 많은 학자들에게 있어서 "출생이 비만을 좌우한다"는 사실에 대한 연구에서 입양아의 경우 양부모의 체형보다는 생부모들의 체형을 닮고, 체중도 생부모와 유사하다는 점을 들고 있다.

일란성 쌍둥이의 경우 각각 다른 곳에서 양육되었을 경우에도 체형이 비슷하였다. 많은 체형의 연구에서 날씬한 유전자가 비만한 유전자보다 강하다는 사실을 발견하게 되었다. 바꾸어 말하면, 유전적으로 날씬한 경우 체중을 증가시키기가 매우 힘들다는 사실이다. 결론적으로 비만은 유전되지 않는다는 것이다. 특수한 생활 형태를 따르는 경우 살이 찔 수 있는 경향만을 유전받는다는 것이다.

7) 대사효율이 비만을 좌우한다

유전적으로 비만한 설치류는 날씬한 설치류보다 기초대사 기능을 위한 칼로리의 소모량이 적다. 적은 에너지로 더 많은 일을 하는 능력을 가리켜 '절제된 대사'라고 한다. 절제 유전자는 지방 저장을 촉진함으로써 진화적인 장점을 제공한다. 일부 사람들에게 있어서 이러한 절제 경향이 나타나기도 한다.

일란성 쌍둥이에게 매일 1,000칼로리의 에너지를 100일 동안 공급했을 때 어떤 경우에는 5 kg 이내의 체중이 늘어나지만, 다른 군에서는 13.5 kg이나 체중이 증가하는 경우도 있다. 이러한 체중 증가의 차이는 추가적인 칼로리가 공급되었을 때 에너지 대사에 있어서 차이점이 있다는 것에 기인하는 것이다. 어떤 쌍둥이의 경우에는 추가적인 칼로리를 지방으로 쉽게 저장하지만, 또 다른 경우에는 그 추가적인 에너지를 바로 소모해 버리는 경우가 있다. 추가적인 칼로리는 더 많은 열을 내거나 또는 소모적인 활동에 의해서 소진되어진다. 우리가 섭취하는 칼로리의 일부는 몸의 열을 유지하기 위해서 사용된다. 주변 환경이 추울수록 더 많은 칼로리가 이러한 목적으로 쓰인다.

사람들이 과식하는 경우 기온에 상관없이 더 많은 에너지가 열로 사용되는 경향이 있다. 이러한 현상을 '적응적 열발생'이라고 하는데, 이 작용은 비결합 단백질이라고 알려져 있는 단백질에 의해서 활성화된다. 지방이 연소되는 경우에 열을 발생하며, 또한 ATP를 만들어낸다. 비결합 단백질이 활성화 되면 ATP를 형성하는 대신 지방으로 열 생산을 하게 된다.

8) 식욕 조절소

유전적인 요인은 사람이 먹는 음식의 양에 영향을 미친다. 인간은 유전적으로 단 음식과 짠맛, 지방이 풍부한 음식을 좋아하게 설계되어 있다. 렙틴, 멜라닌 그리고 오렉신 등은 식품 섭취에 있어서 역할을 하는 새로운 호르몬으로 간주되고 있다.

9) 렙 틴

렙틴은 1990년대 중반에 발견된 일종의 호르몬으로서 학자들이 유전적으로 비만한 생쥐가 정상적인 체중의 생쥐보다 혈액 내에 훨씬 적은 양의 렙틴을 가지고 있다는 사실을 발표했을 때 세상의 커다란 주목을 받았다. 비만한 생쥐에 렙틴을 주사했을 때 식욕을 억제하고 체중의 급격한 감소를 가져왔다는 사실 또한 세상을 놀라게 하였다. 렙틴은 지방세포에서 만들어지고, 지방 저장에 대한 견제와 균형을 담당하는 역할로서 시상하부의 식욕 중심에서 작용하는 것으로 알려져 있다.

정상체중의 생쥐에서 렙틴 수준은 체중이 증가함에 따라 증가하며, 비만하게 되면 식욕을 억제하는 역할을 하게 된다. 그러나 꾸준히 다이어트를 하는 많은 사람에게 실망스럽게도 렙틴 주사는 대부분의 비만한 사람의 체중을 줄이는 기능을 하지는 못하였다. 매우 비만한 청소년에게 있어서 혈액 내에 렙틴 수준은 아주 낮은 것으로 조사되었다. 렙틴이 없을 경우 그들은 식욕이 전혀 억제되지 않았으며, 계속적으로 마구 먹는 현상이 나타났다.

렙틴은 그러나 항상 예상된 반응을 나타내는 것은 아니다. 혈액 내에 렙틴 수준이 높은 경우에도 많은 비만자들은 식욕이 왕성하였다. 최근 학자들은 먹이가 풍부할 경우 비만한 쥐의 지방세포 내에서의 렙틴 활성이 증가한다는 것을 발견하였다. 하버드 대학 연구진은 렙틴이 식욕을 조절하는 뇌의 시상하부에 있는 각각 다른 신경세포에 억제작용을 하는 것으로 보고하였다.

한 신경 다발은 렙틴에 의해서 억제되어 비만으로 유도되고, 또 다른 신경 다발은 렙틴에 의해서 활성화되어 기아현상을 유도한다. 그들은 또한 렙틴 표적 세포가 뉴로펩타이드를 가지고 있으며, 먹는 행위나 잠자는 행위 등에 영향을 미친다고 하였다. 렙틴은 직접적인 또는 간접적인 메커니즘을 통해서 식욕에 영향을 미친다.

10) 멜라닌

멜라닌은 렙틴에 의해서 영향을 받는 물질의 일종으로, 수면주기와 식생활 등 여러 가지 기능에 관여하는 것으로 알려져 있다. 멜라닌 농축 호르몬(MCH)을 생산하지 못하는 동물은 식욕을 잃고 날씬한 상태를 유지하게 된다. 한편 MC4R로 알려진 단백질이 결핍된 쥐는 장기적인 과식으로 인하여 비만하게 된다.

프랑스와 영국의 학자들은 MC4R 유전자 변이를 가지고 있는 사람이 발견된 두 가족을 대상으로 한 연구에서 실험동물 연구에서처럼 먹는 것을 거의 중지하지 않았으며, 그 결과로 아주 비만한 상태가 됨을 고찰하였다.

1998년 초, 미국의 학자들은 배고픔과 만복감을 조절하는 새로운 타입의 호르몬을 발견하였다. 그들은 이 물질을 그리스어로 식욕이라는 뜻을 가진 '오렉신'이라고 명명하였고, 오렉신을 생산하는 유전자를 발견하였다. 오렉신을 투여한 쥐는 몇 시간 내에 대조군 쥐보다 8~10배의 먹이를 섭취하였다.

설치류에 있어서 2일간 먹이를 공급하지 않은 경우, 그들의 뇌에서 평상시보다 상당히 많은 양의 오렉신이 생산되었다. 그러나 인간에게 있어서 동일한 작용을 나타내는가는 명확하지 않으며, 호르몬이나 신경전달물질처럼 식욕조절소와 상호작용을 하는지 또한 알려져 있지 않다.

렙틴 호르몬이 부족한 경우 뇌를 자극하여 오렉신을 생산하게 되고, 그 결과 배고

픔을 야기시키는 것으로 추측되고 있다.

11) 환경의 역할

유전은 인간의 체형과 지방 저장 등을 결정하지만 환경적인 요인들, 즉 식습관, 신체활동 등은 유전적인 결정사항을 변경시킨다. 미국에서 비만한 인구의 증가율은 유전적인 변화의 발생 비율을 능가하고 있다. 따라서 환경적인 요인들은 비만의 발생에 있어서 유전적인 요인보다 더 심각한 영향을 미치고 있다.

비만현상은 1980년대 이후로 급격히 증가하였으며, 이런 현상은 미국뿐만 아니라 다른 외국에서도 미국적인 식품 섭취, 생활 패턴, 습관 등의 영향으로 증가하고 있다. 1회 식사량의 증가, 고칼로리 편의식품, 편리한 생활 수단들, 비활동적인 시간의 소비, TV 보기, 비디오 게임 또는 인터넷 검색 등은 비만이 증가하는 데 기여하고 있다. 또한 지적되고 있는 사항은 부부의 취미와 생활양식이 비슷하여 살이 찌고 날씬한 정도 역시 닮아 간다는 사실이다.

12) 뇌와 신체의 연관성

뇌가 건강을 결정짓는 역할의 평가는 가장 어렵고 가장 최신의 분야에 속한다. 우리의 생리적인 반응은 엄격하게 대부분 유전자에 의해서 결정된다. 그 나머지는 경험에 의해 변경이 가능하다. 스트레스는 먹는 데에 대한 영향에 있어서 뇌와 신체와의 연관성이 있다는 좋은 예에 속한다.

스트레스는 식욕을 자극시킬 수 있다. 사람들이 너무 많은 직책을 가지고 있을 때, 비극적인 사건을 극복하려고 할 때 흔히 스트레스에 지쳤다고 이야기한다. 어떻게 그리고 왜 사람들은 스트레스를 해소하거나 줄이기 위해서 먹게 되는가? 식품과 성행이 기분을 변화시키는 약제, 즉 코카인이나 알코올 등은 평범한 뇌를 자극시켜 기쁨을 유발하는 뇌 신경전달물질-도파민과 세로토닌을 분비하게 한다. 이런 현상은 왜 사람이 식품에 중독이 되는지를 설명해준다.

13) 신체의 구성

생활양식은 신체구성 요소들을 변화시키므로 에너지 대사를 변경시킨다. 과다한 지방조직을 만드는 행동양식은 지방의 저장을 증가시키고, 근육조직의 발달을 유발하는 행동양식은 체지방의 이용을 증가시킨다. 체지방 세포의 숫자는 유아기나 청소년기 등 성장기에 증가한다. 지방세포의 숫자는 또한 체중이 빠르게 증가할 때 늘어나는데, 이것은 기존 지방세포들이 최대한 저장 능력을 확대하기 위함이다.

일단 체지방 세포가 과다하게 증가하면 다이어트에 의하여 제거되기가 불가능하다. 다만 체지방 세포의 크기만 줄어들 뿐이다. 근육조직의 발달은 지방의 사용을 증가시키고 체중을 줄이는 역할을 한다. 근육을 증가시키는 운동을 한다는 것은 근육 섬유소를 증가시키고 지방을 연료로 사용하는 능력을 증가시키는 것을 의미한다. 근육량이 많은 사람은 BMR이 높아지게 된다. BMR의 증가와 지방이용률의 증가는 건강한 체중의 유지와 체중의 감량에 기여한다.

REFERENCES

1. Baranowska, B., et al. Neuropeptide Y, leptin, galanin and insulin in women with polycystic ovary syndrome. *Gynecol Endocrinol* 13(5):344~51, 1999.
2. Bellizzi, M.C., Dietz, W.H. Workshop on childhood obesity: summary of the discussion. *Am J Clin Nutr* 70(1):173S~175S.
3. Borecki I.B., et al. Evidence for at least two major loci influencing human fatness. *Am J Hum Genetics* 63(3):831~838.
4. Borecki, I.B., Higgins, M., et al. Evidence for multiple determinants of the body mass index: the National Heart, Lung, and Blood Institute Family Heart Study. *Obes Res* 6(2):107~114, 1998.
5. Bouchard, C. Human variations in body mass: evidence for a role of the genes. *Nutrition Reviews* 55(1):S21, 1997.
6. Bouchard, C. and Trembly, A. Genetic influences on the response of body fat and fat distribution on positive and negative energy balance in human identical twins. *J Nutr* 127: 943S~947S, 1997.
7. Elias, C.F., et al. Leptin differentially regulates NPY and POMC neurons

projecting to the lateral hypothalamic area. *Neuron* 23(4): 755～786, 1999.

8. Faroogi, I.S., et al. Effects of recombinant leptin therapy in a child with congenital leptin deficiency. *New Eng J Med* 341:879～884, 1999.
9. Felitti, V.J., et al. Relationship of childhood abuse and household dysfunction to many of the leading causes of death in adults. *Am J Prev Med* 14(40):245～255, 1998.
10. Hahn, N.I. The flavor of food: Is it all in your head? *J Am Diet Assoc* 96:653～658, 1996.
11. Jog, M.S., et al. Building neural representations of habits. *Science* 286:1745～1749, 1999.
12. Kanter, R.S. Patients as Partners: proceedings of the Novartis Nutrition OPTIFAST® National Networking meeting, Minneapolis, MN, October 1998.
13. Katzmarzyk, P.T., et al. Familial risk of obesity and central adipose tissue distribution in the general Canadian population. *Am J Epidemiology* (1999 May 15); 149(10):933～42.
14. Levine, J.A., et al. Role of non-exercise activity thermogenesis (NEAT) in resis-tance to fat gain in humans. *Science* 283:212～214, 1999.
15. Liberian, B. The pressure to eat: why we are getting fatter? *Nutrition Action Newsletter* (July/Aug), pg. 1～5, 1998.
16. Matthews- Richards, M., et al. Functional status and emotional well being, dietary intake, and physical activity of severely obese subjects. *J Am Diet Assoc* 100:67～75, 2000.
17. National Institutes of Health, National Heart, Lung and Blood Institute, *Clinical Guidelines on the Identification, Evaluation, and Treatment of Obesity and Overweight in Adults*. Bethesda, MD, 1998.
18. Novartis Nutrition Corporation, The resting metabolic rate controversy: is relapse biological or behavioral? *Medical Update on Obesity* 32(3), 1999.
19. Price, R.A. and Stunkard, A.J. Commingling analysis of obesity in twins. *Hum Heredity* 39(3): 121～135, 1989.

20. Rice, T., et al. Total body fat and abdominal visceral fat response to exercise training in the HERITAGE family study: evidence for major locus but no multifactorial effects. *Metabolism* 48 (10): 1278~86, 1999.

21. Rosenbaum, M. and Leibel, R.L (editorial). The role of leptin in human physiology. *New Eng J Med* 341: 913~915, 1999.

22. Reuters News and Abstracting Service Proceedings of the 33rd Annual Winter Conference on Brain Research, Breckenridge CO, Jan 27, 1999.

23. Sakurai, T., et al. Orexins and orexin receptors: a family of hypothalamic neuropeptides and G protein-coupled receptors that regulate feeding behavior. *Cell* 92: 573~585, 1998.

24. Shimada, M. Mice lacking melanin-concentrating hormone are hypophagic and lean. *Nature* 17, 396(6712): 670~674.

25. Sheldon, W.H., et al. The Varieties of Human Physique. Hafner Publishers, New York, 1963.

26. Wang, J., et al. The effect of leptin on Lep expression is tissue-specific and nutritionally regulated. *Nature Medicine* 5(8): 895~899, 1999.

27. Wansink, B. Quantity pricing causes consumers to increase their anchor point. *J Marketing Research* 35: 71~78, 1998.

28. Wolf, G. A new uncoupling protein: a potential component of the human body weight regulation system. *Nutrition Reviews* 55:178~179, 1997.

29. Yeo, G.S., et al. A frameshift mutation in MC4R associated with dominantly inherited human obesity. *Nature Genetics* 20:111~114, 1998.

제 4 장

체중조절, 섭취장애

1. 체중조절 : 어느 방법이 효과적이고 왜 그런가?

정말로 체중을 줄여야 해!

의사 선생님도 그렇게 말씀하시고 당신도 그렇게 생각하고 있을 것입니다. 그리고 당신의 체중 감량을 장담하며 도와주겠다는 수많은 다이어트 식품, 프로그램 및 제품들을 보면 살을 빼는 것이 쉬워 보인다. 그러나 해본 사람은 누구나 알 수 있듯이 살을 빼는 것이 그렇게 쉬운 일이 아니다. 그리고 살이 찌지 않게 유지하는 것은 더욱더 어려운 일이다.

매우 놀라운 수치들이다 :

- 미국 여성의 36%와 남성 33%가 과체중이다.
- 매년 30만 명의 미국인이 비만과 관련하여 사망한다.
- 미국 건강보호시스템에서는 비만과 비만으로 인한 질병을 치료하기 위하여 한 해 700억 달러의 비용을 쓰고 있다.

미국인들은 체중감량 제품과 서비스에 한 해 330억 달러 이상을 쓰고 있다. 그런데 그 많은 돈을 쓰면서도 별로 성공을 거두지 못하고 있어 미국 성인의 과체중 비율이 거의 한 해에 1%씩 증가하고 있다. 비만전쟁의 싸움에서 지고 있는 것이다.

우리가 무엇을 잘못 하고 있는가? 간단히 말해 너무 많이 먹고 활동량이 부족한 것이 대부분 비만의 원인이다. 그러나 우리의 접근방식에도 일부 문제가 있는 것 같다.

체중관리의 최우선 목적이 건강을 향상시키고 유지하는 데에 있어야 함에도 외모 향상을 위한 살빼기에 집중하는 경향이 있다.

만일 과체중이 아니라면 체중감량은 건강에 이롭지 않고 오히려 해가 될 수 있다.

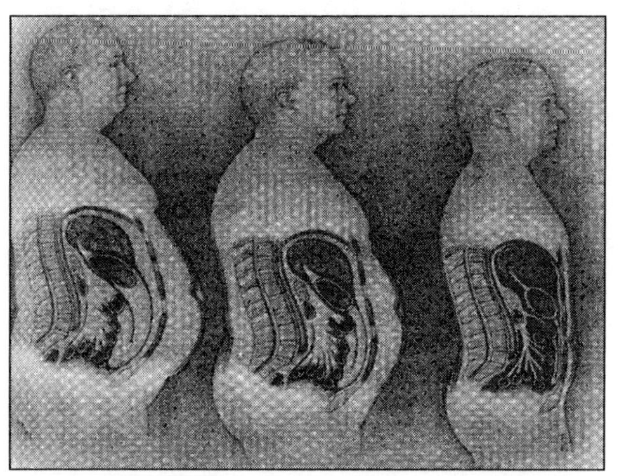

신체는 거의 무한정으로 지방을 저장할 수 있다. 체중 감량은 신체기관들이 위치하는 공간을 충분히 확보해주고, 척추 아랫부분, 엉덩이 및 무릎의 압력을 감소시킨다.

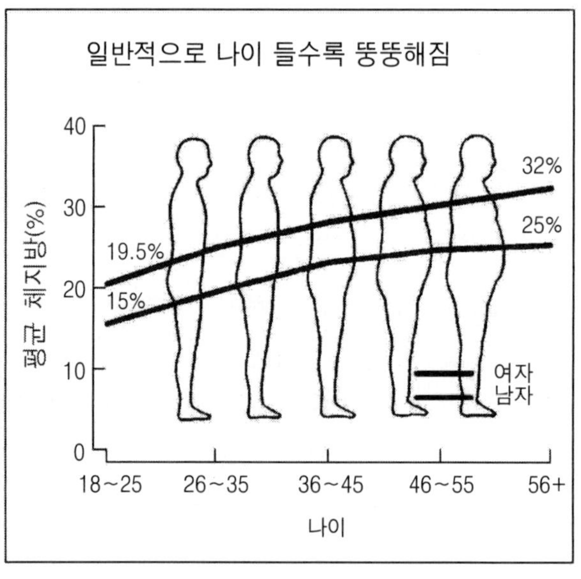

나이가 들수록 근육량은 감소하고, 지방이 차지하는 비율은 증가한다.

그러나 많은 사람들에게 체중감량은 건강을 위한 목표가 된다. 과체중인 사람에 있어서 체중감량은 심혈관계 질환, 당뇨, 고혈압 및 다른 질병 발생 위험을 감소시킨다. 아주 적은 양의 감량이라도 큰 이익이 될 수 있다.

그러면 어떤 방법으로 체중조절을 할 것인가? 많은 계획과 프로그램이 있겠지만 여기서는 가장 성공확률이 높은 방법을 소개하려 한다.

1.1 건강에 대한 비만의 영향

신체는 약 300~400만 개의 지방세포를 가지고 있다. 각 지방세포는 신축성 있는 얇은 벽을 가진 저장탱크와 같다. 섭취한 에너지가 바로 사용되지 않을 경우 남는 에너지 대부분은 이들 세포에 지방형태로 저장된다. 우리 몸은 지방을 저장할 수 있는 거의 무한한 능력을 가지고 있어 몸과 건강에 지대한 영향을 미친다. 특히 복부 주위에 지방이 저장되면 더욱 그렇다.

숨이 차는 것은 우리 몸에 과도한 지방축적에 의한 압력의 초기 신호이다. 왜냐하면 체내에 지방이 축적됨에 따라 신체 기관들이 위치하는 공간이 비좁아지기 때문이다. 복부 지방축적은 폐가 확장될 공간을 작게 하여 결국 앉은 자세에서 편안히 숨쉬는 것을 어렵게 한다.

전통적으로 '과체중'은 체중표에 나타나 있는 나이와 신장별 건강체중보다 체중이 더 나가는 것으로 정의해 왔다. 그러나 이는 체구성의 차이를 나타내지는 못한다.

과다지방'이 '과체중'보다 건강에 더 해롭다

전통적으로 '과체중'은 체중표에 나타나 있는 나이와 신장별 건강체중보다 체중이 더 나가는 것으로 정의해 왔다. 그러나 이는 체구성의 차이를 나타내지는 못한다. 예를 들면 운동선수들은 종종 커다란 골격 혹은 발달된 근육 때문에 체중표 기준으로는 '과체중'으로 판정되기도 한다. 그러나 그들은 지방을 과다하게 축적하고 있지 않다. 전문가들에 의하면 체중보다는 체지방이 더 유용한 건강지표라고 한다.

과체중인 사람은 또한 과다지방일 가능성이 있지만, 단지 체중을 측정하는 것만으로 체중의 얼마나 많은 부분이 지방이고, 또 그 지방이 어디에 쌓여 있는지를 말해 주지는 않는다. 그래서 지방함량과 지방의 분포는 모두 건강 위험을 결정하는 데 있어서 체중 자체보다 더 중요한 요소들이다.

예를 들면 운동선수들은 종종 커다란 골격 혹은 발달된 근육 때문에 체중표 기준으로는 '과체중'으로 판정되기도 한다. 그러나 그들은 지방을 과다하게 축적하고 있지 않다. 전문가들에 의하면 체중보다는 체지방이 더 유용한 건강지표라고 한다.

과체중인 사람은 또한 과다지방일 가능성이 있지만, 단지 체중을 측정하는 것만으로 체중의 얼마나 많은 부분이 지방이고, 또 그 지방이 어디에 쌓여 있는지를 말해주지는 않는다. 그래서 지방함량과 지방의 분포는 모두 건강 위험을 결정하는 데 있어서 체중 자체보다 더 중요한 요소들이다. 또한 심지어는 약간의 과체중인 경우에도 다리와 척추에 끊임없이 부담을 주어 결국 퇴행성 관절염과 같은 질병을 악화시킬 수 있다. 과체중은 또한 수술 후 합병증의 위험을 증가시키는데, 이는 상처 치료를 더디게 하고 감염에 더욱 취약해지기 때문이다.

비만은 또한 수명을 단축시킬 수 있는 심각한 질병들과 직접적인 연관을 가진다. 비만은 인슐린 저항성을 증가시켜 제2형(인슐린 비의존형) 당뇨의 주요 원인으로 작용한다. 체중이 과다하면 간에서 중성지질과 콜레스테롤 합성이 증가하여 관상동맥질환을 포함한 심혈관질환, 고혈압 및 뇌졸중 발생 위험성을 증가시키며, 유방암, 전립선암, 직장암, 자궁암 등의 암 발생과 담석 생성 위험성을 증가시킨다.

그리고 미와 지성과 성공을 날씬함에 연관시키는 사회풍조에서 과체중은 정서적으로 사회적으로 매우 중요한 의미를 갖는다. 과체중의 성인들이 정신적인 스트레스와 수입 감소, 차별을 경험하는 것은 흔한 일이다.

1.2 체중을 줄이는 것이 정말 필요한가?

건강한 성인의 체지방 수준은 남성 18~23%, 여성 25~30% 범위이다. 그러나 체중의 측정으로는 체지방 수준이 얼마나 되는지 알 수 없다. 체중이 1파운드가 늘고 줄어드는 것이 결코 지방이 1파운드 늘고 줄어드는 것을 의미하지 않는다("과다지방이 과체중보다 건강에 더 해롭다" 참고). 체중이 조금씩 빈번하게 변화하는 것은 일반적으로 수분의 변화에 의한 것이다.

체내 수분함량은 소금 섭취량, 활동 수준 등에 따라 달라지며 심지어는 기후 변화에 의해서도 영향을 받는다. 또한 커피와 같이 이뇨작용을 하는 음료를 마셔도 수분이 빠져나간다. 과체중에 비해 과다지방이 건강상 더 위험하다는 강조는 체지방의 측정을 일반화시키게 되었다. 체지방 측정에 있어서 중요한 점은 교육받은 전문가에 의해 피부두겹 집기법, 적외선 이용법, 생체자기 저항법, 혹은 수중 체중측정법 등과 같

뚱뚱하게 될 소인을 가지고 태어났나요?

활동에 필요한 에너지보다 더 많은 양을 섭취하게 되면 체중이 증가하지만, 문제가 그렇게 간단하지만은 않다. 과체중인 사람들이 모두 과식한다고 추정할 수는 없다. 과체중은 다음 여러 가지 요인들의 복합적 상호작용에 의한 것이다:

- 유 전

신체가 에너지 균형을 맞추는데 유전자가 일부 역할을 한다. 부모가 비만이면 아이들도 역시 과체중인 경향이 있다. 비만 가족력이 있는 사람은 비만 위험률이 약 25~30% 정도 더 높다. 유전적으로 비만이 결정지어지는 것은 아니다. 그러나 유전인자는 체지방 양과 지방의 분포에 영향을 주어 체중 증가의 가능성을 높일 수 있다. 과학자들은 유전자의 변이가 비만의 원인이 될 가능성을 시험하고 있다. 유전적 결함은 신진대사와 식욕의 조절에 관여하는 렙틴 단백질의 수준에 영향을 주는 것으로 밝혀졌다. 그러나 렙틴 수준을 변화시킴으로써 비만을 치료하는 데 도움을 줄 수 있을지는 아직 분명치 않다.

- 성

근육은 지방보다 더 많은 에너지를 사용한다. 남성들은 근육을 더 많이 가지기 때문에 쉬는 동안에 여성들에 비해 10~20% 더 많은 에너지를 소모한다.

- 나 이

나이가 듦에 따라 신체 근육량이 감소하는 경향이 있으며, 이에 따라 신체 구성성분 중 지방이 차지하는 비율이 증가하며, 자연적으로 대사작용이 느려진다. 따라서 이러한 변화들이 어우러져 신체의 에너지 필요양이 감소하게 된다.

- 흡 연

흡연을 하는 남성과 여성은 비흡연자보다 체중이 6~10파운드 덜 나가는 경향이 있다. 금연 후에는 일반적으로 체중이 다시 비흡연자의 수준으로 돌아간다. 금연 후 체중이 다시 증가하는 것은 니코틴의 대사 촉진작용 때문인 것으로 일부 여겨진다. 흡연자가 담배를 끊게 되면 그들은 에너지를 덜 태우게 된다. 담배를 끊은 사람들이 체중이 증가하는 또 다른 이유는 금연 후 일반적으로 더 많이 먹는다는 것이다

- 신체적 비활동성

비만인 사람들은 정상체중의 성인보다 보통 신체적 활동을 덜 한다. 그러나 비활동성이 항상 비만의 원인이 되는 것은 아니다. 운동 부족은 또한 비만의 결과일 수도 있는 것이다.

- 고지방 식이

이론적으로 지방은 단백질이나 탄수화물보다 두 배 이상 더 많은 에너지를 제공한다. 그러나 동일한 에너지를 섭취할 때조차도 고지방식이를 하는 사람이 저지방 식이를 하는 사람에 비해 훨씬 더 많은 에너지를 체지방으로 저장하는 경향이 있다.

- 의학적 문제들

비만 사례 중 약 2% 이하만이 대사장애 혹은 호르몬 불균형으로부터 기인된다.

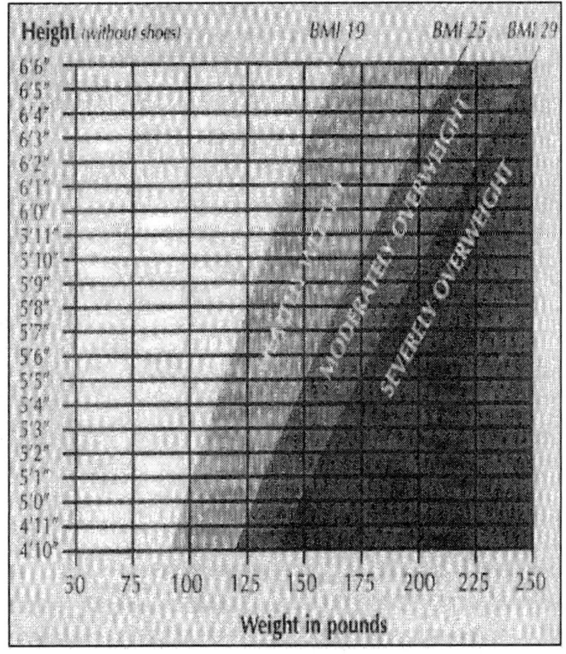

출처: *USDA's Dietary Guidelines for Americans*

당신의 적정 체중은 얼마인가?

체질량지수(BMI, body mass index)는 우리의 체중을 과체중에 의한 건강 위험성과 연관시켜 준다. 오른쪽 표는 비만지수에 기초하여 키와 체중에 대한 건강과 비만 범위를 보여준다.

다음 계산법에 따라 당신의 체질량지수를 계산해 보라.

① 당신의 m 단위의 신장을 제곱 한다(예 : 1.7 × 1.7 = 2.89).

② 당신의 kg 단위의 체중을 1번답으로 나눈다(예 : 65/2.89 = 22.49).

- 계산된 체질량지수는 22.49이다.
- 일반적으로 건강한 BMI 범위는 19~25이다.

만일 당신의 BMI가 28 이상이면 의사와 상담하여 적절한 체중조절 프로그램을 실행하라.

역자 주 : 우리나라에서는 WHO 아시아 - 태평양 비만 진단기준에 따라 BMI 18.5~22.9를 정상체중, 23 이상을 과체중, 25 이상을 비만으로 정의한다.

은 믿을 만한 방법을 사용하여 체지방을 측정하는 것이다. 그러나 이러한 방법들에 의해 측정된 체지방률은 모두 정확한 지방함량이 아닌 대강의 어림치에 불과하고, 나이가 많을수록 또는 체지방률이 높을수록 그 수치의 신뢰도가 떨어진다.

가정에서 손쉽게 할 수 있는 세 가지 테스트 - 체질량지수(BMI, body mass index), 허리/엉덩이 둘레비율(waist/hip ratio) 및 개인 또는 가족력 - 방법을 병행함으로써 우리는 본인의 현재 체지방 상태가 어떻고, 체중을 줄임으로써 어떤 이익이 있을까에 대해 예측할 수 있다. 체질량지수(BMI)는 체중에 비해 훨씬 더 좋은 체지방 지표이다. 허리/엉덩이 둘레비율은 지방의 대부분이 어디에 위치해 있는지를 알려주며, 개인 혹은 가족력은 본인에게 있어서 지방이 얼마나 위험한지를 가늠할 수 있게 해준다.

앞쪽에 있는 공식을 이용하여 BMI를 계산한다("당신의 적정 체중은 얼마인가?" 참조). 다음은 그 다음 쪽에 제공된 방법을 사용하여 허리 / 엉덩이 둘레비율을 계산한다("당신의 모습으로 건강 위험성을 판단한다" 참조).

그 다음에는 당신의 '건강한' 체중이 어때야 하는지에 대한 완벽한 모습을 알아보기 위해 가족의 병력과 함께 자신의 병력을 살펴본다. 그렇게 하기 위해 다음 질문들에 답해 보라.

1) 나는 체중을 줄임으로써 이익을 얻을만한 건강상태를 가지고 있는가?

과체중을 줄이는 것은 고혈압, 당뇨병, 관절염, 혈중 고콜레스테롤 및 고중성지방 등과 같은 건강문제들을 향상시킬 수 있다.

2) 허리/엉덩이 둘레비율에 기초하여 나는 '중심'형인가 '하체'형인가?

어디에 과도한 몸무게를 가지는가가 건강문제에 대한 위험성에 영향을 줄 수 있다.

약으로 해결될 수 있는가?

약을 먹고 체중을 줄인다? 그것이 그렇게 간단한 것이 아니다. 다이어트 약들은 잠재적인 위험성이 입증되어져 왔다. Redux와 Pondimin 이 두 가지 인기 있는 다이어트 약들은 심장 밸브를 손상시킨다는 이유로 1997년에 시장에서 수거되었다. Xenical과 같은 새로운 약은 작용방법이 다르고, 장기간 사용에도 부작용이 덜한 것 같다. 다이어트 약 처방은 일반적으로 현저하게 과체중이거나 비만 그리고 과체중과 관련된 건강문제를 가진 사람들에만 권해진다.

---

3) 나는 나중에 체중과 관련된 건강상의 문제를 가질 위험성이 있는가?

당신의 가족력이 당신으로 하여금 체중과 관련한 만성 질병에 걸릴 위험성을 더 높일 것인지 판단하라. 그리고 과체중이 되기 시작한 나이가 언제인지를 고려하라. 어려서부터 과체중인 사람들이 과체중으로 인한 신체장애와 사망위험이 더 크다. 10대에 비만이었던 사람은 사망 위험률이 더 높다. 또한 여성인 경우 18세 혹은 남성의 경우 22세 이후에 22파운드 이상 체중이 증가한 경우 그렇지 않은 경우에 비해 사망 위험률이 더 높아진다.

4) 나의 체질량지수가 수용 가능한 범위 밖에 있는가?

일반적으로 당신의 비만지수가 수용 가능한 범위 내에 있다면 당신의 건강문제 위험성은 낮아진다.

5) **나는 과식하거나, 흡연하거나, 하루에 두 잔**(여기서 술 한 잔은 맥주 360cc, 와인 150cc, 80도 양주 45cc에 상당하는 양을 말함) **이상 음주하거나 혹은 감당하기 힘든 스트레스를 짊어지고 생활하는가?**

만약 당신이 과식을 하게 된다면 지방을 너무 과다하게 섭취할 우려가 있다. 흡연은 폐와 심장질환의 원인이다. 간 기능을 손상키는 음주는 영양소 흡수를 방해한다. 과도한 부정적인 스트레스는 신체적으로 정서적으로 건강을 해친다. 따라서 과체중이 이러한 행동습관들을 수반할 경우에는 건강에 더 큰 악영향을 줄 수 있다.

만약 위의 모든 질문들에 "아니오"라고 대답을 했다면 당신은 체중 변화로 인한 아무런 건강상의 이점이 없다. 반면에 "예"라는 대답을 하나 이상 했다면 당신은 체중을 줄임으로써 건강 향상에 도움이 될 수 있을 것이다.

1.3 어떻게 해야 할까?

만약 당신이 체중을 줄일 필요가 있다면 안전하게 체중을 줄이고, 그것을 지속적으로 유지시키기 위해 무엇을 어떻게 해야 할까?

1) 약속을 하라

다른 사람들을 즐겁게 해주기 위해서가 아니라 내 자신이 원해서 체중을 줄여라. 자신이 원할 때 내적 동기유발이 일어나 체중을 줄일 수 있는 것이다.

당신의 모습으로 건강 위험성을 판단한다

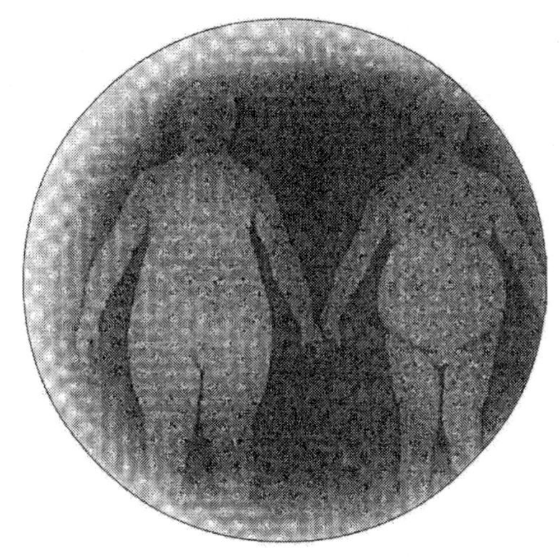

대부분의 사람들은 성인기에 10년마다 몇 파운드씩 체중이 증가한다. 그렇다고 해서 건강하지 못한 것인가? 사람 나름이다. 당신은 과도한 체중이 중앙 부위에 위치한 사과모양 중심형인가, 아니면 엉덩이와 허벅지 부분에 위치한 서양배 모양의 하체형인가?

만약 당신이 사과모양의 '배불뚝이' 혹은 '스페어타이어'라면 당신의 복부와 복부기관 주위에 지방이 축적되어 있는 것이다. 이 부분에 축적된 지방은 당뇨병, 심혈관질환, 뇌졸중, 고혈압 그리고 암에 걸릴 위험성을 증가시킨다.

복부지방은 분해되어 혈관으로 들어가기 쉽고, 동맥을 막히게 할 수 있기 때문에 마른형의 '중심형'일지라도 비만 '중심형'와 똑같은 위험성을 갖는다. 또한 과식이나 과음 및 충분한 운동을 하지 않은 것으로 인한 질병발생 위험성은 서양배 모양보다 사과모양이 더 크다. 하체형인 사람은 중심형인 사람보다 건강 위험성이 훨씬 덜 하다. 만일 당신이 중심형인지 하체형인지 알기를 원한다면 다음과 같이 당신의 허리/엉덩이 둘레 비율을 계산해 보라 :

① 긴장을 풀고 서서 허리의 가장 가는 지점(보통 배꼽부분)의 둘레를 잰다.
② 엉덩이 부분의 가장 둘레가 넓은 지점을 잰다.
③ 허리둘레와 엉덩이 둘레의 비를 구한다. 예를 들면 37/44 = 0.84
허리/엉덩이 비율이 여성의 경우 0.80, 남성의 경우 1.0보다 크면 질병발생 위험성이 크다는 것을 의미한다.

2) 시기를 잘 선택하라

다른 중요한 문제들에 의해 정신이 산만해 있을 때 라이프스타일을 개선하고자 시도함으로써 실패를 자처하지 말라. 습관을 바꾸기 위해서는 정신적으로 육체적으로 많은 에너지를 요구한다. 만일 부부간의 문제나 경제적인 문제 혹은 다른 어떤 중요한 문제로 자신이 불행하다고 느끼고 있다면 이때는 계획한바 목적을 이루기 어려울 것이다. 시기가 중요하다.

3) 현실적인 목표를 정하라

젊었을 때 쉽게 도달하여 편안했던 체중을 목표로 하라. 만약 전부터 항상 비만이었다면 중성지방, 혈당, 혈압 및 에너지를 향상시킬 수 있는 정도의 체중에 도달하는 것이 현실적인 목표가 될 것이다(다음 페이지의 "적은 양의 체중 감소조차도 건강상 이익을 준다" 참조).

건강에 이로운 체중감량은 천천히 꾸준히 해야 한다는 사실을 명심하라. 만일 여성이라면 일주일에 1~2파운드, 남성이라면 일주일에 2~3파운드씩만 줄이는 것을 목표로 하라(남성들은 신진대사가 더 빠르기 때문에 더 빨리 체중을 줄일 수 있다). 주

수술이 답인가?

위 절제수술, 위 우회수술, 장 우회수술 및 지방흡입술이 체중감소를 위해 사용되어 오고 있다. 그러나 이들 중 위 절제수술과 위 우회수술만이 효과가 있다고 입증되었지만, 이들 조차도 장기적 효과는 불확실하고 심각한 부작용을 가져올 수 있다.

비만을 치료하기 위해 행해지는 수술들은 일반적으로 18~65세 사이의 사람들로 비만이 심각한 의학적 위험을 초래할 수 있는 경우에만 권해진다.

적은 양의 체중 감소조차도 건강상 이익을 준다

체중 감량을 통해 건강향상을 얻기 위해서는 체중을 많이 줄일 필요가 없다. 약간의 체중 감량조차도 특히 체중과 관련된 건강문제를 가지고 있는 경우 큰 대가를 얻을 수 있다.

5~10% 감소만으로도 혈압, 중성지방, 콜레스테롤 농도를 개선시키고, 수면 무호흡증과 골관절염을 줄일 수 있다. 그리고 당신의 자부심을 높일 수 있다.

마다 혹은 달마다 성공을 확인해 갈 수 있도록 주별 혹은 월별 목표치를 설정하라.

4) 건강에 좋은 음식들을 먹는 법을 배우도록 하라

유동식, 다이어트 약 그리고 특별 식품배합은 장기적인 체중 조절과 건강향상의 해답이 되지 못한다. 대신에 어떻게 먹어야 잘 먹는가에 대해 배워라.

4가지 전국 규모 조사결과에 의하면 살을 빼고자 하는 사람들 대부분이 하루에 1,000~1,500칼로리를 섭취하는 것으로 나타났다. 그러나 여성의 경우 1,200, 남성의 경우 1,400 이하로 칼로리를 제한하게 되면 장기적으로 볼 때 충분한 영양섭취를 하지 못하게 된다.

또한 1,200칼로리 이하로 섭취하게 되면 엽산, 마그네슘, 아연 등의 영양소들을 충분히 섭취하는 데 어려움이 있으며, 지속적으로 지방을 감소시키기 보다는 일시적으로 수분의 감소를 촉진시킨다(다음 페이지의 "건강식사를 위한 지침"에서 당신의 칼로리 섭취량을 계산해 보라). 지방 섭취량을 총 칼로리의 30% 이하가 되도록 하면 칼로리 섭취를 낮추는 것이 용이하게 된다(다음 페이지의 "건강식사를 위한 지침"에 지방, 탄수화물, 단백질의 양이 계산되어 있다). 지방으로부터의 칼로리 섭취를 줄이게 되면 통곡류, 과일, 야채와 같은 영양가가 높은 음식을 더 많이 섭취할 수 있다. 그리고 더 많은 음식을 먹으면서도 칼로리 섭취는 적어진다.

5) 적당한 운동을 하라

다이어트만으로도 체중을 줄이는 데 도움을 줄 수 있다. 하루 250칼로리를 줄이면 일주일에 0.5파운드(227 g)를 줄이는 데 도움을 줄 수 있다(3,500칼로리 = 지방 1파운드). 그러나 일주일에 4일, 하루 30분씩 속보로 걷는 것을 곁들이면 다이어트만으로 체중을 줄이는 것보다 두 배의 효과를 얻을 수 있다. 체지방을 줄이는 최고의 방법 중 하나는 40분 이상 지속되는 걷기와 같은 유산소운동을 꾸준히 하는 것이다. 왜냐하면 짧은 시간 동안 운동하는 것보다 낮은 강도의 운동을 장시간 동안 하는 것이 더 많은 양의 지방을 태우기 때문이다.

웨이트 트레이닝과 같은 체력 강화훈련 또한 나이가 듦에 따라 발생하는 근육 손실을 방지해 주기 때문에 중요하다. 그리고 칼로리가 근육에서 태워지므로 근육 양은 건강한 체중을 유지하는 데 있어서 중요한 요인이다. 근육을 더 많이 가질수록 칼로리를 태울 수 있는 더 큰 '엔진'을 가지는 것이다.

운동은 서서히 시작하여 점차 시간과 강도를 증가시킨다. 걷기는 매우 이상적인 선택이며, 다른 유산소운동으로는 수영, 자전거 타기, 조깅과 댄스가 좋다. 또한 혼자서 운동을 할 것인가 혹은 다른 사람들과 함께 할 것인가를 결정한다. 친구와 함께 운동할 경우 운동스케줄을 지켜가는 데 도움이 되기도 한다. 규칙적인 유산소운동이 지방을 줄이는데 가장 좋은 방법이기는 하지만 어떤 종류의 활동이라도 칼로리를 태우는데 도움이 된다. 주차장의 가장 먼 끝에 주차하는 것을 시작으로 해서 계단을 오르내리기를 반복하는 것도 좋은 방법이다.

대중적인 체중감량 방법들은 습관의 변화를 장려하지 않는다

널리 통용되고 있는 체중감량 방법들의 이론적인 설명은 다음과 같다. 일반적으로 이들 방법들은 대상의 식습관과 운동습관의 변화를 요구하지 않기 때문에 안전하고 지속적인 지방 감량에 실패한다.

방 법	주장하는 작용방법	효과를 보지 못하는 이유
다이어트 약들 (처방이 필요 없는)	중추신경계를 자극함으로써 식욕을 억제하거나 신진대사를 높이는 화학물질을 함유한다.	고혈압, 탈수, 영양소 흡수를 저해하는 원인이 될 수 있다. 같은 효과를 위해 더 강한 약 복용을 필요로 하는 의존도가 증가한다.
특정 식품들 혹은 배합들	자몽과 같은 어떤 특정 식품들이 지방을 태운다. 특정 배합물이 몸의 착각을 불러일으켜 정상적인 방법과는 다르게 소화되도록 하여 칼로리 흡수를 낮춘다.	과학적 사실에 기초하지 않았다. 식품의 선택과 영양소의 상호 보완을 제한한다. 불가능하며, 지속하면 건강을 해친다.
식사대용 제품 (액체 음료 혹은 포장된 식품들)	정규 식사와 간식에 대체하여 칼로리를 조절한다.	이들 제품만으로 체중감량에 도움을 주지 못한다. 회사들은 저칼로리 제품들과 함께 운동방법을 포장한다. 식품선택의 유연성을 무시한다.
초저열량 식이 (하루 1,000칼로리 이하로 제한)	엄격한 칼로리 제한은 더 빠른 체중감량을 촉진한다.	장기적인 지방 감소가 아니라 일시적인 수분 감소를 가져올 수 있다. 신체가 마치 굶고 있는 것처럼 착각하여 칼로리 필요가 적도록 반응한다. 운동이 칼로리를 더 많이 태운다는 개념을 강조하지 않는다.

---

6) 생활을 바꿔라

몇 주 혹은 몇 개월 동안 건강에 좋은 음식을 먹고 운동을 하는 것으로는 충분하지 않다. 이들을 우리의 일상생활과 병행해야만 한다.

그렇게 하기 위해서는 우선 과체중의 원인이 되는 행동들을 변화시켜야 한다. 생활방식의 변화는 우리의 식사습관과 일상생활을 잘 살피는 것을 포함한다. 접시를 깨끗이 비워야 한다고 배웠는가? 만일 그렇다면 배가 부른데도 억지로 남김없이 먹어야 한다고 생각하는가? 자신의 식사 스타일을 평가해 보라. 빨리 먹는가? 한 입에 크게 베어 먹는가? 언제 먹는가? TV를 보면서? 항상? 쇼핑하고 요리하는 방법도 평가해 보라.

그 다음은 자신의 지난 노력들을 무의미하게 만들었던 태도나 습관들을 점차 변화시키는 전략을 수립하라. 체중계의 눈금 숫자가 아닌 보다 더 근본적인 건강한 라이프스타일을 만들어라.

건강식사를 위한 지침

다음은 건강하게 먹고 체중을 조절하는 데 도움을 주도록 설계된 식사계획이다. (주의 : 만일 특정 의학적 상태로 인해 처방된 다이어트를 실시하는 사람은 의사와 상의하기 바람)

1단계 : 칼로리 계산

일주일에 평균 1파운드를 줄이기 위해 얼마만큼의 칼로리를 먹어야 하는지를 계산하기 위해서 당신의 현재 체중에 10을 곱한다(이 공식은 최대 25파운드의 체중을 줄이기 위한 칼로리 계산법이다).

(현재의 파운드 몸무게) __________ ×10 = __________ 칼로리

이 칼로리 수준을 하루 섭취할 목표로 사용한다. 만일 1,400칼로리를 필요로 한다고 계산했다면 아래의 2단계 '기초 메뉴'를 따르고, 1,400칼로리보다 더 많이 필요로 한다면 3단계 '기초 메뉴의 조정'에 따라 추가한다.

만일 하루 목표가 1,400칼로리보다 적으면 칼로리를 태우기 위해 활동량을 늘려라. 칼로리를 줄일수록 필요한 영양소들을 부족하게 섭취할 가능성을 높인다.

(계속)

2단계 : 기초 메뉴

이 메뉴들은 1,400칼로리를 가지며, 탄수화물 55%, 단백질 20~25%, 지방 25~30%로 구성되어 있다. 각 항목에 제시된 단위를 사용하여 식사계획을 세운다.

▸ 식빵(전곡으로 만든 것) 7단위
1단위(약 70칼로리) = 빵 1조각, 익힌 파스타, 쌀, 감자, 완두콩 혹은 옥수수 1/2컵, 시리얼 1온스

▸ 야채 3단위 이상
1단위(약 25칼로리) = 푸른잎 채소 1컵, 생 혹은 익힌 야채 1/2컵, 야채주스 3/4컵

▸ 과일(신선한 것) 2단위
1단위(약 60칼로리) = 과일의 작은 1조각, 과일통조림 1/2컵, 주스 1/2컵

▸ 육류 2단위 이하
1단위(약 225칼로리) = 살코기, 가금육 혹은 생선 2~3온스, 고기, 가금육 혹은 생선 1온스 대신에 계란 1개 혹은 익혀서 건조한 콩류 1/2컵을 사용해도 된다.

▸ 우유 2단위
1단위(약 80칼로리) = 탈지유 혹은 무지방 요구르트 1컵, 저지방 치즈 1온스

▸ 지방 2단위
1단위(약 45칼로리) = 마가린, 야채기름 혹은 마요네즈 1티스푼, 다이어트 마가린 혹은 저칼로리 마요네즈 1 테이블스푼, 샐러드드레싱 1 테이블스푼 혹은 저칼로리 샐러드드레싱 2 테이블스푼, 베이컨 1조각, 아보카도 1/8개, 올리브 5개, 견과류 5개

▸ 무제한 보너스
다음 식품들은 칼로리가 거의 없으므로 원하는 만큼 사용해도 된다. 소다수, 커피, 차, 무지방 수프, 레몬 혹은 라임 주스, 식초, 겨자, 간장, 케첩 혹은 바비큐 소스 1테이블스푼, 무가당 과일분말 1티스푼

3단계 : 기초 메뉴의 조정

하루 목표가 1,400칼로리 이상이면 다음에 따라 추가한다.

1,500칼로리- 추가 단위 : 식빵 1
1,600칼로리- 추가 단위 : 식빵 1, 육류 1, 지방 1
1,700칼로리- 추가 단위 : 식빵 2, 육류 1, 지방 1
1,800칼로리- 추가 단위 : 식빵 2, 과일 1, 육류 2, 지방 1
1,900칼로리- 추가 단위 : 식빵 2, 야채 1, 과일 1, 육류 2, 지방 2
2,000칼로리- 추가 단위 : 식빵 2, 야채 1, 과일 1, 육류 2, 우유 1, 지방 2

체중관리 프로그램 – 다음 다섯 가지 사항에 유의하라

해마다 거의 800여만 명의 미국인들이 정형화된 체중감량 프로그램에 등록한다. 그러나 불행하게도 그들 대부분은 지속적 체중감량에 실패한다. 상업적 체중감량 프로그램에 참여하기 전에 다음 기준에 적합한지 반드시 확인해야 한다.

▸ 안전성
어떤 체중관리 계획도 충분한 영양을 섭취하는 것을 보장해야 한다. 칼로리가 낮은 식사일지라도 모든 영양소의 하루 권장량을 제공해야 한다.

▸ 체중 변화 목표의 타당성
건강상의 문제를 가진 사람은 체중을 빨리 줄임으로써 건강상 이득을 가져올 수 있다. 그러나 일반적으로 체중감량은 서서히 지속적으로 해야 한다. 특히 처음 1~2주 동안의 빠른 체중감소는 주로 수분을 잃는 것이지 지방이 빠지는 것이 아니다. 체중의 10% 정도를 일주일에 1~3파운드(0.453~1.4kg)씩 줄이는 것이 일반적으로 적당한 목표이다.

▸ 의사의 참여
만일 초저칼로리 다이어트를 계획하거나 혹은 15~20파운드(6.8~9.1kg) 이상의 체중 감량을 계획한다면 의사와 먼저 상담을 한다. 또한 어떤 건강상의 문제가 있거나 정규적으로 약을 복용해야 한다면 체중조절 프로그램을 시작하기 전에 반드시 의사와 상담을 해야 한다.

▸ 라이프 스타일이 변화하도록 돕는가?
만일 줄여진 체중을 계속 지키지 못한다면 그 체중감량은 거의 의미가 없다. 따라서 체중관리 프로그램은 고객이 건강한 체중을 유지할 수 있도록 식사와 운동습관을 개선해 가도록 지속적으로 도와주어야 한다.

▸ 비용에 대한 정보
보충식이나 혹은 다른 어떤 제품들이 더 필요한지 여부를 포함하여 정확하게 얼마의 비용이 드는지 알아야 한다.

정보가 더 필요하면

체중조절에 관해 상세한 자료가 필요하면 다음 웹사이트를 참조한다.

- American Dietetic Association, 216 West Jackson Blvd., Chicage, ILL 60606-6995. 800-366-1655. E-mail : webmaster@eatright.org
- Mayo Clinic Health Oasis Web site : http://www.mayohealth.org
- National Institute of Diabetes and Digestive and Kidney Diseases, National Institute of Health, 31 Center Drive, MSC 2560, Building 31, Room 9A-04, Bethesda, MD 20892, Call(301) 496-3583. Weight-control information Network(WIN) : http://www.niddk.nih.gov
- Shape Up America! 6707 Democracy Blvd., Suite 306, Bethesda, MD 20817. E-mail : suainfo@shapeup.org. Web site : http://www.shapeup.org

2. 고쳐야 할 관념 : 섭식장애 원인으로서 모델들의 영향

Jill S. Zimmerman

개요 : 패션모델의 몸매를 갖고자 갈망하는 소녀들과 여성들은 종종 섭식장애에 걸리게 된다. 날씬함을 아름다움으로 생각하는 관념은 제2차 세계대전 이후로 점차 확산되어 왔으며, 모델들의 나쁜 식습관에 대한 지적도 이러한 관념의 확산을 막는 데 큰 도움이 되지 않았다. 여성들은 자존감을 키워감으로써 이러한 관념과 싸워나가야 할 것이다.

그녀는 나의 사무실로 들어와 앉았다. 그녀의 가냘픈 얼굴은 금발머리에 가려 잘 보이지 않았다. 그녀는 거의 들리지 않는 작은 목소리로 "저는 슈퍼모델처럼 보이고 싶어요. 키는 175 cm로 괜찮은데 체중을 줄일 수 없어요. Cindy Crawford처럼 보이고 싶은데 체중을 64 kg 이하로 뺄 수가 없어요. 해볼 수 있는 것은 다 해보았는데 안돼요." 떨리는 목소리는 점점 더 작아지고, 두 눈은 눈물로 촉촉이 젖어 마치 겁에 질린 토끼를 연상케 하였다.

나는 젊은 여성들과의 대화 속에서 이런 고백을 수없이 듣고 있다. 그들은 수영복을 입고 멋지게 보이고 싶어 한다. 그들은 탄력 있는 엉덩이를 갖기를 원한다. 그들은 다이어트를 하고 매일 운동을 한다. 하지만 그들은 자신이 만족할 정도로 날씬해지지 못한다. 그래서 그들은 자연스럽지 못한 극단적인 수단을 찾는다. 그들이 원하는 것은 일 년에 수십억 달러의 매출을 올리는 뷰티산업에 의해 조장되어지는 혼란과 의심의 바다 속에서 그들 자신을 멋지다고 느끼는 것이다. 그리고 그들은 슈퍼모델처럼 되면 모든 것이 해결된다고 생각한다.

우리의 문화가 성공적인 여성의 전형으로 여기고 있는 그들처럼 완벽하게 날씬하고 키가 크고, 조각 같은 몸매와 당당함을 동경한다. 나는 지방을 빼고 자신이 꿈꾸고 있는 몸매를 만들기 위해 굶고, 한꺼번에 많이 먹고, 다시 먹은 것을 다 설사해내고, 과도하게 운동을 하며 자신의 행동을 정당하게 느끼는 수백 명의 여성들을 알고 있다. 물론 대부분의 이러한 여성들은(도처에 있는 많은 여성들처럼) 그동안 소비한 돈, 헬스 운동기구 위에서 흘린 땀과 시간, 결핍과 혹사에도 불구하고 결코 슈퍼모델처럼 보이지 않을 것이다. 이런 냉혹한 현실은 마치 독화살처럼 그들에게 꽂혀서 분

From *The Humanist,* January/February 1997(Vol. 57, No. 1) pp. 20+. Reprinted with permission from Jill S. Zimmerman. ⓒ 1997. Jill S. Zimmerman lives in Evanston, IL, where she maintains a private practice.

노와 수치심을 느끼게 하고 그들의 마음에 깊은 상처를 남긴다. 나에게 찾아온 많은 환자들은 처음에 그들 자신의 삶을 살지 못한다. 그들의 모든 생각이나 감정, 활동이 온통 칼로리, 지방 또는 저울 위의 눈금에 맴돈다.

Cindy Crawford가 Princeton 회의에서 모델들이 섭식장애를 일으키는 원인을 제공하는지에 대한 여학생들의 질문에 "당신들은 내 사진을 보고 먹은 것을 토해내고 싶습니까?"라고 날카롭게 잘라 말했을 때 그녀는 여학생의 질문에 대한 대답뿐만이 아니라 회사의 이익에 초점을 맞추어 그 이익을 창출해내는 사람들(모델들)의 건강과 복지는 아랑곳하지 않는 대부분의 미국 뷰티산업 거장들의 관점을 널리 알리고 있었다. 이러한 거침없는 태도는 *Harper's Bazaar*의 Tina Gaudoin에 의해 반영되어졌다.

Tina Gaudoin은 그녀의 기사 "Body of Evidence"에서 "Kate Moss, Amber Valetta, Nadja Auermann 등과 같은 모델들은... 당신 자신에 대해 만족스럽게 생각하도록 만들지 않을 것이다... 그러나 이는 허약한 체형이다. 현재 유행하고 있다. 당신은 그에 관해 그 이상의 것도 보게 될 것이다"라고 경고하였다.

나는 모든 여성잡지의 편집자, 광고주, 화장품회사 책임자, 피트니스의 권위자, 패션 디자이너, 모델 대행사의 CEO들이 Cindy Crawford의 잘 선전된 54 kg의 체중을 갖기 위해 체중을 줄이고자 하는 열광 속에 심각한 과식증을 겪고 있는 눈물어린 소녀와 내가 상담하고 있는 모습을 지켜보았으면 좋겠다. "당신들은 내 사진을 보고 나처럼 되기 위해 먹은 것을 토해내고 싶은가?" 섭식장애로 고통 받고 있는 700만의 미국 소녀들과 여성들(거식증 및 관련 질환협회 회장 Vivian Meehan 박사에 따르면)이 귀청이 떨어질 정도로 소리치는 "예"라는 대답을 그들은 듣고 있지 않거나 주의를 기울이고 있지 않다(여기에 완벽한 젊은 남성의 사회적 이미지와 섭식장애로 고생하는 젊은 남성들의 숫자를 더하면 그 숫자는 더 늘어난다).

비록 우리가 거식증과 과식증 또는 충동적인 과식에 괴롭힘을 당하지 않는다고 해도 신체적으로 자신 없어 하는 우리를 유혹하는 미끼로서 이용되어지는 슈퍼모델들의 영향을 피할 수 없다. 많은 돈이 광고를 위해 지출된다. 그리고 우리가 매년 우리 자신을 '아름답게' 만들기 위해서 운동, 다이어트제품, 화장품 및 의상에 많은 돈을 쓰게 되면 Madison Avenue(미국 광고업의 중심지)는 "더 주세요!"라고 외칠 것이다.

뷰티산업 종사자들이 하는 일은 그들의 회사에 돈을 벌어 주는 것이고, 고객인 우리가 해야 할 일은 광고의 압박에 굴복하지 않기 위해서 자신을 좀 더 잘 돌보는 방법을 배우는 것이다. 오늘날 미국에서 뷰티 광고는 30년 전 베트남 정글 속의 지뢰들만큼이나 피해가기 어렵다. 자신에 대해 신체적, 감정적, 영적으로 아름답게 느끼도록 이끌어 가고, 파괴적인 덫들을 피해 신중하게 나아가는 것은 우리 자신에게 달려 있다. 우리가 자신의 생긴 그대로의 체형을 받아들일 수 있고, 또 받아들여야만 한다는 생각은 비교적 새로운 개념이다. 그동안 한 세기 이상 신문과 잡지들은 이상적인 미의 이미지들을 미국인들에게 범람시켜 왔고, 이러한 이상형들의 엄격한 추종만을 매력적인 것으로 인정해 왔다.

여성스러움이 아름다움으로 인식되었던 시대가 있었다(1800년대 초반에서 중반까지). 그러나 미술가인 Charles Dana Gibson에 의해 창조된 더 날씬하고 활기차고 건강해 보이는 Gibson Girl이 1890년대의 이상형으로 대체되었고, 그 이후 날씬함은 여성 매력의 필수 요소로 간주되어 왔다(물론 날씬함은 항상 상대적이다. *Ladies Home Journal* 1905년 8월호에 따르면 Gibson Girl 은 오늘날의 기준에 의하면 꽤 통통한 38-27-45의 체형을 가졌다).

Gibson Girl은 제1차 세계대전까지 미국인들에게 아름다움의 상징으로 남아있었다. 이 왈가닥 소녀가 유행의 선두가 되었을 때 오랫동안 미국 의학협회잡지(JAMA)의 편집자였던 고 Morris Fishbein 박사는 "인류에게 영향을 미친 모든 일시적 유행들 중 이발소 입간판 모양의 몸매를 갖고 싶어 하는 미국 여성들의 욕망보다 더 이해하기 어려운 것은 없다"고 개탄했다. 그 후 1930년대 미국의 대 공황기에 국가적으로 어려움을 겪던 시기에는 이 왈가닥 소녀의 인기는 떨어지고, 대신에 더 크고, 힘세고, 성숙한 이상형이 그 자리를 차지했다.

그러나 제2차 세계대전 이후 베이비붐이 시작되던 시기에 여성잡지들은 한 뼘의 가녀린 허리와 그에 따른 코르셋, 거들, 허리띠, 그리고 이를 성취하기 위한 다이어트를 필요로 하는 Christian Dior의 '새로운 모습'을 후원하기 시작했다. 상류사회 의상 디자이너들이 추구하는 새로운 체형으로 오드리 헵번과 같은 모델들이 나오자 여성들은 다시 한 번 자신들이 너무 뚱뚱하다고 느끼게 되었다.

여성잡지들은 대대로 딸의 몸무게에 대해 걱정하는 어머니의 말을 듣도록 요구되는 10대들에게 연민을 갖지 않았다. *Seventeen*에 따르면 1950년대 첫 10대 유명 모델 Carol Lynley는 '상추 한 포기, 씨 없는 포도 1 파운드, 피망 3개'로 하루 식사를 해가며 촬영을 준비해 왔다. 1960년대 *Mademoiselle*과 *Seventeen*은 오늘날까지도 이어져 오는 모델들의 다이어트 전략과 운동습관이 일일이 열거된 사설과 특집기사들로 가득 채워져 있었다.

1962년에 'Seventeen 모델처럼 보이는 방법'이 출간되면서 심지어 Susan Van Wyck와 같이 날씬한(32-20-33) 모델조차도 그녀가 모델을 처음 시작했을 때 10파운드를 빼라는 말을 들었다는 사실이 젊은 여성들에게 알려지게 되었다.

Van Wyck는 10대들에게 "다이어트 하는 것은 고통이었다... 먹는 것을 좋아하기 때문에 하지만 마침내 나는 해냈다!"라고 말했다. 다른 인기 모델들도 그들의 비밀을 열렬한 독자들과 공유하기 시작했다. 마치 무도회 여왕 같이 아름다운 Colleen Corby도 "나는 돼지고기와 스테이크를 좋아하지만... 칼로리가 낮은 생선과... 해산물을 먹어 왔다"고 한 토막 기사에서 그녀의 다이어트 사실을 고백했다.

모델 대행사에서 일을 하는 Eileen Ford는 "모델이 되기를 원하십니까?"라는 기사에서 모델들은 평균적으로 키 170 cm에 체중 50～52 kg 사이이며, 모델들의 손가방 안에 가지고 다니는 가장 필수적인 아이템 중 하나가 허리를 전형적인 20～22인치 또는 그보다도 더 가늘게 보이도록 하기 위해 허리를 졸라매주는 허리띠라고 독자들에게 알려줬다. *Mademiselle*의 "얼마나 아름다워질 수 있을까요?"에서는 모델로서 성공하기 위해 극적으로 자신을 바꾸는 데 성공한 Barbara Gallant를 소개했다. Barbara는 45 kg까지 살을 빼고, 코 성형수술을 했으며, 머리는 금발로 염색하고, 치아를 교정하고, 엉덩이와 허벅지를 매끄럽게 하기 위해 부분탈수 수술을 받았다. 모델이 되기 위해 완전히 개조했다.

아마도 1960년대 모델 중 날씬한 모습을 유지하기 위해 다이어트와 운동에 시달리지 않은 것으로 보도된 유일한 모델은 Twiggy 뿐이었던 것 같다. Twiggy는 키 168cm에 체중 40kg로 모델들의 우상이었다. 그녀는 아이스크림은 물론 자주 가는 식당에서 그녀를 위해 특별히 준비한 초콜릿 소스가 듬뿍 뿌려진 'Bananas Twiggy'를 포함해서 뭐든지 먹는다고 했다. 그녀의 거만한 식습관은 제쳐놓고라도 Twiggy는 대부분 모델들이 도달하기 불가능하다고 알려진 기준을 만들었다.

Micheal Gross는 *Models*라는 그의 저서에서 1960년대 영국 모델인 Gillian Bobroff의 말을 인용하였나. "무서웠어요. Twiggy의 몸매가 유행의 추세가 되었고, 모두들 그렇게 되어야만 했어요. 저는... 제 자신을 죽이기 시작했어요, 수백 가지의 날씬해지는 약을 복용하면서 저는 전혀 식사를 하지 않았어요. 저는 과식증에 걸렸어요. 유행을 따라가는 것이 악몽이었어요."

1970년대에는 우리에게 좀 더 크고 더 건강하게 보이는 이미지들이 다가왔지만 모델들은 여전히 그들의 몸매를 유지하기 위해 초인적인 노력으로 다이어트를 해야 했다. 그 시대에 가장 높은 모델료를 받던 Cheryl Tiegs는 '자연미로 가는 방법'이라는 책을 써서 1980년대에 젊은 여성들 사이에 베스트셀러가 되었다. 키 177 cm에 체중 54 kg이었던 Tiegs는 다음과 같은 다양한 다이어트 요령들을 제시했다:

매일 아침 체중을 재라! 1파운드라도 늘었으면 당장 식사를 줄여라... 오후 6시 이후에는 한 조각이라도 음식이 입 속으로 들어가지 못하게 하라! 웨이터에게 식사와 함께 나오는 감자, 롤빵, 크림이 곁들여진 야채들을 주지 말라고 항상 요구하라! 급히 1파운드를 빼야한다면 그날 저녁, 다음날 아침과 점심을 굶고 소량의 저녁식사를 하라.

Tiegs는 또한 다이어트를 시작하는 방법에 대해 몇 가지 흥미있는 충고를 했는데, 제한된 식이요법에 대한 그녀의 양면성을 반영한 듯한 것이었다: "심각한 다이어트를 하기 전에 앞으로 3일간 먹지 않아도 될 만큼 잔뜩 먹기를 권장합니다. 요는 당신이 결코 다시 과식하면 안 되겠다는 것을 깨달을 수 있도록 도가 지나치게 해보는 것입니다"

1980년대에 Calvin Klein에 의해 "세상에서 가장 아름다운 소녀"로 극찬을 받았던 모델이자 영화배우인 Brooke Shields는 1985년 그녀의 자서전 *On Your Own*을 출간했다. 어릴 적부터 모델이었던 Shields는 8살 때부터 다이어트를 해왔다고 그녀의 저서에서 고백했다. "나는 체중을 줄이기 위해 끊임없이 다이어트를 해야 해요." 그녀는 식욕을 억제시키기 위해 식사 30분 전에 자몽 반개와 따뜻한 레몬수 한 잔을 마신다고 했다. 그녀는 단것을 매우 경계했다 : "단것에 빠지지 않게 하기 위해 무엇이든지 하세요. 제자리 뛰기도 하고, 윗몸 일으키기도 하고, 쿠키를 먹지 못하도록 팔짱을 끼고 계세요."

1980년대에 가장 인기 모델 중 하나였던 Kim Alexis는 자신의 크게 성공한 모델 경력을 뒤돌아 볼 때 몇 가지 매우 아픈 기억들이 되살아난다고 사람들에게 말했다: "저는 일시적으로 유행했던 갖가지 다이어트를 시도했던 것을 기억해요...연속 4일 동안 굶기도 하고... 저탄수화물, 고단백질로 이루어진 Atkin 다이어트도 시도했던 것을 기억합니다. 일주일에 10파운드를 줄이지 못하면 다른 다이어트를 시도했어요. 모든 다이어트들을 계속 실패하기 전까지는 저는 보통사람이었다고 생각합니다. 내 몸의 대사는 망가지고, 생리도 중단되고... 나는 데뷔 첫 해 소리치며 울었어요"

현재 30대 중반인 Alexis는 그때의 '장기간에 걸친 잘못된 다이어트에 의한 영향으로' 지금도 고통을 받고 있다고 한다. 현재 그녀는 건강에 좋은 저지방 식사를 하고 있으며, "나는 크고 강한 소녀다"라고 주장한다. 그녀의 모델 다이어트 심리가 유일하게 남아 있는 것은 이미 보도된 바와 같이 그가 과거에 보증하고 광고했던 천연식욕억제제 CitriMax를 복용한다는 것이다.

슈퍼모델들은 1990년대 뷰티산업에서 자신들이 차지하는 비중이 커진 것을 즐거워하기도 했지만 에이전트들과 고객들에 의해 그들이 평가되는 평가기준도 높아졌다. *Vogue* 1995년 5월호의 "Point of View"에 따르면, 그들은 개인적으로 최고조의 몸을 요구하는 패션을 만들어야 했다. "열심히 일하는 것이 거기에 도달하는 하나의 방법이고, 칼로리를 계산하는 것도 또 하나의 다른 방법이다... 잘 다듬어진 몸매는 어떠한 희생이라도 치를 만한 가치가 있다."

Shape 잡지에 따르면, "모델 에이전트들은 그들의 모델들이 좀 더 강하고, 마르고, 개성이 뚜렷해지길 요구하고 있다. 약간의 군살은... 사진 이미지를 손상시키거나 디

자이너들이 재단한 옷들을 소화시키지 못하게 할 수도 있다. 에이전트들은 모델들에게 몇 주 내에 몸을 다듬고 살을 빼지 않으면 그만 두라고 요구한다" 그러면 대부분의 모델들은 에이전트의 명령에 따르게 되고, 그렇지 않으면 경제적인 안정을 잃는 위험을 감수해야만 한다.

따라서 '심지어 슈퍼모델들도 신체적 결점이 산더미 같다고 느끼고, 그들이 언제까지나 그 자리에 남고자 하는 신화의 노예가 된다'는 *Vogue*의 "완벽한 사람은 아무도 없다"의 기사에서처럼 왜곡된 신체 이미지의 메시지를 유포시키는 잡지 기사를 본다고 해도 그다지 놀라운 일이 아니다. 이것은 평범한 여성과 슈퍼모델 사이의 좀더 강한 일체화를 조장시키려는 판매 전략일 수도 있다. 그러나 섭식장애를 가진 여성들을 치료하는 나의 일을 통해서 나는 모델들이 자신의 신체에 대한 열등감을 극복할 수 없지 않다는 것을 알았다.

Cindy Crawford가 이런 아이러니의 본보기이다. 그녀는 한편으로 섭식장애에 부딪치는 모델들에 대해 건방진 태도를 보이지만, 다른 한편으로는 그녀가 나의 거식증 환자들에게 영향을 미친 것과 같이 그녀 자신도 그녀의 동료들에 의해 영향을 받는다. 세계적인 미인으로 인식되고 있음에도 불구하고 Crawford는 그녀의 팔에 콤플렉스가 있다고 *Vogue*지와 인터뷰에서 말하였다. "Linda Evangelista 처럼 가느다란 팔을 가졌으면 좋겠어요. 팔이 가늘면 옷이 더 잘 어울리잖아요." Crawford는 또한 그녀의 엉덩이 바로 아랫부분이 마음에 들지 않고, 발의 볼이 너무 넓다고 생각했다. 한편 Evangelista는 Christy Turlington의 입이 탐나고, 갈비뼈 2개를 제거하거나 흉곽의 크기를 줄이고 싶다고 했다.

Tina Gaudoin에 따르면, "말처럼 많이 먹는다"고 하고, 1994년 *Vogue*의 기사 Platinum Hit에 따르면, 슈퍼모델이 되기 전 자기 체중의 절반 정도를 뺐다는 Nadja Auermann은 여전히 그녀의 체중에 대해 불안해한다. Auermann은 이렇게 된 것이 그녀가 모델이 된 초창기 파리에서 겪었던 경험들에 기인한다고 말한다: "모두가 나를 편집증 환자로 만들었어요. 모든 사람들이 나에게 'Nadja, 그렇게 많이 먹으면 안 돼. 그만 먹어야 돼'라고 말했어요. 체중이 0.5 g만 늘어도 완전히 미칠 것 같았어요."

*Glamour*는 슈퍼모델 Tyra Banks가 한때 '복부팽창' 때문에 일을 취소한 적이 있고, 사진 촬영을 할 때 그녀의 배를 억제하는 것에 대해서 생각한다고 보도했다. 모델 광고를 위해 만들어진 잡지 *Top Model*은 키 175 cm에 34-24-34의 완벽한 슈퍼모델 몸매를 가진 Stephanie Seymour가 그녀는 자신이 너무 뚱뚱하고, 자신의 엉덩이를 싫어한다고 폭로했다.

그리고 *Vogue*는 Calvin Klein의 최근 속옷 광고의 스타이자 나의 19살 이웃이 가장 좋아하는 모델인 Christy Turlington이 자신의 신체에서 한 군데 성형수술을 할까 생각했었다고 말했다. “저는 제 무릎이 마음에 들지 않아요... 내 발도 싫어요. 너무 크고 길고 말랐어요... 저는 똥배가 나왔어요.” 그녀는 “패션잡지의 편집자들이 너무 잔인해요”라고 Auermann의 의견에 동의한다. 실제로 그녀의 동료 슈퍼모델들의 어려움을 강조하기 위해 Carol Alt는 People지와 가진 인터뷰에서 이렇게 말했다. “사회가 여성들에게 우리의 이미지를 따라 하도록 압력을 가한다고 생각하는 사람들은 모델들이 그 이미지를 유지하기 위해 겪어야 하는 고통도 반드시 생각해야 한다.” 그것은 사실이다 : 슈퍼모델들은 나머지 다른 여성들과 마찬가지로 한 번도 자신이 충분히 날씬하다고 느끼지 못하고, 자신의 신체를 있는 그대로 인정하지 못하는 올가미에 걸려 있는 것이다. 슈퍼모델의 고생은 화려한 경력의 절정을 맛볼 수 있게도 하지만, 그러나 그 대가는 종종 내적 불행의 원천이 되기도 한다.

그러나 유산은 계속되고 있다. 1990년대 스타일의 모델들의 격렬한 다이어트와 운동스케줄을 찬양하는 기사와 책들이 서점, 신문 가판대, 식료품점의 계산대 등 도처에서 판매되고 있다. *Glamour*잡지의 “The Secret Life of Models”란 기사를 보면 냉장고에 버터를 가지고 있는 슈퍼모델은 5%도 되지 않는다고 한다. *Diet & Exercise* 잡지에 의하면 스웨덴 출신 슈퍼모델 Vendela는 개인 트레이너를 고용하고 매일 한 시간 반에서 두 시간 동안 운동한다고 한다. Nadja Auermann은 수영, 헬스, 자전거 타기, 에어로빅, 고무밴드 근육운동 등의 운동을 하고 있고, Linda Evangelista는 자신의 여가시간을 몸매 유지하는 데 모두 소비한다고 한다 : “매일같이 전쟁이에요... 다이어트, 운동, 건강관리, 피부관리... 매일 전쟁이죠...”

여배우들 또한 그들의 직업을 위한 본질적인 고통에 대해 인정받을 만하다. 모델들처럼 그들도 항상 위험에 노출되어 있다. 그들이 뚱뚱하다고 여겨지면 그들은 매력적이지 않다고 생각되어지고, 이는 ‘완전’하게 보이는 여성들이 줄줄이 넘쳐흐르는 그 분야에서 실패를 의미한다. *Longevity*에 실린 기사에 따르면, Pamela Anderson Lee는 체중이 늘어나는 것을 엄격하게 금했던 ‘Bay watch’와 계약했고, “놀랄만한 체중조절 요법을 따르고 있다. 심지어 촬영이 없는 달에도 25마일 산악자전거 타기 또는 1~2시간 빨리 걷기에 더해서 50번 왕복 수영하기 아니면 더 힘든 바다수영 등으로 몸을 관리 한다”고 전한다.

Redbook 기사 “스타처럼 살을 빼라”에서는 Oprah Winfrey가 매일 4마일을 두 번 달리고, 거기에 더해서 Stairmaster 위에서 45분 운동하고, 윗몸 일으키기를 350번 하는 ‘광적인 운동 일과’를 보낸다고 묘사하고, “8개월간 Winfrey는 시카고에 있는 그녀의 스튜디오에서 캘리포니아 유레카까지의 거리에 해당하는 약 2260마일을 걷고, 오르고, 자전거를 타고, 등산했다”고 한다.

Bette Midler는 오후 5시 이후에는 야채를 제외하고는 아무것도 먹지 않고, Demi

Moore는 사이클 도로주행, 바다와 강에서 카약타기, 눈신 신고 걷기, 하이킹, 스키, 아령운동 등을 교대로 한다. Moore는 많은 스타들처럼 그녀 자신이 식이요법과 운동 스케줄을 지킬 수 있도록 하기 위하여 영양사/요리사, 개인 트레이너와 함께 살고 있다(체중이 2kg 늘었다고 일자리를 잃는 두려움을 가지고 살아야 한다면 과연 우리는 그들과 직업을 바꿀 수 있겠는가?).

정신분열증의 시대 1990년대, 여성잡지들은 동전의 양면을 보여준다 : 달콤하고 지방이 가득한 초콜릿 케이크 래시피 옆에 살 빼는 약 'Slimfast' 광고 ; 거식증에 대한 기사 맞은편 페이지에 "스타들은 어떻게 지방과 싸우는가?"라는 다이어트 비결을 싣는다. 여성잡지들이 실제로 오늘날의 신체상과 모순되는 여성들에게 의미 있는 기사를 제공하는 것은 흔치 않다.

예부터 여성들이 자신의 신체에 대해 긍정적인 감정을 갖도록 도와주는 쪽으로 쓰인 기사들은 매우 적었다. 1966년에 아이오와의 Little Sioux 출신의 17살 Resa Holsapple은 여성의 신체조건에 관한 수필 한 편을 여성잡지에 실었다. "Our Musle Mania Has Gone Too Far(우리의 근육광이 도가 지나쳤네)"라는 글에서 Holsapple은 체중 감소에는 별로 관심을 두지 않았다. 그녀는 그 당시 전국 고등학교를 휩쓸었던 존 케네디의 뜻을 받들어 만들어진 몸매교정 웨이브 시간에 그녀 자신이 인정한 '서툴고, 조화롭지 못하고, 동작이 둔한 몸치'이었기 때문에 추락하는 그녀의 자존감에 대해 걱정했다. 그녀는 "다른 많은 보통의 친구들처럼 나는 할 수 있는 한 최선을 다한다. 그런데 몇 년 전만 하더라도 최선을 다하는 것으로 충분했을 텐데, 지금은 나에게 비애국적이고 창피하다고 느끼도록 한다... 체육시간에 체력향상 뿐만 아니라 재미도 느낄 수 있게 만들어 주세요"라고 항변했다.

그로부터 14년 후 *Seventeen*은 신체 이미지에 미치는 매체의 영향에 대해 한 10대의 글을 창간호에 실었다. "내 자신이 나의 가장 친한 친구가 되도록 하자!"라는 그녀의 글에서 Lisanne L. Renner는 다음과 같이 조언했다:.

"신체적 외모는 우리의 감정 발달에 중요한 역할을 한다. Hollywood는 우리가 영화나 TV에서 본 직업적인 모델들의 몸매를 갖지 않으면 우리가 열등감을 느끼게 만든다. 우리는 각자의 개성적인 아름다움이 있다는 것을 망각하고 우리의 모습이 완벽한 사이즈 5가 되기만을 바라는 것 같다... 다음번에 거울을 들여다 볼 때는 부정적인 생각을 떨치고, 자신을 칭찬해 보라!"

당연히 그녀의 중요한 충고는 무시당했다. 그로부터 4년 뒤, *Glamour*의 설문조사에서 33,000명의 여성 응답자 중 85%가 자신의 신체에 만족하지 않는다고 대답했다. 이 통계는 그 후에도 개선되지 않았고, 1990년대 대부분의 소녀들과 여성들은 열등한 신체 이미지로 계속해서 고통 받아 왔다.

Clarissa Pinkola Estes 박사는 그녀의 저서 "Woman Who Run With The Wolves"에서 La Mariposa의 나비부인 이야기를 공유하면서 우리의 여성문화의 이상 속으로 신선한 공기를 불어넣는다. 나비부인은 여성의 풍요로운 힘을 가지고 대지 위의 영혼들을 포용하러 온다. 그녀는 사람들이 그들 자신을 변화시키는 것을 돕는다. 그녀는 서로 반대되는 것을 합하고, 약한 것을 강하게 만들고, "여기서 조금 떼어 저쪽에 붙임"으로써 사람들을 완전하게 만드는 대변신의 중심에 서있다. "나비부인은 크다. 정말 크다... 그녀의 엉덩이는 출렁이는 두 개의 큰 바구니 같고, 엉덩이 위에 풍성하게 붙어 있는 살은 아이 2명이 탈만큼 넓다... 그녀의 배는 태어날 모든 아기들을 품고 있는 것 같고... 그녀는 많은 것을 가지고 다녀야 하기 때문에 넓은 허벅지와 엉덩이를 가지고 있다." 나비부인은 생명으로 가득 차 있고 온전하며, 모든 사람들에게 영향을 미친다. "모든 사람에게 영향을 미치는 것은 그녀의 특권이고... 그녀의 힘이다."

만약 여성들이 진정으로 행복해지기 원한다면, 우리는 나비부인이 우리에게도 영향을 미치도록 해야 할 것 같다. 만약 우리가 우리 마음의 눈과 마음속의 깊은 상처에 그녀의 순박하고 치유하는 이미지를 Cindy Crawford의 메마른 신체 이미지와 함께 놓지 않는다면 우리 자신에 대해 과연 좋게 느낄 수 있을까? 온전함을 느끼기 위해서는 우리는 우리의 모든 부분들을 내부의 단일성으로 한데 모아야 한다. 만약 우리 마음속에서 두려움이나 자제와 관능적 욕구간의 싸움이 계속된다면 어떻게 우리 내면에 온전함을 느낄 수 있을까? 우리가 우리 자신조차 먹지 못하면서 어떻게 다른 사람들에게 나누어줄 수 있을 것인가?

모든 여성들은 부자든 가난하든, 말랐든 뚱뚱하든, 유명하든 아니든 자신의 몸매가 빈약하다고 생각하고 열등감에 사로잡힐 수 있다. 우리는 이러한 그물에서 우리 자신을 해방시키는 방법을 찾는 것이 중요하다. 우리는 우리 자신과 체형과 모든 것에 대해 정말로 좋다고 느끼는 것을 배울 수 있기 전에 자유를 위한 몸부림이 있어야 한다. 그렇게 하기 위해서는 우리는 우리의 모든 것들과 친밀해질 필요가 있다 - 건강하고 튼튼해지고자 하는 소망, 우정에 대한 소망, 다른 중요한 사람들과 친분을 쌓고 싶은 소망, 평화로운 마음을 갖고자 하는 소망, 성공하고자 하는 소망, 매력적으로 보이고자 하는 소망, 아이들을 행복하게 기르고자 하는 소망, 창의적인 사람이 되고자 하는 소망, 기타 등등 -

그렇게 함으로써 우리는 우리의 엉덩이 아래에 접혀진 지방덩어리를 미워하거나 우리의 배가 홀쭉해지길 바라는 대신에 자신의 있는 그대로를 받아들일 수 있고, 그것을 한껏 즐길 수 있게 된다. 우리 대부분은 꽃과 나무가 다양한 만큼이나 우리의 신체가 다양하다는 사실은 자연스런 일이라고 동의한다. 우리는 우리의 감정과 신념을 다해 이 생각들을 포용하는 것을 배워야 한다.

Brooke Shields가 쿠키와의 전쟁을 하는 동안 그녀는 사실 자신의 몸과 전쟁을 하고 있는 것이다. 만약 그녀가 - 또는 우리가 - 쿠키를 먹는 것이 우리의 올바른 선택들 중 하나라는 것을 알게 된다면, 쿠키는 우리를 벌 줄 수 있는 그들의 힘을 잃게 될 것이다. 쿠키가 우리 편이 될 수도 있는 것이다. 우리는 쿠키를 먹는 것을 선택할 수도 있고(잘못된 것은 아무 것도 없다), 포장해서 친구들에게 줄 수도 있고, 나중을 위해 남겨 둘 수도 있고, 쓰레기통에 버릴 수도 있다. 우리는 반대되는 힘들을 하나로 합치고, 두려움을 활력으로 변화시키고, 우리의 마음과 정신과 영혼을 연민과 자신감과 치유의 힘으로 풍요롭게 하는 나비부인처럼 되어 우리 자신에게 깃털을 던지게 될 것이다.

우리는 변화하는 것에 너무 겁먹고 있지 않는가? 우리는 대중매체 폭군들을 노려보며 "아니오!"라고 말하는 것을 너무 겁내고 있지 않는가? 국제적으로 유명한 요가 지도자 Angela Farmer는 한 학생으로부터 "저는 왜 이 자세를 못할까요?"라는 질문을 받자, "당신은 엉덩이를 유연하게 해야 해요 - 물론 단단한 엉덩이를 잃는 것을 두려워하지 않는다면"라고 대답했다. 단단한 몸이 유일한 종류의 매력적인 몸이 아니고 어느 정도 유연성과 느슨함을 가지는 것이 우리의 건강과 아름다움에 유익할 수 있다는 사실을 믿기만 해도 우리의 삶의 질은 크게 개선될 수 있을 것이다(Angela Farmer를 보면 이것이 사실이라고 입증된다).

그러면 우리는 어떻게 자신의 이미지를 만들어 가는가? 우리의 다양한 부분들을 하나로 묶고, 미디어를 통해 다가오는 문화적 돌풍의 부정성을 중화시키기 위해 우리는 우리의 생각과 감정의 습관을 어떻게 바꿔야 하는가? 불행하게도 우리는 우리 문화를 우리 필요에 좀더 민감하도록 만들기 위해 요술지팡이를 흔들 수는 없다. 그러나 우리는 우리 자신의 태도를 바꿀 수 있다 : 우리는 대중매체를 너무 심각하게 받아들이기를 거부할 수 있고, 그들이 평가 절하시키는 메시지와 이미지에 도전할 수 있다. 우리 문화가 바뀔 수 있는 단 한 가지 방법은 우리 자신에 불만을 갖게 만드는 사회적 태도를 믿는 것을 멈추고, 우리 자신을 믿고, 비록 현재 유행으로는 추앙받는 몸매가 아닐지라도 우리 신체의 권리를 찾기 시작하는 것이다.

Natalie Laughlin과 같은 젊은 여성들이 여기에 앞장서고 있다. 플러스 - 사이즈 모델인 그녀는 새로운 대안의 한 표본이며, 비록 4 사이즈가 아닐지라도 그녀 자신에 만족하는 법을 배워왔다. 1995년 *Glamour* 기사에서 그녀는 "나는 특정한 스타일과 색깔에 나를 제한시키지 않는다. 어느 날 밤 나는 몸에 딱 맞는 살롱 스커트에 블랙 벨벳 터틀넥 옷을 입었지만 지금은 빨간 시폰을 입고 싶은 느낌이 든다. 내가 운동하는 것은 체중 감소를 위한 것이 아니다... 나의 만족을 느끼기 위한 것이고, 나만의 활력을 느끼기 위한 것이다." 나는 더 이상 나의 가치를 나의 몸매가 어떻게 보이는

가에 두지 않는다. 나는 나의 몸매에 대해 마음의 평화를 느끼고 있다.

다른 사람들도 Laughlin을 따르고 있다. Mandi Patterson은 자신을 가리켜 자기 스스로를 가치 있게 여기는 법을 배우고 있는 체중과다 소녀로 묘사한다. *Parade*에 실려진 글에서 그녀는 "나는 항상 뚱뚱했었다. 나는 체중을 줄이겠다는 맹세도 했다... 그러나 나는 만약 내가 끊임없이 못생겼다는 열등의식에 사로잡혀 있으면 내 목적에 도달할 수 있다고 생각하지 않는다. 나는 비록 체중문제를 가지고 있을지라도 내 자신을 존중하고 있는 그대로의 내 자신을 받아들이는 것에 대해 배우고 있는 중이다."

19살 된 Susanna는 체중과다는 아니지만 그럼에도 불구하고 대중매체의 상투수단에 깊게 영향을 받아오고 있었다. 그녀는 나와 가진 즉석 인터뷰에서 그녀의 생각을 말했다:

"저는 가장 인기 있는 모델들과 자신의 몸매에 대해 불만족하게 느끼는 소녀들 간에 직접적인 관계가 있다고 생각해요. 고등학교에서 저를 제외하고 알고 있는 거의 모든 사람들이 섭식장애를 가지고 있어요. 정말이에요. 저는 그들이 체중을 감소시켜야 한다고 느끼는 이유가 대중매체가 완벽한 몸매를 가진 여성들을 부각시키고 있기 때문이라고 생각해요. 그들은 현실적이지 못해요. 그래서 소녀들은 체중이 좀더 적게 나가야 한다고 느끼게 되요! 올해 저는 20파운드가 늘어서 다르게 보여요. 그리고 저는 그 모습에 익숙해져야만 해요. 아니 제 말은 저는 과거에 몸을 잘 움직이지 않았는데 지금은 운동도 많이 하고 더 강건해요. 이것이 제가 원하는 바에요. 저는 건강을 잃고 싶지 않아요."

올해 12살 난 Kate양은 잡지에 나와 있는 사진을 가리키며 이렇게 말한다:

"저는 이 모델이 입고 있는 스웨터가 좋아요. 그런데 이 모델은 슈퍼모델이 아니에요. 당신도 알 수 있듯이 그녀는 살을 빼려고 굶지도 않아요. 그래서 좋아요. 이런 사람들이 잡지 모델로 나와야 해요. 왜냐하면 살을 빼기 위해 음식을 먹지 않고 굶는 사람들이 너무 많아졌거든요. 모델들은 굶고, 소녀들은 그들을 보고 생각해요. "정말 예쁘고 날씬하네! 나도 먹지 않고 살을 빼서 저런 옷을 입으면 그들처럼 예쁘게 보일 거야!" 소녀들은 먹지 않으려 하고 먹은 것을 토해내요. 나는 지난해 한동안 음식을 먹지 않았던 친구를 알고 있어요. 그녀는 너무 뚱뚱하다고 생각했기 때문에... 그러나 그녀는 사실 그렇게 뚱뚱하지 않았어요."

이러한 젊은 여성들은 예민한 생각을 가지고 미디어 이미지에 비판적인 견해를 가지기 시작한 많은 사람들의 일부일 뿐이다. 많은 우리 여성들은 - 학생이든, 주부든, 변호사든, 심장외과 의사든, 슈퍼모델이든 - 모두 상처 입은 병사들이다. 우리는 여러 세대 동안 우리의 신체와 전쟁을 하면서 참호 속에 갇혀 있었다. 우리는 상처난 자리를 좀더 강하게 키우고, 우리 내부에 존재하는 마음의 정원을 가꿀 수 있는 힘을 가지도록 해서 우리 자신을 고쳐 나가야 한다.

아기들은 충동적인 과식증이나 대식증 또는 거식증의 증상을 가지고 태어나지 않는다. 아기들은 배가 부를 때까지 젖병을 밀어내지 않는다. 그들은 배고플 때 소리내어 운다. 그들은 그들의 몸을 싫어하지 않는다. 그들은 그들의 몸을 발견하면서 기뻐한다. 아기들이 어떻게 자기 발가락을 빨려고 하는지 지켜보라. 아기들은 자신의 몸을 어디든지 만지며 그들의 몸을 사랑한다.

마찬가지로 우리 대부분은 어렸을 때 우리 몸을 사랑했다. 만약 우리가 이 재능을 잃어버렸다면 우리는 그것을 되찾기 위해 배울 수 있다. 그것은 숨겨진 보물처럼 발굴되어지기를 기다리고 있다. 우리의 몸을 재평가하기 위한 조사에서 우리는 우리 자신을 해독시킬 방법을 찾아야 한다. 우리의 있는 그대로와 다른 방향으로 이끄는 광고의 유혹을 이겨낼 수 있는 해독제를 찾아야 한다. 우리는 명상하는 것과 건강하게 음식을 만들어 먹고 현명하게 운동하는 것을 배워야 할 것이다. 우리는 마사지를 받는 것과 숨을 깊이 쉬는 것, 우리의 가치를 발전시키는 것을 배워야 할 것이다. 우리는 시도 쓰고, 그림도 그리고, 노래 레슨도 받아야 할 것이다.

우리는 무슨 일을 하든지, 어떤 대답들이 옳다고 우리 안에서 울려 퍼지든지, 그들을 서로 공유해야 하며(특히 우리 아이들과), 그들을 결코 잊지 말아야 한다. 우리는 계속해서 우리 자신의 중심이 되어야 한다. 이 모든 것들을 마음에 새기고 있음으로써 우리는 본래의 신체 리듬, 즉 자신의 신체를 생긴 그대로 수용하는 마음을 되찾을 수 있다. 만약 우리가 포기하지 않고 이 메시지를 널리 퍼뜨린다면 우리는 우리 자신뿐만 아니라 우리 문화도 변화시킬 수 있다.

---

*Jill S. Zimmerman*은 심리치료사이며, 작가이며, 여성문제 관련 전문 강사이다. 그녀는 Chicago 대학교, Loyola 대학교, 그리고 Northwestern 대학교에서 섭식장애에 대해 폭넓게 강의해 왔고, 최근에는 신체 이미지에 대한 책을 쓰고 있다.

제 5 장

탄수화물

1. 설탕, 무엇이 문제인가?

1.1 건강에 대한 설탕의 평판은 매우 과장되었다

수년 동안 설탕은 비만에서부터 활동항진증 심지어 정신적 발작을 일으키는 것으로 비난을 받아 왔다. 설탕에 대한 두려움은 설탕 대체산업 탄생에 기여하였고, 콜라를 기피하는 현상을 초래하였다. 설탕을 현실적인 건강문제에 대하여 사실적으로 조명해 보는 게 좋을 것이다.

1.2 체중의 증가 : 증거가 미약하다

설탕은 영양가가 없다. 설탕은 단지 '텅빈' 칼로리를 일상 음식에 제공할 뿐이다. 그리고 그런 칼로리는 축적될 수 있다. 반면, 당신이 각각 160 kcal인 12온스짜리 설탕이 든 소다를 하루에 3잔씩 마시고 일상적인 식사와 운동습관을 유지한다면 당신은 일주일에 약 1파운드의 몸무게가 증가할 것이다. 여분의 칼로리를 피하고 싶은 욕구는 인공감미료에 대한 수요를 길러 왔다.

그러나 설탕은 단지 칼로리만 내는 물질이 아니라 대부분 단맛을 내는 것 중 가장 중심적인 것이다. 지방도 비난을 함께 받는다. 예를 들어 초콜릿 에클레어(케이크의 한 종류－가늘고 긴 슈크림에 초콜릿을 뿌린 것)는 지방으로부터 133 kcal를 내고 설탕으로부터는 단지 55 kcal를 낼 뿐이다. 초콜릿 캔디바조차도 설탕(92 kcal)보다 지방(122 kcal)으로부터 더욱 많은 칼로리를 낸다. 그리고 바닐라 아이스크림 한 컵은 설탕과 지방 둘 다 거의 똑같이 칼로리를 낸다(각각 약 130 kcal).

사실 많은 비만인들은 '지방이 많은 음식'보다 '단 음식'으로부터 고통을 덜 받는다. 관찰되어진 연구에서 실제로 비만인들이 날씬한 사람들보다 당분은 덜 섭취하나 훨씬 많은 지방분을 섭취한다는 것을 발견할 수 있었다.

1.3 활동항진증 : 증거가 없다

수년 동안 부모님들과 선생님들은 단것을 먹은 후 '벽을 방방 뛰어다니는' 아이들을 관찰해 왔다. 그러한 관찰은 설탕이 활동항진을 일으킨다는 믿음을 이끌었다. 성인에게 있어서도 같은 논리가 받아들여져 왔다. 지금은 평판이 나빠졌지만 어떤 살인자들은 설탕과 같은 마약음식에 의해 그들의 난폭한 행동이 나왔다는 논쟁이 극단적인 '멍청한 변명'으로 받아들여져 왔다. 수많은 연구에서 이러한 견해들은 믿을 수 없는 것으로 간주되었다.

최근에 연구자들은 뉴잉글랜드 의학저널에서 활동항진에 대한 주장에 반대되는 설득력 있는 케이스를 출판했다. 여기서 수반된 논문의 내용은 '현저하게 반대'인 것으로 묘사됐다. 3~10세로 구성된 50명의 아이들을 포함한 연구에서 그들 중 절반은 그들의 부모에 의하면 설탕에 민감한 것으로 생각되었다. 나누어진 2주 동안 일주일은 그 아이들과 그들의 가족들은 특별히 설탕이 많이 들어 있는 식사를 제공받았고, 한 주는 인공감미료가 들어간 식사를 제공받았다. 참가자들은 어떤 것이 설탕이고 어떤 것이 인공감미료인지 알지 못했고, 둘의 차이점도 구별할 수 없었다.

각각의 일주일이 끝나자 연구자들은 아이들의 행동, 기분과 사고력에 관한 39개의 기준에 대한 데이터를 모았다. 그들은 고당분 식사 후의 과민한 어떠한 징후도 발견하지 못했다. 아이들의 부모가 설탕에 민감하다고 믿던 아이들에게서조차 어떠한 영향도 발견할 수 없었다. 그래서 만약 설탕과 같은 것이 아이들의 행동을 항진되도록 만드는 것으로 여겨진다면 그건 그렇게 생각하기 때문이지 설탕 때문은 아니다.

적어도 설탕은 반대의 효과는 가져올 수 있다. 몇 명의 아이들은 연구에서 고당분 식사를 했을 경우 일을 배우는 데는 약간의 발전이 있었고, 속도와 민첩함 테스트에서는 행동이 약간 느려지는 것으로 나타났다. 저자는 이러한 발견을 설탕으로 인한 약간의 긴장완화 효과가 활동항진에 대한 이론들 보다 더 많은 과학적 근거를 갖고 있는 것으로 해석했다.

우리가 음식과 행동에 관한 5월의 보고서에서 기록한 것처럼 적어도 여섯 번의 임상실험에서 설탕과 같은 고탄수화물 음식은 사람들 긴장을 다소 완화시키거나 심지어 나태하게 만든다는 것을 암시하고 있다.

1.4 혈당량 : 그렇게 낮추지는 않는다

어떤 사람들은 설탕이 혈당감소증 혹은 발한, 떨림, 빠른 심장박동, 허기 같은 저혈당증을 유발한다고 믿는다.

사실 설탕을 많이 먹는 것은 때때로 혈당량 수치를 급격히 떨어뜨릴 수도 있다. 그러나 그런 증상들은 설탕 때문에 흔하게 일어나는 것은 아니다. 그것은 대동맥에서 당분을 이끌어내는 세포를 도와주는 인슐린 호르몬의 분비가 췌장의 설탕 과다섭취에 반응하기 때문이다. 일부의 사람들은 설탕섭취가 혈당량을 정상 이하로 끌어내릴 수 있다고 믿는다. 하지만 혈당량의 그러한 하락이 거의 그런 증상들을 유발하지는 않는다. 드문 예외로서 '반응성 저혈당증'이라 불리는 상태가 사람들에게 발생하기도 한다. 설탕소비에 의해 자신들의 증상이 유발됐다고 믿는 다수의 사람들에게는 사실 갑상선 과로나 공포발작과 같은 어떤 다른 원인에 의한다. 혈당감소증이 있는 것으로 생각되어지는 사람들은 주치의로 하여금 그들의 증상이 혈당 감소와 동시에 일어나는지 측정하게 하여야 한다.

다른 종류의 혈당감소증은 당뇨병 환자 사이에서 훨씬 일반적이다. 그러나 이러한 사람들에게는 혈당감소증이 설탕을 많이 섭취하는 것과는 별 상관이 없고, 대신에 너무 많은 인슐린을 주사(혹은 너무 많은 항당뇨병 약을 먹었을 때)하거나, 너무 적은 음식을 먹거나, 혹은 너무 많은 운동을 했을 때에만 발생한다.

1.5 당뇨병 : 문제에서 벗어나다

전통적으로 의사들은 당뇨병 환자들에게 설탕이 있는 음식을 피하게 하거나 엄격히 제한하도록 경고해 왔다. 이는 저혈당치를 초래하기 때문이 아니라 눈, 신장, 신경, 순환계통에 해를 입히는 것으로 특징지어지는 비정상적인 고혈당치를 제어하기 위해서이다. 지금은 그러한 금지가 철회되었다.

올해 초 미국 당뇨병협회는 빵, 파스타, 감자와 같은 탄수화물 식품보다 설탕이 당뇨병 환자의 혈당량 수치를 뒤흔들지 않는다는 사실에 기초한 혁명적 식이요법 지침을 발표했다. 이 새로운 지침은 식이요법의 주요한 두 성분인 탄수화물과 지방의 균형을 요구한다. 당뇨병에 설탕섭취를 반대하는 오랜 금지의 한 유산은 설탕이 어느 정도의 당뇨병을 유발한다는 대중적인 믿음이다. 그러나 그렇지 않다. 실제의 원인은 인슐린의 체내 생산과 그것의 호르몬에 대한 민감성이다.

설탕은 감미롭고 또한 설탕 대체제들도 마찬가지다

인공감미료의 매력은 상당부분 칼로리가 없는 것이고, 그러한 이익은 식이요법을 하는 사람들에게 인공적인 맛을 참을 수 있게 해 왔다. 그러나 학술연구는 상당부분 식이요법자들이 '식이요법' 제품사용에 대한 보상으로 다른 고칼로리 음식을 섭취하여 다이어트에 방해되는 잠재적 행위를 한다고 말한다.

여전히 인공감미료는 식이요법의 나머지 부분이 통제되는 한 칼로리 제어를 도울 수 있다. 그리고 설탕과는 달리 인공감미료는 충치를 발생시키지도 않고 혹은 당뇨병 환자들의 혈당량에 영향을 미치지도 않는다. 다음 부분에는 현재 시장에 나와 있는 세 종류의 인공감미료와 현재 사용되지 않는 세 종류의 인공감미료가 있다.

▸ Sacharin(Sugar Twin, Sweet'n Low)

가장 오래된 인공감미료로서 설탕보다 300배 달다. 사카린은 빵 제품들, 캔디, 과일통조림, 껌, 디저트 장식, 잼, 음료수에 사용되어 왔다(또한 의약품과 비타민에 널리 쓰인다). 1977년 미국 FDA는 사카린이 동물실험 시 암을 유발했다고 하여 금지령을 제의했다. 그러나 음료수 업자들과 칼로리를 의식하고 있는 소비자들의 압력에 의하여 의회는 사카린 반대법안을 정지시켰고, 그 대신 경고 문구를 부착하도록 했다. 1991년 FDA는 사카린 반대 제안을 철회했지만 경고 문구는 아직 남아 있다.

▸ Aspartame(일명 Nutra Sweet 또는 Natra Taste)

설탕보다 180배 달고, 캔디와 시리얼, 냉동디저트, 음료수에 널리 사용된다. 비록 일부의 상업적 제빵 제품에 아스파탐이 포함되기도 하지만, 높은 온도에 알맞지 않기 때문에 가정요리에는 거의 사용되지 않는다. 지금까지 FDA가 승인해 온 것 중 가장 철저히 테스트된 첨가제 중 하나인데, 아스파탐은 미국인 약 15,000명 중 1명꼴로 나타나는 페닐키톤 뇨증(PKU)을 유전받은 사람들로써 아스파탐의 한 성분인 필수아미노산 페닐알라닌의 섭취를 제한받아야만 하는 사람들을 제외하고는 거의 안전한 것으로 나타났다. 그러한 이유 때문에 아스파탐을 포함하고 있는 제품에는 PKU증이 있는 사람들에 대한 경고가 쓰여 있다.

▸ Acesulfame K(일명 Sunette, Sweet One)

설탕보다 200배 더 달고, 건조된 음료성분, 캔디, 껌, 젤라틴, 푸딩 등에 쓰인다. 발생할 수 있는 건강위험에 대한 경고 문구가 없는 유일한 설탕 대체제이다.

다음의 설탕 대체제는 현재 FDA의 승인을 신청 중인 것이다.

▸ Cyclamate

설탕보다 30배 달고, 인공감미료로서 1950년대와 1960년대에 널리 사용되었다. 그러나 1970년에 잠재적 발암물질로서 미국에서 사용이 중단되었다. 생산업자들과 무역협회는 FDA가 반대법안을 철회하도록 현재 추진 중에 있다.

▸ Sucralose

설탕보다 600배 달며, 지난 15년 간 연구에 의하면 100종 이상의 동물과 인간에 아무런 건강위험을 포함하고 있지 않다고 나타났다.

▸ Alitame

설탕보다 2,000배 달다. FDA는 섭취를 지지할 수 있거나 혹은 감미료의 안전을 보장할 수 있는 좀 더 많은 연구를 요구하고 있다.

1.6 충치 : 유일한 문제

대부분의 사람들에게 있어서 설탕의 실제 위험은 충치뿐이다. 한편 플루오르화물과 아이들을 위한 플라스틱용제 그리고 향상된 구강위생은 충치 유발을 극적으로 감소시켰다. 그렇지만 당신이 무엇을 먹는지 살펴보는 것과 언제 먹는지 알아보는 것은 아직도 중요하다.

당분뿐만이 아니라 녹말과 같은 모든 탄수화물은 치석에 있는 박테리아에 의해 치아를 분해하는 산성물질로 전환될 수 있다. 단것에 있는 단순 당은 박테리아가 가장 쉽게 이용하고, 그들은 특별한 위험을 일으킨다. 그러나 만약 복합탄수화물이 단순한 구조물로 분해되는 동안 충분히 오랫동안 치아에 있었다면 녹말도 설탕과 똑같이 해로울 수 있다. 가장 해로운 음식은 치아에 들러붙으면서 빠르게 작용하는 설탕과 느리게 작용하는 녹말이 같이 포함된 쿠키와 케이크 같은 당분으로 제조된 제품이다. 단단한 캔디와 박하사탕처럼 서서히 분해되는 설탕가미 제품은 산성물질의 해를 지연시킨다.

설탕으로부터의 치아위험을 최소화하려면 탄수화물이 소비될 때까지 식사시간을 기다려야 한다. 그렇게 함으로써 다른 음식이 산성물질을 중화시키고 음식 찌꺼기와 설탕을 입 안으로부터 제거하는 데 도와주는 침의 생산을 증가시키는 것이다. 가벼운 식사를 하고 싶을 때는 단것이나 녹말스낵 대신에 과일이나 생야채를 골라야 한다. 과일에 있는 당분이 충치를 유발할 수도 있지만 대부분의 생과일은 상대적으로 당분이 적고 그리 들러붙지 않기 때문에 가벼운 식사로 안전하다. 단, 예외로는 당분이 많은 바나나와 당분도 많고 치아에 잘 들러붙는 대추야자와 건포도 같은 마른 과일도 있다.

1.7 자연적인 매력 : 인공적인 논쟁

많은 사람들은 설탕이 꿀이나 과일 속의 당 같은 소위 자연적 설탕보다 건강에 덜 좋은 것으로 믿고 있다. 많은 음식회사들은 잘못된 믿음으로부터 시리얼과 요구르트에서 쿠키와 캔디의 범위에 걸친 '자연적 당분' 제품으로부터 돈을 벌어들이고 있다. 일부의 경우에 이는 전체적으로 설탕 포함 음식을 상승시킨다. 예를 들어 'Honey Nut Cheerios'라는 시리얼 한 그릇에는 11g의 설탕이, 평범한 'Cheerios'에는 1g이 들어 있다.

어떤 경우에도 설탕은 설탕이다. '천연의' 설탕은 일반 설탕보다 그 이상의 영양분 공급이 되지 않는다. 설탕처럼 꿀, 흑설탕, 옥수수 시럽같은 천연감미료는 칼로리만 가지고 있을 뿐 측정할 만한 다른 것은 전혀 없다. 단지 한 예외로서 블랙스트랩 당밀은 칼슘과 철분 그리고 다른 영양분을 가지고 있다. 과일주스는 많은 영양성분을 함유하고 있는 반면 매우 작은 양이 가미되어진 과일주스 제품은 중요한 영양성분이 없다.

천연설탕은 일반 설탕처럼 많은 칼로리를 제공하고, 최소한 치아에도 나쁘다. 사실 꿀과 같은 시럽상태의 감미료는 끈적거리기 때문에 더 나쁠 수 있다. 그리고 많은 당뇨병 환자들이 믿어 왔던 것과 반대로 과일주스에 설탕이 가미된 제품은 일반 설탕이 첨가된 음식보다 혈당치에 덜 해를 준다.

2. 다시 각광받는 식이섬유소

귀리 현미빵의 섬유소는 단순한 섬유소 자체의 이미지에서 벗어나 콜레스테롤과 심장마비를 줄이는 생명을 구하는 물질로 인식이 바뀌게 되었다. 널리 회자된 하버드 대학의 연구에서 섬유소, 특히 귀리 현미의 건강에 대한 이익을 규명하는 데 실패하자 사람들 사이에서는 연구 결과 같은 것은 무시하고 아무것이나 자기가 좋아하는 것을 먹으면 된다는 인식이 퍼지게 되었다.

최근에는 섬유소가 다시 많은 연구 결과에 의해 각광을 받게 되었다. 많은 연구는 섬유소가 콜레스테롤을 낮추고, 심장을 보호하며, 암 발생 위험을 줄인다는 사실이다. 연구자들은 바로 이어서 가용성 섬유소 자체의 어떠한 콜레스테롤 저하효과를 따로 떼어 놓기 위해 7건의 임상실험 결과에서 모든 식이요법의 변화가 주의 깊게 고찰되어졌는지를 검토하였다. 약 850여 명을 포함한 이러한 연구들에서 결합된 결과는 현미 시리얼을 대략 반 정도 먹거나, 한 끼의 콩을 섭취함으로써 이루어진 1인당 가용성 섬유소의 3 g 추가 섭취는 콜레스테롤 수치를 평균적으로 6 mg/dl로 낮출 수 있다는 것이었다. 그것은 대략 평균 콜레스테롤 수치를 3% 낮출 수 있는 것이다.

그러나 실험에서의 감소는 유용한 HDL(high-density-lipoprotein) 콜레스테롤이 아니라 해로운 LDL(low-density-lipoprotein) 콜레스테롤에서 거의 발생했다. 하루에 가용성 섬유소 섭취의 5g 증가(보통 미국인들이 식이요법 시 먹도록 추천되는 양)는 일반적으로 콜레스테롤 수치를 5~10%로 낮출 것이다. 그것은 관상심장질환을 10~20%까지 낮출 수 있다고 바꾸어 말할 수 있다. 섬유소는 콜레스테롤의 위험성을 상당히 감소시킬 수 있다. 섬유소는 당뇨병, 비만, 고혈압의 위험을 줄일 수 있다.

2.1 섬유소와 관상심장질환의 위험요인들

일부 증거는 섬유소 특히 가용성 섬유소가 콜레스테롤 수치뿐만이 아니라 관상심장질환의 3가지 다른 주요한 위험까지도 낮출 수 있다고 제안하고 있다.

1) 당뇨병

많은 섬유소를 소비하는 사람들은 일반적으로 적은 섬유소를 섭취하는 사람들보다 낮은 당뇨병 위험을 가지고 있다. 게다가 임상실험에서 섬유소는 이미 병의 발전단계에 있는 사람에게 혈당수치를 줄일 수 있도록 도울 수 있다는 것을 일치되게 보여주고 있다. 그러한 이익은 아마 소장으로부터 설탕흡수를 늦추는 가용성 섬유소에서 기인된 것일 것이다.

2) 비 만

가용성 섬유질은 위 속에서 액체와 섞여 젤라틴 덩어리를 형성하여 식사를 더 크게 느끼고 그 곳에 더 오래 머무르게 만든다. 이론상 그것은 비만인들이 그들의 식욕을 제어하면서 그들의 몸무게를 통제할 수 있도록 도와준다.

일부의 임상실험은 몸무게를 줄이는 타 임상적 시도들과 비교하여 식이요법에 섬유소를 추가 섭취한 것이 두 달에서 세 달에 걸쳐 평균 1.8 kg의 몸무게를 줄인 것을 보여주었다. 전형적인 미국인의 식사를 과일, 야채, 곡물, 콩이 풍부한 식사로 바꿈으로써 추가적인 섬유소를 섭취한 사람들은 몸무게를 이전보다 더 줄일 수 있을 것이다. 이것은 위와 같은 음식물은 섬유소가 높을 뿐만 아니라 칼로리와 지방이 낮기 때문이다.

3) 고혈압

6만 명의 여성과 또 3만 명의 남자를 실험한 하버드대학의 대규모 두 가지 연구는 혈압에 영향을 준다고 생각되어지는 다양한 영양분들을 제어함으로써 고혈압에 영향을 미치는 섬유소의 효과를 따로 분리하려고 시도하였다.

그 결과 46%의 섬유소를 섭취한 남자들은 최소한의 섬유소를 섭취한 다른 남자들보다 고혈압이 발생되는 경우가 낮은 것으로 밝혀졌고, 24%의 섬유소를 섭취한 여성들은 고혈압의 위험에 덜 노출되어 있었다. 그러나 임상실험에서는 그 효과를 입증하는 데 실패를 해왔기 때문에 섬유소가 고혈압에 명백한 보호효과가 있는지 없는지는 아직 확실치 않다.

2.2 섬유소와 암

섬유소가 악성종양을 막는 데 도움을 줄 것이라는 강력한 증거는 결장암에 대한 연구에서 나왔다. 이를 살펴보면 37개의 관찰실험결과 중 29개는 고섬유질 식이요법이 결장암 발생빈도를 줄이는 것과 관련이 있다고 했다. 그 관련성을 입증하려는 노력은 곡물, 콩, 대부분의 야채, 일부의 과일에 풍부한 불용성 섬유소에 초점이 맞추어져 있었다. 불용성 섬유소는 젤라틴화 되지는 않는다. 그러나 불용성 섬유소는 수분을 흡수하고 결장 내용물의 용적을 부풀린다.

이론상 이것은 대장에 노폐물이 쌓여서 초래되는 잠재적 암의 확장과 대변 양의 증가에 의해 노폐물의 축적을 감소시킴으로써 암의 위험을 줄일 수가 있다. 동물들에게 불용성 섬유소를 먹이면 동물의 췌장암의 성장위험을 줄일 수 있다. 인간에게 있어서는 몇 가지 작은 임상실험에서 췌장과 직장에서 암 바로 전(前)단계 세포들의 숫자 감소를 보여주었다.

다른 소규모의 실험에서는 그러한 섬유소가 암 같은 것으로 변할 수 있는 췌장 내의 버섯모양의 종양(위, 장 등의 점막에서 발생하는 둥근종양) 형성을 억제하였다. 종양의 성장과 섬유소의 효과에 대한 커다란 두 가지의 실험이 현재 진행 중이다. 제한적 증거들은 섬유소가 유방암의 위험 또한 낮출 수 있다고 제시하였다. 동물에게 있어서 불용성 섬유소는 유방암의 성장을 자극하는 것으로 추정되는 여성호르몬인 에스트로겐의 수치를 낮춘다. 초기의 주요 연구에서는 섬유소와 인간 유방암에 대한 어떠한 연결고리도 밝혀내지 못했다. 그러나 다음 번 실험 즉, 6만 명의 캐나다 여성을 포함한 연구에서는 초기 연구에서 접근하지 못했던 일부의 잠재적인 혼동 요인들을 제어하였고, 몇 가지의 소규모 실험들에서는 또한 섬유소가 질병 위험을 감소시킬 수 있음을 밝혀내었다.

2.3 섬유소 메시지

여러 연구들은 섬유소가 다발성 게실증과 변비증 같은 소수의 장 질환들에만 작용되는 것이 아니라 관상동맥내의 질병과 암으로의 발전을 막는 데 도움을 준다는 것을 명백하게 주장해 왔다. 그러나 고섬유소를 섭취하는 연구들에서 나온 질병에 대한 위험의 큰 감소에 대한 강력한 증거는 단지 섬유소 하나만으로 이루어진 것은 아니다. 저지방 고영양소를 포함한 식품들은 섬유소에 의해 공급되는 것 이외에도 건강에 도움이 많이 되는 많은 작용들을 가지고 있다. 그러므로 많은 연구들에서 섬유소 그 자체의 역할에 못박아 둔 것과는 상관없이 실질적인 메시지는 명백하다. 섬유소가 풍부한 많은 종류의 음식을 섭취하라는 것이다.

이러한 식품들은 하루 20～35 g까지의 섬유소를 공급해 줄 것이다. 여러분이 얼마의 섬유소를 소비하는지에 대해 알고 싶다면 앞 페이지의 셀프 테스트를 하라(섬유소 소비에 대해 좀 더 정확한 계산을 알고 싶다면 앞 페이지의 표를 참조하고, 포장된 음식의 라벨을 읽는다).

2.4 섬유소 주장의 엉킨 끈 풀기

이제 미국 FDA는 생산업자들에게 섬유소 포함량, 포장된 음식의 건강이익, 지방과 소금이 적은 음식이라는 것을 확실히 나타내도록 하고 있다. 이러한 표기는 여러 사람들이 그 식품이 상당한 양의 섬유소를 포함하고 있는지를 즉시에 구별할 수 있도록 해준다.

① "섬유소의 좋은 원료"나 "섬유소 포함"이라는 문구가 있는 제품들은 반드시 2.5～4.9 g의 섬유소를 제품 하나당 포함하고 있어야 한다.

② 섬유소가 '고(高)'나 '풍부한'으로 표기되어 있는 것은 적어도 5g의 섬유소를 제공해야 한다.

③ 관상동맥이나 혈당 콜레스테롤과 같은 건강에 대한 표기를 한 제품은 반드시 0.6g 이상의 많은 가용성 섬유소를 포함해야 한다. 상표에 일반적으로 가용성과 불용성 섬유소에 대한 구별이 없었기 때문에 이것은 매우 특별히 유용한 정보이다.

일부의 빵 제조업자들은 아직도 소비자들의 판단을 그르치게 하는 이름과 색깔을 사용함으로써 그들 제품의 섬유소 포함량과 다른 영양소에 대하여 소비자들을 현혹시키고 있다. '통밀'보다는 '밀'이라고 불리우는 대부분의 빵들(혹은 곡물 복합빵)은 주로 곡물가루로 대강 처리된 정제된 밀가루에 빵을 '갈색' 즉, 자연적인 색으로 보이기 위해 당밀이나 카라멜을 추가하여 만든다. 정제된 밀가루는 섬유소가 풍부한 밀기울의 표피를 제거하기 때문에 섬유소가 거의 없다.

만약 포장된 빵 혹은 시리얼에 풍부한 섬유소가 포함되었다는 FDA의 승인된 표시가 하나도 없다면 상표에 다른 이러한 보장표시를 찾아보아야 한다.

④ "통밀" 혹은 "100% 천연곡물"이라는 말

⑤ 첫 번째 성분으로 통밀가루가 나열된 것(만약 통밀 목록이 아래에 있다면 그 빵은 통밀을 50% 이하 포함하고 있는데, 실제로는 그보다 훨씬 적게 포함하고 있다)

⑥ 최소한 한 조각의 빵이나 시리얼 1온스마다 2 g의 섬유소가 있는가.

식품에 포함된 섬유소의 함량

식 품	섭취량	총 섬유소 (g)	가용성 섬유소 (g)	불용성 섬유소 (g)
시리얼 아침식사				
밀기울과 추가 섬유소	½컵	15.0	1.0	14.0
섬유소	½컵	13.0	1.0	12.0
밀기울 눈(봉오리)	⅓컵	10.7	2.8	7.9
퀘이커 귀리가루	½컵	6.0	3.0	3.0
크래클린 귀리가루	½컵	4.7	0.5	4.3
건포도가루	½컵	3.0	0.4	2.6
자른 밀	1¼(대)	2.8	0.1	2.6
밀	1컵	2.6	0.9	1.7
오트밀	½컵	2.0	1.2	0.8
치리오스	1¼컵	2.0	1.3	0.7
콘 프레이크	1컵	0.7	0.4	0.3
쌀 krisnies	1컵	0.3	0.3	0.1
콩(조리된 것)				
얼룩콩	½컵	10.3	3.9	6.5
빨간콩	½컵	8.2	3.6	4.6
그레이드 노던 콩	½컵	5.0	0.8	4.1
렌즈콩	½컵	4.5	0.7	3.8
완두콩	½컵	3.4	1.1	2.4
빵/곡물/파스타				
보리	½컵	6.8	1.4	5.4
통밀 스파케티	½컵	3.2	0.4	2.7
통밀빵	1조각	2.2	0.5	1.7
귀리가루 머핀	½	2.1	0.7	1.5
현미	½컵	1.8	0.2	1.6
밀가루 머핀	½	1.8	0.3	1.4
밀빵	1조각	1.6	0.2	1.4
호밀빵	1조각	1.6	0.7	0.9
스파게티	½컵	1.1	0.5	0.6
흑빵(호밀가루로 만듦)	1조각	1.0	0.5	0.5
흰빵	1조각	0.6	0.3	0.3
백미	½컵	0.6	0.1	0.4

(계속)

식 품	섭취량	총 섬유소 (g)	가용성 섬유소 (g)	불용성 섬유소 (g)
견과류/씨				
아몬드	¼컵	3.9	0.4	3.5
해바라기씨	¼컵	2.2	0.7	1.5
부드러운 땅콩버터	티스푼 2개	2.1	0.6	1.5
호두	¼컵	1.4	0.5	0.9
캐슈너트	¼컵	1.1	0.6	0.5
과 일				
껍질 있는 사과	1개(중)	4.2	1.6	2.6
껍질 있는 배	1개(중)	4.0	0.8	3.2
말린 자두	4	3.1	1.3	1.8
플로리다 오렌지	1	2.5	1.4	1.0
바나나	1	2.3	0.7	1.6
껍질 있는 복숭아/과즙	1	2.1	0.8	1.3
캔텔로프/머스크메론	½컵	0.6	0.2	0.4
야채(조리된 것)				
옥수수	½컵	4.7	0.2	4.4
녹색완두콩	½컵	4.4	1.2	3.2
부루셀싹	½컵	3.6	1.7	1.9
껍질 없는 고구마	1개(중)	3.4	1.7	1.7
껍질 없는 감자	1개(대)	2.8	0.7	2.1
브로콜리	½컵	2.3	1.0	1.3
홍당무조각	½컵	2.3	1.0	1.3
시금치	½컵	2.1	0.6	1.4
녹색콩	½컵	2.0	0.8	1.2
꽃양배추	½컵	1.5	0.2	1.3
야채(생야채)				
토마토	1개(중)	1.3	0.3	1.0
샐러리	½컵	0.9	0.2	0.7
녹색고추	½컵	0.9	0.3	0.6
로마상추	1컵	0.7	0.3	0.4

※ 모든 찬 시리얼은 1온스를 1인분으로 했다. 밀도에 따라 양은 변할 수 있다. 뜨거운 시리얼(퀘이커 현미, 오트밀)의 경우 1온스 이상의 무게가 나감.

※ 1온스 = 28.349 g

출처 : ESHA 연구, Salem, Ore., 생산업자 자료

섬유소 섭취량 계산방법

소비자연합의 의학자들은 정상적인 성인은 일일 20~35 g의 섬유소를 섭취하도록 권장한다. 미국 성인들 중 절반 정도가 하루에 14 g 이하의 섬유소를 섭취하므로 이 권장량과는 큰 차이가 있다. 하루에 얼마만큼의 섬유소를 섭취하는지 쉽게 알기 위해서는 다음의 테스트를 하면 된다. 각각의 음식목록 값에다 나열된 어제 먹은 회수를 곱하라. 그리고 나서 섭취한 섬유소의 총량을 구하기 위해 점수를 합하면 된다. 물론 그 점수는 단지 당신의 식이요법 중 섬유소가 차지하는 양의 대략적인 개념만 제공할 뿐이다. 그리고 이것은 가용성 섬유소와 불용성 섬유소를 구별할 수가 없다(대략적으로 섭취한 섬유소 중 ⅓은 가용성 섬유소이어야 하는데, 이는 약 7~12 g 정도가 된다). 섬유소 섭취를 좀 더 정확히 계산하기 위해서는 이전 페이지에 있는 목록과 포장된 식품의 라벨을 참고하시오.

	Servings(#)		양(g)
▸ 야채 (섭취량 : 1컵의 생녹색 잎사귀와 ½컵의 다른 야채들)	☐	× 2 =	☐
▸ 과일 (섭취량 : 과일 1개, ½의 그레이프 후르츠, ½컵의 베리 혹은 칼집 낸 과일, ¼컵의 마른 과일)	☐	× 2.5 =	☐
▸ 콩, 렌즈콩, 완두콩 (섭취량 : 조리된 ½컵)	☐	× 7 =	☐
▸ 견과류, 씨 (섭취량 : 티스푼 2스푼의 땅콩버터에 ¼컵)	☐	× 2.5 =	☐
▸ Whole grains (섭취량 : 한 조각의 통밀빵에 ½컵의 통밀 파스타와 현미 혹은 ½의 왕겨나 곡물 머핀빵으로 된 다른 곡물)	☐	× 2.5 =	☐
▸ 정제곡물 (섭취량 : 위와 같다. 거기에 흰빵이나 밀빵, 흰 파스타나 시금치, 파스타, 백미나 다른 정제된 곡물 그리고 정제된 밀가루 베이글이나 머핀을 포함한다)	☐	× 1 =	☐
▸ 아침식사 시리얼 (섭취량 : 앞 페이지의 목록이나 섭취량과 매 섭취시의 섬유소 총량에 대한 포장을 체크하라)	☐	×( )g =	☐
		총 량 =	☐

2.5 좀 더 확실한 방법

전형적인 미국식사를 한다면 섬유소 권장량 20～35g을 얻기 위해서는 일일 섬유소 섭취량을 거의 두 배로 증가시켜야 한다. 그러나 지나치게 섭취하지는 말아야 한다. 최대 권장량보다 더 많이 섭취하는 것은 칼슘, 철분, 아연과 같은 영양분의 체내 흡수를 방해할 수 있다. 많은 양의 섬유소 섭취는 장운동의 저해를 유발할 수 있다. 그리고 서둘러서 갑자기 많은 양을 섭취해서도 안 된다. 섬유소의 갑작스러운 다량 섭취는 가스 팽창, 경련 혹은 설사를 유발할 수도 있기 때문이다.

섬유소 알약을 먹거나 고섬유소 시리얼에 의존하지 않고 섬유소를 섭취한다면 이러한 문제들과는 만날 일이 거의 없다. 전체적인 음식이 아닌 섬유소 보충에 대한 의존은 식품을 섭취함으로써 얻는 많은 영양적 이익을 빼앗아 갈 수 있다(그러한 추가 섭취는 변비에 걸리거나 자연적 섬유소를 생산하는 곡물, 콩을 먹는 데 어려움이 있는 사람들에게만 유용할 수 있다).

하루에 적어도 과일이나 야채를 다섯 번 정도는 먹고, 적어도 곡물이나 콩을 여섯 번 정도 먹는 것(미국 정부의 권장량)은 일반적으로 섬유소의 풍부한 섭취를 보장한다.

아래에는 이러한 고섬유소 식품 섭취를 증가시키는 방법들을 나열한 것이다.

① 정제밀보다는 통밀가루로 빵을 만들 것. 백미보다는 현미를, 일반적인 파스타나 시금치 파스타보다는 통밀 파스타를 고를 것.

② 과일주스는 껍질을 까지 않은 통째 과일로 대체할 것. 과일을 에피타이저, 디저트, 스낵으로 먹을 것. 아이스크림이나 케이크를 즐긴다면 과일로 토핑할 것.

③ 과일, 현미 혹은 곡물 시리얼 전체를 요구르트에 첨가할 것.

④ 콩, 보리 혹은 다른 곡물을 수프에 첨가할 것. 마늘 양념, 칠리 양념 혹은 케이준 양념으로 맛을 들인 요리된 콩이나 요리한 콩을 스낵으로 하기 혹은 신선한 야채에 콩을 넣어서 만들 것.

⑤ 잘게 썬 야채에 조리된 통밀, 파스타 혹은 콩을 섞어 만든 차가운 샐러드를 준비할 것(섬유소 때문에 양상추로 만든 샐러드에 의존하지는 말 것. 한편 영양가가 많은 양상추의 부드러운 잎사귀 부분은 앙트레를 만들고 조리된 야채나 콩에 첨가할 것).

제 6 장

식이지방

1. 지방에 대한 진실

현대 식생활의 3가지 주요 목표는 전체 식품 섭취량을 감소시키고, 지방 섭취량 특히 포화지방량의 감소에 있다. 여기에 해결 방안이 있다.

지방과의 전쟁은 매우 잘 되어 가는 것처럼 보였다. 미국인들은 과거 10년 이상 쇠고기 섭취는 줄이고 닭고기의 섭취를 늘였으며, 전지우유보다는 탈지우유를 마셨다.

지난해 미국인들이 가장 선호하는 쿠키 과자류는 저지방 과자인 'Snackwell's'가 수위를 지켜오던 'Oreos'를 능가하였다. 멕시칸 음식 전문업체인 Taco Bell은 "Border lights"란 명칭의 지방을 줄인 새로운 메뉴를 내놓았다. Oscar Mayer는 지방이 완전 제거된 쇠고기, 돼지고기가 섞인 무지방 소시지를 개발하였다. 그리고 작년도 정부 발표에 의하면 미국 성인들의 칼로리 섭취는 10년 전 36%에 비해 34%로 떨어졌는데, 이것은 작지만 의미 있는 일이다.

그러나 정부의 보고서에는 좀 불확실한 면이 있다. 미국인들은 과거 10년 전보다 평균 231 kcal 정도 더 많은 열량을 매일 섭취한다는 사실이다. 게다가 점점 더 살이 찌는데, 이것은 이 칼로리들이 과연 어디로 가는지를 의심하게 한다. 이것은 잘못 전달되어진 정보이다. 그래서 지방과 칼로리의 상관관계의 중요성에 대한 혼란된 주장들이 비난을 받고 있다. 예를 들어, 최근 허시 시럽(Hershy syeup)의 TV광고는 그것이 전혀 지방을 가지고 있지 않고 결코 가진 적도 없었다고 주장하였다. 이것은 시청자들로 하여금 초콜릿 시럽이 2티스푼당 100 kcal를 가지고 있다는 사실을 상기시키게 만들었다.

더욱이 소비자들은 지방의 종류별 중요성에 대해 혼돈을 일으키게 되었다. 지난 30년 동안 일반인들은 체중을 줄이고자 할 때 다가불포화지방 섭취를 증가시킬 것, 불포화지방을 일정량 유지하면서 불포화지방 중 mono-unsaturated fat 섭취를 증가시킬 것, 그리고 전체 지방량만 줄이면 그것이 올리브유일 경우에는 먹고 싶은 만큼 많은 지방을 먹어도 된다고 믿어 왔다.

건강 식이는 그렇게 복잡하지는 않다. 대부분의 미국인들은 세 가지의 주된 문제를 가지고 있다. 너무 과식하고, 너무 많은 양의 지방을 섭취하고, 그리고 특별히 너무 많은 포화지방을 섭취한다는 점이다. 우리가 할 수 있는 것은 섭취 음식의 양을 줄이는 동시에 자기가 좋아하는 음식을 변화시키는 것이다. 다음에 나오는 항목에서 여러분이 식료품점에서 물건을 사거나, 집에서 요리를 할 때 그리고 식당에서 음식을 주문할 때 난해하고 복잡한 이런 목표를 어떻게 달성할 수 있는가의 방법을 제시해 줄 것이다.

1.1 지방과 당신의 건강

영양학자들은 지방만을 관심의 초점으로 삼는 것은 비타민, 콜레스테롤, 단것들에 대하여 심취해 빠져 나오지 못하는 것보다도 더 의미가 없다고 말한다. 어떤 영양학자는 지방을 줄이는 것만이 유일한 대안은 아니라고 말한다.

체중감량 전문가는 지방의 g을 측정하는 것이 칼로리를 측정하는 것보다 더 중요하다는 그들의 최근의 주장을 포기하였다. 이것은 저지방 식이로 많은 칼로리를 소비하는 것이 어려울 때 잘 적용되었었다. 이제 더 이상은 이것이 통하지 않는다. 휴스턴의 Baylor 의과대학의 영양연구 클리닉 연구소장인 John Foreyt는 "식품공학자들이 그런 모든 것을 변화시켜 놓았다"라고 말했다. 예를 들면, Sun-shine 비스켓 회사의 기존 것보다 지방을 40%나 줄인 Vienna Finger를 사 먹으라고 선전하는데, 실제로는 쿠키 4조각만 먹어도 260 kcal를 먹는 셈이다. 그러한 저지방 고칼로리 식품의 선전 등에서 보듯 우리는 Foreyt 박사가 말한 칼로리를 계산하는 것을 잊어서는 안된다.

만약 당신의 식이가 암에 걸릴 수 있는 위험요소에 영향을 주는지에 대해 걱정한다면 지각 있는 역학자들은 지방만이 모든 역할을 하지는 않는다고 믿게 되었다. 성인의 지방섭취와 유방암과의 명백한 관계가 몇 년 전에 크게 보고되었는데, 이것은 매우 불확실하다고 역학자들은 평가한다. 대장암은 지방의 섭취에 의해 많은 영향을 받고, 육류를 많이 섭취하고 섬유소를 적게 섭취하는 것과 관계가 있다. 많은 연구자들은 암을 예방하는 식품은 과일, 야채, 곡류, 콩류 등이라고 했다. 그것은 단지 지방만이 적을 뿐만 아니라 섬유소, 항산화물질로 알려진 비타민과 무기물이 높고, 아마 또 다른 유용한 화합물을 가지고 있기 때문일 것이다.

변화되지 않는 것은 포화지방과 고콜레스테롤 혈증이 심장질환과 강한 연관성을 가지고 있다는 점이다. 이런 연관성은 그들이 소비한 지방량과 종류에 주목해야 되는 주된 이유이다.

현재 정부는 미국인들은 지방으로부터 하루 열량의 30%를 넘게 섭취해서는 안 된다고 권고하고, 총 지방 중에서 포화지방은 ⅓이 넘지 않아야 된다는 것이다. 영양 전문가들은 총 지방을 줄이는 것이 안전하다고 보고했다. 이상적인 식사를 위한 그들의 충고는 총 섭취 칼로리의 20~25%로 총 지방을 제한하고, 포화지방은 7%로 제한한다는 것이다.

정부의 권유는 하루에 2,000 kcal일 때 지방소비가 67 g을 넘어서는 안 된다는 것을 의미 한다(지방 1 g당 9 kcal를 내므로 약 600 kcal는 지방 67 g과 동일하다. 탄수화물과 단백질은 1 g당 4 kcal임). 과잉의 지방섭취를 제한하는 것은 그리 어렵지 않다. 마요네즈를 첨가한 볼로냐 치즈 샌드위치는 약 39 g의 지방을 가진다. 슈퍼 프리미엄 아이스크림의 반컵은 지방 18 g을 함유하고 있으며, 그것은 절반 이상이 포화된 형태이다. 그리고 애플파이 한 조각은 19 g이고, 칼로리는 거의 겉껍질에 소재해 있다.

대부분의 사람들은 그들의 식사에 지방이 얼마나 차지하고 있는가에 대해 별다른 생각이 없다. 그러나 지방섭취가 얼마나 많은가를 알아보기 위한 셀프 테스트가 있다. 당신의 식이섭취를 평가하기 위해 "당신의 식이에 얼마나 많은 지방이 있나?"를 알아보자.

1.2 포장 및 가공된 지방을 회피하는 방법

미국 식품의약국에 의해 요구된 거의 모든 포장식품에 부착하도록 된 새로운 영양 분석표들은 가공식품으로부터 지방의 섭취를 피할 수 있는 좋은 방법이다. 하루의 필요한 열량을 거의 만족시키는 저지방 식이를 계획하기 위해 식품분석표를 이용할 수 있고, 또는 일반적으로 포장에 표시된 분석표를 이용할 수 있다.

미국 식품의약국에서 인증된 정확한 단어와 정의들은 식품 포장에 나쁜 것이 하나도 들어 있지 않다고 주장하는 것을 방지하기 위해 만들어졌다. 대부분의 경우 현재 저지방이라는 것은 1인분의 분량에 3 g보다 지방을 더 적게 가지고 있는 제품을 의미한다. 저포화지방 제품들은 1인분 당 포화지방이 1 g 이하이고, 포화지방으로부터 필요한 칼로리의 15% 이하를 섭취하는 것을 말한다. 그리고 무지방 또는 무포화지방이라고 인정된 제품들은 1인분 당 포화지방 또는 지방의 함량이 0.5g보다 더 적어야만 한다.

이 규칙은 전자레인지 팝콘 또는 치즈와 같이 전형적으로 지방을 많이 포함하는 식품으로부터 들어 있는 약간의 지방을 제거하는 것과 같은 효과를 부여하였다.

지방이 제거된 제품은 음식 속에서 일반적으로 발견되는 지방보다 25%나 감소된 것이다. 지방에서 'light'라고 하는 것은 원래 칼로리의 ⅓ 또는 지방의 반을 가지고 있다는 것이다. 그러나 이러한 식품들은 지방을 여전히 많이 가지고 있다고 할 수 있다. 예를 들어 지방을 줄인 버터치즈 크래커는 여전히 1인분 당 지방 6 g을 가지고 있고, 지방으로부터 필요한 열량의 36%를 공급받는다.

1.3 상점에서의 경우

1) FDA의 정의에서는 일반 제품에 당신에게 좋은 것이라는 의미로서 'thin' 또는 'smart'라는 용어를 사용하는 것은 포장상의 표기 단어로 정의하지 않고 있다. 이러한 좋다는 의미는 어떤 다른 것에 대해서도 의미할 수 있기 때문이다.
2) 영양표시들은 고기를 포함한 신선한 제품에는 표시하지 않는다. 일반적인 원칙에 의하면 가장 적은 양의 지방과 칼로리는 껍질을 벗긴 닭 가슴살과 껍질을 벗긴 칠면조 가슴살과 돼지 로인 부위에 있다.
3) 'Low fat'은 그것이 우유팩에 있을 때는 다르게 정의된다. 낙농유제품은 2% 상태에서 유지하도록 되어졌고, 이런 경우에는 유제품들은 1인분 당 지방 4.5 g보다 더 많이 함유하고 있다.

1.4 지방의 종류

우리가 "지방"이라고는 부르는 것은 수소원자로 결합된 탄소원자 고리들의 연결 즉, 지방산이라 불리는 분자 집단이다. 이때 수소원자가 성질에 차이를 나타낸다. 완충액, 우지, 열대의 오일에 많은 포화지방은 수소원자들로 완전히 포화되어 있다. 화학적으로 탄소원자들을 많이 포함하는 것은 가능하다. 식물성 유지에 많은 불포화지방은 수소로 꽉 차 있는 포화지방보다는 수소를 덜 가지고 있다. 포화지방은 실온에서 잘 굳어지고 심장에서도 그러한 상황이 나타나며, 불포화지방은 실온에서 액상으로 유지된다. 그리고 건강에 덜 위해하다.

모든 불포화지방들은 다 동일하게 좋은 것일까? 이것에 대한 의견은 여러 가지이다. 예전부터 포화지방들에 대한 염려는 처음으로 불포화지방에 대해 관심을 갖게 하였다. 잇꽃, 대두콩 그리고 옥수수와 같은 식물성 유지에 착안하게 되었다. 연구자들은 포화지방을 대신한 다가불포화지방이 혈중 콜레스테롤 수준을 줄이는 것을 보고하였다.

1980년대에는 단일불포화지방산으로 이동된 관심은 올리브유에 착안하게 되었다. 불포화에서 poly와 mono의 차이는 일련의 탄소 원소들로부터 몇 개의 수소원자를 잃어버렸냐는 것에 있다. 텍사스와 캘리포니아의 연구팀은 다가불포화지방과 마찬가지로 mono 또한 혈액 총 콜레스테롤을 낮출 수 있다고 보고했다. 그러나 poly와 명백하게 다른 것은 mono는 심장질환의 위험을 줄이는 혈액 구성물질인 HDL 즉, 고밀도 지단백질을 줄이지 않는다는 점이다.

이러한 명백한 차이는 이미 좋은 평판을 더욱 강화시켰다. 지중해 사람들은 일반적으로 많은 양의 올리브유를 소비하고, 심장병의 빈도가 매우 낮다. 올리브유 회사들은 더 이상 행복할 수가 없었다. 축하는 시기상조였다. 더욱이 연구는 HDL에 대한 불포화지방의 역할을 확신할 수 없었다. 모든 영양학자들은 식이의 일반적인 수준에서 mono와 poly가 혈중 콜레스테롤에 같은 역할을 한다는 것을 지금도 믿는냐고 반문한다(일부 식물유지의 1티스푼은 지방 14 g을 가진다. 대부분 1~2 g은 포화지방이다. 식물성 유지들 중 팜유 그리고 코코넛은 티스푼당 포화지방을 7~12 g을 가지기 때문에 피하는 것이 좋다. 그리고 면실유는 포화지방을 4 g 갖는다).

예를 들어 볶음을 위한 참기름, 파스타를 위한 추가분의 올리브유, 땅콩맛이 든 샐러드드레싱, 또는 월계수 기름과 같은 유향 오일 등을 사용할 수 있다. 그 특유의 맛은 매우 적게 사용할 수 있도록 하고, 여전히 유지의 향을 유지할 수 있다. 만약 부드러운 맛을 원한다면 특별히 포화지방이 낮은 것을 선택해야 할 것이다. 카놀라유나 잇꽃기름 등을 사용할 수 있을 것이다.

1.5 트랜스 지방의 사용 증가

비록 식품 가공업자들이 건강을 고려해 포화지방을 억지로 줄였다 하더라도 그것은 자연적인 특성을 잃게 하는 것이다. 그래서 종종 혼합된 성질의 것을 사용한다. 식물성 유지에 수소화 과정을 통해 지방산에 약간의 수소를 첨가하면 마가린과 같은 반고체의 식품으로 가공 사용될 수 있고, 이것은 불포화지방들보다 deep frying을 위해 더 안성맞춤이다. 그들이 가지는 부분적인 화학적 배열 때문에 경화유에서의 지방산은 트랜스 지방산 또는 트랜스 지방으로 알려져 있다. 트랜스 형태를 이용한 마가린은 식물성 유지가 버터와 같은 경도를 갖게 된 것이다.

이런 것을 이용함으로써 심장을 건강하게 하는 확실한 선택으로서 마가린을 먹도록 할 수 있는 것이다. 또한 트랜스 지방은 구운 음식과 스넥류의 요리된 음식에서 더 많이 나타난다. 그러나 1990년 네덜란드의 연구자들은 트랜스 지방이 버터보다 혈중 콜레스테롤을 더 높일 수도 있다고 보고하였다. 트랜스 지방의 역할은 아직 확실히 밝혀져 있지 않다. 임상연구에서는 트랜스 지방이 심장질환에 직접적으로 연관된 것으로는 나타나지 않았다. 그러나 역학자들의 연구에서는 그것은 다르게 나타났다. 즉, 트렌스 지방은 포화지방 만큼이나 많이 혈중 콜레스테롤을 증가시킨다는 일치된 의견을 보였다. 조사자들은 트랜스 지방이 포화지방의 약 3/4 정도 된다고 추측하였다.

결론적으로, 만약 당신의 혈중 콜레스테롤 정도를 걱정한다면 마가린을 이용하고, 그러나 조금씩 그 사용을 줄여야 한다. 버터는 어떤 것보다 더 좋지 않다. 경화된 마가린 대신 구성 물질이 물 또는 액상의 식물성 유지가 많이 있는 연한 튜브형의 마가린 등을 음식에 사용한다면 트랜스 지방의 섭취를 줄일 수 있을 것이다. 부분적으로 수소화된 식물성 유지는 포장요리, 크래커 그리고 구운 식품에서 유통기간을 연장시키는 데 사용된다.

그러나 그 함유 유무를 알기 위해서는 주의하여 라벨 표식을 읽어야 한다. 트랜스 지방은 포화지방과 비슷하게 유해하므로 우리는 정부가 라벨에 반드시 기록해야 한다고 요구하고 있다.

1.6 새로운 조리법

익숙한 향과 조직감을 빼거나 상쇄시키기 위해 지방과 유지를 줄일 수도 있다. 부엌에서 좋은 저지방 식품을 만들기 위해서는 여러 가지 방법과 재료를 가진 실험이 요구된다고 뉴욕 Hyde 공원에서 영양학자인 Catharine Powers가 말한 바 있다.

1) 향미를 위해 지방 이상의 것을 찾을 것

신선한 약초, 양념, 마늘, 양파, 골파, 식초 그리고 고품질의 겨자 등을 사용하여 요리하라. 코팅된 팬에서 천천히 요리하는 것에 의해 양파, 당근, 그리고 또 다른 야채들은 천천히 요리하는 것에 의해서 자극적인 즙이 구수하게 요리된다. 요리 중에 약간의 물, 삶아낸 국물, 와인 또는 과일주스를 첨가하면 눌어붙는 것을 방지하게 될 것이다. 야채, 닭, 생선을 찔 때는 영양가를 유지하고 천연즙을 보호하기 위한 좋은 방법을 음식에 적용하고, 그리고 향미를 위해 약초와 양념을 사용하는 것이 좋다. 요리 후에 첨가된 맛은 호두 또는 올리브유와 같은 유향 오일을 얇게 조리붓으로 칠하는 것에 의해 사용량을 줄일 수 있다.

2) 치감을 위해 대체제를 사용하라

대부분의 요리에서 파이껍질에 쇼트닝을 대신할 것은 어떤 것도 없다. 그러나 당신은 요리와 컵 또는 롤형으로 구운 머핀빵을 만드는 방법에 의해 지방의 ⅓을 쉽게 줄일 수 있다. 그 방법은 크림의 질감을 유지하는 애플소스와 바나나 퓨레로 그것을 대신하는 것이다. 바바리안 파이와 초콜릿무스를 위해 탈지 리코타 치즈를 사용하라. 지방이 제거된 요구르트로 정제되고 혼합된 계란 노른자와 크림을 사용할 수도 있다. 우유에서 크림을 제거한 무가당 탈지유는 크림을 기본으로 하는 수프와 소스에 크림의 역할을 대신하기에 좋다. 탈지유는 렌치 드레싱, 저지방 팬케이크 그리고 머핀에서 전유 또는 크림을 대신할 수 있다.

3) 새로운 소스를 찾아라

많은 요리사들은 새로운 퓨레, 조미료 등을 만들기 위해 야채, 과일 그리고 콩류에

당신의 식품 예산

몸무게의 증가나 감소 없이 하루에 얼마나 많은 칼로리를 소비할 수 있는가를 측정하는 방법이 있다. 그리고 이것으로 식품에 지방이 얼마나 많이 들어 있는가도 측정할 수 있다.

칼로리 필요량을 계산하기 위해 몸무게를 재는 것부터 시작하라. 만약 여자라면 10, 남자라면 11을 곱하라. 그것은 기초대사량의 범위이다. 다음의 네 개의 문항 중 규칙적인 운동을 가장 잘 표현한 것을 찾고, 운동인자와 연관된 것을 선택하라.

· Sedentary(앉아 있는)	1.40	· Moderate(적당한 운동) (수영이나 걷기)	1.70
· Light(가벼운 운동) (집안 일, 요리, 가벼운 산책)	1.60	· Strenuous(심한 운동) (가슴이 뛰는 운동)	1.85

운동 요인에 기초대사량을 곱하면 대략적인 하루의 소요 칼로리를 예상할 수 있다. 하루에 허용된 지방량을 계산하기 위해서는 손쉬운 수학적 계산법이 있다. 하루 칼로리를 30으로 나눠라. 그 답은 대충 정부의 요구에 따라 섭취될 수 있는 지방의 그램이다. 지방으로부터 30 kcal ; 지방은 1 g당 9 kcal를 갖는다(많은 영양학자들은 심지어 그것보다 더 적은 양의 지방을 먹어야 한다고 말한다).

관심을 쏟는다. 멕시코에서는 살사, 인디아에서는 쳐트니(달콤하고 시큼한 인도의 조미료), 그리고 인도네시아와 말레이시아에서는 삼바로 알려진 뜨겁고 차갑게 할 수 있고 덩어리가 있는 또는 부드럽게 할 수 있는 렐리쉬가 있다. 이것들을 쌀, 파스타, 증기로 찐 야채 또는 고기에다 첨가한다.

4) 요리법을 다시 만들어라

저지방 식품재료를 가지고 식품을 만듦으로써 틀에 박힌 음식물의 지방함량을 극적으로 줄일 수 있다. 두 가지 예로 보볼리스로 만든 피자, 저지방 토마토소스 그리고 아침 식사용의 곡물 마쯔렐라 등을 첨가한 피자가 있다. 옥수수로 만든 토르티아 빵(멕시코 지방의 둥글넓적한 빵), 지방이 제거된 기름에 튀긴 콩, 그리고 칠면조 가슴부위살로 만든 타코스 등이다.

저지방 조리에 관한 조리법을 구하는 방법은 예약구독 또는 가판대에서도 살 수 있다. 30%의 칼로리 감소 또는 지방으로부터 더 적은 칼로리를 목표로 하는 식단들을 취급하고 있다. 또 다른 정보는 일반적으로 생선식단을 가진 소비자를 보고, 출판사의 “Good Eating, Good Health Cook Book” 그리고 “Catch of the day”에서 볼 수 있다.

1.7 외식, 현명하게 하라

소비자들은 영양정보에 많은 관심을 가지고 있고 중국, 멕시칸 그리고 이태리 식당에서 팔리는 많은 지방을 함유한 음식들이 있다는 것을 안다. 그것의 내용을 안다면 많은 식당에서 안전하게 주문할 수 있다. 일반적으로 구운, 불에 구운, 삶은, 찐, 끓는 물에 넣은 것의 항목을 찾아보고 기름에 볶은 것, 튀긴 것 또는 아삭아삭한 음식으로부터 거리를 유지하라.

버터, 과일, 팬케이크, 요구르트가 뿌려진 팬케이크, 그리고 튀긴 것이 아닌 구운 감자를 대신해 약초가 들어 있는 양념된 채소를 주문하라. 이런 특별한 종류의 식당을 위한 안내도 있다.

1) 패스트 푸드

지난 2년 동안 패스트 푸드에 대한 우리의 연구는 닭고기 샌드위치, 구운 쇠고기 샌드위치, 그리고 저지방 드레싱을 뿌린 샐러드가 영양학적으로 가장 좋은 선택이었다고 하였다. 그 중에서 Wendy 체인식당 의 구운 치킨, Arby 체인식당의 “Light Roast Beef Dleuxe” 그리고 Arby 체인식당의 “Light Roast Turkey Deluxe”가 가장 적은 지방을 가지고 있었다. 또한 대부분의 햄버거들은 영양적인 면에서는 좋았으나 대부분은 맛이 없었다.

고지방식이를 좋아하는 사람들은 마요네즈를 기본으로 한 드레싱과 치즈를 먹지 않고, 닭고기의 껍질을 벗기고 그리고 대신에 담가서 찍어 먹는 소스를 찾고 기타 유혹을 억누를 때 체중을 줄일 수 있다. 예를 들어, 맥도널드에 갔을 때 McGrilled Chicken Classic(250 kcal의 열량과 3 g의 지방 함유), Lite Vinaigrette(95 kcal와 지방 4 g) 그리고 vanilla low-fat frozen yourgurt cone(120 kcal와 지방 0.5 g)으로 점심을 때울 수 있다. 더 자세한 예는 1994년 8월 Can Fast Food Be Good Food?를 참조하라.

2) 중국 음식

적은 양의 고기, 가금류 그리고 쌀밥의 산더미 꼭대기에 채소를 얹은 것과 같은 중국인들이 먹는 것처럼 먹어라. 달걀 떨어뜨린 수프, 만두 수프 그리고 찐만두들은 좋은 출발을 만든다. 튀긴 국수 그리고 갈비는 피하는 것이 좋다. 여러 종류의 소스를 가진 찐 음식을 선택하라. 볶은 음식은 항상 지방이 낮은 것이 아니다. 주문할 때 일반적으로 요리하던 것보다 지방을 더 적게 넣어 달라고 요구하라.

3) 멕시칸 음식

일반적인 토티야 대신 굽거나 또는 찐 옥수수 토티야을 요구하라. 비슷하게 타말레(옥수수가루 다진 고기로 만든 멕시코 요리의 일종), 토스타다(토르티야를 바삭바삭하게 튀긴 것), 엔칠라다(옥수수가루에 고추로 양념한 멕시코 파이) 등 튀긴 것보다는 구운 토티야를 찾아보라.

신크림, 과카몰레(아보카도를 으깨서 토마토, 양파, 양념을 더한 소스) 또는 치즈를 대신해 살사를 이용하라. 닭 파히타스(얇은 고기를 양념해 절여 얇게 구운 요리 : 옥수수빵과 소스를 곁들임)는 좋은 선택이다. 오일이 거의 없거나 전혀 없게 요리되도록 요청하라. Taco Bell의 새로운 "Border Light" 메뉴는 50%보다 더 많이 지방을 줄였고, 평균 20%의 칼로리를 줄였다.

4) 이태리 음식

파스타 요리의 열량은 소스에 의존한다. 알프레도와 같은 크림소스를 대신하는 크림소스 또는 포모도라를 선택하라. 튀긴 닭, 고기 대신 굽거나 약간 그을린 해조류를 주문해라.

숨은 트랜스 지방 찾기

오랫동안 새로운 식품포장 표시는 소비자들이 그들이 먹는 식품에 얼마나 많은 총 지방과 포화지방이 있는가를 알 수 있게 하였다. 그러나 그것은 트랜스 지방이 얼마나 많이 있는가를 알기는 어렵고 불가능하였다. 심지어 많은 연구자들은 그것이 포화지방 만큼이나 나쁘다고 생각한다. 다음의 지침이 이를 구분하는 데 도움을 줄 것이다.

표시된 문구를 자세히 읽을 것;

INGREDIENTS: WHOLE WHEAT FLOUR, ENRICHED WHEAT FLOUR (CONTAINS NIACIN, REDUCED IRON, THIAMINE MONONITRATE [VITAMIN B_1], RIBOFLAVIN [VITAMIN B_2]), VEGETABLE SHORTENING (PARTIALLY HYDROGENATED SOYBEAN OIL), SUGAR, SALT, HIGH FRUCTOSE CORN SYRUP, MALTED BARLEY FLOUR, LEAVENING (CALCIUM PHOSPHATE, BAKING SODA), ANNATTO EXTRACT AND TURMERIC OLEORESIN (VEGETABLE COLORS).

Total Fat 4g	**6%**
Saturated Fat 0.5g	**3%**
Polyunsaturated Fat 0g	
Monounsaturated Fat 1.5g	

이 구성성분 목록은 부분적으로 수소화된 오일을 포함한다. 이 제품은 트랜스 지방을 가지고 있다. 그러나 가끔씩은 직접적으로 표시하기도 하지만 얼마나 많이 가지고 있는가에 대해 구체적으로는 밝히지는 않는다. 만약 라벨상에 또 따른 지방(포화, 불포화, 그리고 단일불포화)들의 양이 표시되어 있다면 이 숫자들을 서로 더하고 그리고 총 지방량으로부터 그것을 빼라.

그러면 제품에 포함되어 있는 대략적인 트랜스 지방의 양을 알 수 있다. 예를 들면, 지방을 줄인 밀로 된 크래커에 3종류의 지방의 양을 더하고 총 지방에서 그것을 빼면 2 g 정도인데, 이는 크래커 지방의 반이다. 계산되지 않은 값, 즉 그것은 2 g의 트랜스 지방일 것이다.

USDA의 의존성 ; 미국 농무부에 의한 새로운 결과로서 부분적으로 높은 트랜스 지방을 담고 있는 몇 개의 포장식품들이 높은 트랜스 지방을 담고 있는 식품 리스트이다. 어떤 식품은 포화지방보다 더 많은 트랜스 지방을 갖기도 한다. 각각의 항목은 상품명으로 표시했으며, 회사 이름은 표시하지 않았다. 대부분의 종류에서 트랜스 지방은 상표에 표시되어 있는 것과 비슷하였으나 반드시 그런 것은 아니었다. 자세한 정보를 제공하기 위해 우리는 표준 1인분 당 전체 지방, 포화지방, 그리고 트랜스 지방을 g으로 표시하였다.

	1인분(g)	전체 지방	포화지방	트랜스지방
Biscults (refrigerated dough)	55	6.5	1.5	2.0
Cake frosting (chocolate, ready-to-eat)	35	6.5	2.0	1.0
Cheese crackers	30	9.5	2.0	2.0
Chocolate chip cookies	30	8.0	2.0	3.0
Doughnuts (sugar or galzed)	55	14.0	3.5	4.0
French fries frozen (before cooking)	85	8.5	1.5	3.0
Graham crackers	30	3.0	0.5	2.0
Popcorn, microwave	30	7.5	2.0	2.5
파운드 cake	80	16.5	3.5	4.5
Snack crackers	30	7.0	1.0	2.5
Taco shells	30	8.0	1.5	2.5

5) 프랑스 음식

전형적인 '누벨퀴진(새로운 저칼로리의 프랑스 요리)' 요리법은 만들어진 육수, 향신료로 소스를 제공하고 전통적인 프랑스 요리법보다 더 적은 지방을 함유한다. 파이, 파테, 짓이긴 간이나 고기를 요리한 것 또는 비시스와즈(감자, 부추, 양파, 닭, 육수 등으로 된 크림) 보다는 오히려 컨소메나 스팀한 양고기로 출발하라. 구운 또는 삶은 생선과 포도주소스를 가지고 부여베이스(생선 조개류에 향료를 넣어 찐 요리) 또는 야채슈트 요리, 고기와 같은 가벼운 스튜(뭉근한 불에 끓인 것)를 선택하라.

자가 테스트

당신이 먹는 식품 속의 지방은 얼마인가?

식품에서 얼마나 초과분의 지방을 제거할 수 있는가? 이것을 아는 것은 매일 얼마나 많은 칼로리와 지방을 먹는가를 잘 기록하는 것이 유일한 방법이다. 지방 소비량을 체크하는 가장 간단한 방법은 시애틀의 허친슨 암센타 조사에 의해 고안된 새로운 퀴즈방법에 의한 것이다. 이 연구들은 소비량을 계산할 수 있는 정확한 방법에 속한다. 또한 질문들은 지방을 줄일 수 있는 다섯 가지 방법을 제시해 주고 있다. 또한 영양학자에 의해 제안된 지방을 줄일 수 있는 5가지 기초방법을 얼마나 잘 지키고 있는가를 알려 준다. 지난 3개월 동안 먹은 식이를 생각하고 번호로 질문에 각각 답하라. 만약 이 질문에 당신의 식이에 적용되는 것이 아니라면 빈칸으로 남겨 두라(예를 들어, 만약 육류를 먹지 않았다면 5, 6, 19번은 답하지 않아도 된다. 당신의 점수는 식이에 기초를 둔다.

〈퀴 즈〉

지난 3개월 동안 당신은 _____ (1=항상, 2=종종, 3=가끔, 4=거의 먹지 않는다)

1. ate fish, did you avoid frying it? _____
2. ate chicken, did you avoid frying it? _____
3. ate chicken, did you remove the skin? _____
4. ate spaghetti or noodles, did you eat it plain or with a meatless tomato sauce? _____
5. ate red meat, did you trim all the visible fat? _____
6. ate ground beef, did you choose extra lean? _____
7. ate bread, rolls, or muffins, did you eat them *without* butter or margarine? _____
8. drank milk, was it skim or 1% milk instead of 2% or whole? _____
9. ate cheese, was it a reduced-fat variety? _____
10. ate a frozen dessert, was it sherbet, ice milk, or nonfat yogurt or ice cream? _____
11. ate cooked vegetables, did you eat them *without* adding butter, margarine, salt pork, or bacon fat? _____
12. ate cooked vegetables, did you avoid frying them? _____
13. ate potatoes, were they cooked by a method other than frying? _____
14. ate boiled or baked potatoes, did you eat them *without* butter, margarine, or sour cream? _____

(계속)

15. ate green salads with dressing, did you use a low-fat or nonfat dressing? ________
16. ate dessert, did you eat only fruit? ________
17. ate a snack, was it raw vegetables? ________
18. ate a snack, was it fresh fruit? ________
19. cooked red meat, did you trim all the fat before cooking? ________
20. used mayonnaise or a mayonnaise-type dressing, was it low-fat or nonfat? ________

〈점수계산〉

당신의 식이로부터 칼로리의 %를 측정하기 위해 아래 칸으로 위의 숫자를 이동하라. 답하지 않은 것은 빈칸으로 남겨 두어라. 이 항목들은 퀴즈에서 그들의 요구를 따른 것보다 오히려 5개의 지방감소 방법에 연관된다. 전체를 당신이 대답한 숫자로 나눠라. 즉 다섯 개의 평균을 더하고, 다섯으로 나눈 다음 표를 체크하라.

Strategy 1 : Avoid frying

Items : 1 ________
2 ________
12 ________
13 ________
Subtotal ________
Average ________

Strategy 2 : Modify meat

Items : 3 ________
5 ________
6 ________
19 ________
Subtotal ________
Average ________

Strategy 3 : Avoid fat as flavoring

Items : 4 ________
7 ________
11 ________
14 ________
Subtotal ________
Average ________

Strategy 4 : Substitute low-fat or nonfat versions

Items : 8 ________
9 ________
10 ________
15 ________
20 ________
Subtotal ________
Average ________

Strategy 5 : Replace fatty foods with produce

Items : 16 ________
17 ________
18 ________
Subtotal ________
Average ________

Overall score ________
(sum of 5 averages) :
Divide overall score by 5 to get overall average : ________

If overall average is...	your % of fats from calories is...
1.0 to 1.5	under 25%
1.5 to 2	25 to 29%
2 to 2.5	30 to 34%
2.5 to 3	35 to 39%
3 to 3.5	40 to 44%
3.5 to 4	45% or more

2. 콜레스테롤 통제하기

콜레스테롤은 마치 "지킬 박사와 하이드" 와 같은 신출귀몰한 존재이다. 지킬 박사와 하이드의 양면적인 성격이 있으나 생체 내에서 매우 중요한 기능을 수행하고 있다. 많은 미국인에게는 콜레스테롤은 나쁜 측면이 있는데, 과다한 경우 혈관벽을 손상시키고 심장마비와 뇌졸중을 유발시키는 것이다. 인체는 지방의 소화, 세포벽을 만드는 일, 호르몬의 생성, 그리고 기타 중요한 기능을 위해 콜레스테롤이 필요하다. 혈액은 콜레스테롤 입자를 운반하는데, 라이포 프로틴 형태로 운반한다.

과다한 라이포 프로틴의 저장량은 심장의 동맥에도 축적되고, 심장에 '플라그'를 만들어 동맥경화를 야기한다. 미국인들의 가장 큰 #1 사망원인은 심장마비이다. 미국인 9,000만 명 이상 그리고 약 성인 50% 이상이 심장마비의 위험요인인 정상 이상의 콜레스테롤 수치를 가지고 있다고 미국 심장병학회에서 밝힌 바 있다.

자기의 콜레스테롤 수치를 알 수 있는 기회를 갖는다는 것은 중요하고, 그 수치는 높지 않아야 한다. 그러나 더욱 중요한 것은 그 콜레스테롤이 어떻게 심장혈관질환 문제에 작용하는가를 정확하게 아는 것이다. 아마도 자기의 콜레스테롤에 대하여 너무 많은 걱정을 할 수도 있다. 아니면 충분이 걱정을 하지 않을 수도 있다.

다음 장에서 우리는 다음과 같은 일반적인 질문에 대답을 하여야 할 것이다.

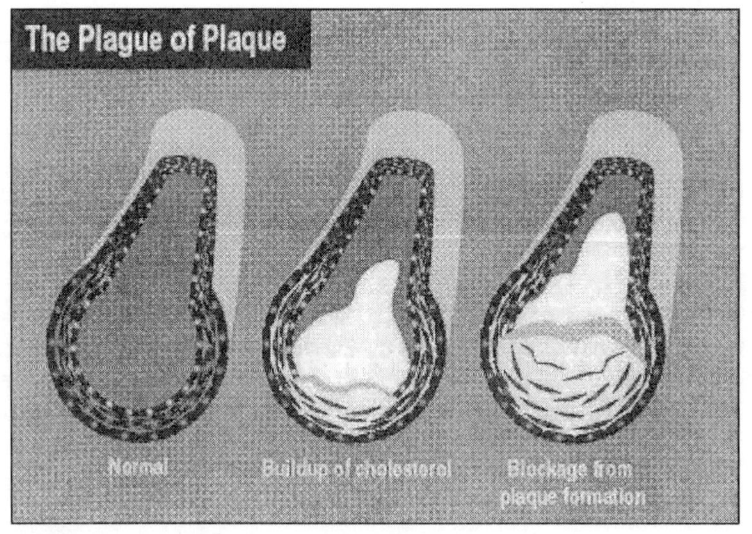

출처 : FDA Consumer Magazine(January/February 1999, Vol. 33, No. 1)

① 콜레스테롤이란 정확하게 무엇인가?
② 어떻게 콜레스테롤이 좋은 것과 나쁜 것 두 가지가 있을 수 있는가?
③ 나의 몸에서 콜레스테롤이 하는 일은 무엇인가?
④ 증가된 콜레스테롤 수준은 무엇인가?
⑤ 나는 언제부터 걱정하기 시작했는가?
⑥ 나는 나의 문제에 대해 무엇을 할 수 있는가?

2.1 콜레스테롤 수치의 중요성

혈중 콜레스테롤 수치는 매우 중요하다. 심장과 혈관질환은 미국인들의 사망원인의 첫 번째이고, 문제를 일으키는 주요 인자는 증가된 콜레스테롤이라는 점을 지적할 수 있다.

일반적 이론 :

① 콜레스테롤 수준이 높을수록 심혈관질환의 위험은 커진다.
② 콜레스테롤 수준이 높을수록 심혈관질환으로 사망할 수 있는 위험이 커진다.
③ 콜레스테롤 수준을 낮춤으로써 심혈관 질환의 위험을 줄일 수 있다.

2.2 콜레스테롤과 심장혈관질환

좋은 뉴스란... 심혈관질환으로 인한 사망은 계속적으로 감소되고 있다는 사실이며, 이러한 좋은 경향은 심혈관질환을 일으키는 인자에 대한 개선된 치료와 조절 덕분이다. 1980년에는 심장마비로 인하여 100,000명당 163명이 죽었다. 1990년에는 100,000명당 112명으로 떨어졌다. 뇌졸중으로 인한 사망률도 감소하였다. 1980년에는 뇌졸중으로 100,000명당 41명이 사망하였으나, 1990년에는 이 숫자는 28명으로 떨어졌다.

나쁜 뉴스란... 너무나도 많은 사람들은 여전히 심혈관질환으로 사망한다는 사실이다. 미국 심장협회는 여전히 심혈관질환으로 거의 매년 100만 명 정도가 사망한다고 보고했다. 이것은 모든 종류의 암으로 인한 죽음보다도 더 많은 수치이다. 이 죽음들의 대부분의 근본 원인은 좁아지거나 봉쇄된 동맥 때문이다. 콜레스테롤은 이러한 질환에 관련하여 중요한 역할을 한다.

동맥경화증은 콜레스테롤을 포함한 지방을 동맥벽에 침착시키는 고통없는 조용한 죽음의 과정이다. 이러한 동맥의 축적물들은 '플라그'로 불리는 혹같은 돌기의 형태로 나타난다.

플라그가 생성될수록 동맥 내부는 좁아지고 혈액의 흐름을 감소시킨다. 만약 관상 동맥의 흐름이 줄어든다면 그것은 보통 협심증이라 불리는 흉곽의 고통을 가져온다. 플라그가 커질수록 동맥 내층은 울퉁불퉁하게 되고, 플래크 안에서 찢어지거나 또는 파열된 것은 혈액 덩어리가 될 수 있는 원인이 된다. 이러한 덩어리는 혈액의 흐름을 방해하고 동맥하류로 혈액이 원활히 흘러가는 흐름을 차단하게 된다. 만약 심장의 일부에 혈액의 흐름이 멈춘다면 심장마비를 가져올 것이며, 만약 뇌의 일부에서 혈액의 흐름이 멈춘다면 뇌졸중을 가져올 것이다.

많은 요인들이 동맥의 상태를 나쁘게 하는 데 영향을 준다. 콜레스테롤이 물론 이 과정에서 중요한 역할을 하나 콜레스테롤만이 문제를 풀 수 있는 유일한 요인은 아니다.

2.3 혈중 콜레스테롤이란 무엇인가?

콜레스테롤은 밀랍과 같은 지방과 비슷한 물질이다. 비록 그것이 독성을 가지고 있는지 없는지에 대한 논란이 종종 있지만 이것이 없이는 우리가 살 수가 없다. 콜레스테롤은 신체의 세포막, 신경의 절연, 특정 호르몬의 생성 등에 있어서 필수적이다. 콜레스테롤은 간에서 섭취한 음식물을 소화시키는 것을 돕는 담즙산을 만드는 데 사용된다.

콜레스테롤은 한편으로는 단어를 사람들이 사용하는 방법에 따라 혼돈되는데, 콜레스테롤은 종종 섭취하는 콜레스테롤과 혈액 속의 콜레스테롤로 구분하여 생각하여야 한다.

1) 식이적 콜레스테롤

콜레스테롤은 식이적 지질로서 식품에 존재한다. 고기나 낙농제품과 같은 동물성 식품들에서 거의 전부 콜레스테롤이 발견된다.

2) 혈중 콜레스테롤

혈중 콜레스테롤은 혈중 지질의 자연적인 구성물로서 다른 방법으로 존재한다. 혈액 속의 콜레스테롤은 간과 섭취한 음식물로부터 얻게 된다. 간은 혈액 콜레스테롤의 약 80%를 만든다. 단지 20% 만이 식이로부터 온다. 먹는 지방과 콜레스테롤의 양은 혈중 콜레스테롤을 포함한 혈중 지질의 모든 수준에 영향을 미친다.

2.4 혈중 콜레스테롤-좋고, 나쁜 것

혈액으로 이동시키기 위해 몸은 에이포단백질(apoproteins)이라 불리는 단백질로 콜레스테롤을 둘러싼다. 일단 이렇게 되면 그들은 지단백이라 불리는 꾸러미 형태가 된다. 지단백은 몸으로 콜레스테롤과 중성지질을 이동시킨다. 어떤 지단백은 저밀도 지단백(LDL)이라고 불린다. 그들은 많은 양의 콜레스테롤을 담고 있다. 또 다른 것은 고밀도 지단백(HDL)으로 불린다. 그들은 대부분 단백질로 되어 있다. 지단백의 3번째 종류는 극저밀도 지단백(VLDL)이다. 이것은 콜레스테롤, 중성지방 그리고 단백질을 가지고 있다.

어떤 사람들은 LDL은 '나쁜 콜레스테롤' HDL은 '좋은 콜레스테롤'이라고 부른다. 콜레스테롤은 몸 전체의 세포를 만드는 역할을 한다. 콜레스테롤을 운반하는 LDL 조각들은 세포표면 수용체에 그들 자신을 부착시키고, 그때 세포 안으로 들어간다. 만약 혈액에 LDL 조각이 너무 많다면, 또는 간세포들이 정상적으로 LDL 조각들을 받아들이지 않는다면, 또는 간에 너무나도 적은 LDL 수용체가 있다면 신체의 세포들은 LDL 조각으로부터 콜레스테롤을 가지로 포화될 것이다.

이때 콜레스테롤은 동맥벽에 침착될 것이다. 이 점에서 HDL은 좋은 역할을 한다. 이것은 동맥벽에 침착된 콜레스테롤을 정확하게 끄집어내고, 제거를 위해 간으로 LDL을 이동시킬 것이다.

이 상태에서 만약 LDL 조각으로부터 너무 많은 콜레스테롤이 동맥벽에 침착됐다면 위험할 수 있다. 동맥들은 플래크가 점점 더 생길 것이고, 점점 더 좁아질 것이다. 이것이 관상동맥경화이다. 높은 HDL 수준이 LDL 수준과 관계가 있는가를 설명해주는 좋은 이유가 된다. 그것은 관상동맥경화로 발전되는 것으로부터 보호할 수 있는 역할을 수행한다.

2.5 고콜레스테롤 치료하기

어떤 사람은 왜 높은 콜레스테롤을 갖는가? 이것은 유전적인 형질 또는 생활습관 또는 둘 다로부터 오는 결과이다. 유전자들은 효율적으로 혈액의 LDL을 제거하지 못하는 세포를 만들고, 또는 VLDL 조각처럼 너무 많은 양의 콜레스테롤을 생산하는 간을 만들고, 너무 적은 양의 HDL 입자를 만든다.

흡연, 식이 그리고 비활동적인 생활습관은 높은 혈중 콜레스테롤을 유지시키고, 높은 콜레스테롤을 일으키는 원인이 된다. 관상동맥경화의 위험에 노출되는 셈이다.

2.6 콜레스테롤 검사

혈중 지질들이 정상 범위에 있는지를 아는 유일한 방법은 그것들을 측정하는 것이다. 그 실험은 하룻밤 절식 후 혈액 샘플을 채취하여 행해진다. 3~5년 정도에 한 번씩 테스트를 가져야 한다. 만약 콜레스테롤 수치에 문제가 있다면 더욱 자주 측정해야 한다.

이 테스트는 총 콜레스테롤, HDL, 중성지질을 측정한다(총 콜레스테롤은 LDL, HDL 그리고 또 다른 혈중 콜레스테롤 분자로 되어 있다). 어떤 연구가들은 혈액실험의 일부로 직접적으로 LDL을 측정한다. 그러나 만약 중성지질이 정상이라면 다음의 공식을 이용해 LDL 수준을 계산할 수가 있다. LDL 수치에 첨가적으로 LDL과 HDL 콜레스테롤과의 비율 또는 총 콜레스테롤과 HDL과의 비율을 계산한다.

오늘날 의사들은 HDL 수치에 굉장한 관심을 보인다. 정상적인 총 콜레스테롤의 수치를 가졌다 하더라도 만약 HDL 수준이 낮다면 심혈관질환에 걸릴 위험이 높다고 볼 수 있다. 그러나 그것이 현실로 나타나기에는 좀 거리가 있다. 수치들은 단지 지표일 뿐이며, 만약 수치가 정상 범위에서 벗어난다면 의사와 상담하는 것이 필요할 것이다.

테스트에서 각각의 수치는 다른 수치들과의 관계를 살펴볼 때 굉장한 의미를 갖고 다른 심혈관질환 위험인자들과 연결해서 고찰해 볼 때 의미를 갖는다는 것을 기억할 필요가 있다.

2.7 타 심장혈관 위험요인

심장혈관 건강을 더 완벽한 상태로 만들기 위해서는 반드시 심혈관질환을 일으키는 또 다른 위험인자들을 고려해야만 한다. 각각의 위험인자는 지질 수준에 영향을 미친다.

비정상적인 지질 수준에 많은 위험인자의 중합적인 결합은 심장혈관질환으로 발전될 수 있는 위험은 더 증가된다. 만약 몇 개의 위험인자를 가지고 있다면 그들의 효과는 단순하게 산술적인 합계가 되는 것이 아니라 서로 상승적인 효과를 나타내므로 기하학적인 증가를 나타낸다. 예를 들어, 만약 높은 총 콜레스테롤을 가졌고 담배를 피운다면 같은 콜레스테롤 수준에서 금연하는 사람보다 더 많은 위험을 가지고 있는 것이다.

한편, 효과를 증진시키는 경우도 있다. 가령 운동을 하면서 저지방 식이를 하는 것은 체중을 줄이는 것을 돕는다. 동시에 고혈압, 심장마비, 뇌졸중 등의 위험을 줄일 수도 있다.

심장혈관질환의 위험인자들은 변화시킬 수 있는 것과 그렇지 않은 것으로 나뉜다. 위험인자들이 어떻게 혈액 콜레스테롤과 중성지질에 영향을 미치는가를 살펴보자. 여기에는 당신이 변화시킬 수 있는 인자들이 있다:

1) 흡 연

담배를 피우는 것은 혈관벽을 손상시키고 지방질을 축적시키는 경향이 있다. 흡연은 또한 15% 정도 HDL을 감소시킬 수도 있다. 만약 담배를 끊는다면 HDL 수준은 높은 수준으로 돌아올 것이다.

2) 고혈압

동맥벽의 손상에 의한 고혈압은 동맥경화로 발전될 수 있다. 고혈압인 경우 어떤 약물치료는 LDL과 중성지질의 수준을 증가시키고, HDL 수준을 오히려 감소시킨다.

3) 운동부족

물리적 운동 부족은 HDL을 감소시키는 것과 관련이 있다. 유산소적 운동은 HDL을 증가시키는 하나의 방법이다. 유산소적 운동이란 팔과 다리를 계속적으로 움직이게 하는 것이고, 호흡을 증가시키는 운동이다. 이틀에 한 번 계단을 30~45번 정도 걸으면 심혈관 체계는 보호될 수 있다.

4) 비 만

과체중은 중성지질을 증가시킨다. 또한 HDL을 감소시키고, VLDL은 증가시킨다. 단지 2.5~5 kg을 줄이는 것만으로도 중성지질과 콜레스테롤 수준들을 개선시킬 수 있다.

5) 당 뇨

당뇨는 많은 사람들에게 있어서 중성지질을 증가시키고 HDL을 감소시킨다. 당뇨는 관상동맥경화를 발전시키고, 심장질환, 뇌졸중 그리고 발 부위까지의 혈액순환을 방해한다. 만약 당뇨병을 가지고 있다면 총 콜레스테롤, 중성지질 그리고 HDL의 측정은 적어도 매년 실시하여야 한다.

정상보다 아래로 체중과 혈당을 유지하는 것이 중요하다. 당뇨는 합병증으로 발전할 수 있으므로 주의를 요한다.

아래 요인들은 당신이 바꿀 수 없는 위험인자이다.

6) 노 화

대체적으로 나이가 들수록 LDL 콜레스테롤 수준은 대체로 증가한다. 과학자들은 왜 그런지 그 메커니즘을 정확하게는 아직 밝히지 못 하고 있다. 그 증가는 나이와 체지방의 증가에 의해 원인이 될 수 있다.

7) 성 별

45세까지는 남자는 일반적으로 여성에 비해 높은 총 콜레스테롤 수준을 유지한다. 또한 이 나이까지는 여성들은 높은 HDL 수준을 갖는 경향이 있다. 그러나 폐경기 이후의 여성들은 총콜레스테롤이 증가하고, 보호적 HDL 수치는 떨어진다.

8) 주 의

심혈관질환이 주로 남성의 병이라고 생각해서는 안 된다. 심혈관질환은 여성사망 원인의 1위이고, 매년 500,000명의 여성들이 사망한다. 암으로 인해 사망하는 220,000명의 여성보다 더 많이 사망한다. 여성은 남성들만큼 많이 심혈관질환을 갖는다. 단지 그 시기가 늦을 뿐이다.

9) 가족력

만약 당신의 가족 중 누군가가 바람직하지 않은 지질수준과 심혈관질환의 문제를 가지고 있다면 당신에게 있어서도 이러한 위험은 증가된다고 간주하여야 한다.

2.8 콜레스테롤 저하대책

식이와 운동은 바람직하지 않은 지질의 수준을 막을 수 있는 첫 번째의 시작이다. 운동과 함께 식이를 바꾸면 혈중 콜레스테롤은 15% 이상 줄어들 것이다. 그러나 어떤 사람은 유전적으로 제한된 지질 문제들을 가지고 있다. 이것은 식이에는 반응하지 않고 치료를 필요로 한다.

혈중 콜레스테롤을 개선시키기 위한 식이 변화를 만드는 것은 3가지 단계를 포함한다.

1) 총 지방을 줄임으로써 체중을 감소시킬 수 있다

모든 종류의 지방, 포화지방, 다가불포화지방 그리고 단일불포화지방 등을 제한해

라. 하루 총 열량의 30% 이상을 지방으로부터 얻어서는 안 된다. 왜냐하면 지방을 가진 모든 식품들은 이러한 지방들의 결합으로 구성되어 있으므로 그것은 총 지방을 줄이는 데 중요하다.

먹는 각각의 음식물이 열량의 30%보다 더 적다고 가정하지 말고 매일의 평균으로서 지침을 사용하라. 때때로 저지방 및 고지방 음식들로 총 칼로리가 구성되므로 지방섭취는 평균 하루 열량의 30% 이하를 유지해야 한다.

2) 포화지방의 감소

먹는 지방의 ⅓ 이상이 포화지방이어서는 안 된다. 포화지방의 주된 재료는 버터, 치즈, 전유, 크림, 고기, 가금류, 초콜릿, 코코넛, 야자유지, 돼지기름 그리고 고체 쇼트닝 등이다.

3) 식이 콜레스테롤을 감소시킬 것

하루에 식이로 섭취하는 콜레스테롤이 300 mg 이상이어서는 안 된다. 이 목표를 달성하기 위한 좋은 방법은 전유, 크림으로 만든 낙농제품, 그리고 간이나 혀와 같은 기관고기는 피하는 것이다. 지방과 콜레스테롤을 제한하는 것은 체중을 줄일 수 있도록 도와주고, 이것은 혈중 지질 수준을 개선시킨다.

4) 운동은 체중감량 이상의 효과가 있다

저지방, 저콜레스테롤 식이는 VLDL 콜레스테롤 수준을 개선시킨다. 만약 운동을 하고 체중을 줄인다면 중성지질과 콜레스테롤 수준까지도 더 좋게 할 수 있다.

운동은 체중을 줄이고 나이가 들면서 얻어진 무게의 변화를 줄인다. 이러한 이익을 위해 다음의 지침을 가지고 프로그램을 세우고 의사와 상의하라.

▸ 유산소운동의 선택

계단걷기, 조깅, 자전거 타기, 크로스 컨트리, 스키 타기 등에서 얻을 수 있다.

▸ 일정시간 동안 운동하고 횟수를 늘려라

일주일에 적어도 3번, 30~45분 정도 운동하는 것을 점차적으로 행하라. 만약 심하게 과체중이거나, 오랫동안 비활동적이었다면 몇 달 동안 점차적으로 이 수준으로 운동하도록 하여야 한다. 활동량이 많을수록 체중이 줄어드는 비율은 증가한다.

▸ 습관의 유지

운동을 위해 규칙적인 시간을 짜라. 운동을 재미있게 하라. 만약 운동이 즐겁지 않다면 장기간에 걸쳐 규칙적으로 운동하기가 힘들다.

운동의 동기를 주고, 운동을 같이 할 친구 또는 운동팀을 발견하라. 또는 꾸준히 운동을 할 수 있는 활기를 가져라.

프로그램을 가지고 유지하지 않으면 운동으로 인해 줄어든 체중을 지키지 못 한다. 또한 지속적인 활동은 종종 나이가 들면서 증가하는 체중을 방지할 수 있다. 이것은 혈액지질이 낮은 수준을 유지할 수 있도록 도와준다. 식이, 운동 그리고 흡연하는 습관들을 변화시키면 VLDL 콜레스테롤과 중성지질 수준은 개선된다. 만약 이런 중요한 생활습관을 변화시키지 않는다면 총 콜레스테롤, 특히 LDL 수준은 여전히 높을 것이고, 의사는 치료를 권할 것이다. 치료를 권하기 전에 의사는 신중한 판단과 여러 가지에 대해 심사숙고 할 것이다. 변화시킬 수 있는 위험인자들과 현재의 건강상태, 그리고 약물의 부작용들을 고려하여 만약 콜레스테롤을 낮추기 위해 치료를 한다면 여러 해 동안 치료를 해야 할 것이다.

LDL 콜레스테롤 수준은 일반적으로 결정적인 요인이다. 만약 심혈관질환의 어떤 위험인자도 가지고 있지 않다면 일반적으로 190 이상의 LDL 수준에서 치료를 필요로 하고, 두 가지 또는 그 이상의 위험인자를 가지고 있다면 160 이상의 LDL 수준에서 치료가 요구된다.

콜레스테롤과 심혈관계 건강에 대한 의미는 중요하다. 그러나 그리 단순하지는 않다. 단지 총 콜레스테롤을 아는 것만으로는 충분하지 않다. 심혈관질환 위험인자들에게 필수적으로 영향을 주는 요인과 혈중 지질 수준들을 이해하고 이 수치들을 줄이기 위해 노력해야 한다.

제 7 장

식이단백질

1. 우리는 지나치게 많은 양의 단백질을 섭취하는 것이 아닌가?

대부분의 미국인들은 단백질 특히 육류단백질이 균형식이의 중심이라고 생각한다. 이러한 신념은 닭고기와 송아지 고기에 관한 최근의 광고 캠페인에 의해 영구적으로 남게 되었다. 그러나 일반적으로 미국인들은 필요로 하는 것보다 훨씬 더 많은 단백질을 섭취하고 있으며, 이는 아마 권고 받은 양 이상일 것이다. 남성들은 정부가 권고하는 양의 2배의 단백질을 섭취하고 있으며, 여성은 거의 1.5배를 섭취한다. 그 단백질 대부분은 동물성 단백질원으로부터 온다.

오늘날 일부 연구들은 과잉 식이단백질이 건강을 위험에 처하게 한다고 시사하고 있다. 우리는 단백질을 매끼 식사의 주 메뉴로 하지 않거나, 동물성 단백질을 식물성으로부터 오는 단백질로 대체하는 것이 훨씬 낫다.

1.1 단백질에 대한 사례

많은 대규모의 연구들에서 심혈관질환과 일부 암(예를 들어 대장암, 직장암과 전립선암)은 대량의 육류를 섭취하는 사람들 사이에 발생률이 더 높다는 것을 알게 되었다. 그러한 연관성은 대부분의 동물성 제품에 있는 고함량의 지방, 특히 포화지방 때문일 것이다. 그러나 일부 증거에서는 동물 단백질 그 자체가 심혈관질환과 암의 위험도를 증가시키는 것이라고 시사하고 있다.

동물단백질에 대한 가장 강력한 비판은 심혈관질환 위험도와 관련된 혈중 콜레스

테롤치에 영향을 미치는 검증을 한 연구에서 유래한다. 동물실험에서 다소 과량의 동물단백질을 섭취하는 것만으로도 콜레스테롤치를 상승시키는 효과가 있음을 보여주었다. 일반적으로 높은 식물단백질 함유 식이는 콜레스테롤치에 반대 효과를 갖는다.

연구자들은 주로 콜레스테롤치가 상승된 사람들의 식이에 동물단백질의 일부 또는 전부를 식물단백질로 대체함으로써 인체에서 단백질과 콜레스테롤의 연관성을 반복적으로 검증했다. 그 증거에 대한 한 리뷰 논문에 의하면 28개 중 20개 연구에서 콜레스테롤치는 최소한 6%로 감소했고, 7개 연구에서는 20% 혹은 그 이상 감소했다. 그러나 정상 혹은 경계선상의 콜레스테롤치를 가진 사람들은 대부분의 연구에서 동물단백질 섭취를 줄임으로써 얻는 유익은 거의 없다고 보고하고 있다.

암에 대한 단백질의 효과는 덜 명백하다. 그러나 많은 연구에서 적어도 동물성 단백질이 다소 높은 식이를 먹인 동물들에서 악성 종양이 더 빨리 성장한다는 것을 보여주었다. 거꾸로 말하면, 동물성 단백질 섭취를 제한하면 암 성장이 억제된다.

단백질, 콜레스테롤, 암에 관한 이러한 연구는 국립암연구소(National Cancer Institute)에 의해 지원된 야심만만한 연구결과와 꼭 들어맞는다. 몇 개 나라의 연구자들은 식습관과 질병 발생률이 지역 간에 심하게 다른 중국의 65개 지역의 6,500명의 사람들의 식사를 목록으로 만들었다. 동물성 식이단백질 함량이 증가함으로써 심혈관질환과 암의 위험도 증가하였다. 이러한 연관성은 연구자들이 식이단백질과 연관된 지방의 영향을 설명한 후에도 지속되었다.

전체적으로 중국인들은 심혈관질환과 암 모두 미국인들보다 훨씬 적게 진행된다. 이는 식이단백질에 대한 사례와 일관성 있는 사실이다. 평균적으로 미국인들은 적어도 ⅓은 중국사람 보다 더 많은 단백질을 섭취한다. 더 중요한 것은 미국인들은 동물성 단백질에서 70%를 섭취하는데 비해 중국인들은 단지 11%이다.

중국의 다른 연구에서는 미국보다 골다공증(부서지기 쉬운 질환) 발생률이 더 낮음을 알았고, 단백질이 그 이유에 대한 설명의 한 부분을 이루고 있다. 일반적으로 연구자들은 산업화된 지역의 사람들의 칼슘 섭취가 더 많더라도 산업화된 국가의 사람들은 재개발국가의 사람들보다 더 높은 골다공증 발생률을 갖는다는 것을 수년 간 알고 있다. 그것은 부분적으로는 유전적 차이이거나 활동 수준이 다르기 때문이다.

저개발국가의 사람들은 더 활동적이며, 운동은 뼈를 재건토록 돕는 것이다. 그러나 일부 연구자들은 산업화된 국가의 높은 고단백질 섭취는 부분적으로 비난받아야 한다고 믿고 있다. 일부 연구들은 과잉의 단백질 섭취가 신체의 혈액에서 칼슘을 추출하며, 소변과 대변을 통해 배설토록 한다는 것을 보여주었다.

1.2 단백질을 적게 섭취하는 것

단백질과 콜레스테롤치 사이의 연관성이 명백한 암과 골다공증에서 단백질의 역할은 아직 상당히 이론적이다. 동물성 단백질이 높은 식품섭취를 제한하는 것은 합리적인 것 같다. 그것은 함유하고 있는 단백질 때문만은 아니다. 대부분의 영양연구자들은 미국인들이 총 칼로리의 25% 이상을 지방에서 섭취하며, 많은 연구자들은 20%나 그 이하로 섭취하는 것이 이상적이라고 믿고 있다. 거의 모든 육류는 칼로리의 20% 이상이 지방에서 나오며, 40% 이상이 지방으로부터 나오는데, 심한 육류 섭취자들로 하여금 총 지방섭취를 적정 수준으로 내리게 하기란 어렵다.

완전한 단백질 : 불완전한 이론

최근까지의 영양에 관한 서적들은 독자들에게 육류가 없는 식이는 보완 단백질을 포함하도록 주의 깊게 구성되어야 한다고 경고했다. 그 이론은 다음과 같다: 신체의 단백질은 아미노산이라 일컫는 20개의 화학단위 물질로 구성된다. 그 중의 9개는 필수 아미노산이다. 이 화학물질은 신체가 스스로 제조할 수 없고 반드시 식품으로부터 공급되어야 한다.

만약 당신이 필수아미노산 중 7개(2개는 아님)를 제공하는 식사를 섭취한다면 당신의 신체는 필요한 단백질을 제조할 수 없을 것이며 당신의 머리카락, 근육, 기관은 손상을 받을 것이다. 따라서 당신이 섭취하는 모든 식품을 조합하여 섭취하도록 해야 한다는 것인데, 쌀과 콩 같이 서로 완전단백질이 되도록 하는 것이며, 필수아미노산 중 9개를 포함하는 것이 완전단백질이다.

대부분의 각각의 식물성 식품단백질은 1개에서 2개 이상의 필수아미노산이 부족한 것이 사실이다. 그러나 연구자들은 이제 매일 그러한 다양한 식품을 섭취하는 것이 몸에 필요한 모든 아미노산을(매번 식이가 필요하지는 않지만) 공급한다는 것을 알고 있다. 이는 대부분의 채식주의자들이(육류 섭취를 단지 낮추는 사람들도 포함) 사실상 다양한 식이를 섭취하는 한 매일의 단백질 요구량을 맞출 수 있음을 의미한다. 예를 들어 오트밀 한 사발, 탈지우유 한 잔, 땅콩버터샌드위치, 콩과 쌀 한 접시와 소량의 야채들은 대부분의 사람들이 매일 필요로 하는 50 g 이상의 단백질을 제공한다.

유제품과 계란을 포함하여 모든 동물성 식품을 피하는 엄격한 채식주의자들은 매일의 단백질 섭취에 주의를 기울일 필요가 있다. 그러나 심지어 그런 사람들도 필요한 50 g을 얻는데 큰 어려움을 겪어서는 안 된다(표를 참고 하시오).

선택한 식품의 단백질 함량[1)]

식 품	1회 분량	단백질(g)	매일 섭취토록 제시된 양의 단백질의 양 (%)[2)]
동물성 식품			
고기, 생선 및 해산물[3)]			
톱라운드 스테이그	3온스	26.9	54%
껍질이 없는 닭고기 및 흰고기	3온스	26.3	53
물에 통조림한 참치(light)	3온스	21.7	43
대서양 대구	3온스	19.4	39
햄	3온스	19.0	38
삶은새우	3온스	17.5	35
낙농품과 계란			
무지방 Cottage 치즈	1/2컵	14.6	29
무지방 요구르트(plain)	1컵	14.0	28
스킴밀크	1컵	8.4	17
체다치즈	1온스	7.1	14
계란	1온스	6.3	13
식물성 식품			
콩, 견과 및 씨앗			
렌즈콩	1컵	17.9	36
쪼갠완두콩	1컵	16.3	33
붉은강남콩	1컵	15.3	31
리마콜	1컵	14.7	29
이집트콩	1컵	14.5	29
얼룩배기콩	1컵	14.0	28
땅콩	1/4컵	9.5	19
해바라기씨	1/4컵	8.2	16
아몬드	1/4컵	8.0	16
땅콩버터	2스푼	7.9	16
두부	3온스	6.9	14
맷돌로 빻은 귀리	1/4컵	6.6	13
캐슈땅콩	1/4컵	5.3	11
곡 류			
귀이노아	1/2컵	8.0	16
아마란스	1/2컵	7.5	15
맷돌에 굴린 귀리	1/2컵	6.4	13
기장	1/2컵	4.2	8
보리	1/2컵	3.7	7
통밀빵	1조각	3.4	7
빻은 메밀가루	1/2컵	3.3	7
현미	1/2컵	2.5	5

1) 과일과 야채는 1회 분량당 1～3 g의 단백질을 함유한다.

2) 미국 정부는 성인과 4세 이상의 어린이에게 50 g의 단백질 섭취를 권장하며, 이는 2,000칼로리의 식이에 근거한다. 임산부와 수유부는 각각 60과 65 g의 단백질을 섭취해야 한다.

3) 기록된 것 외에는 굽기 또는 그슬리게 구운 것임.

※ 1온스 = 28.3 g

대부분의 영양연구자들은 3온스 분량의 육류나 생선을 먹도록 추천한다. 이 분량 중의 하나는 4세 이상의 모든 사람들에게 정부가 적정 매일 섭취기준(비교적 기름이 없는 2,000칼로리를 기준으로 함)으로 추천한 단백질 50 g의 약 40～50%를 제공할 것이다(임산부와 수유 여성은 약간 더 많은 단백질이 필요하다). 다른 25 g은 식이의 다른 공급원에서 쉽게 얻을 수 있는 것이다.

언제든지 육류와 고기는 지방함량이 가장 적은 것을 선택하라. 희고 껍질이 없는 칠면조와 닭고기, 우둔(top-round) 또는 홍두께살(eye-of-round) 스테이크와 허리부분이 연한 돼지 살코기, 참치, 대구, 가재미와 다른 기름기 없는 종류의 생선이 이에 해당된다.

육류 또는 생선의 적은 1회 분량을 늘리기 위해서는 작은 조각으로 자른 쌀과 파스타와 혼합하거나 스프 또는 스튜에 첨가하는 것이다. 햄버거나 육류 덩어리의 일부를 갈은 야채, 곡류, 통밀빵, 또는 두부나 식물단백질 같은 콩제품으로 대체한다. 비록 우유와 다른 유제품은 상당량의 동물성 단백질을 함유하지만 저지방을 선택하는 한 섭취를 줄일 필요는 없다.

낙농제품은 육류보다 단백질을 상당히 적게 함유하며, 이는 최고의 식이칼슘 공급원이다. 영양학자들은 미국인들이 거의 육류는 없고 매일 5～9개 1회 분량의 과일과 야채, 6～7개의 1회 분량의 곡류와 풍부한 칼슘을 제공하는 충분한 양의 저지방식 유제품을 섭취하도록 권고하고 있다. 이러한 식이는 오늘날 대부분의 미국인이 먹는 식사보다 지방이 적은(적은 단백질) 것으로 간주된다.

2. 과학의 본질에 관한 18가지 생각들

Joe Schwartz, 박사

다음의 생각들은 과학과 건강에 대한 정보를 평가하는 데 도움을 줄 수 있다.

1. 과학은 진리를 찾는 과정이다. 그것은 반론 할 수 있는 진리의 수집은 아니다. 그러나 그것은 자체 교정의 규율을 갖고 있다. 그러한 교정은 오랜 시간이 걸릴 수 있으나(헛수고임을 깨닫기 전까지는 사혈(blood-letting)이란 의학적 실행이 계속되었다) 과학적 지식의 축적에 따라 실질적 과오를 저지를 기회는 감소한다.
2. 과학에 확실성은 있어 이해하기 어려우며, 종종 과학적 질문에 "예" 또는 "아니오"란 답을 하기란 어렵다. 병에 든 물이 수도꼭지 물보다 더 선호될 만한지를

결정하기 위해서는 섭취한 물의 종류만 다르고 생활습관이 모든 면에서 유사한 2개의 대규모 그룹의 사람들에 관한 평생 연구를 설계해야만 할 것이다.

3. 아무리 진보된 연구가 많이 진행된다 하더라도 모든 결과들의 예측이 가능하지 않을 수 있다. Chlorofluorocarbons(CFCS)가 냉매로 도입되었을 때 어느 누구도 30년 후에 오존층에 영향을 줄지 예측하지 못했다. 만약 무엇인가 바람직하지 못한 일이 발생한다면 그것은 누군가가 소홀하였기 때문만은 아닐 것이다.
4. 새로운 발견은 어떤 것이라도 의문을 갖고 검증되어져야 한다. 언제든지 제기되어야 한다. 의문은 과학적 증거에 대한 신념에 근거하고 정보를 비판 없이 삼켜버리는 것은 아니다.
5. 주요한 생활습관의 변화는 연구하는 사람에 근거를 가져서는 안 된다. 결과는 다른 사람들에 의해 독립적으로 재확증 되어져야 한다. 과학은 "기적 같은 눈부신 발견" 또는 "거대한 도약"에 의해 진행되는 것이 아님을 명심하라. 홀로 걷고, 수많은 작은 단계를 거치고, 천천히 합의된 의견을 향해 만들어 가는 것이다.
6. 연구들은 분야별 전문가들에 의해 주의 깊게 해석되어져야 한다. 두 개의 변수 간의 어떠한 연관성은 반드시 원인과 결과를 시사하는 것은 아니다. 극단적인 예로 유방암과 셔츠를 입는 것 사이에 강한 연관성을 생각해 보라. 분명히 셔츠를 입는 것은 질병을 야기하지 않는다. 그러나 과학자들은 종종 지론(持論)에 대한 비적절한 합리화를 제시하는 것에 놀라는 태도를 보인다.
7. 잘못된 개념의 반복은 그것을 참으로 만들지는 않는다. 많은 사람들이 설탕은 어린이들에서 과잉행동을 유발하는 것으로 확신한다. 이는 이 영향에 대해 연구를 검증되었기 때문이 아니라 그렇다고 들었기 때문이다. 사실 일부 연구들은 설탕이 어린이들에게 주장되고 있는 그러한 영향을 갖고 있음을 증명했다.
8. 비상식적인 특유의 용어는 매우 과학적으로 들릴 수 있다. 조류(algae)의 유형에 대한 광고에 "클로로필의 분자구조는 헤모글로빈의 것과 거의 같고, 신체 전반에 산소를 수송하는 역할을 한다. 산소는 주요한 영양소이며, 클로로필은 당신 체내조직의 산소이용도를 증가시키는 핵심적 분자이다"라고 말한다. 이것은 비상식적이다. 클로로필은 혈액에서 산소를 수송하지 않는다.
9. 종종 과학적 논제들에 관한 반대 의견들도 합법적이다. 그러나 과학은 모든 연구에 있어 동등하며, 반대되는 연구 때문에 신뢰를 얻을 수 없다고 결론짓는 것은 맞지 않다. 항상 누가 주어진 연구를 하는지 얼마나 잘 설계되었는지, 어떤 사람이 결과로부터 경제적으로 유익을 얻을 수 있는지 없는지를 고려하는 것은 중요하다. 누가 "그들"이라는 것은 "그들이 다음과 같이 말한다"는 것임을 염두

에 두라. 많은 경우에는 "그들이 말한다"는 단지 뜬소문이 비정확하게 보고된 것이다.

10. 비록 훨씬 가치 있는 정보를 제시한다 하더라도 동물 연구들은 반드시 인체와 관련 있는 것은 아니다. 예를 들면 페니실린은 기니아 피그에게 유독하나 인체에는 안전하다. 쥐는 인체에 필수적인 식이영양소인 비타민 C를 필요로 하지 않는다. 동물을 실험하기 위해 단기간 고농도의 의심되는 독소를 섭취시키는 것은 인체에 장시간 동안 극소량에 노출된 효과를 정확하게 반영한다고 할 수 없다.
11. 물질이 독인지 아니면 치료제인지는 용량에 좌우된다. 양에 대해 언급하지 않고는 특정 물질의 영향에 대해 논하는 것은 납득이 되지 않는다. 아스피린 정제를 빨아 먹는 것은 두통에 효과가 없지만 두 알 정도는 두통을 완화시킬 수 있다. 그러나 과량 복용 시에는 생명에 지장을 초래할 수도 있다.
12. '화학물질'이란 저속한 용어가 아니다. 화학물질은 우리 세계의 구성단위이다. 이것은 좋지도 나쁘지도 않다. 니트로글리세린은 협심증의 통증을 경감시키거나 건물을 날려 버린다. 선택은 우리의 것이다. 나아가서 물질에 의해 제기 되는 위험과 그 이름의 복잡성 사이에는 관련성이 없다. 'H_2O'은 단지 물이다.
13. 자연물질이 항상 안전한 것은 아니다. 맹독소로 알려진 피마자콩(아주까리) ricin 또는 *Clostridium botulinum* 세균의 botulin은 완전히 자연산이다. '자연산'은 '안전'과 동일한 것은 아니며, '인공적'은 '위험한'과 동일하지 않다. 어떤 물질의 특성은 화학자에 의해 실험실에서 합성되었는지 또는 식물에서 자연적으로 만들어졌는지의 여부가 아닌 분자구조에 의해 결정되는 것이다.
14. 종종 인식된 위험은 실제 위험과 다르다. 미생물의 오염으로 생긴 식중독은 과일과 야채의 미량의 살충제 보다 훨씬 인체에 위해하다.
15. 인체는 대단히 복잡하다. 우리의 건강은 많은 변수들에 의해 결정되며, 이에는 유전, 식이, 임신 동안 모체의 식습관, 스트레스, 운동 정도, 미생물에 노출, 직업적 위험 노출과 순수한 행운이 포함된다.
16. 식이가 분명히 양호한 건강상태를 증진 시키는 데 역할을 하는 반면 질병을 치료할 때는 대개 특정 식품이나 영양소의 효과가 과장되어 있다. 비록 모든 식품이 그렇다고 언급될 수는 있지만 개개의 식품은 좋지도 나쁘지도 않다. 섭취하는 식품의 다양할수록 중요한 영양소가 부족할 가능성은 적다. 많은 양의 과일과 야채를 섭취하는 것이 유익하다는 것은 과학자들 사이에 보편적으로 동의를 얻고 있다.
17. 질병의 약 80%는 자체 제한적이고, 어떤 종류의 치료에도 거의 다 반응하여

치료될 수 있을 것이다. 종종 치료는 받을 자격 없는 명성을 얻게 될 것이다. 일화 같은 증거들은 신뢰할 만하지 못한데, 그 이유는 긍정적 결과가 부정적인 것보다 훨씬 더 많이 보고될 것이기 때문이다.

18. 황금알을 낳는 거위는 없다. 달리 말해 무엇인가 너무 좋아서 진실일 수 없게 들린다면 그것은 아마도 그럴 것이다. H.L. MencKenol이 말에 의하면 "모든 복잡한 문제는 단순하고, 직접적이며, 그럴듯하며, 잘못된 해결책을 갖고 있다."

Schwartz 박사는 McGill대학의 화학과와 사회과 교수이며 사무처장이다. McGill에서 화학을 가르치는 것 외에도 그는 몬트리올 라디오 부서인 CJAD에서 화학에 대해 주말마다 청취자 전화 참여 프로그램을 진행하며, 몬트리올 신문에 "Right Chemistry "이라 불리는 주간 컬럼을 쓰고 있고, 캐나다 디스커버리 채널에서 "Joe's Chemistry Set"란 제목의 정규 텔레비전 특집도 맡고 있다. 이 논설은 그의 저서 "Radar, Hula Hoops and Playful Pigs"의 한 부분에서 채택된 것이며, 이 책은 매일의 삶에서 매혹적인 화학에 관한 논평들을 수집한 것이다.

제 8 장

수용성 비타민

1. 10가지 종합비타민의 속임수

어떤 복합제를 택할지 확신이 없는가? 보충제 제조업자들은 이익을 부풀리거나 제품 판매를 올리기 위해 어떠한 노력이든지 할 것이다. 여기에 조심해야 할 몇 가지 흔한 속임수들이 있다.

1.1 사라진 무기질들

One A Day Essential High Potency Multivitamins는 당신에게 최상이라고 느끼게 할 11개 필수비타민의 미국 RI(영양권장량)치 100%를 완전히 함유한 것이라고 회사 웹사이트에서 말하고 있다. 그러나 당신을 최상으로 느끼게 할 필수무기질은 어디 있는가? One A Day Women's High Potency Multivitamin/Multimineral은 필수 비타민은 똑같고 단지 3개의 무기질(칼슘, 철, 아연)을 더하여 갖고 있을 뿐이다.

이와 대조적으로 One A Day Men's, 50Plus, and Maximum은 최소 8개의 무기질을 가지고 있다. 그것은 단지 하루 한 알이 아니다. AARP, Nature Made Your Life와 많은 다른 제품들은 비타민만 또는 비타민과 소량의 무기질이 첨가된 것을 팔기도 한다.

당신은 왜 무기질보다 비타민이 더 자주 부족한지에 관한 이유는 없다. 완전한 일련의 무기질들은 그저 그런 제품들과 최상의 종합제들과 구별되게 하는 한 특성이다. 크롬, 구리, 마그네슘, 아연과 철분(어린이와 폐경 전 여성을 위한)을 찾아보라.

Compiled by Ingrid Van Tuinen for Nutrition Action Health Letter, April 2000.

1.2 매일 기준치 없음

거의 모든 보충제의 상표는 요즘은 당신이 구입하는 각각의 비타민과 무기질이 하루 얼마의 가치에 해당하는지를 말해 주기 위해 %DVs 또는 1일 기준치를 열거해 놓고 있다(일부 상표는 아직도 그것을 USRI 또는 미국 매일 권장량이라고 한다). 그러나 예외가 있다. Vitamin Shoppe's One Daily with Iron and Country Life Chewable Adult's Multi는 DVs를 갖고 있지 않다. 일부 웹사이트는 또한(예를 들어 CVS와 Solgar) DVs를 폭로하지 않고 있다. 그것이 없다면 당신은 잃어버린 것이다. 예를 들어 얼마나 많은 사람들이 Twinlab Daily One Caps with Iron에 있는 5g의 칼륨은 단지 DV(1일 기준치)의 0.1%이란 것을 깨닫고 있는가? 당신이 12개 이상의 영양소의 1일 기준치를 암기하고 있지 않는 한 당신은 그 DVs(1일 기준치)들이 필요 할 것이다.

1.3 충돌하는 B군들

Solgar Formula VM-75는 비타민 B_1(티아민), B_2(리보플라민), B_6와 나이아신(종종 B_3로 불리움)을 각각 75 mg씩 공급한다. Nature Made Mega 2000은 비타민을 각각 50 mg씩 함유한다. 당신이 왜 그렇게 대량의 동등한 그런 영양소들이 필요한지에 관한 이유는 없다.

1일 기준치 B_1는 1.5 mg, B_2는 1.7 mg, 나이아신은 20 mg, B_6는 2 mg는 동일하다. 회사들은 종종 B-비타민들을 반올림해서 올리지만 부적절한 수치이다. 그 이유는 그

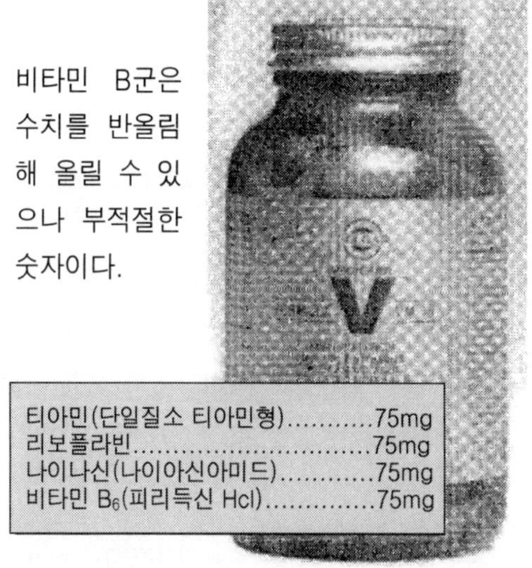

비타민 B군은 수치를 반올림해 올릴 수 있으나 부적절한 숫자이다.

것들은 싸고 비교적 안전하기 때문이다. 의도를 해석하자면 약삭빠른 상술이다.

1.4 부엌 싱크

일부 회사는 부엌 싱크를 제외하고 자신들의 제품을 돋보이게 하기 위해 모든 수단을 동원한다. 최근 연구에 의하면 그 성분들 중 일부는 가치 없는 것임에도 문제 삼지 않는다. 예를 들면 일부 보충제에 있는 인삼, 알파파, 고추, RNA, 코엔자임 Q10과 벌꿀가루가 어떤 작용을 더 할 수 있다는 증거는 거의 없다.

1.5 단지 보여주기를 위한 것일 뿐

'부엌 싱크' 선수치기에 대한 다양함은 가치 없는 그런 미량의 성분들을 첨가하는 것이다. 예를 들어 KAL은 Enhanced Energy-S에 각각 10 mg의 건조된 브로콜리, 시금치, 피망, 파슬리(다른 긴 목록 사이에서 뽑은 것)를 첨가한다. 후에 수분을 다시 첨가하면 여전히 모든 4개 채소를 조합한 골무 하나 분량 이상으로 작용하지 않는다.

GNC Men's Live Well은 귀리의 밀겨분말을 50 mg 함유한다. 당신의 콜레스테롤을 의미 있게 낮추기 위해 매일 10,000 mg 이상이 필요하다. Country Life Chewable Adult's Multi는 5mg의 은행잎 추출액을 함유한다. 전형적으로 알츠하이머(치매) 환자에 대한 연구에서는 매일 120 mg을 사용한다.

예로서 약용식물, 카로티노이드, 플라보노이드, 이소플라본과 다른 Phytochemicals에는 DVs(1일 기준치)가 없다. 보충제 제조업자들은 많은 소비자들이 목록에 있는 성분은 체크하지만, 반면에 그 양이 작용할 만큼 충분한지에 대한 생각은 없다는 것을 알고 있다.

1.6 단위 바꿔치기

만약 당신이 다른 나라에서 온 누군가에게 감동을 주길 원하면 당신 월급의 1전까지 말해 주어라. 그것이 비타민 제조업자들이 종종 무엇인가 많이 첨가한 것처럼 보이게 만드는 전략이다. 일부 영양소를 mg으로 표시하는 대신 mcg로 표시한다. 1 mg은 1,000마이크로그램(mcg)이 mg과 동량으로 표현된 양보다 천 배가 더 많아 보인다. 예를 들어 Solgar Ciplex, Naturvite와 Solovite tablets는 아연 180 mg을 함유한다. 그것은 0.18 mg이고.. 1일 기준치(DV)의 단지 1%이다. Schiff Double Day는 14mcg의 구리를 함유한다. 그것은 1일 기준치(DV)의 1% 이하이다. Solovite는 마그네슘 388 mcg 함유한다. 그것은 1일 기준치(DV)의 0.1%이다.

1.7 고도의 강력함, 고도의 멍청함

One A Day Essential High Potency Multivitamins은 11개의 비타민의 DV(1일 기준치) 100%를 함유한다. 무엇에 대하여 고강력인가?

FDA(식품의약품안전청)는 종합제란 그 자체가 최소한 영양소의 ⅔가 1일 기준치(DV)의 적어도 100%를 함유한다면 고강력이라고 표기할 수 있다고 한다. 대분분의

	1회 분량당 양	%1일 기준치		1회 분량당 양	%1일 기준치
비타민 A	5000IU	100	나이아신	20 mg	100
비타민 C	60 mg	100	비타민 B_6	2 mg	100
비타민 D	400IU	100	엽산	400 mcg	100
비타민 E	30IU	100	비타민 B_{12}	6 mcg	100
비타민 B_1	1.5 mg	100	판토텐산	10 mg	100
리보플라인 B_2	1.7 mg	100			

"One A Day(하루 1개)" 그 자체가 고강력이라고 부르지만 대부분의 사람들에게는 아니다.

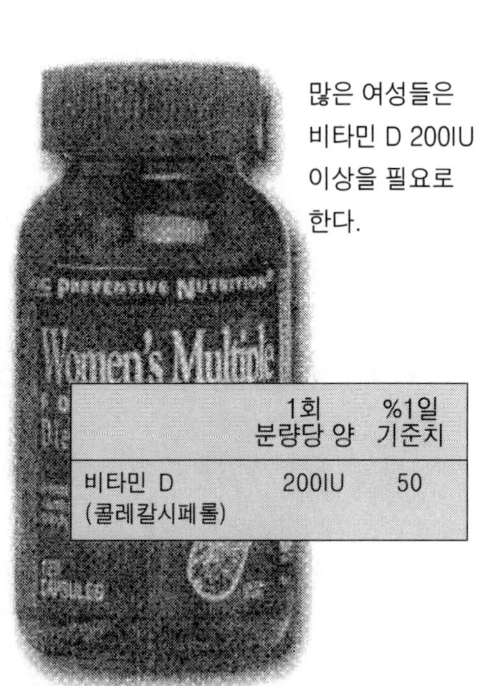

	1회 분량당 양	%1일 기준치
비타민 D (콜레칼시페롤)	200IU	50

많은 여성들은 비타민 D 200IU 이상을 필요로 한다.

사람들에게 고강력이란 1일 기준치(DV)를 상당히 상회함을 의미한다.

예를 들면 고강력(high potency)은 B들과 C를 올려놓은 것을 의미하지만 충분한 무기질은 의미하지 않는다. 일부의 예로서 Super High Potency Puritan's Pride Ultra Vita-Min은 크롬, 구리, 마그네슘, 설레늄 과 아연을 1일 기준치(DV)의 15% 이하를 함유한다.

High Potency Solgar Multi 11 Caps는 크롬, 마그네슘, 설레늄 또는 아연을 DV의 17% 이상을 함유하지 않는다. 이와는 반대로 센트롬(그 자체가 고강력으로 부를 수 있으나 하지 않음) 1병을 집어 들면 하루치의 크롬과 아연의 100%를 얻게 된다. 아마도 센트롬의 가게 상표 복사품(복제)도 같을 것이다. 많은 여성들은 200IU 이상의 비타민 D가 필요하다.

1.8 그다지 특별하지 않음

많은 여성들은 비타민 D 200IU 이상을 필요로 한다. 대부분의 회사들은 여성, 남성, 노인들에게 특별한 제재를 판매한다. 그러나 그러한 주장은 규제받은 것이 아니어서 각각의 회사들이 각 연령대가 얼마나 필요한지를 결정하는 데 달려 있다. 그들은 종종 잘못 결정한다.

예를 들어 AARP, 노인용 종합비타민과 무기질은 단지 3 mcg의 비타민 B_{12}를 함유한다. 그것은 1일 기준치의 절반이나, 일부 전문가들이 50세 이상에 추천한 25 mcg의 일부만 제공하는 것이다(비타민 상표를 어떻게 읽을까라는 부분을 참조하시오). AARP의 더 노년층 사람들에게 주어질 경우에는 21개의 모든 종합비타민은 25mcg의 비타민 B_{12}를 함유해야만 한다. 그러나 겨우 4가지만 그렇다.

여성과 남성 제재 또한 늘상 최상의 과학적 사실에 근거한 것은 아니다. 대부분의 여성제재는 여분의 칼슘을 함유하나, 일부(GNC 여성종합제)는 칼슘 섭취를 돕는 비타민 D의 1일 기준치(DV)의 절반을 함유한다.

Safeway는(가장 큰 슈퍼마켓 체인점 중하나) 출산 결함을 예방하며, 심장질환의 위험을 막을 수 있는 엽산과 비타민의 절반 수준만 여성용 매일 포장에 함유하고 있다.

1.9 상표 주장들

KAL은 Hair Force와 Enhanced Energy-S를 판매한다. Futurebiotic는 PMS Forte를 판매한다. Schiff는 Susan M. Lark's Menopause Nutritional System Kit를 판매

한다. Inverness Metical은 스트레스 정제를 배포한다.

종합비타민 상표는 머리카락이 자라게 한다는 것과 폐경 증상을 완화하고 스트레스를 통제하는 것 등의 무엇이든지 항상 뻔뻔한 약속들을 한다. 그러나 종합비타민 상표들도 종종 그렇다(당신은 종합제가 암, 심장질환 또는 다른 질병들을 고칠 수 있다는 그럴 것 같지 않은 주장을 보게 될 것이다. 그것은 약품과 같이 제조업자에게 제품이 안전하고 효과적임을 증명할 것을 요구한다).

불행히도 대부분의 상표 주장들은(뒤에 언급된 바와 같이) 좋은 증거들에 의해 재검증된 것이 아니다. 핵심은 이러하다. 회사들이 상표 주장을 할 때면 그 자신에 의거하며, 소비자들은 판단할 때 그들 자신에 의거한다.

1.10 구조나 기능성에 대한 주장들

모든 주장들이 보충제 상표의 일부인 것만은 아니다. "구조 또는 기능성 주장"이라 불리는 것들 또한 허술하게 규제받는다(이는 상표 어디에나 나타날 수 있다). 이러한 주장들은 무엇인가 신체의 구조나 기능에 어떻게 영향을 주는지 언급하고 있다. 그러나 종종 잘못 인도한다.

예를 들어 심하게 결핍된 사람들을 돕는 다는 것이 평균 미국인들이 직면한 문제를 돕는 것으로 시사된다. GNC Multi Gel을 택하라. 그것은 비타민 A가 정상 시야에 필수적이라고 주장한다. 저개발국가의 백만 명의 사람들이 맹인이며, 그 이유는 그들이 너무 적은 비타민 A를 섭취하기 때문이다. 그러나 틀린 말이다. 비타민 A는 전형적인 미국인들이 직면한 시각문제들을 경감시킬 수 없다.

Vitamin Shoppe Mature Female도 또한 잘못 인도하고 있다. 상표에 의하면 그것은 성장의 구성요소인 18개 아미노산을 함유한다고 되어 있다. 아미노산은 근육, 표피의 구성요소들이며, 단백질로 구성된 많은 다른 신체의 일부분이다. Vitamin Shop의 아미노산 중 18개 모두는 단백질을 0.5g 이하까지 첨가되어 있다. 1일 기준치(DV)의 50 g과 비교하면 미미한 양이다. 당신은 상표에 다음과 같이 쓰여진 것을 보면 구조 또는 기능에 관한 주장을 보고 있음을 알게 될 것이다.

"이 언급은 FDA(식품의약품안전청)에 의해 평가되어진 것이 아닙니다. 이 제품은 진단, 치료, 완치 또는 어떠한 질병을 예방하려는 것이 아닙니다" 이와 대조적으로 일부 제품은 FDA에서 인증받았다고 주장한다(변호사들이 건강행태 주장이라 불리는 것임). 예를 들면 보충제에 있는 엽산은 실제로 출산시의 신경관 결손을 막을 수 없으며, 칼슘은 정말로 골다공증 예방에 도움이 되지 않는다.

2. 어떻게 종합제제를 선택할까?

2.1 누가 미국인들은 스스로 생각할 수 없다고 말하는가?

수십 년 동안 건강전문가들은 "당신이 균형 잡힌 식사를 한다면 비타민은 필요하지 않다"와 같은 상투적인 말들을 해왔다. 그러나 추정된 40%의 미국인들은 보충제를 섭취하며, 그것은 대부분은 종합비타민 무기질일 것이다. 그들은 바보가 아니다.

당신이 식품에서 얻을 수 없을 경우에만 대부분의 비타민과 무기질 제재로부터 대략의 1일 기준치를 얻을 수 있다는 것은 납득할 만하다. 특별히 여성에게는 맞는 말인데, 그 이유는 정상적으로 여성이 남성보다 식품을 적게 섭취하기 때문이다.

이에 더하여 많은 사람들은 심장질환의 위험도 증가시키거나 출산 결함(엽산), 뼈의 약화(비타민 D) 또는 비가역적 신경 손상(비타민 B_{12})을 시킬 가능성이 있는 일부 중요한 영양소가 부족하다.

물론 불량한 식이를 보완하기 위한 보충제를 기대할 수는 없다. 비타민이든지 또는 비타민이 아닌 것이든 여전히 충분한 과일, 야채, 콩, 전곡류와 저지방 유제품, 가금류와 생선을 먹어야 한다. 그리고 당신은 여전히 지방이 많은 육류와 유제품, 페스트리(밀가루 반죽제품), 상업적으로 파는 튀김식품과 당류들을 제한해야 한다. 모든 것에 대해 1일 기준치의 100%를 섭취하는 것은 그리 간단한 것이 아니다. 우리는 이미 일부 영양소들은 지나치게 많이 섭취하고 있으며, 다른 영양소들은 당신이 하루에 6번을 섭취하지 않는 한 종합제로는 그 수치를 맞출 수 없다.

여기 그다지 바람직하지 못한 종합제로부터 바람직한 것을 구별하는 방법이 있다.

1) 100%의 10개의 비타민과 약간의 비타민 K를 함유한 것을 찾아라

Our Best Bites는 적어도 비타민 A, B_1(티아민), B_2(리보플라빈), B_6, B_{12}, C, D, E, 엽산, 나이아신에 대해 1일 기준치의 100%를 함유해야 한다. 50세 이상의 그룹들은 25 mcg의 비타민 B_{12}를 함유한 종합제를 찾아야 하며, 이는 1일 기준치(DV)의 약 4배이다. 그러나 많은 보충제들은(KAL, Natrol, Puritan's Pride, Schiff와 Solaray 같은 상표들을 대부분 포함한다) 비타민 K를 거의 공급하지 않거나 없으며, 이것은 뼈를 강화시키는 데 도움을 줄 수 있다.

Our Best Bites는 비타민 K에 대한 1일 기준치(DV)의 30% 이상을 함유하고 있었다. 만약 식이에 야채가 풍부하다면(특별히 푸른잎의 잎사귀가 무성한 것) 종합제에 비타민 K를 필요로 하지 않을 것이다(주목: 만약 쿠마딘 같은 혈액을 묽게 하는 제제를 섭취한다면 어떤 비타민 K든 섭취하기 전에 의사에게 알려야 한다). 그것은 필요로 하는 쿠마딘(coumadin)의 용량을 변경시킬 수 있다.

2) 최소량의 무기질을 섭취하라

Our Best Bites는 아연과 구리(비교적 쉽게 발견됨)와 크롬(찾기 좀더 힘듦)에 대한 1일 기준치(DV)의 100% 함유하는데 그 이유는 미국인들이 그러한 무기질을 충분히 섭취하시 못한다는 일부 증거가 있기 때문이다. 우리는 마그네슘에 대한 100%의 1일 기준치를 요구하지 않는 한 가지 이론적 좋은 근거가 있는데, 마그네슘은 한 알에 맞추어지지 않기 때문이다(하루에 1알 이상은 일부 사람에게는 납득이 되지만, 그것들은 대체로 더 비싸다). Best Bites는 마그네슘에 대한 1일 기준치(DV)의 25%만 얻을 수 있다.

3) 칼슘과 셀레늄을 각각 따로 섭취할 것을 고려해 보라

우리는 칼슘이나 셀레늄에 대한 1일 기준치(DV)를 필요로 하지 않는다. 마그네슘처럼 많은 양의 칼슘은 1알의 정제에 들어맞지 않는다. 맞는 용량을 함유한 별도의 칼슘 보충제를 찾기는 쉽다. 셀레늄은 별도로 섭취할 만한 가치가 있는데, 그 이유는 200mcg에 상응하는 고농도 이스트셀레늄을 함유하는 종합제를 발견할 수 없기 때문이다. 셀레늄은 폐암, 대장암, 전립선암(지금까지 단지 한 연구에서이지만 고무적인 연구임)의 위험도를 낮추는 것으로 보여진다. 어떤 형태의 셀레늄이라도 좋은 것으로 지금까지는 나타났지만 아무도 확실히 알지는 못한다. 연구에서 사용된 셀레늄은 Selon Excell이다.

4) 과잉 섭취를 피하라

Our Best Bites는 500 mg 이하의 인산을 함유한다(우리는 이미 식품으로 너무 많이 섭취하고 있다). 200 mg 이하의 비타민 B_6(더 높은 용량은 가역적인 신경 손상을 초래할 수 있음)와 15,000IU의 베타카로틴(더 많은 양은 흡연자에서 폐암 위험도를 높일 수도 있다)을 함유한다.

철분은 더 복잡한데, 그 이유는 모든 사람에게 맞거나 틀린 양이 없기 때문이다. Our Best Bites도 1일 기준치(DV)인 18 mg 이상을 함유한 것은 없다. 그러나 많은 사람들과 남성, 폐경 후 여성은(생리를 하지 않는) 철분 과잉의 위험과 심장질환과 암 가능성(비록 증거가 아직 약하나)을 낮추기 위해서 0~10 mg을 찾아야 한다. 보충제에 있는 철분은 또한 변비를 초래할 수 있다.

3. 비타민 상표를 어떻게 읽을 것인가?

이것은 가장 많이 팔리는 종합비타민인 센트럼의 상표 일부이며, 종종 더 저렴한

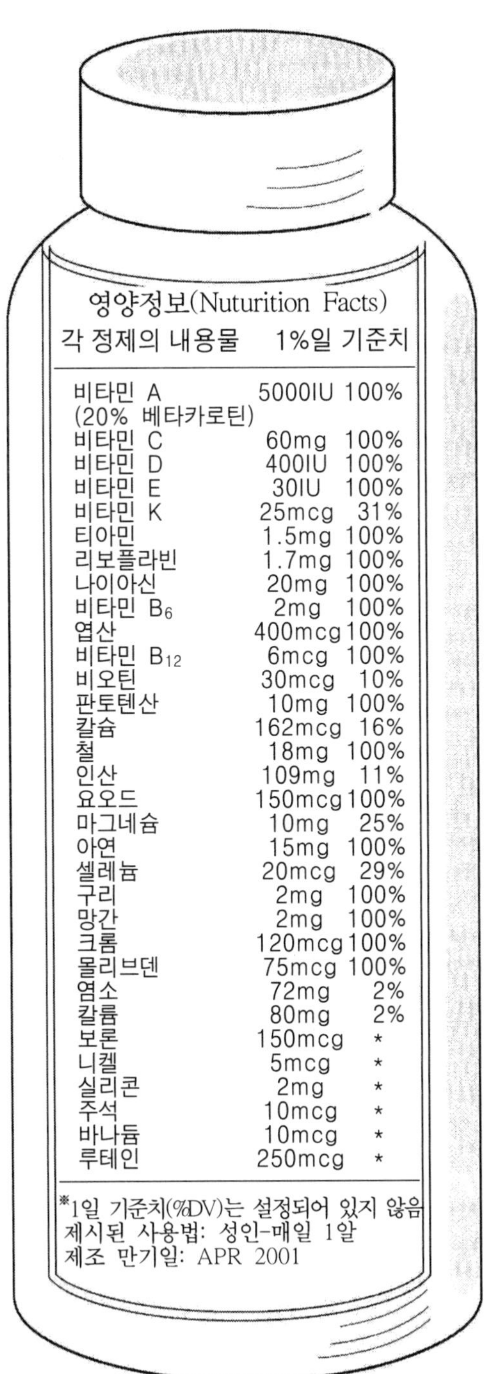

영양정보(Nuturition Facts)

각 정제의 내용물		1%일 기준치
비타민 A (20% 베타카로틴)	5000IU	100%
비타민 C	60mg	100%
비타민 D	400IU	100%
비타민 E	30IU	100%
비타민 K	25mcg	31%
티아민	1.5mg	100%
리보플라빈	1.7mg	100%
나이아신	20mg	100%
비타민 B_6	2mg	100%
엽산	400mcg	100%
비타민 B_{12}	6mcg	100%
비오틴	30mcg	10%
판토텐산	10mg	100%
칼슘	162mcg	16%
철	18mg	100%
인산	109mg	11%
요오드	150mcg	100%
마그네슘	10mg	25%
아연	15mg	100%
셀레늄	20mcg	29%
구리	2mg	100%
망간	2mg	100%
크롬	120mcg	100%
몰리브덴	75mcg	100%
염소	72mg	2%
칼륨	80mg	2%
보론	150mcg	*
니켈	5mcg	*
실리콘	2mg	*
주석	10mcg	*
바나듐	10mcg	*
루테인	250mcg	*

*1일 기준치(%DV)는 설정되어 있지 않음
제시된 사용법: 성인-매일 1알
제조 만기일: APR 2001

Central-Vite 또는 Sentury-Vite 같은 이름의 더 값싼 '가게상표'로 복제된다. 센트럼은 폐경 이전 여성의 Best Bites이나 아마도 남성과 폐경 이후 여성에겐 너무 많은 철분을 함유한 것일 수 있다. 우리는 여러분이 종합이란 것에서 보아야 할 것과 또는 피해야 할 것이 무엇인지를 설명하기 위해 센트럼 제품을 이용한다.

1) % 1일 기준치

종종 %DV로 표기한다. 이는 %USRI(미국 매일 권장량)와 같은 의미이다. 상표는 그것들을 상호 호환하여 사용한다.

2) 비타민 A

팔미트산 또는 아세트산 비타민 A는 1일 기준치(5,000IU) 이상은 필요치 않다. 종합제들은 출산 결함의 위험을 증가시키는 것을 피하기 위해서 10,000IU를 넘기지 말라. 많은 종합제들은 또한 베타카로틴을 포함하며, 신체는 비타민 A로 전환시킨다. 베타카로틴은 유독하지 않고, 출산 결손을 초래하지 않는 반면에 고용량(하루 33,000에서 50,000IU)에서는 흡연자에서 암 발생위험률을 높일 수 있다. 우리의 충고는 이것이다: 알약 형태로 베타카로틴을 15,000IU 이상 섭취하지 말고. 대신에 캔털로프 메론, 당근, 고구마 같은 베타카로틴이 풍부한 과일과 야채를 많이 먹으면 암 예방에도 도움이 될 것이다.

3) 비타민 C

1일 기준치가 60 mg인 반면에 대부분의 사람들은 신체조직을 포화시키는데 250~500 mg을 필요로 한다. 만약 당신이 국립암센터의 충고대로 적어도 하루 6~9개의 1일 분량의 과일과 야채를 섭취한다면 그 양을 충족시킬 수 있다. 감기를 더 빨리 이기려 한다면 다른 정제로부터 하루 1,000 mg에서 3,000 mg이 필요하다. 또한 한 번에 1,000 mg 이상을 섭취하면 설사를 초래할 수 있다.

4) 비타민 D

이것은 칼슘 흡수를 돕는다. 아직도 많은 노인들은 식품에서 너무 적은 비타민 D를 섭취하며[주 공급원은 우유, 기름진 생선(연어), 그리고 강화시리얼] 또는 특히 겨울철에는 특별히 햇빛으로부터 얻는다. 국립과학아카데미는 매일 연령 51세 이하의 성인은 200IU, 51~70세 연령에는 400 IU, 그리고 70세 이상은 600 IU를 섭취하도록 권장한다. 적어도 400 IU(1일 기준치, DV)를 함유한 종합제를 찾아라.

5) 비타민 E

하루 100～400 IU가 암과 백내장의 위험을 감소시킬 수 있는지 여부에 관하여 연구가 진행 중이다. 지금까지 연구된 것 중 최고의 연구에서 비타민 E는 심장발작 또는 뇌졸중을 예방할 수 없었다. 일부 연구들은 비타민 E(하루 약 50 IU)가 단지 흡연자에서만 전립선암의 위험도를 낮춘다고 발표하였다. 식품으로부터 1일 기준치(DV)인 30 IU 이상을 얻기는 힘들다.

6) 비타민 K

비타민 K는 뼈를 강화시키는 데 도움을 줄 수 있다. 여성은 하루 65 mcg을 먹어야 하는 반면, 남성은 80 mcg이 필요하다. 야채(특히, 푸른잎)를 많이 섭취한다면 충분한 양을 섭취할 것이다.

7) 티아민(B_1), 리보플라빈(B_2), 나이아신 그리고 비타민 B_6

이들 B군 비타민들을 1일 기준치(DV) 이상 섭취할 필요가 없는 반면에 일부 종합제에서 발견되는 고용량은 해가 없다. 다행하게도 소수의 종합제에는 간 손상을 초래할 수 있는 초고용량의 나이아신(하루 약 500 mg) 또는 가역적 신경학적 문제를 야기할 수 있는 고용량의 B_6(하루 200 mg 이상)에 가깝게 함유되어 있다.

8) 엽 산

출산 결함(임신하는 여성), 심장병, 뇌졸중 또는 대장암의 위험도를 낮추기 위해서는 1일 기준치(DV)를 찾아보라.

9) 비타민 B_{12}

안심하려면 50세 이상의 노인들은 적어도 25 mcg의 종합제를 먹어야 한다. 그 이유는 식품으로부터 여분의 더 많은 B_{12}를 추출하는 데 필요한 위산이 부족하기 때문이다. B_{12} 결핍은 비가역적 신경손상을 초래할 수 있다.

10) 비오틴과 판토텐산

정상적인 식사를 한다면 크게 신경 쓰지 않아도 좋다.

11) 칼 슘

골다공증의 위험을 줄이기 위해(그리고 대장암도 가능) 맞출 수 있는 용량은 19～

50세는 1,000 mg, 51~70세는 1,200 mg, 또 70세 이상은 1,500 mg이다. 만약 당신이 3 또는 4개의 1인 분량의 저지방우유, 요구르트 또는 치즈를 매일 섭취하지 않는다면 매번 당신이 놓친 것을 보충하기 위해 300 mg의 칼슘 보충제를 섭취하라.

12) 철 분

많은 어린이들과 폐경 전 여성들에서는 결핍되지만 지나치게 많은 섭취는 과잉증(hemochromatosis)을 초래할 수 있다. 안심하려면 남성과 폐경 후 여성은 종합제에서 0~10 mg의 철분을 찾아야 한다. 1일 기준치(DV)인 18 mg은 어린이와 폐경 전 여성에게는 괜찮지만 담당의사가 그렇게 하라고 하지 않는 이상은 아무도 그 양을 섭취해선 안 된다. 철 보충제는 변비를 초래할 수도 있다.

13) 인 산

불필요함. 100 mg 이상은 찾지 말고 더 낮은 용량이 더 낫다. 지나친 섭취는 칼슘 섭취를 방해할 수 있고, 이미 우리가 필요로 하는 것 이상의 인산을 식품에서 섭취하고 있다.

14) 마그네슘

미국인들은 식품에서 너무 적게 섭취할지 모르며(가장 좋은 공급원은 전곡류와 콩류이다) 당뇨의 위험성을 증가시킬 수 있다. 적어도 100 mg을 찾아라(1일 기준치는 400 mg).

15) 요오드, 망간, 몰리브덴, 염소와 보론

무시하라. 사람들이 식품에서 섭취하는 것 이상으로 더 필요하다는 증거는 없다.

16) 아연과 구리

약 15 mg의 아연과 2 mg의 구리를 찾아라. 이는 각각의 1일 기준치이다. 지나치게 많은 아연은 구리 흡수를 방해할 수 있기 때문에 단지 아연만 함유한 종합제제는 택하지 말라. 하루에 50 mg 이상의 아연(상위 15 mg은 식품에서 얻음)은 면역체계를 억제할 수도 있다. 마름모꼴 아연 글루코네이트를 빨아먹는 것은 감기기간을 단축할 수 있으나(입 속의 감기바이러스를 죽이므로 가능) 매일 고농도 아연 보충제를 섭취하는 것은 효과를 나타낼 수 없다.

17) 셀레늄

획기적인 시도로 미국 남동부(셀레늄 적은 곳) 출신 사람들에게 셀레늄 보충제에 근거한 200 mcg의 효모를 섭취시켰을 때 전립선암, 폐암, 대장암이 절반이 되었다. 우리의 충고는 매일 200 mcg을 섭취를 고려해 보라는 것이다(Natrol, Solgar, Your Life는 셀레늄 보충제에 Seleno Excell을 사용하며, 이는 연구에서 사용된 것이다. Natrol은 금년 여름 My Favorite multiples의 대열에 200 mcg의 Seleno Excell을 첨가하기 시작할 것이라고 말하고 있다. 다른 종류의 셀레늄은 효과적일 수 있으나 아직은 단정을 지을 수가 없다). 만약에 당신이 200 mcg을 별도로 섭취한다면 1일 기준치 700 mcg 이상을 함유하지 않는 종합제를 찾아라. 셀레늄은 아마도 1,000 mcg 만큼의 낮은 용량으로도 유독하다.

18) 크 롬

당뇨 위험을 낮추기 위해 120 mcg의 1일기준치(DV)를 찾아라. 하루 200 mcg 이상을 섭취할 필요는 없다.

19) 칼 륨

무시하라. 종합제에 있는 양은 아주 적다(1일 기준치는 3,500mg 미만). 대신에 좋은 급원인 과일과 야채를 충분히 섭취하라. 이는 나이가 듦에 따라 혈압이 증가하는 것을 막는 데 도움이 되는 좋은 방법이다.

20) 니켈, 실리콘, 주석과 바나듐

무시하라. 인체에 필요한지는 아직 명백하지 않다.

21) 루테인 무시하라

한 연구에서 대략 하루 14,000 mcg의 루테인을 섭취(사촌인 zeaxanthim)하는 사람들은 주로 푸른잎이 무성한 야채에서 얻으며, 대략 2,000 mcg를 섭취하는 사람들보다 백내장의 위험도가 더 낮다. 그러나(야채에 있는 다른 어떤 것보다) 루테인이 주 역할을 한 것인지 또는 350 mcg이 작용하기에 충분한지 확실하지 않다. 최상의 해결책은 시금치를 먹어라.

22) 만기일

적어도 수개월 여유가 있는지 확인하라.

4. 대용량의 비타민 C 섭취가 감기에 저항하는 데 도움이 되는가?

Charles W. Marshall, ph.D.

은퇴한 생화학자인 Marshall 박사는『비타민과 무기질 : 도움인가 해인가?』의 저자이며, 미국 의학저술협회로부터 1983년 일반 대중을 위한 최고의 책으로 상을 받았던 책이다. 그 책은 LVACHF, Inc, P.O. Box1747, Allentown, PA18105로부터 우편요금 선불로 14달러에 구입할 수 있다.

몇 가지 일들이 1970년 Linus Pauling의 저서『비타민 C와 감기』만큼이나 영양에 대한 대중들의 상상과 희망을 휘저어 놓거나 영양학자들을 난처하게 했다. 책의 주요 주장은 매일 1 g(1,000 mg)의 비타민 C 섭취는 대부분의 사람들에서 45%까지 감기 발생을 줄일 수 있다는 것이다. 일부 사람들은 훨씬 더 많은 양이 필요할지도 모른다. 만약 감기증상이 시작되면 몇 시간 동안 매 시간마다 500 mg 또는 1,000 mg을 섭취해야 하거나, 만약 증상이 더 가볍게 사라지지 않으면 매일 4～10g을 섭취토록 권장한다.

의문의 여지없이 이 책의 출판은 Pauling의 노벨상 수상 과학자로서의 명성과 결합되어 비타민 C를 베스트셀러로 만들었다. 그의 이론이 발표되었을 때 백만 명의 미국인들이 자신을 위해 그 책을 사려고 뛰어들었다. 그 책의 수정 2판은 1976년『비타민 C와 감기와 독감』으로 발간되었고, 훨씬 더 고용량을 제안하고 있다.

Pauling은 또한 대부분의 사람들이 '적정' 건강과 감염을 포함한 스트레스를 이기기 위해서 매일 2,300 mg 또는 그 이상의 비타민 C를 섭취할 필요가 있다고 제안했다.

그는『어떻게 해야 더 오래 그리고 더 기분 좋게 살 수 있는가?(1986)』에서 개개인의 생화학적 다양성은 너무 커서 직접 섭취는 매일 250 mg에서 20 g까지 높일 수 있다고 언급하고 있다. 관심을 갖고 있는 많은 사람들은 Pauling의 충고가 사려 깊은지 아닌지 의문을 가졌고, 백만 명의 사람들이 해답을 줄 수 있는지 알아보기 위해 자신에게 실험을 했다.

Pauling 그 자신은 매일 12,000 mg을 섭취했다고 하며, 감기증상이 나타날 때는 20,000 mg까지 올렸다고 한다. 그는 가상적으로 그런 용량을 택했지만, 대부분의 사람들은 만성설사와 신장결석의 위험으로 고통 받을 것이다.

Reprinted with permission from *Nutrition Forum*, September/October 1992, pp. 33～36(Now published by Prometheus Books, 50 John Glenn Drive, Amherst, NY 14228).

4.1 어떻게 과학적 사실이 결정되는가?

'과학공동체'는 전 세계의 수천 명의 과학자들로 구성되며, 그들 대부분은 모두 과학적 방법으로 알려진 일련의 엄격한 규칙 아래에서 일한다. 간단히 언급하자면, 이것은 우연으로부터 원인과 결과를 분리하기 위해 고안된 논리적 체계의 단계이다. 이 방법은 그러한 질문에 다음은 같은 대답을 하기 위하여 사용되었다. "만약 당신이 특정한 일을 한다면 다른 일이 일어날 것인가?"와 "두 가지 것이 서로 뒤쫓으면 그들은 서로 관련이 있는 것인가?"

과학적 '사실'은 그 특별한 사실과 관계있는 모든 실험결과를 분석함으로써 결정된다. 비타민 C의 경우에 두 가지 주요 질문이 있다. 첫째, 비타민 C가 감기를 예방하는가? 그리고 둘째, 비타민 C가 감기의 심한 정도를 낮추는가? 그러나 이러한 질문에 대한 실험을 논의하기에 앞서 모든 실험이 동등하게 설계되어진 것이 아님을 주목해야 한다. 타당성이 있기 위해서는 실험은 잘 설계되어져야만 하고, 그 데이터는 정직하게 수정되어 통계적 분석을 숙련된 기술로 처리해 해석해야만 한다. 좋은 실험의 한 가지 검증 각인은 다른 사람들이 반복해서 같은 결과를 얻는 것이다.

감염 예방 가능성에 있어 비타민 C의 가치에 대한 실험적 연구는 1930년대 동안 정제결정 비타민 제조가 상업적으로 이용이 가능해진 이래 주요 의학연구자들에 의해 행해져 왔다. 1982년까지는 약 30건이 보고되었고, 의과학자들 대다수가 비타민 C를 포함한 보충이 감기를 예방하지 못하며, 잘 해야 약간의 감기증상을 완화시킬 거라고 결론지었다. 두 개의 뒤이은 보고는 이들 결론을 바꾸지 못했다.

Linus Pauling은 과학 공동체가 틀렸다는 그의 확고한 신념이 남아 있다. 즉, 동일 실험에서 그의 생각에 기초하지만 결과를 달리 해석했다는 것이다. 더군다나 그는 맞는 비타민 C 용량을 결정하기 위해서 다음의 방법을 제시한다 : "만약 당신이 매일 1g을 섭취한다면 겨울 동안 2번 또는 3번의 감기를 하는 것을 알게 될 것이고, 매일 더 많은 양을 섭취하는 것이 더 현명하다" 당신이 예상보다 감기에 더 적게 걸렸다면 당신은 비타민 C가 감기의 감소에 책임이 있음을 믿어야 한다.

불행히도 실제 세계에서 과학적 사실들은 간단히 결정될 수 없다. 다음 질문들을 고려해 보라.

1) 당신은 실제 기억하는 것보다 다른 횟수의 감기에 걸렸던 가능성이 있는가? 이것은 결점 있는 데이터의 수집일 것이다.
2) 어찌되었든 올해 당신은 단 한 번의 감기는 걸렸을 수 있었다는 것이 가능한가? 그렇다면 당신에게 일어난 일은 단지 우연의 일치이었을 것이다.
3) 가벼운 감기에 걸렸으나 당신이 유리한 결과를 너무 강하게 원해서 당신이 고

려하지 않았을 가능성이 있는가? 그렇다면 이것은 편견의 효과일 것이다.

과학적 연구들은 이들 오차 가능성의 원인들을 극복하도록 설계되어야 한다. 결점투성의 기억이 갖는 문제는 실험에 관련된 개인들이 남긴 흔적을 근접하여 추적함으로써 극복될 수 있다. 우연의 일치 문제는 대규모 숫자의 사람들을 사용하여 유의성 있는 기간 동안 추적함으로써 극복될 수 있다. 그러나 편견의 문제는 훨씬 더 복잡하다. 이중 맹검법의 사용은 중요하다, 그러나 당신이 알고 있듯이 이중맹검법이 되도록 의도된 실험기간 동안 대상자들이 비타민이나 위약을 섭취하는지 않는지를 알아낼 수 있을 경우 비타민 C의 연구는 다소 의문스러운 결과들과 부딪치게 된다.

지금까지 적어도 30개의 연구들에서 감기를 예방하는 비타민 C의 능력을 대규모 그룹의 사람들에서 검증했다. 생화학자들에 의해서 5개의 재검토된 논문이 감기의 심한 정도를 다소 낮춘다는 것을 제외하고는 Pauling의 주장을 지지하지 않는 것을 알아내었고, 그러한 연구들 대부분은 과학적으로 적절히 설계되어 실행된 것들이었다. 이제 증거들을 조사해 보자.

4.2 접종실험

고용량의 비타민 C가 감기를 예방할지 아닌지 여부를 검증하기 위한 한 가지 방법은 지원자의 후두에 감기바이러스를 접종하는 것이다. 두 개의 이러한 유형의 실험에서 비타민 C를 섭취하든 않든 간에 모두 다 감기에 걸린 것이 발견되었다.

1967년 Walker 박사와 그의 동료들과 1972~1973년 Schwartz, Hormick와 그 동료들은 코에 직접 살아있는 감기바이러스를 주입하기 며칠 전에 지원자들의 절반은 매일 위약을 주었고, 나머지는 3,000 mg의 비타민 C를 주었으며, 그 후에 7일 동안을 3,000 mg의 비타민 C 혹은 위약을 계속해서 주었다. 지원자 모두가 감기에 걸렸고, 모두 다 증상의 정도가 동등하였다.

4.3 비타민 C 전처리 연구

비타민 C 검증을 위한 다른 방법은 정해진 시간의 기간 동안 똑같게 된 그룹에서 어떤 일이 발생하는지를 보는 것이다. 두 개 팀의 조사자들이 1회 이상 실시했고, 한 팀은 John L. Coulehan 박사가, 다른 팀은 Trence Anderson 박사가 이끌었다.

Coulehan 박사의 첫 번째 연구는 641명의 인디안 어린이들에게 실시되었고, 절반은 위약을 받은 반면 그 나머지는 1,000mg의 비타민 C를 매일 받았다. 머리, 인후, 흉통증상의 심함을 판단하는 복잡한 체계가 사용되었다.

1974년 Coulehan팀은 비타민 C 그룹이 감기를 덜 심하게 했다고 보고했으나 연구를 재검토한 다른 과학자들은 증상의 심함을 평가하는 방법을 비판했다. 그래서 1976년 Coulehan팀은 869명의 Navajo 어린이들을 대상으로 반복 연구를 했으나 심한 정도를 숫자로 표시한 더 나은 체계를 사용하였다.

비타민 C를 공급받은 어린이들은 평균 1인당 0.38의 감기에 걸린 반면 위약 그룹은 평균 0.37이었다. 감기의 평균 지속기간은 비타민 그룹에서 5.5일, 위약 그룹에서 5.8일이었다. 따라서 이 검증에서 비타민 C는 감기를 예방하지도 지속기간을 단축시키지도 않았다. 1979년 Coulehan 박사는 그의 비타민 C의 감기에 대한 분석을 발표하였고, 과잉의 비타민 C를 섭취할 가치가 없다고 결론지었다.

4.4 Anderson 연구

1972년, 토론토 대학의 Terence Anderson박사와 동료들은 10～65세 연령대의 818명 자원자를 이상으로 3개월간의 이중맹검 연구결과를 발표하였다. 감기 걸리기 전의 절반은 매일 1,000 mg의 비타민 C를 받았고, 감기에 걸린 첫 3일 동안은 매일 4,000 mg을 받은 반면에 다른 절반은 동일한 위약을 받았다.

이 연구는 Pauling의 주장인 매일 1,000 mg의 비타민 C 섭취가 감기 걸리는 결과는 빈도를 45%까지 낮추며, 질병을 앓는 총 기간을 60% 낮춘다는 것을 검증하기 위해 설계된 것이다. 이러한 주장은 연구결과들에 의해 확실하게 지지를 받지 못했다. 비타민 그룹에서 74%는 연구기간 동안 1회 이상의 감기에 걸렸고, 반면 위약 그룹의 82%가 1회 이상의 감기에 걸렸다.

1인당 감기의 1/10에 해당되는 양의 차이는 실제 아무런 중요성이 없는 것이라고 Anderson 박사는 판단했다. 증상의 심함은 실내에 제한된 날들에 의해 측정되었으며, 비타민 그룹에서 평균 1.36일이었고, 위약 그룹은 1.87일이었는데, 이러한 30% 차이에 대해 Anderson은 더 추적해 보기로 결정했다. 이 연구의 마지막에 이중맹검법 암호가 열리기 전 모든 지원자들은 연구기간 동안에 이례적인 안정감(euphoria : 행복감)을 경험했는지의 여부에 대해 질문을 받았다. 양쪽 그룹의 19%가 예로 답했고, 이는 위약의 흥미 있는 예이다.

1974년 Anderson팀은 다른 양의 비타민C를 섭취했을 때 어떤 결과를 얻는지 알아보기 위해 더 큰 규모의 연구에 대해 발표했다. 3,500명 자원자 중 일부 8개 그룹으로 나뉘었고, 그 중 6개 그룹은 매일 다양한 비타민 C 용량을 받았고, 반면 다른 그룹은 3개월 동안 위약을 받았다. 매일 비타민 C 250 mg, 1,000 mg, 또는 2,000 mg, 비타민 C 없는 그룹들 사이에 감기 발생률에는 차이가 없었다. 증상의 심한 정도에 다소 완화 가능성은 비타민 C 그룹에서 발견되었으나 감기를 시작했을 때 매일 4,000 또는 8,000 mg 분량을 섭취한 지원자들이 매일 250 mg만 섭취한 그룹에 비해 더 나은 것이 없었다.

1975년 보고된 Anderson의 세 번째 연구에서는 16주를 실시했다. 14～67연령의 488명 지원자를 사용했고, ⅓은 나트륨과 칼슘염으로 비타민 C 정제를 공급받았고, ⅓은 서서히 방출되는 캡슐형 비타민 C를 받았고, ⅓은 위약을 받았다. 감기 걸리기 전 이는 1주 1회의 500 mg 비타민 C 용량(매일 약 70 mg과 동량)이었으나, 감기 첫 날은 1,500 mg, 둘째와 셋째 날은 1,000 mg이었다. 관측된 감기 발생률 감소는 없었으나 가정에서 비타민 C를 섭취한 사람들은 감기 앓는 기간이 평균 더 적었다(1.62 대 1.12일 실). 당신은 반나절 줄은 즉, 덜 제한받는 것이 실제적으로 의미가 있다고 생각하는가?

모두를 종합하여 볼 때 Anderson은 과잉의 비타민 C가 다소 감기의 심한 정도를 낮추지만 이러한 결과를 얻기 위해 Pauling이 제안한 고농도를 섭취할 필요는 없으며, 더구나 감기를 예방한다는 희망으로 1년 내내 비타민 보충제를 섭취함으로써 얻는 것은 아무것도 없다고 하였다.

4.5 기타 연구

1975년, Carson과 그의 동료들은 감기를 앓는 동안 매일 1,000mg의 비타민 C 또는 위약으로 회사 고용자들을 치료했다고 말했다. 1인당 감기 앓는 숫자와 앓는 기간과 심한 정도는 비타민과 위약 그룹에서 모두 똑같았다.

1975년, 주립건강연구소의 Karlowski와 그의 동료들은 지원자들의 처치에 대해 다음과 같이 보고했다. ① 25% 위약군, ② 25%는 감기 걸리기 전 매일 3,000 mg 비타민 섭취하였으나 감기 동안은 위약 투여 ③ 25%는 감기 걸리기 전 매일 위약 투여, 감기 동안 매일 3,000 mg의 비타민 C를 투여, ④ 25%는 감기 걸리기 전 매일 3,000mg 투여, 감기 동안에는 매일 6,000 mg을 투여.

이 연구는 이중맹검이 되도록 되어 있었으나 의사들은 대부분의 연구에서 실시된 것과 똑같은 비타민 C 정제 맛의 위약을 만드는 데 실패했다. 그 결과 지원자의 절반은 받는 정제가 어떤 것인지를 정확히 추측했고, 그 결과 연구는 비맹검이 되었다. 모든 결과를 지원자들을 한 덩어리 표로 만들었을 때 1인당 평균 감기숫자는 비타민 그룹은 1.27이었고, 위약 그룹은 1.41이었다. 그러나 맹검인 채 남겨진 그룹에서는 발생률 또는 증상의 심한 정도에 차이가 없었다.

이러한 매력적인 결과는 긍정적인 단계를 취한다고 생각하는 많은 사람들이(비타민을 섭취하는 것 같이) 어떻게 실제로 존재조차 않은 경우에도 선호될 만한 결과를 보고할 수 있는지를 보여주는 것이다.

4.6 2건의 일란성 쌍둥이 연구

1977년, Miller와 그 동료들은 5개월 동안 다음과 같이 44쌍의 일란성 쌍둥이들을 치료했다. 각 쌍의 한쪽 쌍둥이는 비타민 캡슐을 받았고, 반면 다른 쌍둥이는 위약을 받았다. 감기 전과 앓는 기간 동안 매일 비타민 C 용량은 나이 어린 어린이에서 500부터 더 나이 많은 어린이에게는 1,500 mg까지 분포했다.

연구 조사자들은 어린이들의 어머니에 의해 보고된 대로 "감기증상에 대해 전체적으로 의미 있는 유익이 없음"을 주목했다. 그러나 나이와 성에 따라 어린이들을 분류했을 때 반응을 하위 그룹 간에 달랐다. 데이터가 분석된 후에 4명의 어머니들에게 어떤 쌍둥이가 비타민 C를 섭취했는지를 알아내는 시도에서 캡슐을 맛보는 것이 허용되었다. 따라서 이들 어머니들과 다른 사람들의 평가는 어떤 쌍둥이가 비타민 C를 섭취하는지를 추측함에 의해 영향을 받는 것이 가능하다.

1981년에 95쌍의 일란성 쌍둥이를 대상으로 오스트레일리아의 이중맹검 연구가 보고되었다. 각 쌍둥이의 한 사람은 100일 동안 1,000 mg의 비타민 C를 섭취하였고, 반면 다른 사람은 위약을 받았다. 비타민 C 그룹은 다소 감기에 더 잘 걸렸으나 감기 지속기간이 더 짧았다(6일에서 5일).

1977년 Tyrell과 그의 동료들은 5개월 동안 743명의 남자와 758명의 여자들을 치료한 것을 다음과 같이 보고했다. 절반은 매일 위약 정제를 받았다. 다른 절반은 단지 감기 기간 동안만 매일 위약 정제를 받았다. 다른 절반은 단지 감기 기간 동안만 받았는데 첫날과 둘째 날에 400 mg의 비타민 C를 섭취했고, 셋째 날은 200 mg을 섭취했다. 비타민 C 섭취로부터 얻은 유익은 없었다. 감기 발생률과 기간은 비타민과 위약 그룹의 남녀 모두 같았다. 양쪽 그룹의 남성들은 평균 대낮에 일하는 기간의 절반을 안 먹었으며, 반면 여성은 하루를 안 먹었다.

1979년 Pitt와 Costrini에 의해 764명의 미국 신규해병 징집자들을 대상으로 8주간 연구가 실시되었다. 징집자 절반은 매일 2,000 mg의 비타민 C를 받았고, 반면 다른 그룹은 같은 스케줄로 위약 정제를 먹었다. 비타민 C 섭취로부터 어떠한 유익도 없었다. 양쪽 그룹의 90%가 감기에 걸렸고, 감기의 심한 정도나 기간의 차이도 발견되지 않았다.

1984년 연구에서 M. H. Briggs 박사는 528명의 지원자 중 절반에게 매일 1,000mg 비타민 C를 주었고, 다른 절반에게 매일 위약을 3개월간 주었다. 비타민 C그룹의

47%가 감기에 걸렸고, 위약 그룹의 46%가 감기에 걸렸다. 증상의 심한 정도는 비타민 C그룹에서 평균 3.1일간 지속되었고, 위약 그룹은 3.3일 지속되었다. Briggs는 예방도 못하고 이점도 없다고 결론지었다.

1990년 Elliot Dick 박사와 그의 동료는 바이러스 전파법을 검증하기 위해 그리고 비타민 C의 예방효과를 검증하기 위하여 손가락을 오염시키거나 공기 내에서 바이러스를 흡입함으로써 3개의 이중맹검의 잘 통제된 연구의 방법과 결과를 요약했다. 그들 24명의 지원자를 사용했다(8명의 공여자와 16명의 수여받은 자). 공급자는 RV16 감기바이러스에 항체가 음성으로 검사받은 비흡연 남성이었다.

이들 중 절반은 매일 2,000 mg의 비타민 C(500 mg × 4번)로 3.5주간 전치료했고, 다른 8명은 매일 4번의 위약을 받았다. 8명의 공급자는 코에 직접 감기바이러스를 접종하여 RV16 감기바이러스에 감염시킨 후에 7일의 상호작용 기간 동안은 하루 24시간을 수여자와 투숙케 하였다. 모든 공급자는 처음에 감기를 진행했으며, 그 후 수여자 16명 모두가 감기가 진행되었다. 비타민 C 또는 위약 정제는 상호작용하는 주 동안 지속적으로 주었고, 다음 2주 후에도 뒤따라 주어졌다. 상호작용하는 7일 동안 남자들은 같은 방에서 감독을 받고, 자고, 먹고, 카드게임을 했다. 모두 감기에 걸렸지만 비타민 C그룹은 기침과 가래분비 같은 증상과 징후가 유의적으로 덜 심하지 않았다고 저자는 주장한다.

4.7 첨가된 bioflavonoids가 도움이 되는가?

1979년에 I. M. Baird와 그 동료는 350명의 지원자들(연령 17~25세)을 그룹으로 나누었고, 10주간 실시한 실험을 보고했다. 위약 그룹과 같이 그들 중 ⅓은 비타민 C를 함유하지 않는 합성 오렌지 음료의 보충제를 매일 받았다. 두 번째 그룹은 합성 비타민 C를 80 mg 함유한 음료를 섭취했다. 세 번째 그룹은 80 mg 자연산 비타민 C와 bioflavonoids 제공을 위해 매일 충분한 양의 순수 오렌지주스를 주었다. 감기 발생률은 3그룹에서 모두 같았다. 양쪽 비타민 C그룹은 위약 그룹보다 다소 적은 정도의 독감을 하였다. 따라서 인공 비타민 C는 자연산 비타민 C만큼 효과적이며, bioflavonoids 첨가는 명백한 영향을 주지 않았다.

4.8 비타민 C의 항히스타민 효과

다양한 양의(항히스타민은 거의 항상) 감기 감염의 스트레스에 대한 알러지 같은 반응에 의해 호흡관 조직에서 분비된다. 동물과 사람이 히스타민 분비에 관련된 스트레스와 싸우기 위해 비타민 C를 사용할 수 있다는 첫 번째 실마리는 1940년 컬럼비아 대학의 Charles Glen King 박사의 연구팀(비타민 C 공동 발견에 의해 이끌어진 팀)에 의해 등장하였다.

킹 박사 그룹은 특정 약품으로 쥐에게 가한 스트레스는 체내에서 과잉의 비타민 C를 합성을 자극하는 것으로 나타났다. 뒷날 쥐와 같은 동물은 자신의 비타민 C 공급을 할 수 있고, 과잉의 비타민 C를 생산함으로써 히스타민에 반응한다는 믿음을 지지하는 증거가 발표되었다.

1974년 2개의 다른 연구팀들은 히스타민을 분비시키는 약과 함께 비타민 C를 투약한 쥐에서 스트레스 증상의 감소를 보였고, 소변에 히스타민 배설을 감소시키는 것을 발견했다. 그들은 비타민 C가 항히스타민 약물처럼 작동할 수 있는 것으로 결론지었다. 그러나 많은 의사들은 감염으로 유발된 염증(자연적 면역반응)을 감소시키는 것은 회복을 늦추는 것으로 믿고 있다.

4.9 두 개의 최근 리뷰 논문

두 개의 종합적인 리뷰 논문은 인체에서 감기에 대항하는 비타민 C 효과를 검증한 거의 모든 발표된 보고들을 다루고 있으며, 이는 오스트레일리아 시드니대학교의 A. Stewart Truswell 박사 것과 헬싱키대학교생명공학대학의 Harri Hemila 박사의 것이다. 1986년 Truswell 박사는 1970년 이후에 실시된 27개 연구들의 결과를 요약했다. 이들 중 5개는 비타민 C와 위약을 감기가 시작했을 때만 투약했고, 단지 며칠 동안만 투약한 치료 연구였다. 이것 모두 아무런 유익도 발견하지 못했다. 다른 22개는 감기 전과 감기 앓는 동안 매일 비타민 C 또는 위약을 주었던 이중맹검의 잘 통제된 연구였다. 이들 가운데 12개의 연구는 기간이나 심한 정도를 예방하고 감소하는 효과를 보이지 못했고, 15개 연구는 예방은 못했고 단지 통계적으로 유의성 없이 심한 정도를 약간 낮추었고, 다른 5개는 예방은 못 하지만 감기기간을 유의성 있게 감소시켰다고 보고하였다.

Truswell 박사는 감기예방에 관하여 비타민 C가 가치 있는 효과는 없지만 미미한 치료효과는 있음이 분명하다고 결론지었다. 그러나 1974년 T. W. Anderson의 두 번째 연구에서 드러났듯이 매일의 비타민 50 mg가 1,000 mg 또는 4,000 mg 만큼이나 감기의 심한 정도를 낮추었다.

1992년의 리뷰 논문 제목은 비타민 C와 감기였고, Harri Hemila 박사는 비타민 C는 시종일관 감기의 지속기간과 증상의 심한 정도를 감소시켰다고 결론지었다. 그러나 Truswell 박사는 아직 그가 분석한 27개 연구 중 17개에서 심한 정도의 감소를 발견하지 못했다.

최종적으로 신체의 외부에서 공급되는(exogenous : 외인성) 비타민 C와 E 같은 항산화제의 과잉 공급이 카탈리제와 superoxide dismutase 같은 신체의 고유한 내인성 항신화제를 억제한다는 증거가 있다는 노화 국립연구소의 Richard Cutler 박사와 R. S. Sohal 박사의 주장에 주목하자.

4.10 고 찰

비타민 C의 보충이 타당성이 있는가? 그렇다면 매일 섭취해야 하는가 아니면 감기 첫 증상 또는 다른 감염이 있을 때만 섭취해야 하나? 어떤 용량을 사용해야 하는가?

지난 30년간 실시된 많은 연구들에서 100 mg이든 또는 5,000 mg이든지 간에 비타민 C 보충제가 감기를 예방하지 못함을 명백히 증명했으며, 일부 사람들에서 감기의 지속기간과 심한 정도를 겨우 감소시킨다고 증명하였다. 뛰어난 의학교육자이면서 연구자인 Thomas Chalmers 박사는 1975년에 어떤 남자들의 심한 감기에 평생 하루 3번 비타민 C를 섭취해온 결과로 얻을 매우 희귀한 가능성의 유익을 고려하지 않는다고 결론지었다.

만약 당신이 감기에 걸렸을 때 보충제를 선택한다면 1974년 Anderson이 연구에서 보여준 대로 매일 250 mg 이상 섭취할 이유는 없다. 이 양은 나이 많은 분들의 치료제인 과일주스로부터 쉽게 얻어진다. 더 많은 양의 비타민 C를 넣은 보충제는 더 효과적이지 않았고, 설사를 유발하거나 다른 부작용을 보여주었다.

그렇다면 다른 감염은 어떤가? 혈장과 백혈구 내의 비타민 C들은 심한 감염, 화상 또는 수술 같은 스트레스 존재 시 첫날 또는 둘째 날 급격하게 감소시킨다고 알려져 있다. 일부 의사들은 이 조건하에서 매일 며칠 동안 250 mg의 보충제가(그러나 절대 500 mg 이상은 아님) 회복에 도움을 줄 수 있다고 믿는다.

제 9 장

지용성 비타민

1. 비타민 E 우리가 성급하게 행동했는가?

지난 몇 년 동안 비타민 E는 과학적 후광 속에 있었고, 특별히 그 약속은 심장질환을 낮출 수 있다는 것이었다. 보충제 판매가 높이 상승한 것은 전혀 놀라운 것 이 아니었다. 식품제조업자들조차 행동으로 옮겼다. 예를 들어 Kraft는 '비타민 E가 풍부함' 즉, '건강한 신체를 위한'이라 자랑하는 샐러드드레싱을 판매하기 시작했다.

그러나 이제 높이 평가되는 새로운 연구에서 비타민 E는 심장질환에 대해 어떠한 예방을 제공하지 않는 것으로 온타리오 출신 연구자들은 심장발작 같은 심혈관질환 발작의 고위험성에 있는 연령 55세 이상의 9,500명의 사람들을 추적한 후 발견했다. 거의 5년간 이 그룹의 절반은 매일 400IU의 비타민 E가 공급되었으며, 반면 절반은 위약을 섭취했다. 결국, 심장발작 뇌졸중 또는 심부전 같은 다른 심혈관질환 문제의 빈도도 차이가 없었다. 이름 지어진 대로 HOPE(Heart Outcomes Prevention Evaluation) 연구는 비타민 E를 심장발작 장역으로 지적한 이전 연구의 커다란 결함을 발견하였다.

이 연구의 일부 비타민 E 같은 항산화 비타민이 풍부한 식품(특히 전과류, 유지류와 일부 야채들)을 섭취하는 사람들은 심장질환 발생률을 낮추는 것으로 나타났다. 동맥경화증의 발달을 지연시킬 수 있다는 비타민 E에 관한 동물연구도 역시 전도유망한 것으로 여겨져 왔다. 특별히 하버드대학의 두 개의 대규모 연구에서 100 단위의 비타민 E를 섭취한다고 알려진 사람들에서 심장문제 발생률을 낮출 뿐 아니라 동맥손상을 덜 진행시키는 것으로 나타났을 때 희망이 잔뜩 고조되었었다. Nurses' Health

---

출처 : Tufts University Health & Nutrition Letter. (March 2000) 1-800-274-7581. Reprinted with permission

Study와 Health Professionals Follow-up study로 알려진 하버드의 연구 노력은 광범위했고, 100,000명 이상으로부터 수년간의 식이섭취 설문지를 근거로 결론을 얻은 것이다.

이전 연구결과들을 더욱 강하게 만든 것은 조사자들이 비타민 E가 작동하는 것처럼 보이는 메커니즘을 설명하는 무수히 많은 그럴듯한 이론들을 갖고 있기 때문이다. 예를 들어 항산화 영양소로서 비타민 E는 나쁜 LDL콜레스테롤의 산화를 방해하는데, 이는 바꾸어 말하면 동맥혈관 벽에 지방물질이 붙지 못하게 하여 혈관을 막지 못하도록 한다고 믿고 있다.

아직도 이전 연구의 대부분은 비타민 E를 실제 검증에 올려놓지 못하고 있다. 즉 비타민 보충제를 주어서 실제 심장발작을 예방하는지를 보려고 기다리는 것이다. 두 개의 하버드 연구는 사람들에게 비타민 E를 섭취시킨 그 후 심장질환이 발생하는지를 추적한 것에 대해 물었다. 그러나 연구에서 사람들은 보충제를 섭취하는 것이 고정된 제한성이 있는 것인지 없는지를 선택한다. 예를 들어 비타민 E를 섭취하는 사람들은 처음부터 건강에 대한 의식을 더 많이 갖는 경향이 있다. 그들은 낮은 흡연, 더 많은 운동, 더 낮은 체중과 심장에 좋은 식이를 하며, 이 모든 것은 비타민 E를 섭취하든 하지 않든 심장질환 위험도를 낮출 수 있는 것이다.

연구자들은 그러한 사람들을 통제할 수 있으나 아마도 아직 밝혀지지 않은 대상자들의 생활습관에 관한 연구들의 다른 관련된 측면이 있을 것이다. HOPE 연구에서 연구자들은 비타민 E를 섭취할 수 있는 사람들을 선택하였고, 무작위로 선택하였으므로 생활습관 중재의 움직일 수 없는 가능성을 제거한 것이다.

연구비를 받은 또 다른 한 연구는 HOPE 연구에서 한 것과 같은 엄격한 방법을 사용하였으며, 더 긍정적인 결과를 얻었다. 일명 CHAOS(Cambrige Heart Antioxidant Study)는 400~800 단위의 비타민 E를 섭취하는 사람들이 심장발작 위험도가 크게 감소됨을 발견했다. 그러나 대상자의 평균 참여는 겨우 1년 반 정도 지속했을 뿐이고, 많은 참여자들이 중간에 그만 두어 결과를 심하게 약화시켰다.

다른 면에서 HOPE 연구는 강했고, 그 결과는 많은 과학적 무게를 싣고 있다. 그것은 "대규모의 잘 통제된 연구"라고 Tufs의 심장질환 연구자 Alice Lichtensteinm은 말하였다. 또한 과학 공동체에 있는 모든 사람들이 기다려 왔던 황금 같은 표준이라고 하였다. 그 연구는 맞는 용량의 비타민 E와 수천 명의 사람들과 충분히 긴 추적기관을 갖고 있었다. "일부 이전 결과를 확증할 수 없다는 것이 불행한 일이다"라고 덧붙였다. 그러나 최소한 비타민 E가 심장발작과 뇌졸중이 더 쉽게 발생하는 경향을 가진 사람들에게 있어 심장질환 위험도에 어떠한 영향을 미치는지 아닌지의 여부를 강력하게 검증했다. 그 연구는 우리가 얼마나 심혈관질환에 관계되는 모든 것을 모르고 있는지에 대한 좋은 예라고 결론지었다. 문맥에서 한 요소만을 격리해 내는 것은 매우 위험하다.

1.1 이러한 가장 최근의 연구가 비타민 E 이야기의 끝인가?

하버드의 영양연구자인 Eric Rimm은 Health Professionals Follow-up study의 저자 중 한 사람으로 HOPE 연구는 화학적으로 훌륭했다고 인정하고 있다. 그러나 그는 그것이 마지막 말이 아니라고 생각한다. HOPE 연구에 참여한 사람들은 이미 심장질환과 위험요소를 갖고 있었고, 당뇨 혹은 고콜레스테롤 같은 심장문제에 대해 그들을 고정시켜 놓은 조건을 갖고 있다고 Rimm 박사는 말하고 있다.

그들은 미래에 관상동맥 발생에 대해 가장 위험한 인구집단들인 것이다. 만약 당신이 이미 심한 동맥경화를 갖고 있다면 비타민 E는 도울 수 없다. 비타민 E는 단지 초기단계의 질환에서 사람들을 돕고, 이 연구는 단지 그것들을 너무 늦게 감지했을 것이다. Tufs의 비타민 E 전문가인 Jeffrey Blumberg 박사는 HOPE 연구의 자발적 참여자들이 매우 높은 위험도를 가진 사람들로 심장질환을 치료하기 위해 범위가 넓은 강력한 약을 또한 섭취하는 사람들이었다는 데 동의한다.

그 연구는 정상의 건강한 사람들에서 어떤 일이 발생하는지에 대한 질문은 언급하지 않고 있으며, 비타민 E는 실제로 병든 사람들에서는 작동하지 않을 것이라고 말하고 있다. 덧붙여서 Blumberg 박사는 "비타민 E는 죽었다" 또는 "이것이 가장 믿을 수 있는 연구"라고 말하는 대신에 연구들은 문맥에 맞추어져야 한다고 덧붙였다. 증거의 총체적인 것은 여전히 밖의 어딘가에 혼재되어 있다.

1.2 비타민 E을 섭취할 것인가 말 것인가?

심장질환의 위험도를 낮추려는 희망으로 비타민 E를 섭취해온 사람들은 HOPE 연구에서 한 가지 안심할 수 있는 발견이 있다. 비타민 E에 사용된 용량 400 단위가 어떠한 해를 초래하지 않았으므로 당신은 그 양을 취함으로써 당신에게 해를 끼치지는 않을 것으로 보인다.

섭취를 지속할 것인가 말 것인가 여부는 아무도 답을 알 수 없는 질문이다. 그러나 결국 무엇이 발견되든지간에 가장 충실한 비타민 E 제조업자들조차 식이, 신체활동과 비흡연이 보충제를 삼키는 것보다 훨씬 중요하다고 느낀다.

운동과 같이 심장에 건강한 실천 습관, 몸무게를 주시하는 것, 과일, 야채, 전곡류(포화지방이 적은 것)를 많이 섭취하는 것이 항상 가장 중요한 생활습관의 단계들 일 것이다. Tufts의 Lichtensrtein 박사는 “만약 당신이 심혈관질환이 진행되는 것이 걱정된다면 당신이 먹는 모든 형태와 전체적 생활습관을 관찰하라”고 말하고 있다.

당신은 질환 위험도를 낮추는 것과 관련된 모든 행동들을 따라 하고 있는가?

Tufts의 지질대사 실험실 실장인 Ernst Schaefer 박사는 “금연하고, 혈압과 혈당을 낮추고, LDL 콜레스테롤을 조절하라. 만약 당신이 비타민 E를 섭취하기를 원한다면 그렇게 하라. 그러나 심장발작을 예방한다고 기대할 수는 없다”라고 덧붙이고 있다.

2. 비타민 강매자와 식품 사기업자

Victor Herberz

Victor Herbert는 뉴욕시의 시내산 의과대학의 의학부 교수이며, 시내와 협약관계인 Bronx VA 의학센터의 혈액학과 영양학 연구소장이다. 건강사기에 대한 국립회의 정회원이며, 의문 있는 방법에 관한 미국협회위원회의 회원이다. 그는 국립과학학술원의 식품영양부와 영양권장량부에서 일했다. 그는 650편 이상의 과학논문을 썼고, 그의 영양연구에 대해 몇 번의 국가로부터 상을 수상하였다. 그가 발간 서적은 『시내산 의과대학은 영양과 유전영양의 책을 완성시킨다』와 『당신 가족의 의학역사에 기록한 식이를 설계함』이 있다.

우리는 아직도 비타민의 열광의 도가니 가운데 있다. 영양 사기꾼들이 우리의 두려움과 희망을 북돋우면서 돈을 크게 벌고 있다. 그들은 위조 증명서를 갖고 라디오, 텔레비전 방송과 출판을 지배하고 있다. 토크쇼 사회자들은 그들을 사랑하는데, 이는 사기꾼들의 주장인 초건강(super heath)에 대한 위선적 약속들이 거대한 청중들을 끌어 들이기 때문이다. FDA국장인 George. P. Larrik은 25년 이전보다 현재 상황이 훨씬 더 나빠 보인다고 하며, 다음과 같이 언급하고 있다.

“오늘날 미국에 가장 널리 퍼져 있고 비싼 형태의 사기행위는 비타민 제품, 특별한 식이식품과 식품보충제를 판촉 하는 것이다. 수백만 명의 소비자들은 이러한 제품에 대한 필요에 관해 잘못 인도되고 있다. 이런 문제를 복잡하게 하는 것은 영양에 대한 기대와 증가하는 전설 또는 신화이며, 이는 책과 팜플렛과 정기 간행물에 위조 과학문헌에 의해 쌓이고 있다. 그 결과로 수백만 사람들이 다소 많은 비합리적인 식품 품

Condensed from Stephen Barrett, MD, Victor Herbert, MD, JD, The Vitamin Pushers : How the 'Health Food' Industry Is Selling America a Bill of Goods, (Prometheus Books, Amherst, NY.

목을 갖고 상상과 실제 질병에 대한 자가 투약을 시도하고 있다. 오늘날 식품 사기행위는 단지 지난 세기에 최고점까지 도달한 의료특허의 열광에 비교될 수 있다"

'건강한 식품' 소동으로 미국인들이 한 해 수십억 달러의 비용이 든다. 이러한 낭비의 주요 희생자들은 노인, 임산부, 환자와 가난한 사람들이다.

2.1 좋은 영양의 기초

비타민 강매자에 의해 세뇌당한 경험이 있는가? 당신의 식이를 과잉의 영양소로 보충해야 한다는 것을 믿는가? 당신은 조금이 좋다면 더 많은 것은 더 좋다는 것을 믿는가? 당신은 과잉의 영양소가 해가 없다는 것을 믿는가? 또는 그들이 영양보험을 제공 하고 있는 것인가? 만약 당신이 이것들 중 어느 것이라도 믿는다면 당신은 잘못 인도 되는 것이다. 좋은 영양의 기초는 간단하다. 당신의 신체가 필요로 하는 영양소의 양과 종류를 얻기 위해서는 미국 농무성 농림부의 매일 식품지침에 의해 설계된 각각의 식품 그룹으로부터 절제된 양의 식품을 섭취하고, 각각의 카테고리 안에서 폭넓게 그리고 매우 다양하게 선택하라.

상세한 지시사항을 얻으려면 USDA의 식품지침 피라미드 책자를 사기 위해 1불(1$)(Publication No. HG249)을 소비자 정보센터 Pueblo. Co 81009로 보내라. 이 식품계획은 충분한 양의 모든 비타민, 무기질, 단백질 성분을 제공한다. 실제로 균형잡힌 다양한 식품을 섭취하는 정상 사람들은 필요한 것보다 더 많은 영양소를 소비하고 있는 것일 것이다.

물론 건강 광고업자들은 이것을 말하지 않는데, 그 이유는 그들의 수입이 진실을 보류하는 것에 달려 있기 때문이다. 책임감 있는 의사와 달리 그들은 당신을 건강하게 유지시키려고 함으로써가 아니고 대신 거짓 주장을 갖고 유혹함으로써 삶을 꾸려가려고 한다. 이러한 주장들은 그들은 개인의 외적 비용을 증가시키고, 책과 잡지를 팔고, 재정적인 이익을 줄 수 있는 회사의 제품을(당신에게 알려지지 않는) 팔 것이다.

2.2 과잉 비타민의 위험성

방어를 할 때는 사기꾼들은 "당신은 도움이 되지 않는다는 것을 어떻게 아는가?"라고 심문하는데 재빠르다. 이것에 대한 대답은 "당신은 해가 되지 않는다는 것을 어떻게 아는가?"이다. 소량 또는 절제된 용량에서 해가 없는 많은 물질들이 다량 또는 수년간에 걸쳐 점차적으로 축적됨으로써 해가 될 수 있다.

비타민 같은 물질은 단지 자연적으로 발견되는 물질이기 때문에 대용량에서 해가 없다는 것을 의미하지는 않는다. 과학자들이 과잉 비타민에 대해 언급할 때 그들은 영양연구회의 식품영양부와 국립과학학술원에 의해 제정된 권장량(RI)을 초과하는 용량을 의미한다.

RI는 필수영양소로 간주되는 것을 섭취하는 수준이며, 이용가능한 과학지식의 기초 위에 식품영양부의 판단으로 실제 모든 건강한 사람들의 알려진 영양적 필요를 맞추기에 충분한 것이다.

영양권장량은 대부분의 사람들이 요구하는 것 이상의 양이다. 영양권장량은 신체의 필요를 맞추기 위해 제정되었을 뿐만 아니라 또한 섭취가 감소 또는 필요가 증가된 기간에도 유지하기 위해 상당한 저장을 허용한다. RI보다 더 높은 양은 체내에서 어떠한 비타민의 기능을 수행하지 않는다. 그것은 약으로 간주되어야만 하고 문제를 일으킬 수 있다.

RI를 초과하는 비타민 사용이 합법적인 두 가지 상황이 있다. 첫 번째는 의학적으로 진단된 결핍상태를 치료하는 것이고, 이는 알코올 중독, 장 흡수장애를 가진 사람들, 영양이 빈약한 특히 임신 또는 노인 같은 사람들을 제외하고는 극히 드문 상태이다. 다른 사용은 비타민의 화학적 작용(비타민이 아님)으로 사용되는 특정 상태를 치료할 때이다. 이 상태들 중 어느 것도 자가치료하는 데 적합한 것은 없다.

어떻게 비타민 강매자와 식품 사기꾼이 똑같은가? 다음 행동이 당신을 의심하도록 만들어야 한다.

2.3 그들은 그들의 주장을 지지하기 위해 일화와 증언을 사용한다

우리 모두는 다른 사람들이 개인적 경험에 대해 말한 것을 믿는 경향이 있다. 그러나 우연의 일치로부터 원인과 결과를 분리하는 것은 어려울 수 있다. 만약 X제품이 암, 관절염 또는 무엇이든지 치료했다고 말한다면 의심하라. 그것들은 실제 질병조건을 갖고 있지도 않았을 것이다.

만약 그들이 그랬다면 그들의 회복은 대부분 제품 X의 도움 없이 발생할 것이다. 대부분의 1회성 질환은 단지 시간이 지남에 따라 회복되며, 대부분의 만성질병은 무증상의 기간을 갖는다.

의학적 진실을 수립하는 것은 사려 깊고 반복된 조사를 요구하며, 잘 설계된 실험과 원인 결과로 잘못 인지된 우연은 보고하지 않는다. 그것이야말로 증언적 증거가 과학 논문에 금지된 이유이고, 항상 법정에서 용인되기 어렵다.

사람들이 가치 없는 치료에 의해 우롱당할 수 있는 한도를 절대 과소 평가하지 말

라. 1940년대 초기 동안 수천 명의 사람들은 glyoxylide가 암을 치료할 수 있다는 것을 확신하게 되었다. 그러나 분석에서는 단순히 증류수였음이 증명되었다. 정신 신체 증상들(긴장에 대한 신체반응)은 작용할 것 같은 권유와 함께 섭취함으로써 종종 해소된다. 피곤함, 다른 작은 동통과 통증은 어떤 열광적으로 추천된 묘약에 반응할 수 있다.

이러한 문제들에서 의사들조차 위약을 처방할 수 있다. 위약은 사용된 조건에서 아무런 약물학적 효과가 없는 물질 또는 약이 된다고 추측하는 환자를 만족시키기 위해 주어진다. B_{12} 같은 비타민은 통상적으로 이 방법으로 사용되었다.

위약은 권유에 의해 작용한다. 불행히도 일부 의사들은 판촉을 광고하는 것을 그냥 삼키거나 자신의 관찰에 의해 혼동되며, 좋은 식이에 의해 공급되는 것을 넘어서 비타민을 믿게 된다. 거짓된 신념을 공유하는 사람들은 그렇게 한다. 그 이유는 그들이 우연의 일치나 위약의 작용을 원인 및 결과와 혼동하기 때문이다. 동종 요법 신봉자들도 같은 오류를 저지른다.

토크쇼 진행자는 당신이 섭취하는 모든 비타민이 개인적으로 당신을 위해 무엇을 하는가에 대해 질문을 던져서 사기꾼들을 부추긴다. 그러면 수천 또는 수백만의 시청자들은 향상된 건강, 정력, 활력에 대한 사기꾼의 이야기에 당하게 된다. 내재하는 요점은 그것이 나에게 이러한 일을 했다. 그것은 당신에게도 똑같이 할 것이라는 것이다.

대부분의 주요 네트워크 쇼 동안 세계에서 가장 뛰어난 영양의 일시적 유행을 선동하는 자들 몇 명을 초대하였고, 가장 의미심장한 증언적 경험들이 언급되었다. 반면 진행자는 그의 새로운 섭취 프로그램이 그의 저혈당을 치료했다고 자랑했으며, 그는 하루에 20～30잔의 커피를 더 이상 마시고 있지 않다고 무심코 언급했다.

인도자나 그 어떤 전문가도 그렇게 많은 커피를 마시는 것이 얼마나 위험할 수 있는지를 청중에게 말할 수 있는 건전한 분별력을 갖고 있지 않았다. 또한 그들 중 어느 누구도 인도자의 본래 증상이 아마도 카페인 과잉에 의해 야기했을 수 있다는 것을 인지하지 못했다.

2.4 그들은 재빠르고, 드라마틱하고, 기적적인 치유를 약속한다

그 약속들은 항상 교묘하거나 족제비 같이 교활한 사람의 말로 표현되어서 섭취자들이 가까워졌을 때 그들은 그것들을 부정 할 수 있다. 그러한 약속들은 사기꾼들의 가장 비도덕적 관행이다. 그들은 얼마나 많은 사람들을 재정적으로나 영적으로 파괴하는지는 상관하지 않는 것 같다. 주장이 거짓임이 증명될 때 그들은 빠른 치료 뒤에 깊은 우울증이 따른다는 주장으로 의기양양해 한다. 또한 사기꾼들은 그들의 은행 구좌를 채우는 동안 그들이 얼마나 많은 사람들을 효과적인 의학적 돌봄으로부터 불구나 사망으로 미혹시키는지 고려하지 않는다.

2.5 거짓의학 용어로 표현된 비주장을 사용한다

질병을 치료한다는 약속 대신에 일부 사기꾼이 당신 신체를 해독시키고, 그 화학의 균형을 이루고, 신경에너지를 방출하고, 자연과 조화를 이루도록 하고, 면역체계를 자극하거나 강화시켜 당신 신체 내 여러 기관들을 지지한다고 약속할 것이다(물론 그들은 절대로 이들 과정들의 어떠한 정체를 밝히거나 전후를 타당케 하는 측정은 하지 않는다).

이러한 비주장(disclaimers)은 두 가지 목적에 기여한다. 그들이 주장하는 과정들을 측정하는 것은 불가능하기 때문에 그들이 잘못되었다는 것을 증명하기란 어렵다. 더욱이 만약 사기꾼이 의사가 아니라면 비의학적 용어를 사용하는 것은 면허증 없이 의술을 행하는데 대한 고소를 피하는 데 도움을 줄 수 있을 것이다(비록 해서는 안 되는 일이지만).

2.6 책임감 있는 과학자들이나 교육가들에 의해 인정되지 않은 신용장들을 전시한다

미국의 교육의 성실함의 등줄기는 미국 교육부장관이나 중등과정 이후 인증협의회(Post Secondary Accreditation)에 의해 인정된 기관들에 의한 공인체계이다. 비공인된 학교에서 얻은 학위는 거의 인쇄된 종이 가치도 없다. 건강분야에서 신뢰할 만한 학교로서 공인되지 않은 그러한 일은 없다. 사기꾼들은 과학 공동체의 밖에서 일하기 때문에 그들 또한 그들 자신의 전문적인 단체를 형성하는 경향이 있다.

일부 경우에 단지 회원자격은 회비를 내는 것이다. 나의 사무실 벽은 Chalie Herbert(고양이) 증명서와 Sassatras Herbert(개)에 대한 화려한 전문회원 증명서가 전시되어 있다. 각 증명서는 단지 동물이름, 우리 주소, 50$짜리 수표를 제출함으로써 얻게 된다.

과학적으로 들리는 이름을 가진 모든 그룹들이 존경할 만하다고 가정하지 말라. 그들의 견해가 과학적으로 기초했는지 아닌지를 찾아보아라. 불행하게도 공인된 학위를 소유하는 것은 신뢰성을 보장하지는 않는다. 어떤 학교는 비과학적 방법들로(카이로프렉티스, 자연요법, 침술) 공인을 얻었다. 아직도 더 나쁜 것은 명성 있는 기관에서

(의학이나 치과대학 또 공인된 대학 같은) 훈련받는 개개인 중 적은 %는 과학적 사고로부터 벗어나있다.

일부 사기꾼들은 세계의 가장 뛰어난 영양학자 또는 미국의 주요한 영양전문가처럼 극찬을 함으로써 선동한다. 자신을 세계의 가장 뛰어난 연인이라 부르는 사람이 없는 것과 같이 이러한 책략에 반대하는 법규는 없다. 그러나 과학 공동체는 그러한 호칭들을 인정하지 않는다.

2.7 사기꾼들은 치료법에 정치적 지원을 빌려 주도록 환자들을 부추긴다

1세기 전, 과학적 방법론이 일반적으로 받아들여지기 전에 타당성 있는 새 아이디어는 평가하기 어려웠고, 종종 의학 공동체의 다수에 의해 거부되었다. 그러나 오늘날 효과적이라고 증명된 치료들은 과학적 의료인들에 의해 환영받았고, 그들을 위해 십자가를 질 그룹은 필요 없다. 사기꾼들은 정치적 지원을 추구한다. 그 이유는 그들이 그들의 방법이 작동하는지를 증명할 수 없기 때문이다. 대신에 그들은 치료의 합법화를 모색하며, 보험회사들로 하여금 지불토록 강요할 수 있다. 매주의 위험(구매자가 의식토록)을 믿는 법관과 입법자들은 사기꾼들과 자연스러운 동맹자이다.

2.8 대부분의 질환이 결점 있는 식이 때문이며, 영양적 방법으로 치료될 수 있다고 말한다

질병이란 단순히 그렇지만은 않다. 당신의 의사나 인정된 의학서적을 찾아보라. 그들은 일부 질환(대부분 잘 알려진 심장질환)에서 식이가 한 요인이 될 수는 있으나, 대부분의 질환은 식이와 거의 관련이 없거나 무관하다고 말할 것이다. 언짢음(기분이 안 좋은), 피곤함, 원기부족, 동통(두통 포함) 또는 통증, 불면증과 유사한 불평 같은 흔한 증상들은 항상 감정의 스트레스에 대한 신체의 반응이다. 그러한 증상의 지속성은 발병 가능한 신체질환에 대해 의사에게 진단받아야 한다는 신호이다. 그것은 비타민 정제를 먹어야 할 이유는 아니다.

일부 사기꾼들은 책임감 있는 의사들에 의하면 거의 드물거나 존재하지 않는 것으로 간주되는 병의 진단과 치료에 매우 전문적인 것처럼 보인다. 몇 년 전 저갑상선증과 부신기능저하증이 인기가 있었다. 오늘날 유행하는 진단은 저혈당, 수은아말감독성, 칸디다과민증, 환경질환들이다. 사기꾼들은 또한 알러지에 뛰어들어서 거대한 숫자의 미국인들이 진단되지 않은 알러지로 고통 받고 있다고 잘못된 주장을 하면서 가치 없는 검사로 진단하며 쓸모없는 영양적 치료를 처방한다.

2.9 여러분의 신체에서 발견되는 것들과 유사한 광범위하게 다양한 물질들을 추천한다

근본적인 생각은 원시부족들의 기원적인 생각과 유사하게 이 같은 물질들을 섭취하는 것이 상응하는 신체 부분들을 강화시키거나 재생시킬 것이라는 것이다. 예를 들어 건강식품가게 책자에 따르면:

생분비, 생치료 또는 세포치료 같은 것은 거의 너무 간단해서 진실일 것 같지 않은 것 같다. 그것은 인체의 쇠약해진 부분에 상응하는 특별한 동물조직을 보충형식(정맥 또는 경구)으로 주도록 구성된다. 달리 말하면, 한 사람이 취약한 췌장을 갖고 있다면 그에게 생췌장 물질을 주자. 만약 심장이 약하면 생심장을 주라 등이다.

비타민과 다른 영양소는 그것들을 더 시장성 있도록 만들기 위해 여러 가지 조작을 첨가할 수 있다. 입으로 먹을 때 그러한 조제는 위약보다 더 나을 바 없다. 그들은 항상 직접적인 해를 끼치지 않는다. 그러나 그들의 미혹은 유능한 전문적 치료로부터 사람들을 멀어지도록 인도할지 모른다. 일부 조작은 또한 심각한 감염을 초래했다.

'세포 조직염(Tissue salt)'가 제안하는 것은 질환의 근본 원인이 무기질 결핍이며, 이것을 교정하는 것은 신체가 스스로 치유토록 도울 수 있을 것이라고 주장한다. 따라서 그들은 1개 혹은 12개 이상의 염증이 광범위하게 다양한 질환들에 대하여 유용하다고 주장하며, 이 질환들은 맹장염, 대머리, 귀머거리, 불면증과 기생충을 포함한다. 이 방법의 개발은 W. H. Schuessler란 이름의 19세기 의사에 의한 것이다.

경구 섭취용 효소들은 또 다른 사기이다. 그들은 신체 내에서 소화를 돕고 많은 다른 기능을 지원한다. 그러나 사실 구강으로 섭취된 효소는 위와 장에 의해 아미노산 성분으로 분해된다. 경구 췌장효소는 췌장효소 분비가 감소된 질환에서 의학적으로 사용되는 것은 합법적이다. 실제 췌장효소 결핍증을 가진 누군가는 적합한 의학적 진단과 치료를 요하는 심각한 근본적 질환을 아마도 갖고 있을 것이다.

2.10 영양소를 말할 때 이야기의 한 부분만을 말한다

그들은 신체 내에 비타민과 무기질이 하는 멋진 일들을 모두 말한다. 그리고 충분히 섭취하지 않으면 벌어질 무시무시한 일들 모두에 대해 서로 말한다. 그러나 그들은 균형 잡힌 식이가 필요로 하는 모든 영양소를 제공할 수 있다는 것과 USDA의 피라미드 식품지침 체계가 식이를 간단하게 균형을 이루도록 해준다고 알려 주는 것에 소홀하다. 불행히도 그러한 주장들이 특정제품을 판매하는 것과 연관되지 않는 한 출판이나 감염, 또는 토크쇼는 합법적이다. 많은 보충제 제조업자들은 섬세한 접근을 이용한다.

일부 간단히 말하기를 우리 제품 X를 사세요. 그것은 건강한 눈을(또는 머리카락 또는 당신이 염려하는 어떤 기관)을 증진시키도록 돕는 영양소를 함유합니다. 다른 사람들은 각 영양소가 하는 것과 결핍 질환의 징후와 증상들을 언급한 도표를 배포한다. 이것은 신체 기능을 향상시키며, 언급된 문제들을 피할 수 있다는 바램들로 보충제 섭취를 부추긴다.

또 다른 사기성 은폐의 형태는 불완전한 정보에 기초한 보충제와 식물추출액을 장려한다. 많은 건강식품산업제품들은 결함이 있는 동물연구의 외삽과 인체에 실시한 확증되지 않은 연구에 근거한 주장으로 시장 판매된다. 그러한 제품으로 가장 악명 높은 것은 L-트립토판 아미노산이다. 이러한 목적들 어느 것에도 안전하거나 효과적이라고 증명되지 않았음에도 불구하고 수년 동안 그것은 불면증, 우울증, 월경전증후군과 과체중에 판촉되었다.

1989년 그것은 호산구 근육통증후군의 발생으로 시작되었고, 이는 심한 근육과 관절통, 약함, 팔과 다리의 부종, 발열, 피부발진과 혈액내 호산구 증가로 또 특징지어지는 드문 질환이다. 다음 해에 걸쳐 1,500건의 이상과 28건의 사망이 보고되었다. 사건 발생은 도매공급 공장에서 제조 문제로 추적되었다. 밝혀진 사실은 L-트립토판은 처음에 대중에게 시판되어서는 안 되었던 것이다. 왜냐하면(대부분의 1개 아미노산 성분 같이), 그것은 의학적 사용으로 안전한 것으로 증명되지 못했기 때문이다. 사실, FDA는 1970년 중반 동안 금지시켰으나 강행하지는 않았다.

2.11 대부분의 미국인들이 영양적으로 빈약하다고 주장한다

이것은 사실이 아닐 뿐 아니라 미국 내 주요한 나쁜 영양의 형태는 가난에 시달리는 사람들 사이의 저영양 상태와 특별히 대규모 빈곤층 집단에서의 과체중이라는 사실에 무지하다. 가난한 사람들은 불필요한 비타민 정제에 소비할 돈의 여유가 불충분할 수 있다. 그들의 식품에는 식품을 공급하기 위해 소비되어야 한다. 한 가지 예외는 식품 그룹에 있는 식이들은 필요로 하는 모든 영양소를 함유하고 있다. 철분 무기질은 예외이다. 평균 미국인 식이는 영아, 출산 가능성 있는 여성, 특히 임산부의 필요를 맞추기에 겨우 충분한 철분을 함유한다. 이러한 문제는 네덜란드식 오븐 또는 어떠한 철제 그릇에 조리하거나 콩, 간, 송아지 근육 같은 철분이 풍부한 식품을 섭취함으로써 해결될 수 있다.

쓰레기 같은 식품들에 너무 중독되어서 충분한 식이는 통상적이기 보다 예외일 수 있다고 그들은 잘못된 주장을 한다. 일부 간식 식품들은 주로 naked calories(다른 영양소 없는 설탕 또는 지방)인 것은 사실이다. 그러나 우리가 먹는 모든 식품의 한 조각이 영양소가 있도록 할 필요는 없다. USDA의 식품군을 지키는 정상적인 사람은 비타민 결핍의 위험에 있지 않다.

2.12 당신이 불량하게 섭취하면 보충제를 먹는 것이 괜찮을 것이라고 말한다

이것은 영양보험의 시작이다. 이 언급은 사실이 아닐 뿐만 아니라 주의성 없는 식습관을 격려한다. 불량하게 섭취하는 것에 대한 치료는 잘 균형 잡힌 식사이다. 만약 당신 식이의 충분성에 의심이 간다면 며칠 동안 먹을 것을 사고, 매일 평균 먹는 것이 USDA지침 선상에 있는지 없는지 알아보라. 만약 당신이 이것은 스스로 할 수 없다면 당신 의사 또는 등록된 영양사가 그것을 할 수 있다.

2.13 최신 가공방법과 저장이 식품에서 오는 모든 영양적 가치를 제거한다고 주장한다

식품가공이 식품의 영양소 함유를 바꿀 수 있다. 그 변화는 사기꾼들이 당신으로 하여금 보충제를 사거나 믿기를 원하는 만큼 강력하지는 않다. 균형 잡힌 다양한 식이는 필요로 하는 모든 영양을 제공할 것이다.

사기꾼들은 왜곡하고 지나치게 단순화 시킨다. 그들은 제분과정이 B-비타민들을 제거한다고 말할 때, 그들은 그것들을 다시 넣어 강화시킨다고 말해 주는 수고로움을 하지 않는다. 그들의 조회가 영양소를 파괴한다고 말할 때 단지 소수의 영양소가 열에 민감하다는 사실을 내놓는다. 이들 소수의 영양소들은 조리되지 않은 신선한 과일, 야채 또는 신선하거나 냉동된 과일주스를 매일 섭취하는 것으로부터 쉽게 얻어진다.

2.14 불소화가 위험하다고 주장한다

이상하게도 사기꾼들은 항상 실제 결핍에는 관심이 없다. 불소는 충치에 저항하는 치아를 만드는 데 필요하고, 뼈를 강화시키는 데 필요하다. 이 필수영양소를 충분히 얻는 가장 좋은 방법은 공동체 물 공급을 시작해서 불소의 농도가 물 100만당 1의 불소(1ppm)가 되게 하는 것이다. 그러나 사기꾼들은 항상 물의 불소화하는 것에 반대하며, 일부 불소를 제거하는 물 여과기를 옹호하기도 한다. 그들은 어떤 것으로부터 이익을 낼 수 없을 때 그것을 반대함으로써 돈을 벌려고 하는 것 같다.

2.15 우유를 살균하는 것을 반대한다

영양 사기꾼들의 가장 이상한 측면들 중의 하나는 생우유(살균 않는 것)를 신봉하는 것이다. 공중 건강 권위자들은 존재할지 모르는 질병을 유발하는 세균을 파괴하기 위해 살균을 지지한다. 건강 일시적 열광자와 사기꾼들은 살균이 필수영양소를 파괴한다고 주장한다. 비록 약 10%의 열에 민감한 비타민(비타민 C와 티아민)은 살균하는 동안 파괴되지만, 우유는 이들 영양소가 어찌되었든지 유의할 만한 공급원이지 않다.

허가되었든 안 되었든 간에 생우유는 설사와 결핵을 초래하는 유해한 세균의 공급원이다. FDA는 인체 섭취 왕으로 포장된 생우유와 생우유제품의 미국내 주(state)들 간에 판매하는 것을 금했다. 1989년 캘리포니아 고등법원 법안들은 생우유제품이 안전하며, 살균처리된 우유보다 더 건강하다는 광고를 중단토록 국가의 가장 큰 생우유 제조자에게 명했고, 눈에 띄는 경고를 제품 상표에 붙이도록 했다.

2.16 토양의 고갈과 화학비료의 사용이 영양상태가 저하된 식품을 초래한다고 주장한다

이러한 주장들은 소위 유기적으로 자란 식품들의 판매를 촉진하기 위해 사용된다. 만약 영양소가 토양에 결핍된다면 식물은 자라지 못한다. 화학적 비료는 토양 고갈의 영향을 중화시킨다. 물의 무기질 함량은 변하지만, 이는 미국인 식이에 의미가 있는 것은 아니다.

사기꾼들은 또한 자연 비료로(manure : 비료) 자란 식물은 합성비료에 자란 것보다 영양적으로 우수하다고 거짓말을 한다. 그들이 자연 사료들을 사용하기 전에 식물들은 자연사료들을 인공사료가 공급하는 것과 똑같은 화학물질로 전환시킨다.

2.17 스트레스나 질병 시에 영양소에 대한 필요성이 증가한다고 주장한다

많은 비타민 제조업자들은 스트레스가 신체의 비타민을 도적질한다고 광고한다. 한 회사는 만약 당신이 흡연, 식이요법 또는 병이 날 것 같다면 당신은 체내 비타민을 도적질당하게 될지 모른다고 주장한다. 다른 회사는 스트레스는 신체의 수용성 비타민을 고갈시킬 수 있다며 매일 대체가 필요하다고 경고한다. 다른 제품은 운동선수들의 특별한 필요를 채워준다고 극찬한다.

비타민에 대한 필요는 약간의 신체적 스트레스와 질병 발생시 상승될 수 있는 것이 사실인 반면에 이러한 형태의 광고는 사기다. 평균 미국인들은 스트레스를 받거나 받지 않든 간에 비타민 결핍의 위험에 있지 않다. 광고에서 언급하는 증가된 필요량은 거의가 RI 이상으로 상승되지 않으며, 적절한 섭취를 통해서 필요를 맞출 수 있다.

질병의 결과로 정말로 결핍의 위험에 있는 사람들은 의학적 돌봄을 필요로 하는 아마 입원중인 매우 질병이 중한 사람일 것이다. 그러나 이러한 판촉은 감기에 살아남기, 골프치기, 동네서 조깅하기 등을 위해서 비타민 보충제를 필요로 하지 않는 평균 미국인들을 목표로 하고 있다. 운동선수들은 칼로리 요구량에 맞추기 위해 필요한 식품을 먹을 때 비타민은 충분한 양 이상을 먹고 있는 것이다.

많은 비타민 강매자들은 흡연자들이 비타민 C 보충을 필요로 한다고 제안한다. 북아메리카의 흡연자들이 다소 혈중이 비타민 C치가 낮다는 것이 사실인 반면에 이 수준은 아직도 결핍 수준보다 훨씬 더 높은 수준이다. 미국에서 시가 흡연은 자기 절제에 의해 예방할 수 있는 사망의 주원인이다. 비타민 C를 섭취함으로써 거짓된 위안을 구하기보다 건강에 대해 관심 있는 흡연자들은 흡연을 중단해야만 한다.

소변을 산성화시키기에 충분한 높은 용량의 비타민 C는 니코틴 배설속도를 촉진시키기 때문에 니코틴 금단 증상을 피하기 위해 일부 흡연자들에서 더 많은 흡연을 초래할 수 있다. 소위 「스트레스 비타민」이 감정의 스트레스에 대하여 도움이 될 수 있다는 제안 또한 사기이다.

2.18 당신이 일상 식품 첨가제와 보존제에 의해 유독하게 될 위험성이 있다고 주장한다

이것은 식품과학자와 정부 보호기관에 대한 당신의 신뢰를 은밀히 해치도록 설계된 놀래주기 전략이다. 사기꾼들은 그들이 당신을 보호하기 위해서만이 있다고 생각하기를 원한다. 그들은 만약 당신이 그들을 신뢰한다면 그들이 추천하는 것을 살 것이라고 희망한다. 사실은 식품에 이용된 극미량의 첨가제는 인체의 건강에 아무런 위험을 주지 않는다. 사실 몇 가지는 썩음, 부패와 곰팡이 성장을 막음으로써 우리의 건강을 보호한다.

두 가지 예는 얼마나 우스꽝스러운 사기꾼들이 식품 첨가제, 특별히 식품에서 자연적으로 발견되는 것들을 얻을 수 있는지를 보여준다. 칼슘으로 피온염은 빵을 보존하기 위해 사용되었고, 스위스 치즈에서 자연적으로 발생한다.

방부제 없는 빵으로(더 높은 가격으로) 당신을 유도하는 사기꾼들은 1온스 슬라이스 1장의 스위스 치즈가 2개의 1파운드짜리 빵 덩어리의 부패를 늦추기 위해 사용된 동량의 칼슘 프로피온염을 함유한다고 말하지 않는 조심성이 있다. 유사하게 모노소디움 글루타메이트(MGS)에 대해 경고하는 사람들은 그들이 건강식품으로 사도록 재촉하는 밀 배아가 MSG의 주요한 천연 공급원임을 말하지 않는다.

또한 그들이 건강식품 가게에서 팔린 많은 식물성 물질들이 독성 가능성이 있으며, 장애나 사망을 초래할 수 있음을 경고하는데 실패한 것이 매우 의아하다. 1979년 4월 6일 의학편지(Medical letter)는 이러한 제품을 30개 이상을 목록화하였으며, 그것들 대부분이 식물성 차를 만드는 데 사용된 것들이었다.

2.19 자연 비타민이 합성된 것보다 더 좋다고 주장한다

이러한 주장은 싱거운 거짓말이다. 각각의 비타민은 원자 사슬이 함께 연결된 분자이다. 자연이란 공장에서 만들어진 분자들은 화학공장에서 만들어진 것들과 동일하다. 당신이 필요한 모든 것을 식품 그 자체로부터 얻을 수 있다면 당신은 식품으로부터 추출한 비타민에 더 돈을 지불하는 것이 합당한가?

2.20 설탕이 치명적 독이라고 주장한다

많은 비타민 강매자들은 설탕이 아침 밥상 위의 살인자이며, 심장질환으로부터 저혈당까지 모든 것의 근본적인 원인이라고 우리가 믿도록 만든다. 그러나 설탕이 정상의 균형 잡힌 식사의 부분으로 절제된 양을 사용되었을 때 설탕은 완벽하게 안전한 칼로리원이며, 먹는 즐거움을 주는 것이 사실이다. 사실 만약 당신이 어떠한 설탕도 먹지 않는다면 당신의 간은 단백질과 지방으로부터 만들 것인데, 그것은 당신의 뇌가 필요로 하기 때문이다.

2.21 모든 사람들이 비타민 또는 건강식품 또는 둘 다 섭취하는 것을 추천한다

식품 사기꾼들은 정상 식품을 과소평가하고 좋은 영양의 식품군 체계를 조롱한다. 그들은 그들이 그러한 발표로부터 생활비를 벌고 있다고 말하지 않을 수 있다. 이는 대중 출연료, 제품 확인, 출판판매 또는 비타민 회사, 건강식품가게 또는 유기농장에서의 재정적 이득 등을 통하여 얻고 있다.

건강식품이란 용어는 속임수의 선전문구인 것이다. 모든 식품은 절제된 양에서는 건강식품이나 어떤 식품이 과잉에서는 쓰레기 같은 식품(junk food)이다. 당신은 길 모퉁이 식품가게, 과일시장, 고기시장, 슈퍼마켓 등도 또한 건강식품 가게라는 것에 대해 생각해 보기 위해 멈추어 본 적이 있는가? 그들은 일반적으로 선전문구를 사용하는 가게보다 더 적게 요금을 붙인다.

많은 비타민 강매자들은 바이오플라보노이드, 루틴, 이노시톨, 파라아미노산(PABA)과 다른 그러한 식품성분들에 대해 오인하는 주장을 한다. 이러한 성분들은 식이에 필요한 것이 아니며, FDA는 제품상표에 그것들에 대한 영양적 주장을 금하고 있다. 그런데 당신은 건강식품을 많이 섭취하는 사람들이 아직도 왜 비타민 보충제로 자신들을 채워져야만 한다고 느끼고 있는지 궁금해 본 적이 있는가?

2.22 머리카락 분석이 신체의 영양상태를 결정하기 위해 사용될 수 있다고 제시한다

건강식품가게와 많은 비과학적 개업의들은 이러한 검사를 권한다. 한 타래의 머리카락에 24불 또는 20불을 더한 것에서 당신이 필요하다고 생각되는 비타민과 무기질에 대한 정교한 컴퓨터 프린트물을 얻을 수 있다.

머리카락 분석은 중금속 중독 진단 시에서만 제한된 가치를(주로 법의학에서) 갖고 있으나 영양적 문제를 발견하기 위한 검진 도구로서는 가치가 없다. 사실 신체의 결림은 증가된 머리카락 수준에 의해 동반되어질 수도 있다. 만약 머리카락 분석실험이 보충제를 권장한다면 당신의 컴퓨터는 모든 사람에게 그것을 추천토록 프로그램화된 것으로 확신할 수 있다.

몇 년 전에 Stephen Barrett 박사는 다른 가상의 이름 하에 20명의 건강한 10대로부터 얻은 머리카락 샘플을 13개 상업적인 머리카락 분석 연구실로 보냈다. 대부분의 무기질의 보고된 수준은 같은 실험실로 보내 동일 샘플들 사이와 한 실험실에서 다른 실험자끼리 상당히 달랐다. 실험실 또한 많은 무기질에 대해 정상이나 통상적인 것에 대해 동의하지 않았다. 머리카락 분석이 영양적 실제에 유용할지라도 상업적 실험실들이 그것을 정확하게 실행했는지 확신할 수 없다.

2.23 설문지가 식이 보충이 필요한지 아닌지를 나타내기 위해 사용될 수 있다고 제시한다

어떠한 설문지도 이것을 할 수 없다. 소수의 사업자들은 만약 비타민 결핍증이 존재한다면 나타날 수 있는 증상들에 대한 긴 컴퓨터 근거 점수를 매기는 설문지를 고안 했다. 그러나 그러한 증상들은 영양과 관련 없는 상태에서 훨씬 더 빈번하게 발생한다.

실제 결핍증이 존재할 때라도 그 검사는 적절치료로 추천될 수 있는 원인을 발견하기 위한 충분한 정보를 제공하지 못한다. 치료는 신체검사와 적절한 실험실 검사가 요구된다. 많은 책임감 있는 영양사들은 고객의 식이를 평가하는 것을 돕기 위해 컴퓨터를 사용한다. 그러나 이것은 지방함량을 감소시키거나 섬유질을 증가시키는 것 같은 식이 추천을 하게 된다. 또한 보충제는 사람이 충분한 식이를 섭취할 수 없거나 할 의도가 없는 한 거의 유용하지 못한다.

보충제가 필요할지 아닌지를 결정하기 위한 근거를 제공하기 위해 알려진 간단한 설문지를 조심하라. 신뢰할 만한 설문지는 개인의 평균 매일 섭취를 각 식품군으로부터 추진된 1회 분량수와 비교한다. 영양소를 얻는 가장 안전하고 좋은 방법은 일반적으로 식품에서부터 오지 정제로부터 오는 것이 아니다. 따라서 식이가 결핍되더라도 가장 신중한 행동은 늘 보충제 알약보다는 식이를 변경하는 것이다.

2.24 체중을 줄이는 것은 쉽다고 말한다

식이 사기꾼들은 특별한 정제나 식품 조합이 노력 없이 체중을 줄일 수 있다고 당신이 믿도록 할 것이다. 그러나 체중을 줄이는 유일한 길은 먹는 것보다 더 많은 칼로리를 태워버리는 것이다. 이 방법은 자기 훈련이 필요하다. 즉 덜 먹고, 더 운동하기 또는 둘 다 하는 것이 더 선호된다. 1파운드 체중에 3,500칼로리가 있다. 1주일에 1파운드를 감량하기 위해서(안전한 양) 당신은 태우는 것보다 평균 매일 500칼로리 더 적게 섭취해야만 한다.

체중을 줄이는 가장 센스 있는 식이는 탄수화물, 지방, 단백질이 영양적으로 균형 있는 식이이다. 대부분의 유행 식이는 일시적 체중 감소에 의해 작동하며, 그것은 칼로리 제한의 결과이다. 그러나 이것은 너무나 단조롭고 위험해서 오랜 기간 사용할 수 없다. 식이 요법자가 더 나은 섭취 습관과 운동 습관을 개발하고 유지하지 않는 한 식이로 체중을 감량하는 것은 곧 원상태로 되돌아갈 것이다.

2.25 모조 비타민을 제시한다

비타민이 그렇게 인기 있는데 왜 새것을 발명해 내지 않는가? Ernst T. Krebs와 그의 아들 Ernst T. Krebs 2세는 두 개를 발명했다. 1949년 그들은 뒷날 pangamate

라 이름을 지었고, 상표명은 비타민 B_{15}라는 물질의 등록특허를 냈다. 또한 Krebs 부자는 사기성 암 치료제인 laetrile을 개발했고, 비타민 B_{17}로 시판되어졌다.

비타민으로 적절히 불리워지기 위해서는 물질은 식이에 필요한 유기영양소이어야 하며, 그 물질의 결핍은 특정 질환을 유발 하는 것으로 증명되어야 한다. Pangamate와 laetrile 어느 것도 비타민은 아니다. Pangamate는 심지어 1개 물질이 아니다. 다른 판매업자들은 병에 다른 인공 성분들을 넣었다. Laetrile은 무게로 6%의 청산칼리를 함유하며, 사람들을 중독 시켰다.

2.26 당신의 의사를 신뢰하지 말라고 경고한다

당신이 신뢰하기를 원하는 사기꾼들은 대부분의 의사들이 학살자와 독살자라고 제시한다. 같은 이유로 사기꾼들은 또한 의사들이 영양에 무지하다고 주장한다. 이것 또한 맞지 않다.

영양의 원리는 인체 생화학·생리학이며, 모든 의과대학의 필수 과목이다. 일부 의과대학은 영양이라 이름 지어진 과목을 분리하여 필수로 가르치지 않는데, 그 이유는 그 과목이 관련 분야가 다른 과목과 겹치기 때문이다. 예를 들어 성장과 발달에서의 영양은 소아에서 가르치고, 상처 치료시 영양은 외과에서 가르치며, 임산부 영양은 산과에서 다룬다. 덧붙여 많은 의과대학은 분리된 영양교육을 제공한다.

물론 의사의 훈련은 의과대학을 졸업한날 또는 전문의 훈련을 마친 후에 끝나는 것이 아니다. 의학전문가들은 평생교육을 주장하며, 일부 주(state)에서는 자격증 갱신을 요구한다. 의사들은 의학잡지와 교과서를 읽고, 동료들과 토론하고, 지속적인 교육과정을 통해 영양에 관한 지식을 넓힐 수 있다.

대부분의 의사들은 영양소가 할 수 있는 것과 없는 것을 알고 있고, 실제 영양적 발견과 사기꾼의 넌센스 사이의 차이점을 말할 수 있다. 식이요법(식이계획)에 대한 질문에 대답할 수 없는 사람들은 할 수 있는 누군가에게(등록 영양사에게) 환자를 의뢰 할 수 있다. 모든 사람같이 의사들도 종종 실수를 한다. 그러나 사기꾼들은 대부분의 시간 동안 잘못 치료를 한다.

2.27 정통의학에 박해당하고 있으며, 그들의 말은 억압당한다고 주장한다

그들은 또한 미국의학협회가 그들에 대항하며, 그 이유는 그들의 치료가 아픈 사람들을 잡고 있어서 의사들의 수입을 절감하기 때문이라고 주장한다. 그런 비상식에 속지 마라. 유명한 의사들은 매우 바쁘다. 더구나 많은 의사들은 선지불된 건강계획과 그룹치료, 전임수업, 환자가 병이 낫든 낫지 않든 같은 월급을 받는 정부기관 서비스 등으로, 이는 환자들을 건강하게 유지하는 것이 그들의 업무를 줄이지만 수입은 줄지 않는 일들에 종사한다.

사기꾼들은 그들 스스로와 관료주의 사이의 사실에 대해 논쟁적이고 조직적인 의술 또는 이미 확립된 것 사이에도 그렇다고 주장한다. 그들의 주장을 의학적으로 점검을 하도록 큰소리로 떠들지만 그들은 논박하는 어떠한 증거도 무시한다.

비타민을 발견한 어떤 의사 또는 불임, 심장질환, 관절염, 암 또는 유사한 것을 치료할 수 있는 다른 조제는 막대한 행운을 만들 수도 있다. 환자들은 그러한 의사(그들은 이제 그러한 문제들을 치료할 수 있다고 거짓된 주장을 하는 사람들에게 하듯이)에게 구름떼같이 모여들고 동료들은 그 의사에게 노벨상과 70만 불을 포함한 상을 아낌없이 줄 것이다.

그리고 잊지 말라. 의사들도 또한 병든다는 것을. 당신은 그들이 그들 자신과 그들의 사랑하는 사람들을 괴롭히는 질병들에 대한 치료를 억압하는 데 공모한다고 믿고 있는가?

3. 결 론

식품 사기꾼들은 스스로 이익을 얻고, 대중 출연과 출판 또는 비타민에 대한 상담신분과 종종 그들이 조절하는 건강식품회사들에 대한 거대한 비용을 모은다. 그들의 희생자들은 경제적으로 착복당했을 뿐만 아니라(매년 수십 억 달러) 또한 비타민의 과용량으로부터 생긴 심각한 해와 적절한 치료로부터 멀리 유혹함으로써 고통을 줄 수도 있다.

이 나라(미국)에 영양적 결핍은 있다. 그러나 그것은 주로 빈곤층 사이에서, 특별히 노년층 사이에서 임신부나 소아에서 발견된다. 이들 그룹은 향상된 식이가 필요하다. 그들의 문제는 모조 췌장을 파는 장사치에 의해 해결될 수 있는 것이 아니라 더 나은 식습관에 의해서 된다. 비타민과 무기질을 얻기 위한 가장 좋은 방법은 자연에 의해 제공되는 포장 속에 있다. 즉 균형 잡히고 다양한 식단에 포함된 식품이다. 만약 인체가 영양을 위해 정제를 섭취할 필요가 있다면 정제는 나무에서 자랄 것이다.

좋은 영양에 대한 기본적 규칙은 모든 것에서 절제이다. 그것이 도움을 줄 수 있다는 주장과 반대로 식품 사기업자의 충고는 당신 건강과 용돈 모두에 해가 될 수 있다. 그러나 그들은 미국 대중들을 속이는 것을 계속할 것이며, 이는 통신산업이 그것을 촉진하기보다 그들의 사기를 공격할 만큼 대중의 이익에 충분한 관심을 갖을 때까지일 것이다. 그리고 만약 대중매체가 스스로 충분한 사회적 양심을 개발할 수 없다면 그들은 강한 법과 더 강력한 법 실행을 통해 그렇게 행하도록 강요되어져야만 한다.

나는 사기적 생각을 촉진하는 모든 사람들이 고의적으로 사람들을 오인하려고 하고 있다는 의미는 아니다. 사기행위를 현장 포착하는 것이 매우 어려운 이유는 건강에 대한 잘못된 정보를 퍼뜨리는 대부분의 사람들이 신념을 갖고 있기 때문이다. 그들에게 있어 영양은 과학이 아니라 종교이다(이는 그들의 정신적 지도자로서 사기꾼들과 함께). 그러나 건강에 관심이 있는 곳에서는 신뢰성만으로는 충분치 않다.

제 10 장

다량 무기질

1. 골다공증 : 대학환경 안에서의 골다공증 위험인자 감소에 관하여

Maryann Leslie, PhD, ARNP, CHES; Richard W. St.Pierre, EdD

초록 : 골다공증은 노년기의 만성질환으로 고려되어지곤 한다. 대부분의 만성질환들이 그렇듯이 젊은 성인시절에 얻어진 생활 방식들이 이후에 골다공증의 발생에 중요한 위험 요인들이 된다. 대학생 연령그룹은 최적정의 뼈 발달이 일어나는 연령그룹이며, 이 시기에 또한 새로운 생활방식들이 도입되기도 한다. 그리고 칼슘과 비타민 D의 결핍, 흡연, 알코올 남용, 과도한 운동, 스테로이드 사용, 고단백 식이와 같은 골다공증에 대한 위험요소들은 이러한 특정한 연령그룹과 연관성이 있다. 저자들은 이러한 대학 내 건강 환경과 관련된 골다공증에 대한 위험인자들을 조사하고 대학의 건강 전문가들을 위한 건강교육 전략을 제공하는 데에 있다.

키워드 : 대학생들, 건강교육, 골다공증, 위험인자 감소

Maryann Lesile는 North Florida 대학의 간호학과 부교수이다. Richard W. St. Pie-rre는 is a professor of health education and nutrition policy, Department of Nutrition, The 펜실베니아 주립대학의 간호학과에서 건강교육과 영양정책 교수이다.

From the *Journal of American College Health*, September 1999. Reprinted with permission of the Helen Dwight Reid Educational Foundation. Published by Helderef Publication, 1319 18th Street, NW, Washington, DC 20036-1802.

골다공증은 미국에서 가장 대표적인 대사성 뼈 질환이며, 건강 전문가들이 직면하는 큰 도전이 되는 질병이다. 젊은 여성을 포함한 모든 연령층의 여성들에게 그 어느 때보다도 예방적인 교육을 할 필요성이 중시되고 있다.[1,2] 대학은 교육과 예방을 위한 아주 이상적인 환경을 갖고 있다. 이러한 교육들은 국가 건강증진과 질병예방 목표에 역점을 두어야 하는데, 특히 인생의 후반부에 골다공증의 발생이 있게 될 사춘기와 젊은 청년들을 대상으로 하여야 한다(표 10-1).

골다공증은 뼈 밀도가 낮아지고 뼈 조직 미세구조의 악화로 인하여 뼈가 약해지고 골절에 대한 감수성이 증가하는 것이다.[3] 이러한 생리적인 변화들은 젊은 청년 때에 확립되는 생활방식과 행동요인들에 의하여 영향을 받는다. 골다공증은 미국의 경우 50세 이상 여성의 13~18%에 영향을 주고, 폐경기 이후 백인 여성의 30% 정도, 그리고 남성의 3~6%에 영향을 주는 것으로 추측되고 있다.[4] 골다공증으로 인하여 매년 1,500만 명에게서 뼈 골절이 일어나고, 생활의 질을 손상시켜서 매년 130억 달러보다 많은 건강관련 비용을 필요로 한다.[5]

1.1 뼈 발달

뼈는 일생 동안 스스로 리모델을 하는 매우 활동적인 기관이다. 뼈 리모델링은 새로운 뼈의 재흡수(resorption)와 형성(formation)을 조정하는 수많은 세포내 기능으로 이루어진 복잡한 과정이다. 성년에 골질량이 일정하게 유지되려면 뼈 재흡수와 형

표 10-1. 골다공증 예방관련 미국의 목표들

- 칼슘 섭취를 증가시켜서 적어도 12~24세의 젊은이들 중 50% 이상과 임산부나 수유 중인 여성의 50%는 칼슘이 풍부한 식품을 매일 세 끼 이상 먹도록 한다.
- 하루에 두 컵 이상의 알코올을 소비하는 21세 이상 성인의 비율을 5% 이하로 줄인다.
- 알코올 과음자의 비율을 고등학생은 28% 이내로, 대학생들은 32% 이내로 줄인다.
- 어린이들과 청소년층의 흡연을 줄임으로써 20세가 되기까지의 흡연자의 비율이 15% 이하가 되도록 한다.
- 정규적으로 또는 매일 30분 이상 중증 정도의 운동을 하는 6세 이상 된 사람들을 적어도 30% 이상이 되게 한다.
- 1주일에 세 번 이상 20분씩 운동함으로써 심폐기능의 발달과 유지를 증진시킬 수 있는 적극적인 운동을 하는 비율을 18세 이상의 성인들 중 20% 이상으로 증가시킨다.

출처 : Healthy People 2000, National Health Promotion and Disease Prevention Objectives. United States Department of Health and Human services, Public Health Service. 1992.

성이 균형을 이루어야 한다. 이러한 활동들은 조골세포(osteoblasts)와 파골세포(osteoclasts)와 같은 특별한 세포들의 활동에 기인하는데, 이들은 에스트로겐을 포함한 호르몬과 비타민 D, 뼈세포에 의하여 생산되는 지역 인자들, 중력, 체중량(weight-bearing)의 영향을 받는다.[6]

골다공증의 예방과 관련된 가장 중요한 개념 중의 하나는 최대 골질량(peak bone mass)이다. 이것은 개개인이 일생 중에 도달할 수 있는 뼈의 최대량을 의미한다. 뼈가 성숙될 때 얻어지는 뼈의 양은 인생 후반부에 갖게 될 골다공증의 유형과 분명한 관계가 있다. 남성과 여성 모두 최대 골질량은 25세에서 35세 사이에 도달한다.[1] 그러므로 골질량의 발달에 영향을 주는 요인들은 최대 골질량이 도달하기 전에 미리 고려되어야 하는 것이 매우 중요하다.

일단 골질량에 도달하면 약 10~15년의 안정기가 따르고, 이때 뼈의 재흡수를 보상할 만한 뼈 생성 사이의 일정한 회전이 유지된다. 이 기간 동안 골질량은 더 이상 증가하지 않는다. 그러나 결과적으로 노화됨에 따라 뼈 손실이 일어나게 되는 것이다.

남자나 여자 모두 약 40세에 이르면 매년 0.3~0.5%에 해당하는 뼈 손실이 일어나는 기간이 시작된다. 여성들은 폐경기 이후에 난소에서 에스트로겐의 생산이 줄어듦에 따라 매년 3~5%에 해당하는 뼈 손실이 일어난다. 이러한 손실은 약 5~7년 동안 지속되며, 이것은 폐경기 이후에 골다공증을 일으키는 중요한 요인이 된다.

그러나 최대 골질량이 많을수록 노화나 폐경기와 관련된 뼈 손실과 골절의 위험이 늦어질 것이다.7 골다공증은 최대 골질량이 높은 사람에게 일어나는 비율이 낮으며, 여성보다는 남성에게, 백인보다는 흑인에게서 적게 일어난다. 최대 골질량에 영향을 미치는 인자들이 알려지고 있는데, 칼슘이 중요한 조절인자라고 강력하게 제안되고 있다.

1.2 대표적 위험인자들

골다공증을 일으키는 여러 가지 위험인자들이 밝혀졌다(표 10-2). 대학생들의 건강과 밀접하게 연관이 있으면서도 이들에게 교육하기 쉬운 것들은 부적절한 칼슘과 비타민 D 섭취, 담배, 알코올과 스테로이드의 사용, 고단백 식이, 육체적 비활동과 과다한 운동 등을 들 수 있다.

1.3 부족한 칼슘과 비타민 D 섭취

적절한 칼슘 섭취는 최대 뼈 중량의 도달에 영향을 주며, 골질량을 유지하게 하고,

표 10-2. 골다공증과 연관된 일반적 위험요인들

요 인	특 징	
유전	•아시아인 혹은 백인 •약한 신체 구조 •비타민 D 수용체 대립형질의 이형	
생활양식	•과다운동(무월경 초래) •비활동 •늦은 초경	•미산(Nulliparity) •흡연
영양	•알코올 중독 •고단백 식이 •오래된 저칼슘 섭취	•우유 과민증 •채식 •비타민 D 결핍
의학적 요소	•거식증 •쿠싱 증후군 •제1형 당뇨병 •위장관 기능 이상 •간담(Hepatobiliary) 기능 이상 •출혈성 빈혈(Hemolytic-anemia) •Mastocytosis	•Osteogenesis imperfecta •부갑상선 과기능 •Prolonged parenteral-nutrition •Prolactinoma •류마티스성 관절염 •과도골다공증 (Transient osteoporosis)
약물	•진경제 •화학요법 •만성 제산제 사용 •만성 테트라사이클린 요법 •Cyclosporin A •이뇨작용을 만드는 칼신우리아(calciuria)	•당뇨 스테로이드 요법 •성선자극호르몬 작동제와 길항제 •리튬 •methotrexate •Phenothiazine 유도체

출처: Scheiber LB, Torregrosa L. Evaluation and treatment of postmenopausal osteoporosis, Semin Arthritis Rheum. 1998; 27 (4): 245-261 Permission granted by W.B. Saunders Company.

노화와 연관된 뼈 손실을 막아준다.1 칼슘의 섭취는 모든 연령 그룹에서 골질량과 양의 상관관계가 있다. 칼슘 보충제의 섭취는 폐경기 이후 여성이나 젊은 성인들의 여러 골격 부위에서 뼈 손상을 막아준다.[8]

20~29세 사이의 대부분의 젊은 성인 여성들은 식품영양위원회(The Food and Nu-trition Board)에서 만들어진 권장식이 표준섭취보다 훨씬 적은 칼슘을 섭취한다(표 10-3). 이 연령 그룹의 평균 칼슘 섭취량은 650 mg 정도인데, 이는 우유를 적게 섭

표 10-3. 칼슘의 표준 영양섭취량가(Dietary Reference Intake Value)

나 이	충분섭취량 AI(mg/day)
0~ 6 개월	210
6~12 개월	270
1~ 3 세	500
4~ 8 세	800
9~13 세	1,300
14~18 세	1,300
19~30 세	1,000
31~50 세	1,000
51~70 세	1,200
70 세 이상	1,200
18 세 이하 임신	1,300
19~50 세 임신	1,000
18 세 이하 수유	1,300
19~50 세 수유	1,000

출처 : Food and Nutrition Board : National Academy of Sciences. Dietary Reference Intages. Washington, DC : National Academy Press ; 1997.

Note. AI = 충분섭취량(adequate intake). 칼슘에 대하여는 표준영양섭취량에 대한 정확한 자료가 없기 때문에 충분섭취량(AI)이 개개인의 영양섭취의 목표로 사용 될 수 있다. 임신과 수유의 자료를 제외하고는 남성과 여성에 모두 적용된다.

취하는 것을 간접적으로 보여준다.[10] 좋은 칼슘 공급원은 칼슘이 풍부한 식품을 통해서 얻을 수 있는데, 이것은 우유제품, 녹색잎 채소, 생선통조림, 두부, 그리고 칼슘이 보강된 식품들이다(표 10-4).

칼슘 균형의 유지는 소장의 칼슘 흡수 효율에 의존한다. 비타민 D와 부갑상선호르몬의 결핍, 소장질환 혹은 심각한 칼슘식이의 결핍은 음의 칼슘 균형을 초래한다. 칼슘섭취가 뼈의 성장에 불충분할 때 뼈의 재흡수가 증가할 것이며, 이로 인하여 골질량이 감소될 것이다.[11]

비타민 D는 적정한 칼슘 흡수를 위하여 필요하다. 영양소가 보강된 우유제품은 비타민 D의 주요 급원인데, 바로 이것이 대학생 연령의 학생들 식사에 부족하기 쉬운 식품군이다. 비타민 D는 여러 가지 대사물들을 통하여 무기질의 항상성에 관련되어 있다. 여기에는 1,25디히드록시비타민 D가 있는데, 이는 햇빛에 노출되었을 때 생성될 수 있다. 일반적인 양의 햇빛에 대한 노출만으로도 대부분의 사람들에게 필요한 비타민 D를 공급할 수 있다.[11]

노인들은 젊은이들에 비해서 비타민 D 결핍에 걸리기가 쉽다. 노인들은 햇빛에 노출되는 시간이 적을 수도 있고, 햇빛 차단제를 사용함으로써 햇빛에 대한 노출을 줄일 수도 있기 때문이다. 노인들의 피부는 젊은이들만큼 비타민 D를 많이 생산할 수 없다. 그리고 생성된 비타민 D도 젊은이들에 비하여 소장에서 흡수가 덜 된다. 이러한 것들이 노인들에게 비타민 D 보충제들을 권장하도록 하는 이유이다.[8,12]

표 10-4. 칼슘이 풍부한 식품 공급원

식품군		식사 크기	칼슘량(mg)
유제품	치 즈		
	코테지, 1% 유지방	1컵	138
	부분 탈지 모짜렐라	28 g	183
	아메리칸	42 g	261
	단백질 증강 우유		
	2% 유지방	1컵	352
	1% 유지방	1컵	349
	무지방 탈지유	1컵	302
	초콜릿 밀크쉐이크	280 g	396
	탈지 요구르트	1컵	488
	바닐라향 아이스크림	1콘	155
육 류	돼지고기와 통조림된 콩	1컵	134
	아몬드	⅓컵	114
	뼈째 통조림된 연어	42 g	203
	생선 샌드위치, 패스트푸드	1개	84
	Calcium sulfate 함유 두부	1½컵	434
채소류	브로콜리	1대	55
	익히지 않은 콜라드	1컵	52
	익힌 시금치	1컵	245
	익히지 않은 무청	1컵	99
곡물류	조리예에 따른 2% 우유 함유 옥수수빵	1조각	162
	조리예에 따른 버터밀크 함유 팬케익	지름 15 cm	121
	얼린 와플	지름 10 cm	77

출처: 미국 농무성. Food and Nutrition Information. Available at http://www.nal. usda.gov/fnic Accessed July 26, 1999.

1.4 흡연과 음주

흡연과 음주는 일반적으로 사춘기와 젊은 성인들에서 흔한 위험인자들이다. 최근 이루어진 미국 국가 연구에 의하면 조사가 행해지기 전 30일 동안 대학생들의 약 29%가 흡연을 하였다는 것을 보여주고 있다. 비록 적은 숫자의 대학생들(16.5%)이 흡연을 빈번히 하지만 조금의 흡연도 장기적인 흡연중독과 연관된 건강의 문제에 이르게 할 수도 있을 것이다. 같은 연구조사에서 마찬가지로 조사가 행해지기 이전 30일 동안 만에도 일시적으로 한 시간에 여섯 잔 이상 음주하는 폭음의 현상을 보인 학생들이 전체 대학생의 35%였다.[13]

흡연과 음주는 아직 밝혀지지 않은 방식으로 뼈에 영향을 준다. 흡연은 난소의 기능에 부차적인 영향을 줄 수 있으며, 이른 폐경을 일으키거나 직접적으로 뼈의 재형성에 영향을 줄 수 있다.[7,14] 알코올 남용은 뼈 손실과 골절을 일으킬 수 있는 중요한 위험요인이다. 지속적으로 알코올을 섭취하게 되면 뼈 형성이 줄어듦으로써 뼈의 대사에 영향을 줄 수 있다. 알코올은 칼슘과 비타민 D 섭취의 감소와 연관이 있으며, 소변을 통한 칼슘의 과다 배출과도 연관이 있다. 더욱이 만성적인 알코올 남용으로 인한 부족한 영양은 뼈 손실을 악화시킬 수 있다.[14~16]

1.5 스테로이드 사용과 고단백 식이

뼈 대사를 비정상으로 이끌어서 뼈 손실의 위험을 증가시키는 다른 생활 습관들에는 스테로이드 사용과 고단백 식이로 인한 과다한 산의 섭취에 있다. 젊은 성인 위험행동 감독조사(Youth Risk Behavior Surveilance Survey)에 의하면 남자 대학생 중에 2.4%가 의사의 처방 없이 스테로이드를 사용한 적이 있다고 보고하고 있다.[13]

만성적인 스테로이드 사용은 여러 가지 방법으로 뼈에 영향을 줄 수 있을 것이다. 즉, 만성적인 스테로이드 사용은 칼슘의 흡수를 줄이고, 소변을 통한 칼슘 배설을 증가시키며, 부갑상선 호르몬 수치를 증가시켜 성호르몬 분비를 변화시키고, 조골세포의 기능을 막는다. 비록 골질량의 손실은 사용하는 스테로이드의 양과 기간에 따라 다르지만 한 달 동안 매일 7.5 mg의 작은 양을 사용만 하여도 골 손실을 초래할 수 있다고 알려진 바 있다.[17,18]

과도한 단백질 섭취가 신체로부터 칼슘손실 비율을 증가시킬 수 있다는 증거들이 최근 제안되었다. 이것은 아마도 이미 골다공증의 위험에 있는 여성들의 질병을 특별히 가속화시킬 것이다. 더욱이 고단백 식이는 이로 인하여 과다한 산소가 생기고, 또 과다한 산소를 완충하기 위한 뼈의 분해가 일어나도록 할 것이다.[14]

1.6 육체적 비활동과 과도한 운동

사춘기와 젊은 성인 시기의 뼈의 형성은 그들의 습관적인 육체적 활동에 의하여 반영된다. 여러 가지 연구의 결과들은 체중 유지를 위한 운동이 골질량의 발달과 유지에 기여한다는 견해를 지지하고 있다. 반대로 뼈는 운동을 하지 않거나 체중이 없음으로 인하여 부정적으로 영향을 받는다. 20~22 그러나 최근의 연구 결과는 18~24세 사이의 여자대학생 중 30%와 남자대학생 중 37%만이 팔굽혀펴기, 윗몸 일으키기, 역도와 같은 근육을 강화시키는 운동을 한다고 보고하고 있다.[13] 더욱이 남학생보다 여학생이 더 체육시간에 20분 이하의 운동에만 나타나거나 스포츠 팀에 참여하지 않고 있다고 보고한다.[13]

수개월 동안 매일 격렬하게 운동함으로 심지어 운동 후 심각한 체중 감소가 있게 된다면 이것은 에스트로겐 수준을 낮출 수 있다. 이러한 기간 동안의 에스트로겐의 손실은 최대 골질량을 만들 수 있는 기회에 부정적인 영향을 줄 수 있다.[23] 골격근 보전을 위한 적절한 훈련 프로그램이 고안되어져야 하지만 대학생들을 위한 운동요법에는 여러 가지 종류의 체중 유지나 체중 증강 프로그램을 포함시킬 필요가 있다.

1.7 대학 건강 전문가들을 위한 교육 전략

모든 연령대의 대학생들은 골다공증에 이르게 하는 위험요소들에 대하여 교육받을 필요가 있다. 특별히 젊은 여성들은 적절한 영양과 규칙적인 운동이 적정의 최대 골질량에 도달하도록 도울 수 있다는 것에 대하여 인지해야만 한다. 칼슘과 비타민 D의 함량이 낮은 식사뿐만 아니라 흡연과 알코올 남용, 스테로이드 사용, 고단백 식이, 그리고 육체적 비활동과 과로한 운동 모두 일생 동안에 걸쳐 뼈 구조와 연관된 건강에 부정적인 영향을 줄 수 있고, 이후에 골다공증의 위험을 높일 수 있다는 것을 알아야만 한다.

대학과 같은 환경은 포괄적인 골다공증 예방 전략을 위한 여러 가지 기회를 제공한다. 다음의 내용들은 대학 요원들과 관련된 세 가지 우선 분야를 포함하고 있다.

식품 서비스 관리자들은 캠퍼스 식당이나 레스토랑에서 칼슘이 풍부한 식품들을 구입하고, 이들을 준비하고 보여주는 데 적극적인 역할을 해야 한다. 무지방우유, 요구르트, 치즈, 동결 요구르트, 아이스크림, 그리고 칼슘이 보강된 곡물식과 주스는 어디서나 쉽게 구할 수 있는 칼슘의 공급원이어야 한다. 이러한 식품의 준비와 관련된 전문가들을 대상으로 한 교육프로그램은 이들로 하여금 칼슘이 풍부한 식품들을 사용하여 음식을 준비하도록 할 수 있게 한다.

금연은 중요한 예방책이다. 금연 상담은 흡연 행동을 바꿀 수 있는 효과적인 수단이며, 흡연을 하는 사람들에게 추천되어진다. 캠퍼스에 있는 1차 진료자들은 흡연자들의 흡연에 대한 완전한 정보를 얻어야 하고, 니코틴 중독자들을 파악하고 금연을 도울 수 있는 정책을 사용해야 한다. 대학교 건강센터는 캠퍼스 금연 프로그램을 제공하기 위하여 미국암학회나 미국폐학회와 같은 지역의 단체들과 함께 일해야 한다.

모든 여성들은 뼈 골절의 위험과 관련된 요인들에 관하여 상담을 받아야만 하는데, 이들에는 부족한 칼슘과 비타민 D 섭취, 체중 유지를 위한 운동의 부족과 흡연 등이 있다.[25] 대학에 있는 대부분의 건강센터들은 여성의 건강에 대한 특별한 프로그램들을 제공하기 때문에 이러한 것들을 대학 내에서 다루는 것은 매우 이상적이다. 정기적인 건강캠페인과 건강전시회는 포스터디자인대회, 탁상전시, 뉴스레터 등을 이용하여 골다공증에 대한 인지도를 증가시키는 데 사용될 수 있다. 더욱이 이러한 문제들과 관련한 1차 진료자들과의 토론 내용들은 정기적인 진료실 방문이나 운동경기 이전의 연례 신체검사와 같은 것들에 포함되어져서 다루어져야 한다.

골다공증의 심각한 위험요소들을 갖고 있는 여성들은 뼈 밀도 조사를 하는 것이 적절할 것이다. 그러나 아직 무증상의 여자들이나 일반인들에게는 일반적으로 추천되지 않고 있다.[2, 18, 25]

1.8 요 약

미국에서 가장 보편적인 대사성 뼈 질병인 골다공증의 발생에 기여하는 여러 요소들은 인생의 초반에서 이미 경험되어 만들어지는데, 이들은 곧 수정될 수 있는 행동양식과 생활양식들이다. 골다공증 예방을 위한 1차 목표는 젊은 성인들의 최대 골질량을 증가시키는 것이며, 그리고 이후의 인생의 기간에서도 뼈 손실의 비율을 최소화하는 것이다. 대학 건강 전문가들은 이러한 생활방식을 목표로 하는 포괄적인 골다공증 예방 전략을 소개하는 데 적합한 위치에 있다. 대학을 졸업한 다음에는 골다공증 예방을 위한 기회들이 제한적이며, 이때는 이미 질병을 치료하는 것으로 목표가 바뀐다.

REFERENCES

1. Bilezikian JP. Current and future nonhormonal approaches to the treatment of osteoporosis. *Int J Fertil Womens Med.* 1996 ; 4(2):148～155.
2. Scheiber LB, Torregrosa L. Evaluation and treatment of postmenopausal osteoporosis. *Semin Arthritis Rheum.* 1998 ; 27(4):245～261.
3. Consensus development conference: Diagnosis, prophylaxis, and treatment of osteoporosis. *Am J Med.* 1993 ; 94: 646～650.
4. Looker AC, Orwoll ES, Conrad Johnson C, et al. Prevalence of low femoral bone density in older US adults from NHANES III. *J Bone Miner Res.* 1997 ; 12(11):1761～1768.
5. Fox Ray N, Chan JK, Thamer M, Melton LJ. Medical expenditures for the treatment of osteoporotic fractures in the United States in 1995: Report from the National Osteoporosis Foundation. *J Bone Miner Res.* 1997 ; 12(1): 24～35.
6. Canalis E. Regulation of bone remodeling. In: Favus MJ, ed. *Primer on the Matabolic Bone Diseases and Disorders of Mineral Metabolism.* 3rd ed. Philadelphia : Lippincott-Raven ; 1996:29～34.
7. Scott JC. Epidemiology of osteoporosis. *J Clin Rheumatol.* 1997 ; 3(2)S9～S13.
8. Orcel P. Calcium and vitamin D in the prevention and treatment of osteoporosis. *J Clin Rheumatol.* 1997 ; 3 (2):S52～S56.
9. Aloia JF, Vaswani A, Yeh JK, Flaster E. Risk for osteoporosis in Black women. *Calcif Tissue Int.* 1996;59:415～423.
10. Fleming KH, Heimbach JT. Consumption of calcium in the US: Food sources and intake levels. *J Nutr.* 1994 ; 124: 1426S～1430S.
11. Holick MF. Vitamin D and bone health. *J Nutr.* 1996 ; 126:1159S～1164S.
12. Marriott BM. Vitamin D supplementation: A word of caution. *Ann Intern Med.* 1997 ; 127(3):231～232.
13. Centers for Disease Control. Youth Risk Behavior Surveillance national college health behavior survey-United States. *MMWR.* 1995 ; 46:(SS-6):1～

54.

14. Krane SM, Holick MF. Osteoporosis. In: Isselbacher KJ, Braunwald E, Wilson JD, Martin JB, Fauci AS, Kasper DL, eds. *Harrison's Principles of Internal Medicine.* 13th ed. New York: McGraw-Hill ; 1994:30~38.
15. Schapira D. Alcohol abuse and osteoporosis. *Semin Arthritis Rheum.* 1990; 19(6):371~376.
16. Ross PD. Osteoporosis: Frequency, consequences, and risk factors. *Arch Intern Med.* 1996 ; 156(13):1399~1411.
17. Miller PM. Secondary osteoporosis including steroidinduced osteoporosis. Paper presented at: 8th Annual Cleveland Review of Rheumatic Diseases; May 1998; Cleveland, OH.
18. Simon LS. Osteoporosis: Pathogenesis, diagnosis, and management. In: Kelley WN, Harris ED, Ruddy S, Sledge CB, eds. *Textbook of Rheumatology*: Update 26. Philadelphia: Saunders ; 1997:1~18.
19. Forsythe WA. *Nutrition and You: With Readings.* 4th ed. Raleigh, NC: Contemporary; 1998:21.
20. Marcus R. Physical activity and regulation of bone mass. In: Favus MJ, ed. *Primer on the Metabolic Bone Diseases and Disorders of Mineral Metabolism.* Philadelphia : Lippincott-Raven ; 1996: 254~255.
21. Feicht SC. Exercise, calcium and bone density. *Sports Sci Exchange.* 1990 ; 2(24):1~5.
22. National Institute of Arthritis and Musculoskeletal and Skin Diseases. *Weightlessness, Bed Rest and Immobilization: Factors Contributing to Bone Loss.* Bethesda, MD : National Institutes of Health ; 1997:1~6.
23. Health Professionals' Committee for Nutrition Education. *The Calcium Connection: Healthy Bone from One Generation to Another.* Palo Alto, CA: Dairy Council of California; 1994:1~12.
24. US Preventive Services Task Force. Counseling to prevent tobacco use. In: *Guide to Clinical Preventive Services.* 2nd ed. Washington, DC: US Dept of Health and Human Services: 1996: chap 54.
25. US Preventive Services Tack Force. Screening for postmenopausal osteoporosis. In: *Guide to Clinical Preventive Services.* 2nd ed. Washington. DC: US Dept of Health and Human Services; 1996:chap 46.

2. 소금이 당신의 혈압을 상승시키는가?

대부분의 사람들은 자신이 소금을 얼마나 섭취하는지에 대하여 걱정을 할 필요가 없다. 그러나 여기 소금을 얼마나 섭취하는지 알아야 할 필요성을 알려주는 방법이 있다.

소금은 미국인의 식사에서 지방 다음으로 가장 해로운 영양분으로 널리 알려져 있다. 미국 심장협회, 미국 심장, 신장 및 혈액연구소 같은 공중보건협회들은 사람들이 고혈압이 있건 없건 간에 모든 사람들이 소금을 덜 소비해야 한다고 주장한다. 제조업자들은 건강을 의식한 소비자들에게 호소하기 위해 스프, 냉동식품, 치즈, 야채통조림, 그 외의 일반적인 소금이 들어간 식품들에 대한 저염식품들을 속속 생산해 내고 있다.

아직 소금은 대다수의 정상적인 혈압을 지닌 사람들과 심지어 대부분의 고혈압인 사람들에게 조차도 거의 영향을 미치지 않거나 아니면 조금 밖에 영향을 미치지 않는다. 그러나 소금제한은 도움이 될지 안 될지는 모를지라도 지킬 만한 가치가 있는 그런 단순한 예방책이 아니다. 소금에 민감하게 반응하는 혈압이 있는 사람은 최소한 혈압을 심각하게 내리기 위해 소금 소비량을 최소한 반으로 줄일 필요가 있다. 그렇게 많이 줄이려면 식품 표기란을 자세히 읽어야 하며, 여러분의 식사습관을 완전히 바꾸어야 한다.

2.1 소금과 혈압

지금까지 가장 크게 그리고 조심스럽게 설계된 소금과 혈압에 대한 연구로는 32개 국가에서 만 명 이상이 참여한 인터솔트(Intersalt)라고 불리는 국제적인 프로젝트다. 인터솔트 연구원들은 급격한 소금섭취가 보통 사람의 낮은 혈압인 심장 이완압을 단지 한 포인트의 일부 정도 감소시키며, 높은 혈압인 심장 수축압을 단지 두 포인트 정도 감소시킴을 계산했다.

다른 연구에서는 고혈압이 있는 사람들에게만 중점을 두었다. 이 연구들은 소금제한이 정상 혈압인 사람들보다 고혈압인 사람들의 상승된 혈압을 더 내리게 하는 효과가 있다고 한다. 하지만 아직 평균적으로는 저염식이요법을 정당화시키기에는 충분치 않다.

고혈압이 있는 사람들은 보통 사람보다도 더 소금에 대해 예민하다. 대부분의 의사들은 혈압 환자들이 소금을 섭취하지 않았을 때 혈압이 내려가는 것을 보았다. 그리고 교육을 겸한 실험은 그 임상적인 효과를 더 지지하여 주었다. 이러한 연구는 염분제한이 혈압을 크게 감소시키며, 고혈압이 있는 사람 중 30～50% 중에서 최소한 심장 수축압과 심장 이완압을 5포인트까지 감소시킴을 보여주었다.

이론적으로 소금이나 염분에 크게 혈압이 크게 변하는 사람들은 비교적 좋지 않은 신장을 갖고 있어서 혈액에서 나트륨을 거의 걸러내지 못한다. 나트륨은 우리 몸이 수액을 붙들게 하여서 혈액량을 증가시킨다. 동맥이 너무 굳었거나, 혈액량이 너무 많아서 동맥이 혈액량의 증가를 보충할 만큼 팽창될 수 없다면 혈압은 오를 것이다.

2.2 어떤 사람이 소금에 민감한가?

이뇨제에 대해 반응하는 고혈압 환자는 대개 저염식이법에도 잘 반응하는데, 그 이유는 분명치 않다. 일반적인 이뇨제에는 클로로다이아지드(chlorothiazide, 상품명 Diuril) 하이드로클로로다이아지드(hydrochlorothiazide, 상품명 Exidrix)와 스피로노릭톤(spironolactone, 상품명 Aldactone)이 있다. 혈압이 급격하게 떨어지는 것을 방지하도록 돕는 호르몬인 레닌의 수치가 낮은 대부분의 고혈압 환자들은 소금제한에 대해서 민감하게 반응한다. 비만한 사람, 나이든 사람, 흑인 또는 가족 중에 소금 민감성이 있는 사람들에게 소금에 대한 민감성이 더 자주 나타난다.

그러나 당신이 소금에 민감한지 확실히 알기 위한 방법은 조심스럽게 조절된 상태에서 저염식이를 해보는 것이다. 그리고 당신의 혈압이 실제로 저염식이에 의하여 더 낮아지는지 본다. 항고혈압약을 복용하는 사람들은 소금 민감성 테스트 동안에 약의 투약을 중지해야 한다. 왜냐하면 항고혈압제는 혈압에 있는 식이소금의 효과를 모호하게 하기 때문이다. 이러한 사람들은 우선 의사에게 몇 주간 약을 중단하는 것이 안전한지 물어 보아야 한다. 그리고 소금민감성 테스트를 해보려는 사람들은 잠시라도 소금섭취를 제한해서는 안 되는 신장병과 같은 것들이 있는지 물어보아야 한다.

2.3 어떻게 스스로 소금 민감성 테스트를 할 수 있는가?

첫째로 당신은 믿을 수 있는 가정용 혈압계가 필요하다. 한번 혈압계를 구입했으면 의사에게 혈압계 눈금을 잘 조정해 달라고 하여서 당신이 혈압계를 잘 사용하고 있는지 확인하라. 그 다음 워싱턴의 혈압센터 이사인 M.D Carlos Espinel이 개발한 테스트의 단계대로 실시한다.

① 하루에 나트륨 섭취를 하루 2,000 mg이나 또는 한 작은 스픈 정도의 소금만큼 섭취를 줄여라(소금섭취를 제한하는 방법은 이 페이지의 박스 안을 보시오).

② 정확하게 소금 섭취량을 계산하고 있는지 확인하기 위해 24시간 정도의 기간 동안 모은 소변에서 나트륨 수치를 의사에게 체크 받아라. 이것은 소금 검사의 둘째와 넷째 주의 마지막 날에 일반적으로 행해져야 한다. 소변의 나트륨검사 비용은 보통 18불정도 든다.

③ 혈압을 일주일에 두세 번 정도 하루의 같은 시간 즉, 늦은 오후나 이른 저녁에 그리고 같은 장소에서 측정하라. 혈압을 측정하기 전에 5분가량 조용히 쉰다. 다음 5분 정도의 시간에 세 번을 측정하라. 첫 번째 측정한 것이 나머지 두 번보다 더 높을 때가 많다. 불안감 때문이다. 그렇다면 첫 번째 측정치를 무시하고 나머지 둘의 평균을 낸다.

④ 소금에 민감한지 보기 위해 한 달 이상저염식이를 한다. 두 번의 연속된 측정에서 이완기 또는 수축기 혈압 모두에서 최소한 5 mmHg 이상의 감소 여부를 보아야 한다.

이러한 정도의 혈압의 감소가 있다면 당신이 소금에 민감도가 있음을 알려 주는 것이며, 이 경우 하루에 2,000 mg 정도로 나트륨 섭취를 제한해야 한다. 만일 당신이 항고혈압제를 복용하고 있다면 당신은 저염식이로 더 적은 양의 혈압약을 복용하게 되거나 아니면 약을 전혀 복용하지 않아도 될 수 있을 것이다.

저염식이가 혈압에 거의 또는 전혀 영향을 미치지 않는 부정적인 테스트 결과는 여러분이 일상적으로 섭취하는 소금의 양이 당신의 혈압을 높일 것이라는 염려를 할 필요 없이 다시 일반적인 식사를 할 수 있다는 것을 의미한다(그러나 당신이 지금까지 섭취했던 것보다 더 많은 양의 소금을 문제없이 섭취할 수 있다는 것을 증명하지는 않는 것이다).

나이가 들어감에 따라 소금 민감성의 가능성이 커지기 때문에 몇 년 후 혈압이 올라가게 되면 다시 검사를 받아야 할 것이다. 혈압이 더 올라가기 시작하면 수년보다 더 빠른 시간에 다시 검사를 해야 할 것이다.

어떻게 소금의 양을 줄이는가?

소금 민감성을 검사하려면 매일 소금 섭취량을 작은 스푼 하나 또는 2,000 mg의 나트륨의 양까지 줄여야 한다. 이 소금 양은 미국인이 보통 섭취하는 것보다 최소한 50% 정도가 적은 것이다(이 만큼의 양은 여러분이 소금에 민감하다면 여러분이 앞으로 지키고 유지해야 소금의 양이다). 이만큼의 소금섭취를 없애기 위하여 여러분은 식탁 위의 소금병을 치워버리는 그 이상의 무언가를 할 필요가 있다. 식탁에 놓여진 소금으로 사용하는 소금의 양은 미국인의 식이 염분의 20% 가량도 되지 않는다. 다른 15%는 음식과 물에서 자연히 생긴다. 전체의 ⅔ 이상 되는 염분의 나머지는 가공식품에 첨가된 소금으로부터 얻는다.

다음은 여러분이 2,000 mg 한도까지 도달하기 위해 줄이거나 저염식품으로 대체시켜야 할 주요 식품들이다.

- 특히 스프와 같은 통조림식품
- 런치미트 그리고 훈제된, 절여진 혹은 코셔 고기
- 샐러드드레싱, 케첩, 겨자와 같은 양념
- 마른 혹은 인스턴트 아침식사 곡류들
- 치즈 특히 가공치즈
- 프리첼과 소금으로 간이 된 땅콩

이 외에 식품으로는 특히 냉동식품들이 보통 염도가 높다. 다음 달부터 유효한 FDA의 새 규정에는 모든 식품에 염도표시를 하도록 하고 있다. 덧붙여서 이 규정은 실제로 나트륨을 거의 함유하지 않은 식품에만 나트륨에 대한 요건을 제한하게 하였다. 다음과 같은 요구에 맞는 식품들은 염분제한 식사를 하는 사람들에게는 안전한 선택이 되게 한다.

- 무염 : 5 mg 이하
- 매우 적은 염분 : 35 mg 이하
- 저염 : 140mg 이하
- 소금이 없는 또는 소금이 첨가되지 않은 이러한 식품은 단지 자연적으로 생기는 염분만을 포함하는데 항상 거의 최소의 양이다.

또 다른 주장으로 '줄인 염분'은 그 식품이 정규 제품보다도 25% 적은 염분을 갖고 있음을 의미한다. 물론 식당에서 식품표지(food labels)를 찾을 수는 없다. 소금 민감도 검사 동안 2,000mg 이하로 유지하기 위해서는 가능한 한 식당을 방문하는 것을 피하라. 여러분이 영구적으로 소금섭취를 제한하기로 했다면 여기에 외식을 할 때 소금 섭취를 줄일 수 있는 몇 가지 방법이 있다.

- 주문하는 대로 요리해 주는 식당을 선택해서 여러분의 음식에 소금을 첨가하고 소금기 있는 조미료 또는 소스를 사용하지 않도록 요구하라.
- 준비된 샐러드드레싱 대신에 기름과 식초를 사용해라.
- 햄, 베이컨 그리고 치즈와 같은 가공식품뿐만 아니라 코올슬로우 같은 준비된 샐러드와 같은 가공식품을 피하라.

제 11 장

미량원소

1. 미국인들은 너무 많은 철분을 섭취하는가?

30년 전에 아트 링클레터가 TV에서 "우리가 때로 기진맥진하게 느끼는 것은 피 속에 철분이 부족하기 때문"이라고 경고하며, Geritol 보충제에 "송아지 간 1파운드에 들어 있는 철분의 양의 두 배가 함유되어 있다"는 데에 주의를 기울이는 사람들은 거의 없었다. 결국 철분 결핍은 국가의 가장 큰 영양문제 중 하나로 언급되었다. 이것은 아직도 영양에 있어서 주요 관심사 중의 하나이다. 하지만 지난 몇 달간 인체에 축적된 높은 철분 수치가 심장병의 진전에 큰 위험요소일지도 모른다는 의견이 대중매체에 확산되면서 일부 소비자들에게 의구심을 갖게 만들었다.

"철분의 높은 수치는 심장병과 연관되어 있다"라고 한 내용이 주요 신문이 낸 제목이다. 유명 잡지들에 "게리스톨 세트에는 나쁜 소식"이라는 내용이 소개되면서 철분의 주 공급원인 두 가지 식품 즉, 고기와 강화된 곡물식을 피하는 것이 좋겠다고 말했다.

신문 제목에 나타난 연구는 핀란드 동부에 있는 2,000명의 중년 남성들을 대상으로 실행되었다. 과학자들은 인체에 철분의 축적을 알리는 물질의 1%의 증가가 심장병 위험을 4% 이상 증가시키는 것과 연관되었음을 알게 되었다. 가장 높은 측정치를 보여준 사람들에게는 심장병의 위험이 두 배 이상이었고, 이로 인하여 철분 보유는 고콜레스테롤혈증과 고혈압 등과 같은 잘 알려진 심장마비 발생 요인들보다도 더 좋은 진단 예측의 도구가 되었다.

Reprinted by permission from *Tufts University Diet & Nutrition Letter*, Vol. 10, No. 11, January 1993, pp. 3~6.(1-800-274-7581).

식사에 더 많은 양의 철분 첨가하기

남성과 폐경 여성에게 철분의 영양권장량은 10 mg이다. 더 젊은 여성에게는 매달 생리 시 손실되는 철분을 보충하기 위해 영양권장량을 15 mg으로 정했다. 두 경우 모두 우리 몸이 우리가 먹는 철분을 거의 다 흡수하지 못한다는 것이고, 그 대부분은 조직 생성보다는 차라리 빠져 나간다는 사실을 고려한 것이다.

아래에 열거된 식품들은 철분을 얻을 수 있는 방법을 알려준다. 무기질의 동물성 급원인 쇠고기, 가금류, 생선들은 다른 것보다 몸에 잘 흡수되는 헴(heme) 철분이라는 철분을 갖고 있다. 과일, 야채와 콩류는 비헴성(non-heme) 철분을 갖고 있어서 흡수가 덜 된다. 하지만 비타민 C 함유식품과 함께 먹으면 흡수가 잘 된다. 예를 들어 콩을 넣은 샐러드에 비타민 C가 있는 토마토 조각을 넣어주면 콩에 있는 철분을 더 많이 얻을 수 있는 것이다. 헴 철분이 있으면 비헴성 철분의 흡수는 많아질 수 있다. 예를 들어 스튜에 넣는 감자에 있는 비헴성 철분은 스튜의 헴 철분이 든 쇠고기와 함께 더욱 잘 흡수될 것이다.

또한 알아 두어야 할 것이 있는데, 음식과 함께 마시는 커피와 차는 철분의 흡수를 방해한다. 그러므로 철분을 원하는 사람들은 식사 시 이와 같은 음료는 피해야 한다.

		철분의 양(mg)
요리되거나 찐 굴	84 g	11.4
불에 구워진 쇠고기	84 g	2.3
튀긴 쇠고기 간	84 g	5.8
구운 닭고기 가슴살	84 g	0.9
구운 칠면조 가슴살	84 g	1.3
구운 돼지고기 연한부부	84 g	1.3
말려서 요리된 넙치류	84 g	0.9
물에 넣은 통조림참치	84 g	1.3
삶은 리마콩	1/2컵	2.1
삶은 브로콜리	1단	1.5
구운 감자		2.8
요리된 영양소 보강된 스파게티	1컵	2.0
영양소 보강된 흰 빵	1조각	0.7
통밀 빵	1조각	0.9
삶은 완두콩	1/2컵	1.2
땅콩버터	작은 2스푼	0.5

과학자들이 측정한 물질의 이름은 혈청 페리틴(ferritin)이다. 페리틴은 조직에 철분을 저장하는 단백질이다. 그리고 혈청에 있는 페리틴의 양으로 인체에 있는 철분의 전체 양을 간접적으로 측정할 수 있다. 이를 발견한 일부 연구자들은 철분이 여성들이 심장병에 훨씬 덜 걸리는 이유를 포함해서 심장병의 여러 측면에 관한 새로운 관점을 가져왔다고 믿는다.

여성들은 에스트로겐 호르몬에 의해 보호받으며, 폐경기에 에스트로겐 수치가 감소하면 심장마비의 위험에 직면하게 된다는 것이 지배적이었다. 과학자들은 젊은 여성들이 생리기간 중 생기는 철분 손실 때문에 덕을 본다는 것이다. 여성의 심장마비 발생 비율이 폐경기 후에는 남성의 심장마비 발생 비율을 따라잡게 되는데, 이는 여성들의 심장마비 비율이 철분 수치와 함께 올라가기 때문이다. 이런 결과를 생각하면서 어떤 과학자들은 오히려 너무 지나치게 철분 저장률을 낮추기 위해 1년에 두세 번 정도 수혈을 할 것을 제안하기도 한다.

다른 철분과 관련된 심장병 이론 주창자는 철분이 매우 해로운 형태의 산소형성을 만든다고 지적했다. 이 산소는 혈액에 있는 '나쁜' LDL-콜레스테롤을 만들며, 동맥벽에 반점으로 축적되기 쉽다. 다시 말하면 철이 동맥경화증을 가져와서 혈관을 막을 수 있다는 것이다.

1.1 사혈(blood-letting)을 하기 전에

대부분의 과학자들은 핀란드에서의 결과에 영향을 받아 바로 철분이 주는 영향에 대해 단정적인 결론을 내리고, 철분과 관련된 행동을 바꾼 미국의 태도에 대하여 너무 빨리 결론을 내렸다고 생각한다.

행동의 변화란 식사의 변화를 통해서든지 철분이 든 혈액을 내보낼 목적에서 수혈을 자주 한다든지 하는 등의 행동을 말한다. 산화방지 연구 분야에서 유명한 과학자이며 Tufts의 USDA Human Nutrition Research Center on Aging의 부책임자인 Jeffrey Blumberg 박사는 "이 신문의 발표는 단지 한 가지 연구 결과에 대하여 너무 지나치게 치우쳤다. 아직도 더 많은 것들이 설명되어져야 한다. 예를 들어 실험 대상

일반적으로 미국에서 월경 중의 여성은 남성보다 저장된 철분의 양이 ¼～½에 지나지 않는다. 이것은 여성보다 남성이 생명의 선물인 혈액을 더 잘 헌혈할 수 있다는 것을 보여준다. 이것은 여성은 헌혈을 할 수 없다는 것은 아니다. 그러나 여성은 헌혈 후 남성 보다는 적은 양의 저장된 철분을 갖게 될 것이다.

자들이 일반적인 사람들이 아니다. 그리고 동부 핀란드인은 미국인과 매우 다르다"라고 말하였다.

이것은 철분의 상태에서만 보면 분명한 사실이다. 핀란드인의 하루 평균 철분 섭취량은 미국인이 섭취하는 10~15 mg보다 훨씬 많은 19 mg인 것을 생각해 보아라. 더구나 핀란드인의 혈청 페리틴 수치는 미국 남성의 혈청 페리틴보다 50% 더 높다. 네 사람 중 한 사람 이상이 미국인보다 100% 더 높은 수치를 갖고 있었다. 미국 여성과 비교해 보면 핀란드인의 혈청 페리틴은 300~600% 높다. 다시 말해서 철분에 심장병 원인의 무엇인가가 있다 하더라도 미국인들의 철분의 수치는 어떤 중요한 문제를 야기할 만큼 충분히 높은 수치는 아니었다.

핀란드인과 미국인들 사이의 차이점은 철분 감소 전에 생각해야 할 한 가지 이유를 보여준다. 무기질 한 방울이 철분 결핍에서 오는 빈혈증에 영향을 줄 만큼 중요하지는 않을지라도 공부할 때 집중능력과 일 수행능력과 적당한 면역기능 등과 같은 것들을 손상시킬 수 있다. 즉 사람들이 심장병 때문에 철분 보유를 줄이려고 한다면 다른 곳에 손상을 줄 수 있을 것이다.

철분에 관한 새로운 정보가 확실히 축적되어 철분을 줄일 것을 추천하기 전에 연구자들은 할 일이 많을 것이다. 하버드의 심장병 전문가인 Charles Hennekens, M.D.는 "다른 남여 피실험자들을 대상으로 다른 기술을 사용한 다른 조사자들의 결과가 모두 같은 결과를 보여준다면 일반 대중에게도 알릴 수 있다"라고 이야기 한다. 그 때까지는 사람들은 우리가 일반적으로 심장질환의 위험을 줄이는 것으로 알고 있는 지방을 덜 섭취한다거나 금연을 하는 등의 알려진 방법대로 생활 태도를 바꾸려고 노력해야 한다. Tufts 대학에서 무기질에 관한 연구를 하는 James Fleet 박사가 부연한다. "철분에 관해 무엇을 알아냈던 간에 식사 시의 단일 영양소의 첨가나 삭제 그 자체로 심장병의 위험을 가져오거나 없애거나 하지는 않는다."

중요한 것은 가족 안에 병력이 있는지에 따른 식이와 운동습관과 같은 생활방식의 문제이다. 그렇다면 이제 적어도 미국인들은 너무 많은 양의 철분을 섭취하는 것에 대하여 걱정을 하지 않아도 된다는 것인가? 이것은 그렇게 단순한 문제는 아니다.

1.2 알려진 철분과용에 대한 위험

우리의 몸은 있어야 할 만큼의 철의 저장량을 스스로 보호한다. 철분을 잘 공급해주지 않는다면 우리의 적혈구는 헤모글로빈이라는 철분함유 단백질을 충분히 가질 수 없게 된다. 헤모글로빈은 숨을 쉴 때마다 폐에 산소를 공급하며 몸의 모든 조직에 생명 지탱물질을 운반하여 준다. 약 3~5 g(차 숟가락 만큼)의 철분이 각 성인에게 있고, 이 중 70%는 헤모글로빈에 들어 있다.

우리 몸은 철분 여유량을 인지해서 부족할 때는 우리가 먹는 음식으로부터 더 많이 흡수한다. 철분의 흡수는 필요하다면 놀랄 만큼 증가된다. 불행하게도 어떤 사람들은 필요한 양보다 훨씬 많은 양의 철분을 흡수하게 되어 있다. 그리고 피를 흘리는 것 외에 생리, 해산, 상처, 수혈과 같은 방법 말고는 달리 철분을 제거할 방법이 없기에 결국 내부 조직이 철분 과잉이 되며, 그러면 간질환이나 충혈성 심장쇠약, 당뇨, 관절염 그리고 초기의 충분한 치료가 없다면 죽음에까지 이르게 된다.

헤모크로마토시스(hemochromatosis)라 불리는 유전병은 백만 이상의 미국인에게 나타나는 것으로 알려져 있다. 200~250명 중 한 명 꼴로 발생하며, 철 결핍보다는 희귀하지만 모두가 낭포성 섬유증(cystic fib-rosis), 무도병(Huntington's disease) 그리고 복합성 근위축증(muscular dystrophy)보다는 더 많이 발생한다.

다행히 헤모크로마토시스인 환자들은 몸에 해가 될 정도로 문제가 되는 증상으로 진전되지는 않는다. 하지만 안타깝게도 중년의 어느 시점까지 전혀 증상이 나타나지 않던 사람이 철분 보유량이 정상의 5~50배까지 되면 질병이 모습을 드러내어 몸을 황폐하게 만든다. 철분과잉으로 나타난 일련의 사람들은 1988년 조사 시 3명 중 한 명이 11명 이상의 의사를 만난 후에야 질병의 정확한 진단을 받았다.

이렇게 질병의 진단이 지연되는 것은 허약, 피로, 관절통증, 성욕 감퇴와 같은 많은 자각증세들이 너무 다양하고 불특정적이어서 이 질병을 철분결핍성 빈혈증 등과 같은 다른 증세로 보게 되기 쉽다. 이 질병을 앓는 어떤 환자는 철분 보충제 복용의 진단을 받지만 실제로 그것은 상태를 더 악화시킨다.

헤모크로마토시스는 초기에 발견하지 못한다면 문제가 많다. 왜냐하면 특히 치료가 매우 단순하다는 면에서 더욱 그렇다. 철분과잉 저장을 없애기 위한 주기적인 사혈(blood-letting)과 그리고 철분 보충제와 무기질이 보강된 식품섭취를 피함으로써 치료할 수 있는데, 철분이 피로 나가면 나갈수록 몸의 저장조직은 새 적혈구를 만들지 않는다.

여러분이 저장된 철분을 얼마나 많이 갖고 있는지 어떻게 알 수 있을까? 단지 두 가지 혈청 페리틴 검사와 트랜스페린 포화(transferrin saturation) 검사와 같은 특정 혈액검사로부터 답을 얻을 수 있다. 철분과잉을 재는 혈액검사는 75~100불이 드는데 헤모크로마토시스의 가족력이 있었거나 초기 증상으로 앓고 있는 사람들은 고려해 볼만하다. 그러나 병이 잘 치료되지는 않으며, 철분 과잉이 병의 원인이라는 것도 아직 정확히 모른다.

1.3 더 일상적인 철분관련 질병들

헤모크로마토시스도 작은 문제는 아니지만 철분결핍은 더 흔한 질병이다. 철분결핍은 전 세계에 가장 일반적인 질병이며, 십억 이상의 사람들이 철분결핍을 보인다. 특정위험에 있는 그룹들은 다음과 같다. 6개월~4살 어린이들은 철분 보유가 빠른 성장속도에 맞출 만큼 충분치 않다. 청소년기 전과 초기 청년기들도 또한 성장기에 있으며 가끔 빈약한 식사를 한다. 가임기간의 여성들은 생리 시에 피로 철분을 손실한다. 그리고 임신한 여성들은 건강한 아기를 낳기 위해서 태아, 태반, 늘어난 혈액량, 해산 시 일어나는 혈액 손실 등을 보충하기 위해 충분한 철분을 가져야 한다.

철분 '부족'이 눈에 보일 정도로 확실해지면 그 결과로 완전한 철분결핍 빈혈증을 일으키는 것이다. 즉 철분 보유량이 낮으면 결과적으로 헤모글로빈 분자의 숫자가 줄어들어 폐에서 산소의 적정량을 얻을 수 없으며 몸의 다른 부분에 전달할 수도 없다. 그런 경우는 공기부족과 비슷하다. 빈혈증이 있는 많은 사람들은 공기가 '희박한' 고도에 있는 것처럼 느끼게 된다. 즉 허약하고 멍하며 쉽게 피로해 한다.

다행히 철분결핍빈혈증의 빈도는 비교적 드물다. 그러나 어떤 연구원은 위험그룹의 10~15명 중 한 명이 최소한 손상된 철분 부족상태에 있다고 한다. '저등급' 철분부족의 실제 결과는 기본적인 기능이 표준에 달하지 못하는 것이다. 에너지가 거의 없어서 매일 업무수행을 효과적으로 하지 못하며, 학교나 직장에서 올바로 깨어 있는 상태로 있기 어려운 것을 의미한다.

그렇다면 위험 수위의 수천만의 사람들이 자동적으로 철분 보충제를 섭취해야 한다는 것인가? 절대적으로 그렇지 않다. 의사가 철분결핍이라는 진단을 내리지 않았는데 철분 보충제를 먹는 것은 분별 있는 행동이 아니다. 철분 보충제가 처방되었을 때라도 끝없는 만성 철분치료가 되지 않도록 단기간 사용을 위한 적절한 사후 검토가 있어야 한다.

철분부족에 대해 잘 모르면서 철분 보충제를 먹어야 한다고 생각하는 사람들은 변비, 설사 그리고 위경련과 같은 좋지 않은 부작용들을 고려해야 한다. 이것은 또한 영양 불균형도 초래할 수 있다. 특히 철분 과잉은 구리, 망간, 아연 등 필수영양소의 흡수를 방해할 수 있다. 더구나 보충되는 철분이 정말로 필요한 것이 아니고 어쩌면 과잉 섭취되는 것이라면 철분 독성이 간의 다른 기관의 손상도 일으킬 수 있다.

이것은 적정한 양의 철분함유 식품을 먹으려고 노력하지 말라는 것이 아니다. 적정한 양의 철분을 얻기 위해서는 식이철분이 풍부한 쇠고기, 가금류, 생선과 영양소 보강 식빵, 그리고 야채와 과일과 같은 적은 양의 철분함유 식품을 하루 평균 168 g 이상씩 섭취하는 것이다. 의사가 진단한 철분에 대한 혈액검사가 없이도 위에 있는 것처럼 균형 있는 식사를 함으로써 철분부족의 위험을 최소화할 수 있고, 그리고 철분과다로 인한 부작용을 갖고 있는 사람들에게도 가장 적은 손상을 가져올 수 있다.

1.4 의사가 말해 주지 않는 것들

한 여성이 끊임없는 피로감과 원기부족에 대해 불평하러 의사에게 갔다. 의사는 그녀의 혈액을 채취해서 검사실로 보내고 결과에 따라서 그녀를 철분결핍빈혈증으로 진단했다. 의사의 치료법은 철분 보충제를 복용하는 것으로 간단하다. 만일 의사가 모든 올바른 검사를 하지 않았다면 그렇지 않다. 그리고 그럴 가능성이 있다. 철분결핍빈혈증은 그것을 알 수 있는 혈액검사를 하는 데 있어서 너무 소량의 혈액양만을 검사하기 때문에 미국에서 철분결핍빈혈증이 더 많이 진단된다. 그 이유는 빈혈증의 정의에 있다.

단순히 말하자면 빈혈증은 헤모글로빈 분자의 숫자 감소 또는 적혈구의 수와 크기의 감소이다. 그러나 헤모글로빈 또는 적혈구가 지나치게 적다는 것은 몸이 철분을 충분히 갖고 있건 아니건 관계없이 다른 요인들에 의해서 일어난다.

예를 들어 빈혈증은 엽산, 비타민 B_6, 구리, 그리고 대개 흡수불량에 의한 B_{12}의 결

철분결핍에 대한 검사	빈혈증 검사 (그러나 철분결핍빈혈증에 한정되지 않음)
▸ 혈청페리틴 · 정상 : 20~250(혈액 리터당 ㎍) · 낮음 : 12~19 · 철분결핍 : 12 이하 · 철분결핍빈혈증 : 12 이하이고 헤모글로빈 수치가 정상 이하(아래를 보시오) · 헤모크로마토시스 : 400 이상 ; 환자들은 1,000~2,000 범위에 있음 ▸ 트랜스페린 포화 · 정상 : 16~55(전체 철분과 결합하는 serum 용량의 퍼센트) · 철분결핍 : 16 이하 · 철분결핍빈혈증 : 16 이하이고 헤모글로빈 수치가 정상 이하 · 헤모크로마토시스 : 62 정도와 그 이상	▸ 헤모글로빈 · 정상 : 남자 13.5~18(혈액 g/100 ml) 여자 12.5~17 · 빈혈증 : 정상 이하 수치 ▸ 헤모크릿(Hematocrit) · 정상 : 남자 40~54 (전체 혈액에 있는 적혈구의 퍼센트), 여자 37~47 · 빈혈 : 정상 이하 수치

핍처럼 많은 다른 영양소의 결핍 때문에 생길 수 있다. 비타민 B_{12} 결핍으로 오는 빈혈증은 악성 빈혈로 알려져 있다. 이들 모두가 적혈구세포 형성에 필요하다. 내부 출혈을 일으키는 외상과 질병들도 빈혈을 가져올 수 있다. 즉, 빈혈은 그 자체가 문제가 아니라 증상 즉, 문제의 실마리로서 보는 것이 더 낫다. 그리고 그 문제가 철분과 관계있는지 알기 위해서는 단순히 빈혈증만 알아내서는 안 된다.

의사들은 헤모글로빈 수치와 적혈구를 형성하는 혈액의 퍼센트를 측정하는 혈액검사와 특히 철분 결핍에 대한 검사도 한다. 그 목적으로 전문가들은 혈청페리틴 검사를 추천하는데 그것은 간접적으로 인체조직에서 철분 저장량을 측정하는 것이다. 만일 보유량이 적거나 없다면 철분 부족이 빈혈증을 일으키는 원인으로 생각될 수 있으며, 철분 보충제가 일반적으로 처방된다. 물론 철분결핍빈혈증은 그 자체가 증상이 될 수 있다. 궤양이나 암 같은 더 심각한 문제 때문에 생기는 위장의 내부출혈의 경우처럼 출혈이 많으면 많을수록 몸에 있는 철분도 점점 없어진다. 철분결핍빈혈증은 철분 부족보다 다른 이유들 때문에 생길 수 있으므로 의사에게 가서 철분결핍 환자인지 확인하는 것이 중요하다. 특히 중년인 경우 앓고 있는 병이 있는지 확인하는 것도 좋다.

많은 의사들이 철분결핍빈혈증 진단이 옳은지 확인하기 위해 혈청페리틴을 측정하는 것 외에 다른 혈액검사를 실시한다. 그 중 하나가 트랜스페린포화검사이다. 트랜스페린은 적혈구를 파괴하고 음식에서 얻는 철분을 취하는 단백질이다. 그것이 거의 없다면 철분 보유량이 낮거나 섭취하는 철분 양이 충분치 않음을 나타낸다.

이런 검사들은 또한 철분과잉 질환인 헤모크로마토시스가 있는지를 알려준다. 결과가 높게 나오면 헤모크로마토시스의 진단이 내려져 환자들은 정기적으로 철분을 낮추기 위해 피를 사혈(blood-letting)하는 것이 좋다.

표에 나타낸 것처럼 무엇이 정상이며, 무엇이 철분결핍빈혈증이며 또는 헤모크로마토시스인지 알려준다. 구분 지점은 여러 이유들로 인해 '확정적으로 결정된' 것이 아님을 기억해야 한다. 어떤 사람은 혈청페리틴 수치가 정상적인 범위 밖에 있지만 철분에 아직 아무 문제도 생기지 않은 것이다. 반대로 어떤 사람은 정상적인 범주 안에 있으나 약간은 위험한 경우다. 혈청페리틴이 20인 65세 된 노인을 생각해 보아라. 그의 수치는 정상적인 범위 안에 있지만 결과를 보고 의사는 '낮음'이라고 생각한다. 왜냐하면 그 환자는 아마 일생 동안 철분을 보충해 왔기 때문일 것이다. 그리고 혈청페리틴이 250인 생리를 하는 19세인 여성을 '높다'고 나올지도 모른다. 이 여성의 나이와 매달 월경으로 인한 출혈을 고려한다면 그렇게 많은 철분을 정상적으로는 보유할 수 없다.

여러 질병의 상태가 혈액 수치에 영향을 줄 수 있다. 현재 위치하고 있는 고도도 수치를 읽는데 영향을 준다. 여기서 의미하는 '정상적인' 헤모글로빈 범위는 평균 해수면에 살고 있는 사람들을 위한 것이다. 높은 고도에 있는 도시 덴버에서 '정상'은 ½~1 g 정도 더 높다. 가장 높은 안데스에서는 헤모글로빈 수치가 20~21 정도로 높을 수 있다.

2. 비타민 ABC를 아십니까?

♣ 비타민 B

1. 비타민 B인 엽산은 아래 답들 중 하나를 제외한 모든 것들을 예방하는 것을 도울 수 있다. 어떤 것인가?

ⓐ 신장병
ⓑ 뇌졸중
ⓒ 전립선암
ⓓ 대장암
ⓔ 선천적 기형

> 불안해하지 마십시오!
>
> 당신을 제외한 아무도 당신이 이 어려운 시험에서 몇 점을 맞았는지 알 필요가 없습니다. 그리고 이 문제들은 매우 어렵습니다. 이것은 시험이 아니라 당신이 비타민들에 대해서 들어본 것에 대한 정보를 알려주기 위한 것입니다. 만일 낙담되시면 문제를 읽어 가면서 답을 보셔도 됩니다. 왜 많은 질문들이 어떤 비타민 혹은 무기질이 어떤 질병의 문제를 일으키거나 혹은 돕지 않느냐고 묻는 것에 대하여 이상하게 생각할 것 입니다. 이렇게 단 한가지의 답만 고르는 대신 당신은 세 개 혹은 네 가지를 하거나 하지 않는 것들을 배울 수 있습니다. 각 문제들은 올바른 정답을 하나만 가지고 있습니다.

2. 당신이 55세 이상이라면 비타민 B_{12}의 가장 좋은 공급처는 어떤 것입니까?

ⓐ 우유
ⓑ 가금류
ⓒ 계란
ⓓ 녹색 잎 야채
ⓔ 비타민 보충제

3. 아래 답 중 하나를 제외한 모든 것들은 비타민 B_{12} 결핍의 증상이다 어떤 것이 아닌가?

ⓐ 기억력 상실
ⓑ 과도한 갈증
ⓒ 정신착란
ⓓ 흐트러진 시야
ⓔ 다리 쑤심

4. 과량으로 복용할 시 어떤 비타민 B가 신경손상을 야기할 수 있는가?

ⓐ 치아민(B_1)
ⓑ 리보플라빈(B_2)
ⓒ 나이아신(B_3)
ⓓ 피리독신(B_6)

5. 아래 답 중 하나를 제외한 모든 것들은 심장병의 위험을 낮출 수 있다. 어떤 것이 아닌가?

ⓐ 비타민 B_2
ⓑ 비타민 B_6
ⓒ 비타민 E
ⓓ 엽산
ⓔ 섬유소 과량 함유 식품

♣ 비타민 D와 칼슘

6. 충분한 양의 칼슘을 섭취하면 다음 문항 중 어떤 암의 위험을 줄이는 데 도움을 줄 수 있는가?

ⓐ 유방암

ⓑ 방광암
ⓒ 대장암
ⓓ 전립선암

7. 50세 이상의 성인은 칼슘을 하루에 1,200 mg을 섭취해야 한다. 이것은 다음 중 하나를 제외한 답의 양들이다. 어느 것이 그 양만큼을 갖고 있지 않나?

ⓐ 네 컵의 우유
ⓑ 체다치즈 168 g
ⓒ 코테지치즈 9컵
ⓓ 요리된 브로콜리 5컵
ⓔ 칼슘이 보강된 오렌지 주스 4컵

8. 안전하다고 생각되는 최대 일일 칼슘섭취량은 어떤 것인가?

ⓐ 1,500 mg
ⓑ 2,500 mg
ⓒ 3,500 mg
ⓓ 4,500 mg
ⓔ 무제한

9. 비타민 D는 다음 문제 중 하나를 제외한 모든 것을 치료하거나 예방하는 데 도울 수 있다. 어떤 것인가?

ⓐ 고혈압
ⓑ 엉덩이 골절
ⓒ 골관절염
ⓓ 골다공증

10. 만일 당신이 중년이라면 다음 중 하나를 제외한 모든 문항이 하루에 필요한 비타민 D의 양을 제공할 수 있다. 어떤 것이 아닌가?

ⓐ 한 알의 종합비타민제
ⓑ Product 19와 Total과 같은 곡물식
ⓒ 네 컵의 우유
ⓓ 당신의 팔과 얼굴과 손을 5～10분 정도 태양에 노출시키는 것(여름에는 어디서든지, 남부에서는 언제든지)

♣ 이외의 비타민들과 무기질들

11. 다음 답안 중 하나를 제외한 모든 것은 고혈압을 예방하는 데 도움이 된다. 어떤 것이 아닌가?

ⓐ 소금을 제한하는 것
ⓑ 충분한 양의 칼륨 소비
ⓒ 충분한 비타민 E 섭취
ⓓ 충분한 과일과 야채 섭취
ⓔ 충분한 운동

12. 다음 식품들 중 하나를 제외한 모든 것들이 칼륨의 좋은 공급원이다. 어떤 것이 아닌가?

ⓐ 바나나
ⓑ 우유
ⓒ 마른 콩
ⓓ 호밀로 만든 빵
ⓔ 닭

13. 때로 증거는 비약하지만 과량의 철분 섭취는 다음 중 하나를 제외한 위험을 일으킬 수 있다. 어떤 것인가?

ⓐ 기억상실
ⓑ 심장병
ⓒ 암
ⓓ 간 손상

14. 다음 중 하나를 제외한 모든 것들이 당뇨병 발생의 위험의 발생을 줄일 수 있다고 증거들은 제안한다. 어떤 것이 아닌가?

ⓐ 날씬한 것
ⓑ 섬유소 과량의 음식 섭취
ⓒ 충분한 마그네슘 섭취
ⓓ 충분한 칼륨 섭취
ⓔ 충분한 운동량

15. 증거들은 다음 중 하나를 제외한 모든 것들이 전립선암의 위험을 줄일 수 있다고

한다. 어떤 것이 아닌가?

ⓐ 마그네슘
ⓑ 라이코펜
ⓒ 셀레늄
ⓓ 비타민 E
ⓔ 육류를 적게 섭취하는 것

16. 다음 중 어떤 것이 비타민 E의 최고 공급원인가?

ⓐ 기울을 제거하지 않은 밀가루 빵
ⓑ 올리브기름
ⓒ 브로콜리
ⓓ 아몬드
ⓔ 콩류

17. 다음 중 어떤 것을 과량 섭취하면 면역 시스템을 손상시킬 수 있는가?

ⓐ 구리
ⓑ 철
ⓒ 아연
ⓓ 비타민 A

18. 최근의 평가에 의하면 매일 필요한 비타민 C의 양은 얼마인가?

ⓐ 60 mg
ⓑ 200 mg
ⓒ 500 mg
ⓓ 1,000 mg
ⓔ 5,000 mg

19. 다음 중 하나를 제외한 모든 것들이 뼈를 강화하는 것을 돕는 것처럼 보인다. 어떤 것이 아닌가?

ⓐ 비타민 D
ⓑ 비타민 K
ⓒ 비타민 E
ⓓ 불소

20. 다음 중 어떤 영양소의 결핍이 혈액검사로 측정될 수 없는가?

ⓐ 비타민 B_{12}
ⓑ 비타민 D
ⓒ 아연
ⓓ 철

21. 다음 중 어떤 것이 셀레늄의 가장 좋은 공급원인가?

ⓐ 기울을 제거하지 않은 밀가루로 만든 빵
ⓑ 시금치
ⓒ 강화된 아침 곡물식
ⓓ 영양보조제

22. 과량의 비타민 A 혹은 그 전구체(베타카로틴)가 다음 중 하나를 제외한 질병 발생 위험을 높일 수 있다. 어떤 것인가?

ⓐ 대장암
ⓑ 폐암
ⓒ 간 손상
ⓓ 선천적 기형

23. 다음 중 어떤 것이 55세 이상 성인이 운동할 때 생길 수 있는 근육 손상을 막아 줄 수 있는가?

ⓐ 비타민 A
ⓑ 비타민 B_1
ⓒ 비타민 C
ⓓ 비타민 E

24. 다음 음식들 중 하나를 제외한 모든 것이 마그네슘의 좋은 공급원이다. 어떤 것이 아닌가?

ⓐ 밀기울 곡류식
ⓑ 칸탈로프
ⓒ 시금치
ⓓ 검은 콩류
ⓔ 요구르트

♣ 기 타

25. 다음 중 어떤 음식이 노화로부터 당신의 눈을 보호해 줄 수 있는가?

ⓐ 콜라드그린
ⓑ 대두콩
ⓒ 자주색 포도주스
ⓓ 당근

26. 다음 중 어떤 영양보조제가 권장자들이 주장하는 그 효과를 가지고 있는가?

ⓐ 에키나시아(echinacea)
ⓑ 레시친
ⓒ 톱 팔메토(saw palmetto)
ⓓ DHEA

27. 다음 중 어떤 보조제가 권장자들이 주장하는 효과를 가지지 않는가?

ⓐ 글루코사민
ⓑ St. John's wort
ⓒ 카바카바(kava kava)
ⓓ 인삼

28. 다음 중 하나를 제외한 모든 것이 오메가-3의 좋은 공급원이다. 어떤 것이 적은 공급원인가?

ⓐ 대구
ⓑ 정어리
ⓒ 무지개숭어
ⓓ 연어

29. 다음 중 하나를 제외한 것들이 오염이나 부작용이 보고되었다. 어떤 것인가?

ⓐ 에페드라(ephedra)
ⓑ DHEA
ⓒ 5-HTP
ⓓ 콘드로이틴

30. 다음 중 어떤 것이 가장 기억력 향상에 도움이 될 것 같은가?

ⓐ 비타민 E

ⓑ 포스파티딜 세린(phosphatidyl serine)

ⓒ 레시친

ⓓ 긴코 빌로바(ginkgo biloba)

◆ 정 답 ◆

1. ⓒ 임신하려는 여성은 400 mcg인 종합 비타민을 섭취하여야 한다. 이것이 엽산 일일 기준량이다. 이 만큼의 양이 선천적 신경 튜브 기형을 방지하는 것을 돕는다. 더 많은 연구가 필요하지만 같은 양의 효과가 심장병 뇌졸중, 그리고 대장암의 위험을 줄여주는 것 같다.
2. ⓔ 젊은이들에게 야채를 제외한 모든 것들이 비타민 B_{12}(동물성 식품에서만 발견됨)의 좋은 공급처이다. 그러나 당신이 55세 이상이라면 음식으로부터 B_{12}를 추출하기에 필요한 만큼의 산을 위가 생산할 수 없을지도 모른다. 연장자들을 위한 대부분의 영양보조제의 하루 섭취량인 25 mcg의 섭취하는 것이 안전하다.
3. ⓑ 비타민 B_{12} 결핍은 돌이킬 수 없는 신경손상을 일으킬 수 있다. 과도한 갈증을 제외한 다른 어떤 증상이 있으면 혈액 중 B_{12} 양을 점검하시오. 빈혈도 B_{12} 결핍의 증상이 될 수 있다. 그러나 빈혈이 아니더라도 신경의 손상을 가져올 수 있다(과도한 갈증은 당뇨병의 신호일 수 있다).
4. ⓓ 다른 수용성 영양소들과 마찬가지로 비타민 B들은 일반적으로 과량 복용에도 안전하다. 그러나 B_6는 예외이다. 비타민 B_6의 상한 섭취량은 100 mg으로 정해져 있다. 왜냐하면 더 높은 일일 섭취량은 신경독성을 초래할 수 있는데, 이로 인하여 걷기가 어렵거나, 서투른 행동, 마비, 욱신거림, 쑤시는 통증들을 초래할 수 있다. B_6의 일일 기준량은 2 mg이다.
5. ⓐ 비타민 B_6(하루에 약 4.6 mg), 엽산(적어도 하루에 400 mcg) 혹은 비타민 E(적어도 하루에 100 IU)를 더 섭취하는 사람들은 심장마비의 위험이 낮다. 비타민 B_6와 엽산은 혈중 호모시스틴의 농도를 낮춤으로 신장을 보호할 수 있다. 어떠한 연구도 확실한 것은 아니다. 비타민 E의 효능에 대한 것은 비타민 E가 심장마비를 도울 수 있는지를 보기 위한 임상실험 후에 더 분명한 답을 알 수 있을 것이다.
6. ⓒ 전암 증상의 대장폴립을 이미 갖고 있는 사람이 하루에 1,200 mg의 칼슘을 섭취하면 새로운 폴립이 형성되는 것을 24% 줄일 수 있다는 연구결과가 있다. 그러나 예비실험 증거에 의하면 음식이나 영양보조제로부터 하루에 2,000 mg의 칼슘을 섭취하는 사람들은 낮은 양의 칼슘을 섭취하는 사람보다 높은 전립선암의 발병률을 가지고 있다. 더 많이 알기 전에는 더 많은 칼슘이 반드시 좋다고 단정 지을 수는 없다.

7. ⓓ 요리된 한 컵의 브로콜리는 70 g의 칼슘을 함유하고 있다. 그래서 하루에 필요한 양의 칼슘을 채우기 위해서는 17컵을 필요로 한다. 하루에 필요한 양의 칼슘을 한 가지 식품으로부터만 섭취할 필요가 없다는 것을 명심하시오. 콜라드(한 컵 당 230 mg 함유)와 요리된 얼려진 케일(한 컵 당 180 mg 함유)이 더 좋은 칼슘의 공급원이다.
8. ⓑ 1997년에 미국 학술원은 칼슘에 대한 상한섭취량을 2,500 mg으로 정하고 있다. 너무나 많은 양의 칼슘 섭취는 신장결석과 높은 혈중 칼슘, 혹은 철, 아연, 마그네슘 등의 섭취불량을 초래할 수 있다. 만약 당신이 19～50세이라면 1,000 mg을 목표로 하고, 만일 50세 이상이라면 하루에 1,200 mg을 목표로 섭취하시오.
9. ⓐ 보스턴에서의 최근 연구에 의하면 엉덩이뼈 골절을 가진 여성의 절반이 비타민 D 결핍이었다. 아직까지 한 가지 연구 케이스에서만 비타민 D가 낮은 경우 관절염의 진행이 낮은 것을 발견하였다.
10. ⓑ 다른 낙농제품들이 아니고 우유만이 비타민 D의 좋은 공급원이다. 심지어 다른 비타민들과 무기질들에 대하여 100%의 일일 섭취량을 갖고 있는 곡물식도 많은 비타민 D를 제공하지는 못한다. 당신이 19～50세라면 200 IU를, 50～70세라면 400 IU를, 70세 이상이라면 600 IU를 하루에 섭취할 것을 전문가들은 권장한다. 노화함에 따라 사람들의 피부는 햇빛에 노출되었을 때 비타민 D를 만드는 효능이 적어진다. 미국 남부에 살고 있지 않는 사람은 겨울에 햇빛으로부터 충분한 양의 비타민 D를 얻을 수 없다.
11. ⓒ 과체중을 피하고 술을 삼가는 것(여성에게는 하루 한 잔, 남성은 두 잔 이상은 안 됨)이 혈압이 오르는 것을 막을 수 있다.
12. ⓓ 과일과 야채 특히 콩류(녹색 콩 제외)가 가장 좋은 칼륨의 공급원이다. 전곡류가 정제된 것들(대부분의 호밀빵들은 정제된 것임)보다 더 많이 칼륨을 함유하고 있다. 그러나 심지어 밀기울을 제거하지 않은 빵조차도 칼륨이 많지 않다. 왕겨 곡물식이 더 좋은 공급원이다. 대부분의 종합비타민과 무기질 보충제들 그리고 영양소가 강화된 아침 곡물식은 충분한 칼륨을 제공하지 못한다.
13. ⓐ 철분이 너무나 적으면 사춘기 여성들에게 기억력과 학습 효과를 저해할 수 있다(철분 결핍은 남학생들에게는 덜 나타남). 그러나 너무나 많은 철분섭취는 암이나 심장질환의 위험을 올릴 수 있다. 약 250명 중에 한 명의 미국사람들이 철분과 충전 혹은 헤모크로마토시스(hemochromatosis)의 유전자를 가지고 있는데 이는 간, 심장, 뇌, 췌장, 그리고 다른 장기들을 손상시킬 수 있다. 안전하기

위해서는 혈중 패리틴 양을 점검해야 한다. 당신이 남성이거나 혹은 폐경 후라면 하루에 10 mg의 철분 이상을 공급하지 않는 종합비타민제를 구해야 한다. 대부분의 종합비타민에 있는 18 mg의 용량은 10대 소년들에게 권장되는 것이다.

14. ⓓ 몸무게가 정상보다 더 나가는 것은 당뇨병의 위함을 높인다. 운동은 당신이 과체중이 아니더라도 당뇨병의 위험을 저하시킨다. 고섬유 함유식품과 마그네슘은 당뇨병에 좋은 것처럼 보이지만 아직 확실하지는 않다.

15. ⓐ 임상실험에서 200 mcg의 셀레늄 혹은 50 IU의 비타민 E를 매일 섭취한 남성들은 전립선암의 발병이 낮았다. 이러한 연구의 결과를 재확인하기 위한 실험이 진행되고 있다. 라이코펜이나 선홍색 고기에 대한 임상실험 연구의 결과는 없다. 그러나 적은 양의 고기와 적은 양의 동물 지방을 섭취하는 남성들은 전립선암의 발병률이 낮은 것으로 보인다. 높은 라이코펜 혈중 농도를 갖고 있는 남성이나 혹은 라이코펜이 풍부한 토마토를 함유한 식품(특히, 토마토소스와 같이 조리된 식품)을 먹는 남성들은 낮은 발병률을 보여준다.

16. ⓓ 아몬드는 이 문항들 중에서 가장 좋은 것인데, 차 숟가락 세 스푼에 11 IU를 함유하고 있다. 그러나 영양보조제만이 심장병의 위험을 줄이는 양(하루에 100 IU) 그리고 전립선암을 줄이는 양(하루에 50 IU)을 함유하고 있다.

17. ⓒ 우리가 매일 먹는 음식 중에는 아연이 15 mg이 들어 있는데, 여기에 매일 50 mg의 낮은 양의 섭취만 더하여도 면역시스템을 손상시킬 수 있다. 비타민 A는 간 손상을 일으킬 수 있고, 하루에 10,000 IU 혹은 이상을 섭취하면 선천성 기형을 가져올 수 있다. 비타민 B_6는 200 mg 혹은 이상의 용량에서 돌이킬 수 없는 신경 손상을 일으킬 수 있다.

18. ⓑ 현재의 일일 기준량은 60 mg이다. 그러나 다른 비타민 C 전문가들은 섭취량이 적어도 100 mg 혹은 200 mg이 되어야 한다고 생각한다. 당신이 우리가 권장하듯이 하루에 과일과 야채를 8~10끼니를 먹는다면 당신은 적어도 200 mg을 섭취할 수 있을 것이다. 아직 비타민 C에 대한 상한섭취량은 없다. 아마 상한섭취량은 하루에 1,000 mg이어야 할 것이다. 왜냐하면 그 이상은 신장결석의 위험을 증가시킬 것이라고 어떤 이들은 주장한다.

19. ⓒ 대부분의 사람들은 강한 뼈를 위하여 칼슘과 비타민 D가 중요하다고 알고 있다. 그러나 충분한 양의 비타민 K를 섭취하는 것도 중요하다. 여성들은 하루에 65 mcg를 목표로 하여야 하며, 남성들은 80 mcg를 필요로 한다. 녹색 잎을 갖는 야채가 가장 좋은 공급원이다. 대부분의 사람들은 불소처리 된 물로부터 충분한 양의 불소를 얻는다.

20. ⓒ 아연 결핍을 측정하기 위한 좋은 방법은 없다. 대신 연구자들은 사람들에게 더 많은 아연을 주어서 혹시 그것이 식욕 감소나 상처가 아무는 데 오래 걸리는 것, 쉽게 제거되지 않는 반복되는 감염과 같은 결핍의 증상을 개선시키는 지를 본다. 다른 영양소들에 관하여서는 혈액검사를 통하여서 25-히드록시비타민 D, 혈청 페리틴(철분 량의 과다 혹은 과소를 보기 위하여), 비타민 B_{12}를 볼 수 있다.

21. ⓓ 해산물이 셀레늄의 가장 믿을 만한 공급처이다. 다른 식품들의 셀레늄 양은 그들이 어디에서 자랐느냐에 따라서 다양하다. 당신이 하루에 200 mcg를 얻기 원한다면 가장 안전한 방법은 영양보조제를 섭취하는 것이다. 200 mcg의 셀레늄의 양은 암의 발생을 낮출 수 있는 양이다.

22. ⓐ 하루에 10,000 IU의 아주 작은 양의 비타민 A라도 임산부가 섭취하게 되면 선천성 기형의 발생 위험을 높일 수 있고, 노년의 성인들이 10～15년 동안 섭취하게 되면 간 손상을 일으킬 수 있다. 베타카로틴은 선천성 기형이나 간 손상을 일으키진 않는다. 그러나 수년 동안 33,000 IU에서 50,000 IU(20～30 mg)의 베타카로틴을 섭취한 흡연자들에 대한 두 종류의 연구에서 폐암의 발병이 증가한 것을 보여주었다. 반면에 당근, 고구마, 칸탈룹과 베타카로틴이 풍부한 식품들은 폐암의 발생을 줄인다.

23. ⓓ 앉아 있기를 좋아하는 노인들에게 매일 45분 동안 운동을 하게하고 비타민 E를 섭취하게 한 군은 대조군의 사람들보다 근육 손상이 적었다. 이 연구에서는 하루에 800 IU의 비타민 E를 사용했지만, 아마도 200 IU에서 400 IU 정도면 충분한 효과를 갖는 것으로 보인다.

24. ⓑ 대부분의 과일들은 마그네슘이 풍부하지 않다. 잎이 많은 녹색야채 혹은 마른 콩들을 제외하고는 야채들도 마찬가지이다. 정제되지 않은 전곡류와 우유 혹은 요구르트도 여성의 경우 320 mg, 남성의 경우 420 mg의 마그네슘을 하루에 공급해 줄 수 있다. 대부분의 종합 비타민과 무기질 보충제들 그리고 영양이 보강된 아침 곡물식도 매 끼니마다 100 mg만 공급할 수 있다.

25. ⓐ 녹색잎 채소에서 발견되는 카로티노이드인 루테인이 풍부한 식품들은 노년층 실명의 가장 큰 원인인 황반 퇴화를 막아줄 수 있다고 연구들은 제안한다. 황반은 망막의 중심이다.

26. ⓒ 하루 320 mg의 톱 팔메토(saw palmetto)를 매일 섭취하면 전립선 비대증을 도와줄 수 있다는 지속적인 증거가 있다. 다른 것들에 대한 증거는 확실치 않다.

27. ⓓ 글루코사민은 관절염을 막아주는 것처럼 보인다. St. John's wort는 두 사람

중에 한 사람에게 임상적인 우울증으로부터 도와주는 것 같다. 그리고 카바카바(kava kava)는 임상적인 불안증으로부터 도와줄 수도 있다. 이것이 매일의 스트레스를 완화시켜 주는지 아니면 긴장을 풀게 해주는지는 정확하지 않다. 아직까지 인삼이 기억력이나 에너지나 성적인 관심이나 효능, 폐경의 증상, 또는 면역 시스템에 도움이 되는지는 증거가 불충분하다.

28. ⓐ 일주일에 1.5 g의 오메가-3 지방을 섭취하는 사람은 심장병 위험이 낮다는 것을 어떤 연구에서 보여주었다. 우리는 이만큼의 양을 요리된 연어 혹은 무지개숭어 168 g 혹은 정어리통조림 84 g으로부터 얻을 수 있다. 대구, 넙치, 참치, 대합조개, 메기, 해덕(Haddock), 농어, 할리붓(Halibut)과 같은 대부분의 다른 생선의 경우에는 168 g의 한 끼니에 오메가-3 지방이 0.2～0.9 g 들어 있다.

29. ⓓ 전문가들은 DHEA가 전립선암의 위험을 증가시킬 수 있는 테스토스테론을 높여 준다고 염려한다. 에페드라(Ephedra)는 30여 명의 사망과 천여 명의 부작용과 관련되어 있다. 그리고 FDA에 의해서 조사된 여섯 가지의 5-HTP 샘플들은 1980년대 후반에 오염된 트립토판 보충제를 사용한 사람에게도 일어났던 통증을 수반하며, 근육을 움직일 수 없는 호산구성 근육통을 일으키는 오염물질을 갖고 있었다.

30. ⓑ 지금까지 Phosphatidyl serine(PS)은 노화와 관련된 기억력 감퇴의 경우 건강한 성인에게 정상보다 훨씬 더 많은 기억능력을 촉진시킬 수 있다는 증거가 강하다.

당신의 테스트는 어떠하였습니까?

(한 문제당 1점씩 계산하여 당신이 맞춘 답을 채점 하십시오)

♣ 점 수

23～30점 : 대단합니다! 당신 스스로 비타민에 관련한 책을 만들기 위해 가까운 출판 업소를 찾으십시오!

15～22점 : 나쁘지 않군요. 당신은 NAH의 직원과 대등합니다. 아마 그 직원은 이름을 밝히기 어려울 것입니다.

8～14점 : 저런… 화장실에 Nutrition Action 책을 한 권 같다 놓으시고 기초 부터 차근차근 쌓아 가시길 바랍니다.

0～ 7점 : 당신은 처음 구독하시는 분이 맞지요? 만일 아니라면 병원에 가셔서 혈중 비타민 B_{12} 농도를 체크해 보시는 것도 나쁘지 않습니다.

무엇을 먹을 것인가?

충분한 양의 비타민과 무기질, 섬유소, 그리고 다른 phytochemical들을 섭취하는 것이 그렇게 어려운 것만은 아닙니다.

▸ 건강에 좋은 음식을 드십시오.

과일과 야채들(하루에 8~10끼)을 중심으로 만들어진 음식으로 시작하십시오. 전곡류 빵과 곡물식, 콩류, 저지방 가금류와 육류, 튀기지 않은 생선, 저지방 우유와 치즈 그리고 요구르트와 같은 것들

▸ 종합비타민을 섭취하시오.

Centrum(혹은 Centrum Silver) 또는 이와 비슷한 성분을 함유하고 있는 다른 회사의 종합비타민과 무기질 보충제를 섭취하십시오.

▸ 당신의 칼슘 양을 확인해 보십시오.

당신은 하루에 세 끼니(50세 이하), 네 끼니(50세 이상)의 저지방우유, 요구르트, 치즈를 매일 섭취합니까? 그렇지 않다면 섭취하지 못하는 낙농제품 대신 매일 300 mg 양의 Tums나 비슷한 칼슘 보충제를 섭취하시오. 19~50세라면 하루에 1,000 mg을, 50세 이상이라면 1,200 mg이 당신의 목표이다.

▸ 별도로 비타민 E를 섭취하는 것도 고려하시오.

하루에 50 IU의 비타민 E는 전립선암의 위험을 줄여 주고, 100 IU의 비타민 E는 심장병의 위험을 낮춰 주고, 200~400 IU는 노인들의 면역시스템을 증강시킬 수 있고, 이들이 운동할 때 발생할 수 있는 근육 손상을 막아 줄 수 있다고 연구의 결과가 말한다. 당신은 이러한 만큼의 양을 음식으로부터 얻을 수 있다. 비타민 E가 효능이 있다고 강하게 말할 수 있는 증거는 없지만 그러나 시도해 볼 만하다.

▸ 셀레늄도 고려해 보시오.

1996년에 하루에 200 mcg의 셀레늄을 섭취한 사람들은 전립선암과 폐암 그리고 대장암의 위험이 줄어들었다고 연구자들은 보고하였다. 최근 수행되어지고 있는 연구가 이러한 결과를 확정하기 전에는 셀레늄이 암을 예방한다고 이야기하기에는 이르지만 이러한 보충제를 고려하는 것도 좋다.

제 12 장

기능성 식품, 파이토케미칼, 건강보조식품

1. 보건 사기행위의 분별[1]

가짜 건강제품을 찾기는 아주 쉽다. 부정제품들은 매일 신문이나 잡지에 나는 광고 속에서도, 텔레비전 방송에서도 접하고 있기 때문이다. 또한 가게에서도 판매가 되고, 인터넷이나 우편구매를 통해서도 이루어진다. 우리는 부정제품의 홍수 속에 살고 있는 것이다.

그리고 Quackwatch(Stephen Barrett, M.D., head of Quackwatch Inc)에 의하면 소비자들은 이러한 부정보건제품의 구매에 수십억 달러를 매년 소비하고 있다. 많은 소비자들은 자신의 지병을 치료하거나, 웰빙을 증진시키거나, 단지 보다 좋게 보이기 위하여 입증되고, 유효한 치료를 떠나서 돈만 낭비하게 되고, 득보다는 해가 많은 부정보건제품의 피해자로 전락하게 된다.

FDA의 Bob Gatling은 다음과 같이 말한다. "사람들은 그들을 치료할 수 있는 약이 존재한다는 것을 믿고 싶어 하기에 부정보건제품들이 득세하게 된다." FDA에서는 부정건강제품의 정의를 "건강, 웰빙, 미용상의 향상을 목적으로 유통되는 유효성이 입증되지 않은 약품, 도구, 식품, 미용제품을 포함한 모든 제품"이라 내리고 있다.

FDA에서는 부정보건제품에 대한 감시를 연방무역위원회(FTC, Federal trade commission)와 함께 감찰하고 있다. FDA에서는 안전성, 제품 제조라벨, 라벨의 주장 내용에 관해 규제하고, FTC에서는 이러한 제품의 광고를 규제한다.

---

[1] 글 Paula Kurtzweil, *FDA consumer magazine* 1999년 11, 12월 호에서 발췌

FDA 약품조사평가센터의 Joel Aronson은 FDA의 제한된 자원으로 인해 부정보건제품의 규제가 직접위험과 간접위험의 우선순위에 의해 관리된다고 한다. 만약 부정보건제품이 상해나 역효과를 야기한다면 이는 직접위험에 속한다. 만약 이 제품이 위험하지는 않지만 이 제품을 사용함으로써 소비자들이 필요한 의학적 조치를 제때 받지 못하게 되는 것은 간접위험에 분류된다. 예를 들어 어떤 부정보건제품이 당뇨병 치료제로 선전, 유통되는 경우 이는 그 사용자가 인슐린 투약의 중단 및 다른 적절한 치료를 받지 못 하게 되는 원인이 된다.

FDA가 부정보건제품에 대한 강력한 규제를 한다 하더라도 그 제조사들은 규제를 교묘히 피해 소비자들을 위험에 빠뜨릴 수 있는 부정보건제품을 시장에 계속하여 유통시키고 있다. 그렇다면 어떻게 이러한 부정보건제품의 위험에서 벗어날 수 있는가? 부정보건제품 시장이 보다 그럴듯하게 발전하더라도 그들이 부정제품을 광고할 때에는 소비자의 관심과 신뢰를 얻기 위하여 사용하는 상투적인 선전문구가 있다. 소비자들은 이 돌팔이 약장수들의 틀에 박힌 선전문구와 판매기술에 대해 주의함으로써 스스로를 방어할 수 있을 것이다.

다음에 소개될 세 가지 부정보건제품들은 FDA에 의해 그 유통회사에 경고 서한이 발부되었고, 그 중 2가지 제품은 수입금지 목록에 등재되었다. 수입금지 목록에 오른 제품은 미국시장에서 유통하는 것도 금지되어 있다. 이들 3가지 부정보건제품의 선전을 살펴보길 바란다. 이 선전에는 당신이 알지 못하는 보건제품을 선택하려 할 때에 주의해야 하는 사탕발림으로 가득하다.

1.1 〈제품 1〉 순수 EMU(에뮤)오일

FDA는 순수 EMU오일이 광범위한 질병치료 효과가 있다고 선전하며 유통시키는 것은 불법 약물유통이라고 규정했다. 이들 제조업자들은 EMU기름의 안전성과 유효성을 증명할 만한 어떤 증빙자료도 FDA에 제출하지 않았다.

만병 통치약???

"류마티즘, 관절염, 각종 감염, 전립선질환, 궤양, 암, 심장질환, 동맥경화, 당뇨 등 각종 질환에 특효"
"괴저를 완전 제거"
"항생작용, 통증 완화작용"

연관성이 없는 광범위한 종류의 질병을 치료한다고 주장하는 제품들에 유의해야 한다. 특히 암이나 당뇨와 같이 중병을 치료한다고 하는 것은 특히 의심해야만 한다.

모든 질병과 증상을 치료할 수 있는 제품은 존재하지 않으며, 특히나 중병에 있어서는 그 정도를 관리할 수 있는 요법이 있을 따름이지 완벽한 치료약은 존재하지 않는다. 암, 에이즈, 당뇨 등의 중대 질병을 가진 사람들은 절실하게 그 치료약을 찾길 원하고, 치료가 된다고 하면 무엇이든 시험해 보려 하기 때문에 많은 엉터리 약이 판을 치게 된다.

개인적 사례

"내 남편은 알츠하이머병(치매)이 있었어요. 1998년 9월 2일부터 매일 EMU오일을 한 티스푼씩 복용하기 시작했어요. 22일이 지난 지금은 남편이 정원 잔디도 깎고, 차고도 청소하고, 정원화단도 손질하게 되었죠. 우린 다시 아침산책을 함께 하게 되었답니다. 아직 기억력이 완전히 돌아오진 않았지만, 이젠 남편이 보다 이전 모습으로 돌아온 것 같아요!"

개인적인 증언들은 당신을 솔깃하게 만들 수도 있지만, 이들을 증명하기란 어려운 일이다. FDA 담당자에 의하면 이런 증언들은 사람들을 통해 전파되는 사례일 따름이고, 완전히 만들어진 경우도 있다. 이런 증언들은 과학적 유효성이 전혀 없고 꾸며진 이야기에 불과하다. 이들 환자들의 일시적 병세 호전 경험은 그 부정보건제품 자체의 사용을 통한 작용이 아니라 질병의 일시적 소실이나 이전에나 현재 받고 있는 정상적인 의료행위에 의한 호전작용일 것이다.

빠른 치료

"... 수일 내에 피부암 완전 제거 ..."

신속한 회복 및 치료효과를 주장하는 제품을 주의하라. 특히 중대 질병이나 질환일수록 더욱 경계하여야 한다. 검증된 치료법들도 이들 질병에 대해서는 빠른 치료가 가능하지 않다. 수일 내에라는 표현도 얼마가 될지 모르는 애매한 표현이다. 부정보건제품 판매업자들은 이런 애매한 용어를 씀으로써 야기될 수 있는 법적문제에서 벗어나려 한다.

1.2 〈제품 2〉 피부 접착식 체중감량 패치

FDA는 상기 제품에 대해 승인되지 않은 신약품 등록을 하지 않았다는 이유로 경고장을 발부했다. 피부를 통해 전달되는 새로운 투약방식에 대해 FDA에서는 제품의 시장유통에 앞서서 유효성 입증근거 및 신약품 승인 신청을 요구한다.

"천연의(natural)..."
"당신의 체중 감량 및 조절에 있어 건강하고 간편한 천연요법"

"천연제품"이란 말에 현혹되면 안 된다. 부정 유사제품의 선전 시 기존요법보다 안전하다는 것을 강조하기 위해 자주 사용되는 말일 뿐이다. 하지만 천연이란 말은 안전하다는 말과 같은 말이 아니다. 간단한 예로 독버섯과 같은 식물은 당신의 생명을 앗아갈 수도 있다. 또한 등록된 의약품 중에서도 60%의 처방전이 불필요 약품과 25%의 처방전 필요 약품이 천연원료를 사용해 만들어진 것이다. 또한 가공제품이건 천연제품이건 약성을 가진다 함은 부작용을 야기할 수 있는 가능성이 있는 것이다.

역사적으로 검증된 제품 혹은 최신요법

"200년 의학역사에 근거를 둔 자연건강에 대한 검증된 원리를 이용해 만들어진 혁신적으로 진화된 제품"

이 두 가지 말은 완전히 다른 말이지만, 부정보건제품 업자들은 혁신적이란 말과 오랜 시간 검증된 처방이란 것을 동시에 사용한다. 그들이 주장하는 혁신기술, 기적의 치료, 유일한 제품, 신발견이란 말은 상당히 의심스럽지 않을 수 없다. 만약 그 제품이 정말로 중대한 질병의 치료제라고 한다면 의심스럽고 비과학적인 부정보건제품의 주 무대인 3류 잡지, 신문, 광고, 심야방송, 웹사이트 등에서 선전되어질 것이 아니라 언론에도 널리 알려져 있고, 의사들도 정상적인 치료처방을 하는 제품일 것이다.

또한 고대로부터 사용되어진 요법이나 민간요법, 전통요법이라 불리는 제품들도 마찬가지다. 이들 제품은 오랜 시간을 걸쳐 입증된 유효성과 안정성에 대해 주장한다. 하지만 고대로부터 의약적 목적으로 사용된 약용식물의 위험성이 알려진 것은 최근의 일이다.

100% 만족 보장

"만약 30일을 사용하고도 매주 2kg씩 감량이 되지 않았다면 전액 환불보장"

환불보장을 주장하는 것도 믿을 수 없다. 부정보건제품 업자들은 한 곳에 오랫동안 머무는 경우가 없다. 소비자들이 환불을 요구할 때에는 그들을 찾을 수 없으므로 100% 환불보장을 약속하는 여유를 부릴 수 있는 것이다.

1.3 〈제품 3〉 무허가 체중 감량제

FDA는 캐나다산 체중 감량제가 건강위험을 야기한다는 것을 이유로 엄중한 경고를 발표하였다.

손쉬운 체중감량의 약속

"다이어트를 할 필요가 없는 신속한 체중감량"

대부분의 사람들에게는 고칼로리 음식의 섭취를 줄이고, 음식을 적게 먹으며 활동량을 높이는 것만이 체중감량의 유일한 방법이다. 신속한 체중감량의 유혹에 빠져서는 안 된다. 이상적인 체중감량은 주당 0.5～1kg이 적당하다.

편협한 비난

"유수 제약회사들은 그들의 값비싼 약품을 팔기 위하여 의사들이 그들 제품만을 처방하게 만들고 있다. 이러한 거대한 제약회사들은 자연요법의 효능 및 유용성을 두려워한다."

이러한 주장들은 의사나 약사들이 제약회사와 연합하여 금전적 이윤을 증대시키기 위해 정식 인증 제품만을 처방한다고 한다. 또한 의사나 제약회사들은 그들의 이윤추구에 장애가 되므로 자연요법의 효용성을 부정한다고 주장한다. 이러한 비난 발언들은 소비자의 관심을 쉽게 얻을 수 있다. 하지만 그러한 주장들에 대한 어떠한 근거도 없다. 수많은 의료 및 의약관계자들이 자신의 친구, 가족이 될 수도 있는 수많은 환자들을 치료할 수 있는 치료약을 그러한 이유로 인정하지 않는다는 것은 논리에 맞지 않는다.

알 수 없는 전문용어의 나열

"Hunger Stimulation Point, HSP"
"축적된 지방을 가용성 지질로 변환해 주는 thermogenesis(열 발생)"
"주요 천연성분인 이노시톨 헥사니콘티네이트"

전문용어나 과학적인 설명은 그럴듯하게 들리고 또한 그 중 일부는 사실이다. 하지만 비전문가들은 허구와 사실을 구분할 수 없다는 데에 문제가 있다. 일반적으로 화려한 전문용어의 사용을 통해 과학적 근거의 빈약성을 덮어버리려 한다. 이러한 전문용어나 설명들은 저명한 과학저널에서 발췌되기도 한다. 때로는 연구의 내용은 그들의 주장과 상이한 경우가 있다고 하더라도 소비자가 이런 간행물을 직접 확인하는 경우는 드물다. 부정보건제품의 선전에 빠진 대부분의 사람들은 그 제품을 언제라도 사고 싶어 할 것이다. 그들은 연구를 하자는 것이 아니라 기적을 바라고 있기 때문이다.

TRUTH or DARE

제품의 신뢰성을 판단하는 가장 기초적인 기준은 자신에게 반문하는 것이다. 만약 믿지 못할 정도로 너무 좋은 것은 실제로 사실이 아니다. 그래도 확신할 수 없을 때는 그 제품을 사용하기 전에 보다 자세히 알아보라는 것이다.

어떤 제품을 확인하는 방법에 대해서 다음과 같이 제안한다.

(1) 양심 있는 의사나 건강전문가에 문의하라. 만약 그 제품이나 요법이 증명되지 않았고 잘 알려지지 않았다면 반드시 의학전문가의 조언을 구하여야 한다.

(2) 가족과 친구들에게 알려야 한다. 등록된 개업의사들이 의료행위를 다른 사람과 상담하지 못하게 하는 경우는 없다. 비밀요법을 운운하면서 다른 사람에게 알리지 못하게 하는 요법을 경계해야 한다.

(3) 소비자 보호단체나 변호사협회에 다른 소비자들로부터 그 제품이나 제조회사에 대한 신고나 불편사항이 접수되었는지 확인하다.

(4) 공신력 있는 전문협회나 기관에 문의한다. 만약 제품이 심장질환이나 당뇨에 관한 것이라면 미국심장병협회나 미국당뇨협회 등에 문의하는 것이 바람직하다. 이들 협회는 당신의 질병에 도움을 주는 많은 자료들을 제공할 수 있다.

(5) FDA에 문의하면 된다. 전화번호부에서도 찾을 수 있고, 웹페이지를 방문해서 알아볼 수도 있다(www.fda.gov/ora/fed_state/dfsr_activities/dfsr_pas.html). FDA가 제품이나 제조회사에 취한 대응에 대해서도 알아볼 수 있고, 당신의 문의가 다른 소비자들이 부정보건제품의 폐해로부터 보호받을 수 있는 밑거름이 될 수도 있다.

부정보건제품과의 싸움

부정보건제품은 미국에 국한된 것이 아니라 세계적으로 영향을 끼치고 있으며, 또한 미국, 멕시코, 캐나다를 포함하는 북미지역은 이런 부정보건제품에 대항하기 위해 관련정보를 공유하고 공동대응을 하는 협약이 1998년에 맺어져 있다.

- 부정보건제품 경향에 대한 정보공유
- 초국경적으로 부정보건제품 색출에 협력
- 주요 연구에 대한 정보공유
- 조사활동에의 협력 및 통일된 규제활동
- 부정보건제품에 대한 소비자 및 판매자 교육

2. 기능성 식품[2]

많은 미국 소비자들은 이미 기능성 식품을 섭취하고 있다. 그들이 먹는 아침 토스트는 심장을 보호하고 태아의 선천적 결핍증을 예방하는 엽산(folate)이 강화된 제품이고, 또 그들이 마시는 주스에도 그들의 뼈를 강화시켜 주는 칼슘이 강화되어 있다. 잠시 후 그들은 콜레스테롤은 감소시켜 주는 마가린을 그 토스트 위에 듬뿍 발라서 먹게 될 것이다.

점심으로는 우울증을 예방할 수 있는 세인트존스워트가 첨가된 콩수프를 먹고, 코감기 예방에 도움이 되는 에키나시아가 첨가된 사과주스로 목을 축인다. 그리고는 기억력 감퇴에 효과가 있는 포스파티딜 세린으로 만든 껌을 씹을지도 모른다.

그렇다면 일반적인 음식에 포함되어 있지 않은 비타민, 식이섬유, 허브, 추출액 등을 식품에 첨가하는 것이 뭐가 문제인가? 만약 과학적인 연구에 의해서 그 안전성과 실효성이 증명이 되었다면 아무런 문제가 없을지도 모른다. 하지만 불행하게도 안전성이나 실효성 그 어느 쪽도 검증되지 않았다.

어떤 관점에서 기능성 식품의 유래는 갑상선종(goiter)을 예방하기 위해 소금에 첨시작한 1920년대로 거슬러 올라간다. 그 이후 비타민 D 강화우유, 영양 강화 밀가루가 나왔고, 또 카바카바 스낵과 에키나시아로 강화된 수프, 인삼차, 비타민이 강화된 곰모양 젤리(gummy) 등으로 이어져 왔다.

기능성 식품은 식품산업에서 가장 빠르게 성장하고 있는 한 분야이고, 특히 풍족한 베이비붐 세대(2차 세계대전 이후 출생률이 증가한 세대, 대략 1955~1964년 출생 세대)에 있어서는 더욱 그러하다. 일본과 영국 등과 같은 다른 나라에서는 기능성 식품이 일상 식생활의 범주에 벌써 들어와 있다.

미국의 기능성 식품 매출액은 1992년 기중 100억불을 상회하고 있고, 최소로 향후 5년간 그 매출 신장률이 8~10%에 달할 것으로 전망된다. 특히 비타민 강화우유, 허브를 첨가한 주스 등은 그 성장세가 주목된다. 일반적인 식품의 연간 성장률은 1% 내외이다.

2.1 식품인가 약품인가?

10~15년 후에는 혈압약을 음식의 형태로 섭취하게 될지도 모른다. 우리는 아스피

---

[2] 글 Beth Brophy, David Schardt, Nutrition Healthletter 1999년 4월호에서 발췌

※ Copyright ©1999 CSPI Adapted from Nutrition Action Healthleter, April 1999 Beth Broph

린과 같은 약품들을 핫도그나 과일케이크에 첨가할 수 있는 기술은 있으나 그렇게 되지 않길 바란다. 케이크를 어떻게 의약품의 분류에 놓을 수 있겠는가? 그럼에도 불구하고 식품산업계에서 조사한 설문에 따르면 소비자들은 영양보조제보다는 식품에서 유용한 영양소를 섭취하는 것을 선호한다고 한다. 켈로그와 같은 거대 식품회사들을 벌써 기능성 식품을 개발하여 시판하고 있다.

예를 들면 켈로그에서는 일리노이주를 비롯한 5개 주에 22개의 기능성 식품 생산라인을 가동할 계획이라고 발표하였다. 이 라인에서는 시리얼, 파스타, 냉동식품, 빵을 비롯한 제품에 콜레스테롤 감소에 도움이 되는 차전자 껍질(psyllium husk)을 원료로 한 용해성 식이섬유를 적용시키고 있다.

하지만 우리가 슈퍼마켓에서 구입하는 모든 식품에 영양보조성분이 포함되어 있는 미래를 가정해보면 이것은 더 이상 놀라운 일이 아니다. 우려스러운 것은 기능성 식품이 소비자들의 건강한 식생활을 저해하고, 어느 특정 영양소만을 첨가한 엉터리 건강식품의 판매만을 독려하게 되는 상황이다. 기능성 식품은 현재 판매증진을 위한 마케팅 수단이지 건강증진을 목적으로 하고 있는 것 같지 않다. 과일이나 야채의 적절한 섭취만으로도 심장병이나 암을 예방하는 데 충분히 도움이 되는 것이 사실이다. 어떤 사람들은 "내가 먹는 음식이 단지 음식이었으면 한다"고 말한다. 먹는 것은 즐거운 활동이어야지 과학적 연구 활동이 되어서는 안 된다는 것이다.

2.2 The Claim Game

기능성 식품이 식품업계를 바꾸고 있다는 것은 의심의 여지가 없는 사실이다. 이것은 예전에 누구도 항우울제를 수프에 넣었다거나 기억력 향상제를 껌에 첨가하는 것을 하지 않았다는 얘기가 아니다. 이 말은 근래에 와서 처음으로 식품제조사들이 누구의 승인도 받지 않고도 제품라벨에 그들만의 주장을 마음대로 할 수 있는 상태를 의미하는 것이다. 소비자들은 어디서 제품을 파는지 보다 제품라벨을 중시해야 한다.

최근까지도 FDA는 식품의 라벨에 질병예방에 대한 표현을 금지하여 왔다. 만약 제품표지에 질병예방을 표시하게 되면 그것은 무허가 불법 의약품으로 규정되었기 때문이다. 1993년에는 의회의 지시로 FDA에서는 소위 말하는 건강효능 표시(Health Claim)를 제품표지에 시작하게 되었다. 예를 들면 "포화지방 및 콜레스테롤을 적게 섭취하면 심장질환의 위험을 줄일 수 있습니다"라는 문구를 FDA의 승인과 함께 그 안전성이 입증되었을 경우에만 아주 제한적으로 사용할 수 있다. 1993년부터 지금까지 FDA에서는 단지 10개의 건강효능 표시를 승인하였지만 대부분의 기능성 식품 제조사들은 이를 통해 다른 편법을 개발해 내었다.

질병을 언급하는 건강효능 표시를 하지 않는 대신에 식품의 인체의 기능 및 구조에 관한 영향을 기술하기 시작하였다. 이는 FDA의 승인을 필요로 하지 않으므로 그 안전성에는 무관하게 어떤 제품의 라벨에도 사용되고 있다. 인체영향 주장은 오래 전부터 그 사용이 허가되었지만 아주 원론적이고 진부한 표현들이기에 많이 사용되지는 않았다. 예를 들자면 "칼슘은 뼈를 튼튼하게 합니다"라는 식이다.

하지만 1994년부터 국회에서 식이보조제의 효능표시를 인정하면서부터 모든 것이 바뀌었다. 식이보조제 제조사들은 보다 자극적인 인체영향 표시를 사용하게 되었다. 예를 들면 "항산화제는 노화를 지연시킵니다" 또는 "유익한 콜레스테롤을 유지시킵니다" 등이다.

실제로 에키나시아 첨가 Hain Kitchen 처방수프나 세인트존스워트와 같은 기능성 식품은 FDA가 그들의 주장을 불허하지 않을 것이라는 확신으로 그 제품이 식이보조제라는 주장을 한다. 하지만 대부분의 사람들에게는 건강효능 표시냐 인체영향 표시냐 또는 기능성 식품이냐 식이보조제냐 하는 논란들은 비슷하게 들릴 뿐이다. 켈로그의 예를 들어 보면 22개 제품 중 16개의 제품에서 "심장질환의 위험을 줄일 수도 있습니다"라고 건강효능을 표시하고 있다. 나머지 제품들은 너무 많은 지방을 포함하고 있어서 이 건강효능 표시를 못할 뿐이다. 만약 이들이 "심장건강을 증진시킵니다"라는 인체영향 표시를 한다고 하면 소비자들은 과연 그 차이를 알 수 있을지 의문이다.

적어도 켈로그에서는 차전자 껍질의 효능에 대한 근거를 제시할 수 있다. 대부분의 인체영향 광고에 대해서는 그 주장을 뒷받침하는 근거를 아무도 확인하지 않았다고 해도 과언이 아니다. 95%의 기능성 식품은 의학적으로 정확히 검증되지 않았고 과학적인 데이터에 근거를 둔 주장을 하는 것도 아니다.

과연 기능성 식품은 안전한 것인가? 기능성 식품은 그들이 약속하고 선전하는 가치들을 담고 있는 것인가? 소비자들은 이들 제품의 장점에 대해서 하나하나 따져보고 평가해야 할 것이다.

1) 효능성 문제

칼슘강화 주스에 있는 칼슘은 뼈를 튼튼하게 한다. 밀가루에 첨가되어 있는 엽산은 선천성 신경관결손을 예방한다. 이런 것들은 간단한 예이다(제8장 엽산 참고). 기능성 식품에 다른 성분이 확실한 근거와 함께 제시될 때에는 그 진위를 알기란 더욱 힘들어진다. 적절한 연구를 거쳤음에도 불구하고 그 결과는 미확정이 될 수도 있고 또 선택적 사례에 국한되기도 한다. 우리에게 잘 알려진 몇 가지 약용식물의 경우를 살펴보자.

세인트존스워트(St. John's Wort)

Celestial Seasonings사의 세인트존스워트 티는 기분 전환용 차(茶)이다. 실제로 많은 연구결과에 의하면 초기 및 중도의 우울증을 가진 실험 지원자들의 절반가량에서 효과가 있었다. 물론 이 말은 나머지 절반에게는 효과가 없었다는 것을 말한다.

에키나시아(Echinacea)

제품 표시에 의하면 Fresh Samantha사의 에키나시아 함유 슈퍼주스는 "당신의 건강의 수호자"이다. 표지에는 이 제품이 감기를 예방하거나 치료한다는 말은 전혀 적혀져 있지 않다. 그런 건강효능 표시는 불법이기 때문이다. 이제까지의 연구에 의하면 에키나시아가 감기를 예방하지 않는다는 연구는 한 건에 불과하다. 다른 일부 연구에서는 에키나시아가 감기를 빨리 치료하고 증상을 완화시킨다고 되어 있다. 결론적으로 대부분의 연구들은 확증하기에는 부족할 정도로 계획되어 실행된 것이다.

1995년 1월 McNeil사에서는 FDA에 스테놀에스테를(stanol ester)가 일반적으로 안전하다고 인식되는 식품성분이라고 천명할 것을 요구했었지만, FDA에서는 베네콜(Benecol)은 식품이지 영양보조제가 아니라고 규정하였다. 만약 이것이 승인되었다면 베네콜은 식품첨가제 검사를 거치지 않고 시중에 유통되었을 수도 있다.

이제까지 FDA에서는 영양보조식품이라고 자칭하는 어떤 제품(예를 들면 Hain Kitchen 처방수프)에 대해서도 승인을 한 적이 없다. 이들은 불법이며, 식이보충과 건강교육법령(DSHEA)에 따르면 영양보조식품은 일반적인 식품의 용도로 사용되어질 수 없다고 규정되어 있다.

이들 회사의 연구는 그 주장을 하기에는 너무도 미비한 것이다. 예를 들어 베네콜은 백 명 중 한 명 꼴로 부작용이 발생하였으나 이들 연구에서는 무시되었다. 그리고 이 연구는 베네콜을 많이 더 많이 섭취하면 콜레스테롤 저하에 더욱 유리할 것이라는 생각에 권장량을 초과하여 섭취한 사람들에 대해서는 연구하지 않았다.

베네콜은 콜레스테롤 수준을 낮추는 것처럼 보인다. 그리고 여전히 안전성 문제는 밝혀지지 않았으나 다른 대부분의 기능성 식품보다는 훨씬 많이 시험된 것이라 할 수 있다.

카바카바(Kava kava)

Robert's American Gourmet사의 카바카바 옥수수 칩에는 안정 효과라고 쓰여 있다. 5건의 연구에서 카바카바는 두려움, 불면증, 집중력장애와 같은 병적 불안의 증세를 완화시키는데 효과가 있다고 되어 있다. 하지만 단지 아직 출간되지 않은 하나의 연구에는 일상의 스트레스와 짜증으로부터 안정을 준다고 말하고 있다.

징코 빌로바(Ginko biloba)

"우리는 은행잎이 정신을 건강하게 한다는 고대의 치료법을 따랐다"고 Nantucket사의 슈퍼넥타 징코 망고주스의 라벨에 쓰여 있다. 불행하게도 은행잎이 건강한 사람들의 기억력, 집중력, 주의력을 향상시켜 준다는 과학적 근거는 없다. 은행잎과 기억력에 관한 연구는 주로 알츠하이머로 인한 치매를 가진 사람들에 집중되어 왔다. 최신 연구자료에 의하면 알츠하이머 환자에게 징코 빌로바를 3~6개월 간 복용시켰을 경우 정신기능의 향상에 약간 도움이 된다고 한다.

2) 함유량에 관한 문제

만약 어떤 식품이 비타민과 무기질이 강화되어 있다면 그 라벨에는 그 정확한 함량이 표시되어야 한다. 하지만 약용식물과 많은 첨가성분에 있어서는 그렇지 않은 경우가 많다. 예를 들어 Snapple사는 그들의 인삼차에 들어간 인삼함유량을 공개하는 것을 거부하고 있다. 또 그 식품라벨에 섭취량이 표시되어 있다 하더라도 소비자들은 그 양이 많은 건지 적은 건지 알 수가 없다.

예를 들면 징코와 고투 콜라(Ginkgo & Gotu Kola)를 첨가한 시리얼의 경우 단지 2 mg의 은행잎추출물을 함유하고 있다. 하지만 알츠하이머 환자들에 대해 징코 유효성을 시험할 때 사용된 1회 섭취량이 120~320 mg이란 것은 설명해 주지 않고 있다.

어떻게 식품회사에서 약용식물이나 그 기능성 유효성분의 첨가량을 결정하고 있는 것일까? 그들이 과연 유효성과 안전성에 입각한 첨가량을 결정하기 위하여 과학적 실험을 통한 검증을 올바로 하고 있다고 생각하는가?

식품제조사에서는 "기존 제품의 맛에 영향을 주지 않는 범위 내에서 최대한의 첨가량을 정한다"고 한다.

3) 안전성 문제

식품첨가제나 의약품과는 다르게 기능성 식품이나 영양보조식품 내의 약용식물 및 그 첨가성분에 대해서는 발암위험, 선천성 결핍증, 간독성검사와 같이 심각한 건강위험에 대한 실험을 거치지 않아도 된다.

사람들은 약용식물이 오랜 세월 동안 사용되어 왔기 때문에 안전하다고 생각한다. 아마도 대부분에 있어서는 그럴 것이다. 하지만 얼마나 오래 된 처방이건 간에 적절한 실험을 거치지 않고서는 그 식물이 암을 유발하는지, 신장기능에 영향을 미치는지, 어떤 문제가 있는지 알 수 있는 방법이 없다. 만약 이러한 잠재적 위험성이 우려스럽지 않다면 다른 즉각적인 부작용의 예를 들어 보도록 하자.

- 알러지(Allergies) : 1998년 호주의 37세 여인이 액상 에키나시아(echinacea)를 복용하였는데 즉시 입과 목 안이 화끈거리고 가슴이 죄며, 발진과 설사증세를 일으켰다. 그의 담당의사의 추가 실험에 의하면 84명의 환자 중 16명이 에키나시아에 민감하게 반응하였다고 한다. 알러지 반응까지 검사하는 식품회사는 거의 없는 실정이다.
- 약물 상호작용(Drug interactions) : 1996년 조지아주의 남성은 우울증 처방약인 Xanax를 끊고 카바카바로 대용하려다 거의 생명을 잃을 뻔하였다. 그의 담당의사는 많은 기능성 식품들이 처방약의 흡수를 증가시키거나 방해함으로써 그 독성을 증가시키거나 약효를 감소시키는 경향이 있다고 한다. 이러한 기능성 식품과 처방의약품 사이의 약물 상호작용에 대한 연구가 시급히 진행되어야 할 것이다.
- 졸림(Drowsiness) : 미국영양식품협회에서는 18세 미만 미성년자, 임신/수유 중인 여성, 자동차나 중장비의 운전자에 대해서는 카바카바를 복용해서는 안 된다고 경고한다. 하지만 카바카바 제품의 표지에는 이러한 내용은 나와 있지 않다. 카바칩을 먹은 어린이가 졸다가 자전거에서 떨어져 사고를 당했다. 카바는 중추신경계에 안정효과가 있다. 그러므로 이러한 약용식물은 영양보조식품에 분류되어야지 일반적인 식품으로 유통되어서는 곤란하다. 소비자들은 그들이 무엇을 섭취하는지를 정확하게 알고 추적할 수 있어야 한다.
- 기타 다른 문제점 : 만약 당신이 의약품을 산다면 그 표지에는 권장사용량 뿐만 아니라 사용기한 및 사용제한 대상도 함께 표시되어 있다. 기능성 식품에 있어서는 당신 스스로 결정을 하여야 하는 경우가 대부분이다.

예를 들어 에키나시아 보조제의 표지에는 장기간 사용하지 말라고 표시되어 있다. 또한 면역체계에 이상이 있는 사람들은 사용을 해서는 안 된다고 경고한다. 하지만 어떤 제품에는 그러한 경고를 전혀 찾아 볼 수가 없다.

4) 건강에 좋을까?

모든 기능성 식품이 건강에 유익할 것이라고 생각하지 마십시오. 예를 들어, 151가지 영양소가 들어 있다고 주장하는 151캔디바와 같은 제품은 그 대부분이 설탕과 물, 지방, 단백질로 이루어진 것입니다. 또한 R.J Corr Ginseng Rush Natural Soda에 있어서는 물이 가장 많고 설탕이 두 번째 원료로 되어 있다.

결 론

기능성 식품의 이름이나 라벨표기가 근사하고 경이롭게 보일지라도 그것이 당신에게 유익한지 그 기초영양 성분라벨을 확인하여야만 합니다. 영양 강화된 엉터리 식품은 여전히 엉터리 식품일 뿐입니다. 그리고 자연에서 얻어지는 기능성 식품을 경시하여서는 안 됩니다. 많은 과일과 야채, 곡물과 콩, 저지방우유와 요거트는 암, 심장질환, 고혈압, 시력장애 등과 같은 많은 건강문제를 예방하거나 그 위험을 줄여 주는 영양소와 파이토케미칼로 가득 차 있다는 사실을 기억해야 한다.

3. 기능성 식품[3]

3.1 요 약

이것은(이번 논문은) 비타민 무기질의 강화 또는 첨가제 등과 모든 식품을 포함한 기능성 식품이 효과적인 레벨에서 정기적으로 다양한 음식물로 섭취되었을 때 잠재적으로 건강에 이로운 효과를 줄 수 있다는 미국영양사협회(ADA)의 입장이다. 협회는 한층 더 나아가 건강에 득이 되고 실이 되는 개개 기능성 식품과 그것들의 생리활성성분(physiologically active food components)들에 관하여 규정하고 있는 연구를 지지한다. 식사요법학 교수진은 식품산업, 정부, 과학계와 식품과 영양과학에 대한 급부상하는 영역에 정확한 정보를 일반인들에게 제공하고자 하는 언론기관들과 함께 연구를 계속할 것이다.

건강에서 phytochemicals(식물체에 함유된 화학물질)과 zoochemicals(동물체에 함유된 화학물질)에서 추출된 생리활성 성분의 역할에 대한 이해는 음식(영양상으로 본 식이요법)의 역할로 바뀌었다. 기능성 식품은 식품으로 진화되고 영양과학은 질병 감소를 위한 결핍증후군의 치료요법 이상으로 발전되어 왔다.

이번 주장에서 기능성 식품의 정의와 그것의 규정 그리고 식품과 영양에 대한 급

---

[3] 미국영양사협회(The American Dietetic Association)의 입장, 견해

부상하는 영역을 지지하는 과학적 증거를 재검토하고자 한다. 식품은 이제 더 이상 미량영양분(건강과 성장에 필요한 극소량의 필수영양소)과 다량영양소의 섭취라는 식으로 평가되지 않는다. 다른 생리활성 성분의 내용 분석이 필요할 것이다. U.S. diet에서 건강증진용 기능성 식품의 이용 가치는 그 국민들을 나을 수 있게 도와주는 잠재력을 가지고 있다. 그러나 각 개별 기능성 식품은 다양한 식사요법에서 적합한 완성(appropriate integration)을 보장하는 과학적 증거를 토대로 평가되어야 한다(J Am Diet Assoc. 1991; 99:1278～1285).

동·식물 자원에서 추출된 생리활성 성분의 역할에 대한 이해가 확대되면서 건강에서 음식에 대한 역할이 명백히 바뀌었다. '기능성 식품'의 발전은 식품으로 진화되고, 영양과학은 기본적인 결핍증후군의 치료요법 이상으로 발전되어 왔다. 비록 기능성 식품은 현 미국식품안정청에서 정의되지 않은 채 남아 있지만 보통 잠재적으로 건강식품이거나 전통적인 영양소들을 함유하여 건강에 득을 제공할 수도 있는 식품성분들로 이해된다. "functional foods"이라는 용어는 그것을 섭취하는 사람에게 질병의 위험을 줄여 주는 것을 포함한 건강상 이득을 이끄는 어떤 정의된 가치를 지닌 식품을 지칭한다.

식품산업이 더욱 건강에 유익한 식품 공급원에 대한 소비자들의 요구에 부응하기 위해서 최근 소비자들에게 이용 가능한 다양한 기능성 식품들이 엄청나게 성장하고 있고, 기능성 식품은 모든 새로운 식품 생산의 증가율이 되고 있다.

식품과 영양학 분야에의 전문적인 지식과 광범위한 훈련이 된 식사요법학 교수진은 어떻게 해야 가장 적합하게 기능성 식품이 전체적으로 다양하고 건강한 식습관으로 완성될지에 대한 내용을 과학으로 설명한 후 소비자에게 교육하도록 통합할 것이다.

3.2 POSITION STATEMENT

ADA의 입장은 비타민 무기질의 강화 또는 첨가제 등과 모든 식품을 포함한 기능성 식품이 효과적인 레벨에서 정기적으로 다양한 음식물로 섭취되었을 때 잠재적으로 건강에 이로운 효과를 줄 수 있다. 협회는 한층 더 나아가 건강에 득이 되고 실이 되는 개개 기능성 식품과 그것들의 생리활성 성분들에 대해 규정하고 있는 연구를 지지한다. 식사요법학 교수진은 식품산업, 정부, 과학계와 식품과 영양과학에 대한 급부상하는 영역에 정확한 정보를 일반인에게 제공하고자 하는 언론기관들과 함께 연구를 계속할 것이다.

3.3 DEFINING FUNCTIONAL FOODS

일반적으로 받아들여지는 기능성 식품에 대한 정의는 딱히 없다 그러나 일부 기관에서 이 급부상하는 식품 영역에 대해 정의 내리고자 시도한 바는 있다.

The International Food Information Council에서는 기초 영양물질 이상으로 건강에 이로움을 제공하는 식품으로 기능성 식품을 정의했다. 이 정의는 The International Life Sciences Institute of North America에서 정의한 기능성 식품이란 기초 영양물질 이상으로 건강에 이로움을 제공하는 생리활성 성분에 의한 식품이라는 정의와 유사하다.

The Institute of Medicine of the National Academy of Sciences(미국 국립과학아카데미 의학연구소)는 건강에 좋은 식품으로의 기여도를 증진시키기 위해 강화되거나 첨가된 하나 또는 그 이상의 구성요소들의 집합체(농축)가 기능성 식품이라고 그 의미를 제한했다. 이러한 정의들에 따르면 과일이나 야채 등과 같이 변형되지 않은 모든 식품은 기능성 식품의 가장 간단한 예들로 나타난다. 예를 들면 브로콜리, 당근, 토마토는 기능성 식품으로 여겨진다. 왜냐하면 이들 식품들은 sulforaphane, beta carotene, lycopene 같은 생리활성 성분이 상대적으로 풍부하기 때문이다.

영양분이 첨가되었거나 식물 속에 함유된 화학물질로 강화된 식품들 또한 기능성 식품의 영역에 속한다. 게다가 식품 생물공학(food biotechnolgy)은 기능성 식품의 발전에 새로운 입장을 끊임없이 제공한다. 표 12-1은 현 미국시장에서 이용 가능한 주요 기능성 식품의 리스트를 간단히 소개한다. 비록 "기능성 식품"이라는 용어가 이 급성장하는 식품영역을 위한 궁극적인 기술용어(descriptor)가 아닐 수도 있다. 최근 IFIC에 의해 관리되는 focus-group research는 이 용어가 쉽게 인지되었고, 또한 건강식이나 식이요법 같이 보통 사용되는 다른 용어들보다 소비자들에게 선호되어졌다는 것을 밝혔다.

최근 미디어, 과학자와 소비자들에게서 널리 사용되고 인식되는 기능성 식품이라는 용어는 미국영양사협회(Amerian Dietetic Association)가 새로운 단어의 등장이 소비자들에게 더 큰 혼란을 야기시킬 수 있다는 우려 때문에 새로운 더 구체적인 용어를 소개하는 것보다 이 범주 내에서 작업이 이루어지도록 이끌었다. 식사요법학 학자들의 가장 큰 기구인 ADA는 모든 식품을 어떤 생리학적 범주에서의 기능성으로 구분하였다.

기능성 식품이라는 용어는 그것들이 좋은 식품과 나쁜 식품이라는 뜻을 나타내지는 않는다. 모든 식품은 적당함과 다양함을 중심으로 건강한 식습관 계획에 포함될 수 있다.

3.4 RATIONALE

기능성 식품의 발전은 소비자들이 이런 식품들을 강조하는 21세기에 들어서면서 계속 지속될 것이다. 식품 공급의 이런 새로운 모습들은 다음과 같은 요소들이 기여하였다.

① 고령화 인구
② 건강관리에 대한 비용증가
③ 건강관리의 자율성과 자가효능성(self-efficacy)
④ 식사요법이 질병의 예방과 진행을 막을 수 있다는 과학적 증거의 진보
⑤ 가장 중요한 식품 규정법의 변화

영양성분과 비영양성분은 모두 암, 심장병, 당뇨병, 고혈압, 골다공증 같이 고질적인 질병의 치료 혹은 예방에 관련되어져 왔다. 건강증진과 질병예방에 대한 식사요법의 역할을 지지해 주는 자료에 따라 기능성 강화식품의 양은 사실상 확대될 것 같다. 기능성 식품은 비용효율이 높은 건강관리와 증진된 건강상태를 요구하는 미국인들에게 효력이 있는 한 옵션으로 보여 진다. 그리고 기능성 식품은 미국식품 공급원으로 전환하는 것을 계속할 것이다.

3.5 REGULATION OF FUNCTIONAL FOODS

기능성 식품의 규정은 여전히 혼란스럽다. 현행 규정된 환경 속에서는 기능성 식품이나 성분은 전통적인 식품, 식품첨가물, 규정 보충식, 약용식품이나 특별 규정식품 등을 포함한 현 존재하는 카테고리들의 하나로 자리 잡을 수 있다. [These categories fall under the Federal Food, Drug and Cosmetic Act of 1938(FDCA), as amended, and implementing regulations from the US Food and Drug Administration (FDA).=> 이러한 카테고리들은 FDA에서 정정되고 충족된 규정에 따라 FDCA의 관할 범주에 해당된다.

카테고리는 특정 기능성 식품이나 성분을 제조업자가 의도된 사용을 위하여 또한 그것과 관련된 식품라벨을 위하여 어떻게 출시하고 판매하느냐에 달려 있다고 보통 정의된다. 식품라벨과 마케팅에 가장 잘 정립되고 과학적으로 접근한 기능성 식품은 1990년의 NLEA(the Nutrition Labeling and Education Act)의 법에 따라 서술된 FDA-approved health claims을 사용하고 있다.

NLEA에 승인된 건강효능성은 식품과 질병 또는 다른 건강과 관련된 상태(즉, 위험감소 관계) 둘의 관계를 설명하는 성명서이다. 건강효능은 권한이 있는 전문가들

사이에서 그 효능에서 묘사된 관계의 타당성에 대해 특정한 과학적 동의가 있을 때만 승인될 수 있다고 법은 지시한다. NLEA의 법 내에서는 회사가 FDA에 rule-making을 통해 새로운 건강효능을 고려해 달라고 청원한다. 표 12-1에서 보여진 것처럼 11개의 NLEA 건강효능은 현존하는 FDA에 의해 승인되어졌다. 최종 승인기구는 콩 단백질과 동맥심장질환의 위험 감소 관계에 대한 건강효능을 보류하고 있는 중이다.

실질적인 임상실험의 유효성과 서류는 FDA에 제출되는 회사의 주요한 청원서이다. 예를 들면 43명의 인간 임상조작 실험은 FDA에 제출된 콩 건강효능 청원서를 포함하고 있다. NLEA 건강효능 규정의 강력한 과학적 기반을 기초로 삼아 ADA는 기능성 식품을 포함한 식품에 대한 사전 승인 효능의 사용을 지지하고 있다.

FDAMA(FDA Modernization Act of 1997)의 조항에서 생산자를 위하여 건강효능을 사용할 수 있는 부가적인 절차를 규정하였다. 만약 그러한 효능이 분명한 연방 과학집단에서 제시된 현재의 공표된 권위 있는 성명에 기반을 둔 것이라면 말이다. 이것은 단지 the National Institutes of Health, the Centers for Disease Control and Prevention and the National Academy of Sciences와 같이 "공익 건강보호를 위한 공적 책임이나 인간 영양에 관련된 연구"를 포함한다.

이 법에 따르면 생산자는 특정제품 효능 주장 표기를 사용하기 120일 전에 반드시 FDA에 신고해야 한다. 신고할 시에는 반드시 구체적인 문구를 확인하고 라벨에 사용된 특정 단어를 표시해야 한다. 120일이라는 기간 동안 FDA는 제시된 식품라벨을 검토하고, 만약에 필요하다면 그 효능을 금지하거나 조정할 수 있다. FDA의 조치가 없으면 그 효능은 법규에 의해 승인된다.

이런 조항들은 건강효능을 사용할 수 있는 생산자들에 의한 과정을 진척시키는데 뜻이 있다. 1999년 7월 6일 FDAMA에 의한 첫 번째 건강 효능이 승인되었다. 그것은 곡류와 암과 동맥심장질환 발생 위험 감소에 대한 관계를 건의한 것이었다. FDA는 FDAMA health and nutrient content claim 조항의 관점에서 산업체에 안내서를 발행하고, 이 주제에 대해서 많은 주주회의를 개최하였다. FDAMA의 효능 조항을 충족시키는 마지막 규정은 아직 공표되지 못했다. ADA는 FDAMA의 승인에 둘러싼 논쟁에서 주요 역할을 하고 있고 NLEA petition process나 FDAMA notification process를 통해 승인된 claims에 상관없이 중요한 과학적 동의에 기반이 된 모든 효능에 필요한 지원을 계속적으로 지지해 주고 있다.

기능성 식품과 성분이 시장에서 대단한 이익으로 발생된 것은 Dietary Supplement Health and Education Act(DSHEA)의 1994년의 조항에 관련되어서였다. DSHEA는 보조식품(dietary supplements)이 식품 첨가물에서 요구되는 엄격한 승인을 면제하였다. 이 법률은 사전 FDA 승인 없이 보조식품 "구조/기능" 효능을 사용하는 것을 제한한다.

이러한 명칭은 식품성분이나 구성 요소가 특정 질병에 연계되지 않고 몸(e.g., 칼슘은 단단한 뼈를 만든다)의 기능이나 구조에 어떻게 영향을 끼치는지 설명하고 있다. 왜냐하면 이러한 명칭은 사전 FDA 승인 없이 진술할 수 있고, 많은 기업체들은 보조식품으로 기능성 식품을 거래하는 것을 선택하기 때문이다. 그 보조식품은 기업에서 효능에 적합한 상품을 처음 판매하고 난 후 30내에 FDA에 신고하는 한 법적 허점을 허용할 수 있다.

효능의 라벨에 반드시 다음과 같은 경고문을 포함하여야 한다:

"이 명칭은 Food and Drug Administration에 의해 평가된 것으로, 이 상품이 어떤 질병을 진단하거나 치료하거나 경감하거나 예방하는 것을 의도하지 않는다." 비록 생산자들이 상품 판매의 30일 내에 FDA에 신고하도록 요구된다 하더라도 현재 고시(notification packet)를 위한 구조/기능성 효능을 지지하여 과학적 기반을 포함한 요구조건은 없다. 그러므로 이러한 효능의 과학적 토대는 종종 쉽게 얻을 수 없고 잠재적으로 논란의 여지가 있다. 또한 소비자의 지식과 구매 행태에 대한 구조/기능성 효능의 효과에 대한 소비자 연구는 적다. 이런 정보가 알려지기 전까지 구조/기능성 효능이 중요한 과학적 동의에 기초한다는 가득 찬 확신이 있기 전까지 영양학 교수진과 소비자들은 이러한 효능에 대해 주의해야 한다.

한 예로 보조식품으로 판매된 기능성 식품으로 상대적으로 감정과 면역상태를 증진시킨다고 알려져 있는 St. John's Wort(고추나물)이나 Echinacea를 포함한 스프가 있다. 그러나 FDA가 생산자들에게 고시하기로는 이런 스프는 합법적으로 보조식품이 아니고 그렇게 판매되거나 라벨이 붙여져 있으면 안 된다. 왜냐하면 그 상품은 분명히 편의식품이라고 나타나 있기 때문이다. 초기 시도에는 또한 증명되지 않은 식품첨가물이라고 고려된 상품에 plant stanolesters가 함유되어 있다고 FDA가 생산자들에게 고시하기 전까지 보조식품으로서 널리 알려진 cholesterol-lowering table을 만들었다. 그러므로 상품의 생산자들은 미국에서 식품으로 상품이 판매되기 전에 충분한 과학적 자료를 통해 이러한 첨가물들이 일반적으로 안전하다고 인지되었다고(GRAS) FDA에 증명하는 것이 요구된다.

일부 다른 식품 상품들은 그들의 판매방법(표 12-1 참고)에 그것이 과학적 증명으로 입증되던 말던 구조/기능성 효능(structure/ function claims)을 또한 사용하고 있다. ADA는 특정 건강 결과를 증진하기 위해서 그것들의 사용을 추천하기 전에 개인적인 상품의 임상효과의 평가를 주의하도록 추천하고 있다. 다양한 상품에 대한 효능의 확산은 약용식품(Medical Food)전문가들과 소비자들 사이에 혼란과 불신의 환경을 조성하고 있다.

표 12-1. 주요 기능성 식품, 성분조성, 잠재적 건강이익, 과학적 증명, 규정 분류

기능성 식품	주요 성분	잠재적 건강이익	과학적 증명	규정 분류
저지방 다이어트의 한 방편으로의 저지방식품 (예, 치즈, 스낵식품, 고기,생선, 유제품)	전체 지방이나 포화지방이 낮음	암 발병률 감소, 심장 질병률 감소	임상실험	FDA 승인
Sugar alcohols 포함식품 (껌, 사탕, 음료, 스낵식품)	Sugar alcohols	치아 부식 방지	임상실험	FDA 승인
오트밀, 귀리시리얼, 귀리식품	Beta glucan soluble fiber	콜레스테롤 감소	임상실험	FDA 승인
우유-저지방	칼슘	골다공증 위험 감소	임상실험	FDA 승인
야채, 과일	비타민, phytochemicals, 섬유질	암 위험 감소, 심장질환 위험 감소	전염병학 자료/ 동물실험	FDA 승인
Folic acid(엽산) 첨가된 시리얼	엽산	신경관 결손 위험 감소	임상실험	FDA 승인
주스, 파스타, 쌀, 스낵바, 칼슘식품	칼슘	골다공증 위험 감소	임상실험	FDA 승인
Psyllium(차전자)포함식품	Psyllium fiber	심장질환 감소	임상실험	FDA 승인
Whole grain bread (배아껍질 등을 제거 하지 않은 전립의 빵)/ high fiber 시리얼	섬유질	특정 암발생 위험 감소, 심장질환 위험 감소	임상실험	FDAMA에 준하는 FDA 고시
Echinacea 스낵식품	Echinacea	면역체계 강화를 위한 식이보조제	직접적 근거없음	FDCA-structure/ function claim
Phosphatidyl serine 껌	Phosphatidyl serine	집중력 향상	직접적 근거없음	FDCA-structure/ function claim
산화방지 야채	비타민 E・C, 베타카로틴	전반적인 건강증진, 심장혈관 기능의 건강 유지	직접적 근거없음	FDCA-structure/ function claim

(계 속)

기능성 식품	주요 성분	잠재적 건강이익	과학적 증명	규정 분류
산화방지 사탕, 채소나 과일즙	산화방지영양소, phytochemicals	심장 건강 유지, 전반적 건강 유지	직접적 근거없음	FDCA-structure/function claim
허브성분 첨가된 음료	Echinacea, gingko(은행), kava,인삼, saw palmetto(야자)	다양하게 건강에 이로움	선택된 식물학상 data	FDCA-structure/function claim
포도/포도주스	Phenols, resversatrol	심장혈관 기관에 건강 유지	전염병학 자료	FDCA-structure/function claim
변형된 마가린 제품	Plant sterols, plant stanol esters	정상적인 건강한 콜레스테롤 수치 유지	임상실험	FDCA-structure/function claim
Jerusalem artichokes, chicory root, 바나나, 마늘	Fructoligosacca-rides	정상적인 건강한 intestinal micro-flora (장내식물) 건강 유지	동물실험	FDCA-structure/function claim
허브가 첨가된 스프	Echinacea, St. John's wort	면역기능 증가, 우울증 감소	직접적 근거없음	FDCA-structure/function claim
콩	콩단백질	동맥심장질환 위험 감소	임상실험	FDA에 health claim에 대한 신청서가 보류되어 있음
당 근	베타카로틴	암 위험 감소	전염병학 자료	제기된 health claim 없음
브로콜리	Sulforaphane	암 위험 감소	동물실험 자료, 전염병학 자료	제출된 health claim 신청서 없음

(계 속)

기능성 식품	주요 성분	잠재적 건강이익	과학적 증명	규정 분류
토마토 제품	Lycopene	전립선암 위험 감소, 심근경색 위험 감소	동물실험 자료, 전염병학 자료	제출된 health claim 신청서 없음
녹차, 홍차 (tea, green or black)	카데킨 (e.g., EGCG)	동맥·심장 질병 위험 감소, 위암·식도암·피부암 위험 감소	전염병학 자료, 임상실험	제출된 health claim 신청서 없음
생 선	*n*-3 fatty acids	동맥·심장질환 위험 감소	전염병학 자료, 임상실험	제출된 health claim 신청서 없음
쇠고기, 유제품, 양고기	공액 리놀레산 (conjugated linoleic acid)	유방의 종양 발생 위험 감소	동물실험 자료	제출된 health claim 신청서 없음
발효된 유제품	Probiotics	콜레스테롤 감소, 암 위험 감소, 장내 병원균(enteric pathogens) 조절	전염병학 자료, 임상실험	제출된 health claim 신청서 없음
n-3 fatty acids 함유 달걀	*n*-3 fatty acids	콜레스테롤 감소	임상실험	제출된 health claim 신청서 없음
마 늘	Organosulfur compounds	암 발생 위험 감소, 동맥·심장질환 위험 감소, 고혈압 조절	전염병학 자료, 동물실험 자료, 임상실험	제출된 health claim 신청서 없음
아르기닌(arginine) 포함된 medical food bar※	L-arginine	혈관 건강 증진	임상실험	Medical food health claim
Medical food bar※	Sucrose, protein, uncooked cornstarch	혈당 조절, 저혈당증 방지	임상실험	Medical food health claim

※ Medical Food(약용식품)이란 의사의 감독아래 내복용으로 소비되거나 복용시키도록 처방되었고, 그것은 질병이나 상태의 특별한 규정식 관리를 의도한 것이다.

식품 생산자들에 의해 사용되는 기능성 식품의 판매에 대해 그들의 상품에 대한 정보를 퍼트리는 다른 경로는 광고이다. 그것은 FTC(Federal Trade Commission)에 의해 규제되고 있다. FTC는 식사요법과 질병의 관계에 대한 효능 광고에 식품 라벨링에 대해 FDA에서 하는 것보다 더욱 관대한 입장을 나타내고 있다. 그러므로 광고매체를 위해 식품 상품과 질병 예방의 관계에 대한 입장을 용인할 잠재력이 존재한다. 좋은 예시로 최근 몇 개월 동안 잡지들에 나타난 광고를 들 수 있다. 그것에는 "lycopene(토마토 상품에서 나타나는)은 전립선암과 자궁경부암의 발생위험 감소를 도울 수도 있다(may)"고 언급되어 있다.

FDA는 과학적 증명이 실질적인 그리고 잘 통제된 충분한 수의 현재 존재하지 않는 임상 예방실험에 의해 지지받기 전까지는 그러한 효능 라벨링(labeling claim)을 거부한다. ADA는 소비자 식사/건강 메시지(통지, 알림)의 발전을 위해 과학적 기반과 일관성에 대한 노력을 지지하고, 그러므로 식품산업, 건강 전문가와 정부기관에 특정 기능성 식품의 건강 이점을 표현하도록 협력을 요청한다.

ADA는 기능성 식품을 포함한 모든 식품과 보조식품을 위하여 상품은 안전하다고, 상품은 인정된 좋은 생산 방식을 통해 생산된다고 그리고 모든 효능라벨-건강, 영양물, 구조/기능성 효능은 신뢰성 있고 속이지 않으며 주요한 과학적 동의에 기초를 두었다고 확신하도록 조정하는 필요성을 지지한다.

기능성 식품에 대해 이렇게 조정하는 것은 소비자들을 보호할 것이고, 식품선택을 개선시키고, 잠재적으로 건강을 향상시킬 유익하고 과학적인 확실한 효능라벨(labeling claims)을 제공할 것이다. 이 접근방식은 식품산업에 분명한 가이드라인을 제공한다. 이 가이드라인은 순서대로 미래 기능성 식품을 위해서 연구와 발전을 지도할 것이다.

현재 그리고 미래의 기능성 식품은 상품을 판매하는 데 사용되는 어떠한 구성요소(예 : nutrient, phytochemical, zoo-chemi-cal, 또는 botanical) 또한 평균적 제공에 이용 가능한 분명한 양에 대해서도 분명한 정보를 라벨로 나타내야 한다. 이런 정보를 발표하지 않고서는 소비자들은 영양전문가와 다른 건강 전문가와 협력하여 상품의 적합한 사용에 대해 교육적인 평가를 내릴 수 없을 것이다. 위에 나타난 바와 같이 기능성 식품의 조정은 그러한 정보가 관례대로 이용 가능하다는 것을 확실하게 할 것이다.

기능성 식품의 조정은 현재 모호하고 FDA, FTC, 식품산업, 건강관리 전문가와 소비자들 사이의 협력적인 노력을 통해 분류의 필요성이 있다. 영양 전문가들은 이런 과정에서 주도적 역할을 취하고 일반인들에게 기능성 식품의 안정성과 효과성에 대한 정보를 보급시킬 위치에 배치된다.

3.6 SCIENTIFIC RESEARCH

기능성 식품과 그 생리활동 성분의 과학적 증거는 ① 임상실험, ② 동물실험, ③ 시험관실험 연구, ④ 역학 연구 등 4가지의 뚜렷한 범위로 나누어진다.

기능성 식품에 대한 현재 나타난 많은 증거들은 잘 정비된 임상실험을 필요로 한다. 그러나 다른 종류의 과학 연구에서 제공된 기본적인 증거는 기능성 식품과 그것의 건강 증진 성분에 대해 믿을 만하다. 선택된 기능성 식품과 그것의 건강에의 이로움을 지지하는 과학적 증거에 대한 요약은 표 1에 잘 나타나 있다. 단지 연구에 대한 간단한 개요는 여기 나타난다.

기능성 식품에 대한 임상효과의 가장 강력한 과학적 증거는 전에 논의된 바와 같이 사전에 승인된 건강 이론을 위한 NLEA 가이드라인에 따라 발전되었거나 이용 가능하다. 이러한 식품들에 식사요법과 질병이 관계가 있다는 과학자들 사이의 믿을 만한 과학적 동의가 있다. NLEA에 따른 과학적 지지는 시험관에서부터 임의 추출된 연구, 관리된 임상실험까지 모든 종류의 연구가 포함되고, 미국에서 일반적인 만성병의 감소에 포커스를 맞추고 있다.

이 분야에 맞는 기능성 식품의 기본적 예로 심장질환의 발생을 감소시키는데 관련이 있는 오트밀이나 차전자(psyllium) 같이 soluble fiber(가용성 섬유질)이 원래 풍부한 음식들을 들 수 있다. 다른 예로 과일이나 야채, 그리고 소비증가와 암이나 심장질환 같은 질병 감소의 관계 등을 들 수 있다. 콩 단백질은 부가적인 예시이다. 그러나 콩 단백질 섭취와 심장질환 위험 감소에 관련된 건강 이론으로 승인된 최종 규정은 아직 FDA에 의해 이슈화되고 있다.

다른 기능성 식품은 아마 믿을 만한 과학적 지지를 가지고 있다. 그러나 근래 FDA에 승인된 건강 이론이 부족한 이유는 식품산업이 아직 FDA에 승인신청을 하지 않은 것이다. 예를 들자면 마늘과 생선에서 발견된 n-3 fatty acids를 들 수 있다. 이것들은 임상실험에서 높았던 혈청 콜레스테롤 수준이 감소되는 것을 보여주었다. 기능성 식품의 이런 그룹은 또한 [to moderate hyperlipidemia] 혈청 콜레스테롤 수준이 놀랍게 감소한 임상실험에서 보여준 plant stanol-enriched나 sterol-enriched table 같은 새로운 생산물도 포함할 수 있다.

기능성 식품의 세 번째 카테고리는 질병 예방이나 치료나 다른 임상 상태와 관련된 특정 영양분이나 음식 성분의 레벨을 증진하기 위해서 강화시킨 음식들이다. 이 카테고리에는 칼슘강화 오렌지주스, 파스타나 좋은 뼈 골격 건강을 유지하고 골다공증 위험을 줄이기 위해 판매되는 쌀 게다가 섬유질이 추가된 스낵바나 엽산강화 시리얼 같은 식품이 포함된다.

이 카테고리 내의 다른 많은 기능성 식품들은 이번에 승인된 건강 이론을 승인하는 데 충분한 증거들이 부족할지도 모른다. 예를 들어 심장질환 위험을 감소하기 위해 비타민 E를 첨가한 음료나 류마티즘의 염증반응을 감소시키기 위해 n-3 fatty acids를 사용한 샐러드드레싱이 여기 포함될 수 있다.

기능성 식품의 네 번째 카테고리는 질병 위험 감소와 관련된 모든 식품을 포함시킨다. 이러한 모든 식품을 위한 시험관에서 또한 생체 내에서의 전염병학 연구는 이런 식품의 건강상에 이로움을 지지하는 데 이용 가능하다. 그러나 제한되어 있거나 부적합하게 디자인된 임상실험 자료나 증거의 강도에 대한 과학적 동의의 부족 때문에 부분적으로 건강 이론은 존재하지 않는다.

이 카테고리는

① Lycopene, carotenoid가 풍부한 토마토 상품은 전염병학 연구에서 암 발생 비율을 줄여주는 데 관련이 있다.
② n-3 Fatty acids를 포함한 달걀은 잠재적으로 콜레스테롤 수치를 낮춰줄 수 있다.
③ Polyphenols가 풍부한 홍차와 녹차는 경험상으로 그리고 인류 연구상 암 예방과 컨트롤에 관련이 있다.
④ 소화되기 어려운 올리고싸카라이드(non-digestible oligosaccharides)인 프리바이오틱스(prebiotics), 특히 프락탄(fructals)은 제2형 당뇨병, 심장질환, 감염된 소화관 질환에 건강증진을 제공할 수 있다.
⑤ 위장건강을 증진시키는 발효된 유제품(probiotics)
⑥ 공액 리놀레산(CLA : conjugated linoleic acid)이 있는 유제품과 붉은고기(쇠고기, 양고기 따위)는 발암을 변화시킬 수도 있다.

위 내용 각각은 질병 위험의 감소와의 관련에 관찰되어져 왔지만 과학적 일치에는 아직 도달하지 못했다.

마지막으로 보조식품이라는 보호아래 판매되는 기능성 식품성분의 성장부분은 존재한다. 이러한 상품들 중 대부분이 그것들의 구조적 기능적 이론에 대한 증거가 현재 제한적 불완전하거나 내용이 빈약하다.

예를 들면 산화억제 증진음료나 사탕, phosphatidylserine 껌과 크롬함유 스낵바를 들 수 있다. 이 카테고리는 또한 많은 구조적 기능적 이론을 만든 허브함유 상품들을 포함한다. 예를 들면 치매증상을 호전시킨다고 판매되는 ginkgo biloba를 강화시킨 시리얼이나 면역능력을 향상시킨다고 판매되는 echinacea 함유 주스 등을 들 수 있다. 두 효능 모두 관리된 임상실험에서 지지를 얻고 있다. 약제식물(botanical)이 풍부한 상품에 대한 다른 증거로 감기와 독감증세를 감소시키는 echinacea나 홍분을 감소시키는 kava의 사용과 같은 임상실험에서 모순되는 결과를 보여주고 있다. 여전히 다른 구조/기능성 효능(structure/function claims)에서 면역체계 증진의 goldenseal이나 활력이나 신체의 기능을 향상시키는 인삼 등의 사용으로 치료효과는 분명하지 않다.

다른 예로 마황(Ma Huang) 같은 것은 위험할지도 모른다. 역사적으로 선택된 식물의 임상효과를 위한 증거는 빈약한 자료 구도 때문에 주로 제한되어 있다(e.g., 조제 형식이나 정량에 대한 불일치, 작은 샘플 사이즈와 종종 플라시보 효과의 제어 부족, 이 분야 연구를 위한 불충분한 자금에서 나오는 결과들). 그러나 이런 식물들의 많은 것들이 -때때로 무책임하게- 기능성 식품의 형태로 우리의 식품 공급원에 소개되고 있다. ADA는 이 급부상하는 영역에 부가적인 연구를 위한 자금을 조성하도록 산업에 원조를 요청해야 한다.

개인적 기능성 식품의 효과에 대한 평가는 반드시 긍정적이고 부정적인 모든 생리학적 영향을 분명하게 검토하여 과학적으로 근거가 확실한 risk/benefit model을 사용하여 완성되어야 한다. 시험관 내에서의 동물의 역학의 그리고 임상실험의 자료의 리뷰는 그들의 건강증진을 위해 기능성 식품이 소비자들에게 판매되기 전에 반드시 필요하다.

3.7 THE VALUE OF A VARIED DIET

과학적 증거의 중요성은 다음과 같이 나타내주고 있다. 영양분과 생리활성 구성요소의 섭취에서 얻을 수 있는 건강 이점을 위해 최적의 접근방식은 식물 영양물이 풍부한 다양한 식품의 소비를 통한 것이다. 사실 각 채소는 무수한 다른 영양분과 phytochemicals(식물성 생리활성 물질)-현재 알약 형태로 복제되지 않은 생물학적 환경- 을 포함하고 있다. 게다가 자연의 식물 성분이 결합된 생리활성 물질은 이러한 식물로부터 알약 형태로 추출하고 건조되고 응축될 때 지속적으로 동등한 효과가 유지 되어져야 한다. 제약회사는 많은 식품회사에서 거명되고 있는 allyly sulfide, genestein, anthocyanin(bilberry extract) 그리고 glycyrrhizin(licorice)을 포함한 것만을 상품화하였다.

미국에서 수백억 달러가 해마다 보조식품과 관련하여 사용되고 있는데 기능성 식품의 빠른 성장은 보조식품의 판매 성장에 기인하고 있다. 보조물질은 연구 조사에서 사용되었던 형태와는 다른 잠재적, 불균형적, 집약적인 형태로 영양소와 다른 생리활성 성분을 제공하고 있다. 식품 내 영양소와 생리활성 성분은 식이섬유와 같은 성분과 함께 건강증진에 상승적으로 작용한다.

식품 전문가와 영양 전문가들은 소비자를 위해 식사계획에 적합한 기능성 식품을 통해 보조식품의 대안으로써 모든 식품을 발전시킬 수 있는 기회를 가지고 있다. 게다가 건전한 과학적 증거를 사용함으로써 기능성 식품의 건강에 유익함을 더욱 강화시켜 발전시킬 수 있을 것이다.

3.8 LEVELS OF INTAKE

섭취의 안전한 수준은 건강식과 관련하여 기능성 식품이 평가될 때 고려되어야 한다. 연구 자료의 대부분에는 기능성 식품 속의 영양과 다른 생리활성 성분의 최적의 레벨은 아직 결정되지 않았다고 한다. 동물자료에서는 일부 바람직한 섭취의 지시를 제공하지만, 이런 자료들은 인간 규정식 요구에 추론하기는 어렵다. 표 12-2에는 선택된 영양성분과 식물 속에 함유된 화학물질 그리고 다른 식품성분과 관련된 건강증진을 위한 섭취의 대략적인 레벨이 나타나 있다. 그러나 대부분의 기능성 식품성분에서 정확한 레벨에서의 추천되어지는 섭취는 오직 임상실험이 과학적 조사에서 자료화되었을 때 입증될 것이다.

표 12-2. 최적 건강상태에서 기능성 식품이나 영양성분의 섭취수준

Food/Food component	Level of intake	Disease association
녹차, 홍차(black tea)	4～6 cups/day	위암・식도암 위험 감소
콩 단백질	25 g/day 60 g/day	저밀도 리포단백질 콜레스테롤 위험 감소, 고밀도 리포단백질 방지, 갱년기 증상 감소
마늘	600～900mg/day (대략 1 fresh clove/day)	혈압 감소, 콜레스테롤 감소
야채와 과일	5～9 servings/day	암 위험 감소(colon, breast, prostate), 혈압 감소
Fructooligosaccharides	3～10 g/day	혈압 감소, 지방질 신진대사에 좋은 효과, 위장 건강증진과 콜레스테롤 감소
n-3 fatty acids가 풍부한 생선	>180 g(6 oz.)/week	심장질환 위험 감소
포도주스 또는 레드와인	8 to 16 oz./day 8 oz./day	혈소판 응고 감소

많은 기능성 식품과 식품성분은 임상실험 조사를 위한 특별한 레벨이 결정되기 전에 생체 내에서와 시험관 내에서의 연구뿐만 아니라 약물 동태학 연구를 계속적으로 요구할 것이다. 임상실험이 완성되고 나면 특정 권고가 명확하게 나타난다. 게다가 역사적으로 축적된 규정식 자료의 많은 비율은 생리학적 활동 식품성분의 정확한 섭취와 관련하여 제한된 정보를 제공한다. 왜냐하면 무영양식품 성분에 대해 진전된 자료가 별로 없기 때문이다.

현재 영양 측정 도구는 일부 생리활성 물질 성분이 발견되고 있음에도 불구하고 허브, 스파이스, 조미료 and/or 향신료 섭취와 관련된 데이터 수집은 제한되어 있다. 기능성 식품에서 발견되는 영양소와 다른 생리학적 활동 식이 성분들의 섭취의 타당함에는 이런 식품들(e.g., herb, spices)의 평가와 식이요법에서 다양한 영양소와 생물체에 작용하는 식품성분들 사이에서의 상호작용이 반드시 포함되어 있다.

영양 구성요소는 상승작용에 의해 영양 성분이나 생리학적 활동 식이 요소의 흡수가 증진된다. 한 예로 토마토에 있는 lycopene은 지방과 함께 소비되어졌을 때 그 흡수의 증진이 나타난다. 특정 섭취 수준은 암이나 심장혈관질환 같은 병의 상태에서 변화시킬 수 있는 건강한 인구에서의 질병발생 위험을 감소시켜 준다고 추천되어져 왔다. 그러므로 기능성 식품과 그 성분을 위한 섭취의 대략적인 레벨에 대한 규정식 섭취에의 충고는 특정 인구계층이나 개인적 편차에 관련하여 현재적으로 이용 가능한 과학적 정보에 따라 평가되는 것이 필요할 것이다.

3.9 ROLE AND RESPONSIBILITIES OF THE DIETETICS PROFESSIONAL

소비자들의 기능성 식품과 그 관련된 건강 이점에 대한 관심과 자각은 질적인 focus-group research에 잘 나타났다. 자료가 예시해 주기로 소비자들은 더욱더 기능성 식품을 알아가고 전통적 식품의 소비를 통해 깨닫는 건강상 이점이 나타나는 상품을 특히 지지한다. 소비자들은 영양의 식물체에 함유된 화학물질 그리고 기능성 식품 정보의 가장 근본적인 원천을 미디어라고 인정한다. 이 관찰은 이 분야에서 미디어가 초래한 리포트에 영양학자들의 관여의 중요성을 증가시킨다. 분명하게 영양학자들은 더 이상 다량영양소 단독 섭취식으로 식품을 평가할 수 없다. 다른 생리활성 물질의 함유량의 고려는 특정식품의 전반적인 건강상 이점을 분석할 때 반드시 필요할 것이다. 미래에는 선택된 식품이 건강을 증진시키는 데 처방전이 될지도 모른다. 이것은 지방과 콜레스테롤 같은 건강하지 못한 성분이 많이 함유된 식품의 섭취를 줄이는 데 초점을 둔 더욱 전통적인 영양교육 방식에서의 이동이라 할 수 있다.

건강한 식이요법과 관련하여 기능성 식품의 적합한 규정식 섭취를 위하여 영양학 교수진은 식품과 영양 또한 훌륭한 임상실험 등 다방면에 걸친 교육적 훈련이 되어 있다. 지난 몇 년간 영양학 커리큘럼은 기능성 식품 연구와 정보에서 임상영양과 지역사회 영양학 코스로 통합되기 시작했다. 계속적으로 영양학 교육은 이 중요한 분야로 확대되고 있다. 응용영양의 이 분야가 포함됨에 따라 교육 프로그램에서 더욱 보다 강조되는 것은 이러한 주제가 되어야 한다. ADA는 식품영양과학의 이 진보하는 분야를 지지한다.

영양학자들은 기능성 식품과 생리활성 성분과 관련된 연구조사의 평가와 수행에 대한 역할을 수행할 독특한 기회를 가지고 있다. 이런 연구물의 발견은 박식한 영양 전문가들에 의해 소비자를 위하여 실질적인 정보로 전달될 필요가 있을 것이다. 영양 전문가들의 확대되는 역할들을 다음과 같이 볼 수 있다.

(1) 건강에 가장 효과적으로 그리고 잠재적으로 방지할 수 있는 질병의 위험을 감소시킬 수 있는 건강에 좋은 식품과 관련하여 기능성 식품의 적절한 섭취와 어떻게 해야 가장 영양섭취 목적을 달성할 수 있는지에 대한 충고를 소비자들에게 한다.

(2) 이 발전하는 영역에 대한 연구에 참여한다.

(3) 미래 기능성 식품의 발전과 관련하여 식품산업에 전문적인 지식을 제공한다.

(4) 보건학자, 소비자, 식품산업과 정책 공무원들에게 건강증진과 질병 예방에 대한 기능성 식품의 역할에 대한 교육을 제공한다.

(5) 기능성 식품이 안전하고 효능라벨은 과학적으로 확실하고 속이지 않는다고 확신한다는 법적 기준을 발전시키고 향상시키는 데 식품과 영양전문기구 게다가 정부와 협력적으로 작업한다.

(6) 연구가 발전됨에 따라 미디어를 위한 전달자가 되어야 하고, 균형적이고 다양한 식이요법에 기능성 식품의 통합과 관련하여 특별하게 지도할 전달자가 되어야 한다. ADA 멤버들은 이용 가능하고 과학적으로 연구 결과물을 기초로 하는 기능성 식품에 정통한 결정을 내려야만 한다. 현재 그리고 미래에 영양전문가들은 점점 더 적합한 기능성 식품 섭취를 최대한 활용하는 규정식 소비의 변화를 예견하고 식사계획을 발전시키도록 요구받게 될 것이다. 전문가들은 건강한 사람들과 그들의 임상실험을 위한 예방용과 치료용의 요구를 맞아 각 기능성 식품의 각자 역할에 대해 평가해야 할 것이다. 기능성 식품과 관련된 영양전문가들의 역할은 개인과 공공의 건강성과에 초점을 두어 과학적으로 확실해야만 한다.

3.10 SUMMARY

식품의 건강상 이로움에 대한 초점이 결코 확실하지 않았다. 전통적인 영양상 가치를 넘어 건강을 증진시킬 수 있는 음식에 대한 철학은 건강 전문가들과 과학자들 사이에서 인정받고 있다. 영양학자들은 소비자들을 위해서 과학적 증거를 실제적인 규정식 응용으로 전환하고 식품산업, 정책 집행가와 미디어에 기능성 식품에 대한 미래 연구, 상품개발, 규정, 그리고 커뮤니케이션을 위한 가치 있는 통찰력과 전문적 지식을 제공하도록 독자적으로 자격이 주어지고 배치되었다. 미국인의 식생활에서 건강증진 식품의 이용도가 증가됨은 건강한 인구를 안전하게 지키는 데 도움이 될 것이다. 영양전문가들은 이 식품과 영양에의 발전하는 영역의 중심축이 되어야만 한다.

REFERENCES

1. National Academy of Sciences, Institute of Medicine, *Dietary Reference Intakes, Thiamin, Riboflavin, Niacin, Vitamin B_6, Folate, Vitamin B_{12}, Pantothenic Acid, Biotin, and Choline.* Washington, DC : National Academy Press ; 1998.
2. Backgrounder: Functional Foods, In: *Food Insight Media Guide.* Washington, DC: International Food Information Council Foundation; 1998.
3. *Food Institute Report No.* 33, August 23, 1999; 6.
4. Clydesdale FM. ILSI North America Food Component Reports. *Crit Rev Food Sci Nutr.* 1999; 39(3):203～316.
5. Committee on Opportunities in the Nutrition and Food Sciences, Food and Nutrition Board, Institute of Medicine. Thomas PR, Earl R, ads. *Opportunities and the Nutrition and Food Sciences: Research Challenges and the Next Generation of Investigators.* Washing-ton, DC: National Academy Press; 1994.
6. Schmidt DB, Morrow MM, White C. Communicating the benefits of functional foods. Chemtech. December 1997; 40～44.
7. Position of The American Dietetic Association: the role of nutrition in health promotion and disease prevention programs. J Am Diet Assoc. 1998; 98:205～208.
8. Hasler CM. Scientific Status Summary. Functional foods: their role in disease prevention and health promotion. *Food Technol.* 1998: 52(11):63～70.
9. *Developing Objectives for Healthy People* 2010. Washington, DC: US Dept of Health and Human Services, Office of Disease Prevention and Health Promotion; 1997.
10. *Functional Foods. Public Health Boom or 21st Century Quackery? An International Comparison of Regulatory Requirements and Marketing Trends.* Washington, DC: International Association of Food Organizations; 1999.
11. Nutrition Labeling and Education Act. USC343(r)(3)(B)(i), implemented at

21 CFR § 101. 14.

12. Food Labeling: Health Claims; Soy Protein and Coronary Heart Disease. 63 *Federal Register* 62977-63015(1998) (codified at 21 CFR § 101).
13. Proposed health claim for soy protein containing products and a reduced risk of coronary heart disease. Petition submitted to the US Food and Drug Administration by Protein Technologies International, Inc, St Louis, MO, on May 4, 1998.
14. Food and Drug Administration Modernization Act of 1997, 21 USC § 343 r(3) C and D.
15. Foods containing at least 51% whole grains can now use health claims saying they fight heart disease, cancer. *Food Labeling Nutr News*, 1999; 7 (40):3.
16. Guidance for Industry, May 11, 1998. Food and Drug Administration, Center for Food Safety and Applied Nutrition Website. Availabel at: www.cfsan.gov/~dms/guidance. html. Accessed September 7, 1999.
17. Public meeting held May 11, 1999, Implementation of the Food and Drug Administration Modemization Act; Provisions for USE in Food Labeling and Health Claims and Nutrient Content Claims based on Authoritative Statements. 64 *Federal Register*. 14178-14180(1999).
18. Statement of The American Dietetic Association: Implementation of the Food and Drug Administration Modemization Act; Provisions for Use in Food Labeling of Health Claims and Nutrient Content Claims Based on Authoritative Statements; Public Meeting on May 11, 1999. Availabel at: http://www.eatright.org/gov/lg051199.html. Accessed September 7, 1999.
19. Dietary Supplement Health and Education Act of 1994, 21 USC § 321 et seq.
20. 'Kitchen Prescription' brand soups are not dietary supplements: FDA. FDA *Food Regulation Weekly*. July 12, 1999; 12(35):19~20.
21. Murphy J. Marketing Benecol as a dietary supplement deemed illegal by CFSAN. *Food Chemical News*. 1998; 40(37):25.
22. Statement of The American Dietetic Association: Public Meeting; Center for Food Safety and Applied Nutrition: the Food and Drug Administration;

Regulation of Dietary Supplements, June 8, 1999. Availabel at: http://www.eatright. org/gov/lg060899.html. Accessed September 7, 1999.

23. Brown L, Rosner B, Willett WW, Sacks FM. *Cholesterol-lowering effects of dietary fiber: a metaanalysis.* Am J Clin Nutr. 1999; 69:30～42.

24. Steinmetz KA, Potter J. Vegetables, fruit, and cancer prevention: a review. *J Am Diet. Assoc.* 1996; 96: 1027～1039.

25. Howard BV, Kritchevsky D. Phytochemicals and cardiovascular disease. A statement for health care professionals from the American Heart Association *Circulation.* 1997; 95:2591～2593.

26. Reuter HD, Koch H, Lawson LD *Therapeutic effects and applications of garlic and its preparations.* In: Garlic. The Science and Therapeutic Application of Allium sativum L. and Related Species. Second edition. Edited by: Koch HP and Lawson, LD. Balimore, Md: Williams & Wikins: 1996; 135～212.

27. Van Schacky C, Angerer P, Kothny W, Theisen K, Mudra H. The effect of dietary omega-3 fatty acids on coronary atherosclerosis. A randomized, double-blind, placebo-controlled trial. *Ann Intem Med.* 1999; 130(7):554～562.

28. Hallikainen MA, Unsitupa MI. Effects of 2 low-fat stanol ester-containing margarines on serum cholesterol concentrations as part of a low-fat diet in hypercholesterolemic subjects. *Am J Clin Nutr.* 1999; 69:403～410.

29. Clydesdale FM. Tea and health. *Crit Rev Food Sci Nutr.* 1997; 36:691～785.

30. Weisburger JH. Tea and health: the underlying mechanisms. *Proc Soc Exp Biol Med.* 1999; 220(4):271～275.

31. Anderson JW, Johnstone BM, Cook-Newell ME. Meta-analysis of the effects of soy protein intake on serum lipids. *N Engl J Med.* 1995; 333: 276～282.

32. Albertazzi P, Pansini F, Bonaccarsi G, et al. The effect of dietary soy supplementation on hot flashes. *Obstet Gynecol.* 1998; 91(1):6～11.

33. Silagy CA, Neil HA. A meta-analysis of the effect of garlic on blood pressure. *Hypertension.* 1994; 12:463～468.

34. Steiner M, Khan AH, Holbert D, San Lin RI. A double-blind crossover study in moderately hypercholesterolemic men that compared the effect of aged garlic and placebo administration on blood lipids. *Am J Clin Nutr.* 1996; 64:866～870.

35. Warshafsky S, Kamer RS, Sivak SL. Effect of garlic on total serum cholesterol. *Ann Intem Med.* 1993; 119(7, part 1):599～605.

36. Appel LJ, Moore TJ, Obarzenek E, et al. A clinical trial of the effects of dietary patterns on blood pressure. DASH Collaborative Research Group. *N Engl J Med.* 1997; 336:1117～1124.

37. Roberfroid MB, Prebiotics and synbiotics: concepts and nutritional properties. *Br J Nutr.* 1998; 80(4):S197～S202.

38. Bouhnik Y, Vahedi K, Achour L, et al. Short-chain fructo-oligosaccharide administration dose-dependently increases fecal bifidobacteria in healthy humans. *J Nutr.* 1999; 129(1):113～116.

39. Folts JD. Antithrombotic potential of grape juice and red wine for preventing heart attacks (human studies). *Pharm Biol.* 1998; 36:21～27.

40. Stein JH, Keevil JG, Wiebe DA, Aeschlimann S, Folts JD. Purple grape juice inproves endothelial function and reduces the susceptibility of LDL cholesterol to oxidation in patients with coronary artery disease. *Circulation.* 1999; 100:1050～1055.

41. Keevil JG, Osman HE, Reed JD, Folts JD. Grape juice, but not orange or grapefruit juices, inhibit human platelet aggregation. *J Nutr. In press.*

42. Giovannucci E. Tomatoes, tomato-based products, lycopene, and cancer: review of the epidemiologic literature. *J Nati Cancer Instit.* 1999; 91:317～331.

43. Farrell DJ. Enrichment of hen eggs with n-3 long-chain fatty acids and evaluation of enriched eggs in humans. *Am J Clin Nutr.* 1998; 68:538～544.

44. Goldin BR. Health benefits of probiotics. *Br J Nutr,* 1999; 80:S203～S207.

45. Beluly MA. Conjugated dienoic linoleate: A polyunsaturated fatty acid with unique chemoprotective properties. *Nutr Rev.* 1995; 53(4):83～89.

46. Le Bars L, Katz MM, Berman N, et al. a placebo-controlled, double-blind

randomized trial of an extractor gingko biloba for dementia. *JAMA*. 1997; 278: 1327～1332.

47. Melchart D, Linde K, Worku R. Immunomodulation with echinacea a systematic review of controlled clinical trials. *Phytomedicine*. 1994; 1:245～254.
48. Dorn M, Knick E, Lewith G. Placebocontrolled, double blind study of *Echinacea pallidae* radix in upper respiratory tract infections. *Complement Ther Med*. 1997; 3:40～42.
49. Melchart D, Walther E, Linde K, Brandmaier R, Lersch C. Echinacea root extracts for the prevention of upper respiratory tract infections. *Arch Family Med*. 1998; 7:541～545.
50. Singh YN, Blumenthal M. Kava: An overview. Distribution, mythology, botany, culture, chemistry and pharmacology of the South Pacific's most revered herb. *HerbalGram*. 1997; 39 (Spring):34～56.
51. Allen JD, McLung J, Nelson AG, Welsch M. Ginseng supplementation does not enhance healthy young adults' peak aerobic exercise performance. *J Am College Nutr*. 1998; 17: 462～466.
52. Klepser TB, Klepser ME. Unsafe and potentially safe herbal therapies. *Am J Health-System Pharmacy*. 1999; 56 (2): 1245.
53. Clydesdale FM. A proposal for the establishment of scientific criteria for health claims for functional foods. *Nutr Rev*. 1997; 55(12):413～422.
54. Nutrition industry braces for a competitive future. *Nutr Business J*. 1998; 3(9):1.
55. Sies H, Stahl W. Lycopene : antioxidant and biological effects and its bioavailability in the human, *Proc Soc Exp Biol Med*. 1998; 21(2):121～124.
56. International Food Information Council (IFIC) Foundation. *Food for Thought II Reporting of Diet, Nutrition and Food Safety Executive Summary Part I*, 1997 vs. 1995, *Part II*: 1997. Wathington, DC: IFIC Foundation; 1998.
57. Bidlack WR, Wang W. Designing functional foods. In: Shils ME, Olson JA, Shike M, Ross CA, eds. Modern Nutrition in Health and Disease 9th ed. Baltimore, Md, Williams & Wilkins; 1999; 1823～1833.

58. Milner JA, Biomarkers for evaluating benefits of functional foods. *Nutr Today.* 1999; 34(4):146～149.

59. Pariza MW. Functional foods: Technology, functionality and health bene*fits. Nutr Today.* 1999; 34(4):150～151.

60. Edens NK. Representative components of functional food science. *Nutr Today.* 1999; 34(4):152～154.

61. Dwyer J. Six revolutions that will shape the nutrition future. *Nutr Today.* 1999; 34(4):155～157.

- ADA Position adopted by the House of Delegates on October 16, 1994, and reaffimed on September 7, 1997. This position will be in effect until December 31, 2002. ADA authorizes the republication of th position, in its entirely, provided full and proper credit is given. Requests to use portions of this position must be directed to ADA Headquarters at 800/877～1600, ext 4896, or hod@eatright.org.

- Recognition is given to the following for their contribution: Authors: Cyndi Thomson, PhD, RD, FADA (University of Arizona, Arizona Prevention Center, Tucson); Abby S. Bloch, PhD, RD, FADA (Private Nutrition Consultant, New York, NY); Clare M. Hasler, PhD (University of Illinois, Functional Foods for Health Program, Urbana and Chicago).
- *Reviewers:* ADA Government Relations Team (Tracy Fox, MPH, RD); ADA Scientific Affairs (Kathryn Carroll, PhD); Pamela Anderson (Ross Products Division/Abbott Laboratories, Columbus, Ohio); Phyllis E. Bowen, PhD, RD (University of Illinois at Chicago, Chicago, III); Yvonne M. Catty, MSc, RD (Michels Warren Strategic Communications Solutions, North Sydney, Australia); Winston Craig, PhD, MPH, RD (Andrews University, Berrien Springs, Mich); Christine J. Lewis, PhD, RD (US Food and Drug Administration, Washington, DC); John A. Milner, PhD (Pennsylvania State University, University Park); Linda Nebeling, PhD, MPH, RD (National Cancer Institute, Bethesda, Md); Cheryl L. Rock, PhD, RD, FADA (University of CaliforniaSan Diego).
- *Maembers of the Association Positions Committee Work Group:* Karen Kubena, PhD, RD; Robert Earl, MPH, RD; and Joan Heins, MA, RD.

제 13 장

생활주기와 영양

1. 먹는 것과 임신에 관한 허와 실

지금 당신은 두 사람 분을 먹고 있다 그만 마셔야 한다. 몸무게를 줄여라. 소금을 멀리 해라. 보충제를 먹어라 이와 같은 것들은 임신한 여성에게 친한 친구, 친척, 의사 심지어 동네 건강식품점에서 조차 조언하는 것들이다. 그러나 임신기간 동안 필요한 영양에 대한 충고는 종종 모순되는 경우가 있다. 풍문에 기인하거나 현행 과학적 지식에 위배되기도 한다. 그리고 아기가 잘 서기 위해 어떻게 먹어야 하는지 여러 미신들도 있다.

〈 허 〉 임신이 될 때까지는 모든 권장 영양소는 필요하지 않다.

〈 실 〉 임신되기 전 어떻게 먹는가는 그녀의 건강을 위해서 뿐 아니라 아기를 위해서도 중요하다. 예를 들어 철분 섭취가 최저 한계에 있다면 철분의 소비가 많고, 빈혈이 생기는 임신 기간 동안에는 위험하다. 그리고 일부 전문가들은 많은 여성들이 일생동안 거의 칼슘을 섭취하지 않기 때문에 임신기간 동안 칼슘 요구량의 증가는 몇 년 후에 골다공증을 일으킬 수 있다고 말한다. 태어나지 않은 아기에 대해 고려해 본다면 체중 미달인 여성은 임신 전에 건강한 체중을 만들도록 하는 것이 현명하다. 임신했을 때 체중이 너무 적으면 작은 아기를 갖기 쉽기 때문이다. 신생아의 크기는 건강을 가늠할 수 있는 중요한 '예견자'이다.

〈 허 〉 임신기간 동안 잘 먹지 않은 산모라도 몸에 저장해 놓았던 영양소로 태아

Reprinted with permission from *Tufts University Diet $ Nutrition Letter,* December 1985, (1-800-247-7581).

가 필요로 하는 영양소를 공급해 줄 수 있다.

〈 실 〉 어머니가 먹는 것이 무엇이든 태아가 필요한 모든 영양소를 얻을 수 있다는 생각은 2차 대전 기간 동안에 임신했던 여성들이 작고 건강치 못한 아기를 낳았을 때 이미 사라졌다. 더 세밀한 영양결핍의 영향은 아직 알려져 있지 않다. 국립 어린이 건강연구소와 인간계발연구소는 임신 시 비타민 보충제를 복용하는 것이 출산 결손의 범위를 낮추는가에 대해 계속적인 연구를 하고 있다.

〈 허 〉 임신한 여성은 두 사람을 위해 먹고 있기 때문에 두 배를 먹을 수 있다.

〈 실 〉 그런 생각은 임신기간 동안 영양권장량이 철분은 거의 3배, 엽산은 2배, 칼슘은 50% 늘릴 것을 요구하기 때문에 생길 수 있다. 하지만 임신여성은 칼로리가 15% 더 필요하다. 처음 세 달 동안은 하루에 150칼로리를 더하며, 나머지 임신기간 동안은 350칼로리가 더 필요하다. 그러나 참치 샌드위치는 쉽게 필요한 요구량을 충족시켜주므로 더 많은 영양을 얻기 위해 그렇게 많은 부가식품을 먹지 않아도 된다. 결국 임신여성은 필요한 비타민, 무기질, 단백질을 얻기 위해 조심스레 먹는 것을 선택해야 한다.

〈 허 〉 임신기간 동안 체중이 적게 늘수록 좋다.

〈 실 〉 수 십 년 전에 널리 퍼진 이런 잘못된 개념은 체중이 15~20파운드 이내로 느는 여성은 임신기간 중에 합병증이 덜 생기며, 작고 낳기 쉬운 아기를 낳는다는 생각에서 유래됐다. 하지만 이런 이론은 수년 이상도 가지 못했다. 현재 대부분 산부인과 의사들은 22~27파운드 체중 증가는 괜찮다고 한다. 하지만 어떤 연구에 의하면 가장 건강한 아기는 그 이상의 체중이 늘었던 여성에게서 태어났다고 한다. Tufts 대학 영양학과의 마리안 프랑크 지틀린 박사가 연구하는 것도 이 분야이다. 확실히 체중 미달인 여성은 최소한 아이를 가질 때까지 30파운드는 늘려야 한다.

〈 허 〉 당신이 임신기간 동안 권장 체중을 갖고 있다면 지나치게 뚱뚱해지지 않을 것이다.

〈 실 〉 이 말은 단순히 사실이 아니다. 종종 엉덩이와 허벅지 주변의 지방축적은 건강한 임신의 자연스런 현상이다. 한 여성이 27파운드가 늘었다고 하자. 아기는 단지 7½파운드이다. 3파운드는 가슴과 자궁이 커져서 생겨난다. 그리고 다른 9파운드는 태반, 양수, 기타 혈액, 그 외 분비액의 복합적인 것이다. 그리고 7½파운드가 남는데, 이것이 모유를 먹이는 어머니를 위해 비축된다고 생각되는 지방이다(※ 1파운드 = 453 g).

〈 허 〉 임신기간 동안 알맞은 양의 체중증가가 일어났다면 어느 시기에 체중 증가가 일어났는가는 중요치 않다.

〈 실 〉 전문가들은 임신기간 동안 체중증가의 형태는 최소한 전체 양만큼이나 중요하다고 생각한다. 체중이 천천히 꾸준히 늘어야 함에도 불구하고 각 여성마다 형태가 다양하다. 예를 들어 어떤 사람은 한 달 동안에 체중이 많이 증가하는 것에 당황해서도 안 되며 다이어트를 시작해도 안 된다. 주의해야 할 것은 설명할 수 없는 갑작스런 체중 증가이다. 분비물의 정체(fluid retention) 때문일 수 있으며, 임신중독증의 신호이기도 하기 때문에 신속히 치료하지 않으면 심각한 문제가 될 것이다.

〈 허 〉 비만한 여성은 임신하기 전에 체중을 줄이기 위해 다이어트를 해서는 안 된다.

〈 실 〉 이것은 다이어트가 얼마나 균형 있게 이루어지는지에 달려 있다. 다이어트 전문가의 도움으로 주의 깊게 계획되었다면 체중 줄이기는 나쁜 생각이 아니다. 특히 임신 전에 잘 할 수 있다면 나쁜 생각이 아니다. 그 이유는 비만인 여성은 임신했을 때 고혈압, 당뇨, 임신중독증, 방광염에 걸리기 쉽기 때문이다. 더구나 비만인 여성은 정상 체중인 여성보다 건강치 않은 아기를 낳을 위험이 더 높다. 다른 병이 없었을 때라도 임신기간 동안 비만인 여성들은 비만이 아닌 여성보다도 제왕절개로 분만하기 쉽다.

〈 허 〉 과체중이라면 아기가 당신의 것을 얻을 수 있기 때문에 임신기에 체중을 늘릴 필요가 없다.

〈 실 〉 한 연구에 따르면 임신한 과체중의 여성과 아주 적게 체중이 증가한 사람에게서 난 아기들 중 아주 적게 체중이 증가한 아기의 사망률이 과체중 여성의 아기의 두 배였다. 다시 말해서 임신한 여성은 다이어트를 절대로 해서는 안 된다. 왜냐하면 칼슘이나 단백질 같은 영양소를 알맞게 얻을 수 없기 때문이다. 일부 연구원들에 의하면 엄격한 다이어트도 역시 태아의 뇌에 영향을 끼칠 것이라고 추정하는 체지방의 대사산물을 생성시킨다.

수많은 산부인과 의사들은 비만환자에게 임신 시 정상적으로 체중을 늘릴 것을 강력히 주장한다. 비만인 임신여성에게 그것이 안전하다는 증거가 있다. 또 일부 산부인과 의사들은 16파운드보다 적지 않은 만큼을 얻는 것이 해가 되지 않는다고 한다. 이 정도의 목표는 임신 전의 기간 동안 하루 평균 200 정도로서 필수로 더해진 칼로리를 줄임으로써 성취될 수 있다. 그러나 그것은 등록된 다이어트 전문가의 도움으로 행해져야 한다.

〈 허 〉 여성들은 임신기동안 운동을 해서는 안 된다.

〈 실 〉 심장병 같은 병이 있는 임신여성은 과도하게 운동해서는 안 된다. 그러나 지난봄 미국의 산부인과에서는 걷기, 수영, 실내 자전거 타기, 변형된 형태의 댄싱, 맥박이 1분에 140을 초과하지 않는 격렬한 운동을 15분 이상 하지 않는 미용체조 등을 임신여성의 이상적인 운동으로 추천했다. 그들은 또한 의사들이 주어야 할 임신여성을 위한 상세한 안내책자를 소개했다. 지속적으로 건강프로그램을 하기 원한다면 우선 의사와 상담을 해야 한다.

〈 허 〉 당신이 쌍둥이를 임신하고 있으면 먹는 모든 것을 '두 배로' 해야 한다.

〈 실 〉 쌍둥이를 임신한 여성의 필요에 대해서는 연구된 것이 거의 없지만 아틀란타에 있는 그래디 기념병원에서 행한 연구에서는 137명의 쌍둥이 산모들의 아기 중 가장 건강한 아기들은 36주의 전형적인 쌍둥이 임신기간에 41파운드 가량의 체중이 늘었던 어머니에게서 태어났다고 했다. 이 연구팀을 이끄는 쉐리 칼튼 MMSc, RD가 말하기를 "쌍둥이를 임신한 키가 크거나 마른 여성은 그 이상을 더 늘려야 한다고 생각한다. 또한 엽산과 단백질에 대한 요구가 쌍둥이 임신자에게 더 크다"고 하였다. 그러나 정확한 이점은 알려져 있지 않다.

〈 허 〉 태아기의 종합비타민/무기질 보충제는 모든 임산부의 필수품이다.

〈 실 〉 임신여성이 먹어야 하는 보충제의 종류에 관해서는 태아영양 전문가들도 일치된 의견이 없다. 그러나 거의 모두가 동의하는 것은 매일 철분 보충제를 30～60 mg씩 식사 중간에 먹는 것이 필수적이라는 것이다. 더불어 미국 산부인과에서는 대부분의 임신여성에게는 하루에 엽산 보충제 400 ㎍ 먹을 것을 조언한다. 태아기의 비타민/무기질 보충제는 두 영양소를 적절히 주지만 비싸다. 그리고 균형 있는 식사를 한다면 보충제들 안에 있는 다른 영양소들은 불필요하다.

〈 허 〉 태아기 때의 종합비타민/무기질 보충제를 먹고 있는 임신여성은 식사에 대해 지나치게 걱정할 필요는 없다.

〈 실 〉 이런 보충제는 여성들에게 안전하다는 생각을 주는데, 사실 임신 동안 필요한 매일 30 g의 단백질만큼도 주지 못한다. 그리고 칼슘량은 영양권장량에서 권장한 양에 미치지 않는다. 더구나 태아기 보충제에 있는 영양소의 이용에 관해 의문이 생긴다. 예를 들어 그 안에 있는 마그네슘과 칼슘은 철분의 흡수를 방해하는 것으로 나타난다. 그러므로 임신여성은 보충제를 먹던 안 먹든 간에 그들의 식사에 매우 조심해야 한다.

〈 허 〉 하나 또는 다른 단일 영양보조제를 먹는 것은 임신기 동안 해롭지 않다. 왜냐하면 어머니나 태아나 필요치 않은 것은 무엇이든 어머니가 배설할 것이기 때문이다.

〈 실 〉 실험을 해서는 안 되는 때가 임신기이다. 영양권장량에서 지정한 것을 초과해서 비타민을 복용하는 것, 즉 권장량의 10～90배 정도를 복용하는 것은 태어나지 않은 아기에게 큰 해를 준다. 예를 들어 비타민 A 같은 것은 뼈의 기형을 가져올 수 있다. 그리고 끊임없는 비타민 C 복용은 아기를 비타민 C '의존자' 즉 정상적인 유아가 먹는 것에 맞지 않는 높은 양을 요구하게 만든다. 간단히 말해서 건강한 임신여성은 영양권장량 초과 수치의 영양소를 취해서는 안 된다.

〈 허 〉 당신은 임신기 중에 우유를 마시는 대신 칼슘 보충제를 복용함으로써 지나친 체중 증가를 피할 수 있다.

〈 실 〉 이것은 그리 좋은 생각이 아니다. 매일 권장량 강화우유 4컵은 칼슘에 대한 영양권장량의 양을 주며, 비타민 D는 영양권장량에 맞는다. 그리고 필요 단백질 30 g을 예비 어머니에게 준다. 우유가 탈지우유라면 모두 350칼로리이다. 임신한 여성이 우유를 마실 수 없다면 음식에서 얻을 수 없는 것을 보충하기 위해 칼슘 보충제를 먹어야 할지 의사에게 물어보아야 한다. 그러나 칼슘 보충제가 철분흡수를 저해할 수 있기 때문에 동시에 두 가지 무기질을 먹지 않는 것이 중요하다. 각 무기질을 1알 이상 먹을 때는 하루 동안 간격을 두어야 한다. 더구나 칼슘은 식사와 함께 하며 철분은 식사 사이에 먹는다.

〈 허 〉 임신여성은 그들 몸에 필요한 음식을 본능적으로 원하며, 건강에 해로운 것에는 자연적인 혐오감이 생긴다.

〈 실 〉 이와는 반대로 세련되고 지적인 여성들조차도 진흙, 재, 세탁 풀과 같은 기묘한 것들을 원할 수 있다. 그들은 이런 강박관념을 없애려고 노력해야 한다. 그러나 그렇게 하지 못한다면 의사와 이 문제를 상의하기를 주저하지 말아라. 이것은 철분결핍의 분명한 표시일 수 있다. 임신여성은 또한 공통적으로 영양에 보탬이 되지 않는 음식들을 먹고 싶어 한다. 이것은 주 음식을 잘 먹으며, 체중도 잘 늘고 있다면 괜찮다. 그리고 먹고자 하는 것은 좋은 일일 수 있다. 예를 들어 한 여성이 짠 스낵을 먹고 싶어 한다면 짠 현미 크래커나 빵을 먹을 수 있다. 먹고 싶은 것이 단것이라면 한 컵의 우유와 함께 강화 과자를 먹을 수 있다. 많은 임신여성은 커피와 알코올음료에 대한 혐오감이 생긴다. 엽산이 풍부한 양배추군과 브로콜리를 포함한 야채를 싫어하는 것도 또한 매우 공통적이다.

가장 중요한 영양소들을 얻는 방법

▸ 칼 슘

하루 네 번의 끼니로 유제품을 권장한다. 한 끼니로는 우유 224 g(탈지, 저지방, 전지 또는 버터우유), 1컵의 요구르트, 미국치즈 42 g 혹은 코테지 치즈 2컵, 아이스크림 또는 아이스밀크 1½컵, 8,224 g의 칼슘 sulfate 같은 칼슘응고제로 만들어진 두부, 브로콜리 2컵 또는 연어(연한 뼈와 함께) 112 g이다.

▸ 단백질

임신 시 필요한 74 g을 얻기 위해서는 하루에 3～4번 쇠고기, 가금류, 생선 또는 치즈 중 56～84g을 섭취하라.
대체할 수 있는 식품들은 중간크기 계란 2개, 땅콩버터 ¼컵, 요리한 콩, 완두콩 또는 렌즈콩 1컵 혹은 1½컵

▸ 엽 산

임신 동안 두 배가 되는 영양권장량을 얻기 위해서 시금치, 푸른 잎 무, 꽃 상치, 로메인(romaine) 같은 녹황색 채소, 아스파라가스, 오크라, 브로콜리, 방풍나물, 콜리플라워, 콩, 싹양배추, 양배추와 같은 엽산이 풍부한 야채 1컵 또는 2컵을 먹도록 하라. 그 외의 야채들도 다양하게 먹어라. 엽산은 열에 약하므로 너무 오래 요리하지 말 것.

▸ 아연과 철

당신이 철분 보충제를 먹고 있다는 사실이 철분이 든 좋은 식품을 먹지 말라는 것을 의미하는 것은 아니다. 부분적으로 아연이 많이 들어 있기 때문이다. 아연과 철분은 동물성 식품에서 대부분 얻을 수 있다. 붉은고기를 포함해서 간과 같은 기관의 부분, 특히 조개류의 해산 식품, 그리고 가금류, 땅콩과 콩, 통밀빵과 시리얼도 무기질이 있다. 우유는 아연의 좋은 원천이나 철분은 없다.

▸ 비타민 C

1컵의 오렌지주스, 브로콜리, 빨강 또는 녹색 피망, 자몽주스, 딸기, 싹양배추, 콜리플라워, 녹황색 잎 또는 오렌지 1개가 임신기 영양권장량에 맞춘 것이다. 비타민 C는 공기뿐 아니라 열에도 파괴된다. 그래서 음식은 단시간에 요리하고, 덮어서 보관해라.

▸ 비타민 B_6

비타민 B_6가 들어 있는 식품에 대한 연구가 없으나 간, 가벼운 고기(light meat), 닭, 네비콩(navy beans), 바나나, 호두에 있는 것으로 알려져 있다. 각각 84 g을 먹으면 임신기간 영양권장량의 거의 20%를 얻는다. 다른 좋은 것들로는 참치, 핼리빗, 아보카도, 땅콩, 쇠고기, 연어, 진한 색 고기(dark-meat), 닭이 있다.

▸ 티아민, 나이아신, 리보플라빈

하루에 4차례의 강화 또는 현미빵, 시리얼, 쌀, 크래커, 파스타 등이 비타민의 영양권장량에 해당될 것이다. 많은 가공식품과 스낵들은 풍부하지 않으므로 쇼핑할 때 표시를 주의해서 보아야 한다. 표시되어 있지 않다면 무표백 밀가루가 든 제품을 풍부하다고 추측하지 말아라.

〈허〉 짠 음식 섭취를 제한함으로써 분비액 정체(retention of fluids)를 최소화할 수 있다.

〈실〉 소금은 임신여성에게 금기로 되어왔다. 왜냐하면 소금섭취를 제한하면 임신중독증를 방지하는 데 도움이 될 것이라는 믿음 때문이다. 그러나 사실로 증명되지 않았거나 어머니가 고혈압 같은 병이 없다면 더 이상 권하지 않는다. 더구나 임신하면 보통 때보다 소금 손실이 더 많아서 식사요구량은 더 많아지는 것으로 알려져 있다. 소금을 구입할 때는 임신한 여성은 옥소처리된 것인지 확인해야 한다.

〈허〉 건강한 임신은 불만족함이 없다.

여기에 당신이 필요로 하는 것들이 있다.

(23~50세 여성의 영양권장량)

영양소	임신하지 않음	임신함
단백질(gms)	44	74
비타민 A(IU)	4,000	5,000
비타민 C(mg)	60	80
비타민 D(IU)	200	400
비타민 E(mg)	8	10
티아민(mg)	1	1.4
리보플라빈(mg)	1.2	1.5
나이아신(mg)	13	15
비타민 B_6(mg)	2	2.6
엽산(mcg)	400	800
비타민 B_{12}(mcg)	3	4
칼슘(mg)	800	1,200
인(mg)	800	1,200
마그네슘(mg)	300	450
철분(mg)	18	※
아연(mg)	15	20
옥소(mcg)	150	175

※ 30~50 mg의 철분 보충제가 권장된다.

〈 실 〉 아무리 건강한 임신이라도 종종 먹는 것과 관계된 많은 어려움이 생기는 것은 의심의 여지가 없다. 메스꺼움은 하루 중 아무 때나 생겨나는데 마른 크래커나 토스트로 경감시킬 수 있다. 다른 방법은 후에 국물을 마실 때까지 청량음료 없이 식사를 하는 것이다. 입덧을 할 때는 영양가 있는 음식을 먹고 싶은 때를 잘 이용해야 한다. 그리고 매일 세 끼를 먹기보다는 스낵과 함께 조금씩 여러 차례 식사를 한다면 입덧의 어려움은 아마 그리 힘들지 않을 것이다. 포식보다는 소식이 또한 가슴앓이, 그 외의 임신 중의 불편함을 줄이는 데 도움이 될 것이다. 덧붙여 가슴앓이가 문제라면 카페인뿐만 아니라 지방이 있고 기름기 있는 음식과 지나치게 자극적인 음식들은 멀리하는 것이 좋은 방법이다.

변비에 대해서는 현미빵 곡류를 늘리고 과일, 야채를 섭취하는 것을 추천한다. 서양자두와 자두주스도 도움이 될 것이다. 여기엔 천연 완화제가 들어 있다. 그리고 액체로 된 것을 많이 마시는 것과 규칙적인 운동은 장운동에 도움을 줄 수 있다.

〈 허 〉 알코올음료는 많이 마시지만 않으면 임신기간 중에도 괜찮다.

〈 실 〉 임신여성에게 알코올은 '안전한' 수치라는 것이 없기 때문에 마시지 않는 것이 가장 좋다. 하지만 많은 산부인과 의사들은 때때로 낮은 농도의 술, 포도주 한 잔, 일주일에 한두 번 맥주 한 잔 정도는 해가 되지 않는다고 본다. 그러나 하버드 의과대학의 소아신경전문의이며 태아 알코올문제 전문가인 엘린 올렛이 말하기를 "많은 연구 결과 일주일에 한두 잔 정도 소량 마시는 것도 태아에게는 악 영향을 끼치며, 특히 신생아 체중의 저하와 미숙아의 위험을 높인다"고 하였다.

그녀는 알코올을 멀리 하는 것이 임신기 중 가장 중요하다는 공중위생국 장관에 동의한다. 알코올은 임신하려고 의식적으로 노력하고 있을 때에도 마셔서는 안 된다. 그렇다고 임신을 알기 전에 몇 잔을 마셨다고 해서 위험을 느껴야 한다는 것은 아니다. 남은 임신기간 동안 주의하는 것이 건강한 아이를 출산을 하는 데 도움이 될 것이다.

〈 허 〉 어머니가 되기 위해서는 카페인이 든 청량음료와 음식을 피해야 한다.

〈 실 〉 어미 쥐에게 하루 커피 18잔 이상을 먹인 생쥐의 경우 카페인이 출생 결손을 일으킨 것으로 보여지지만 임상연구에서는 이런 관계성을 입증하지 못했다. 카페인이 든 커피, 차, 콜라, 코코아제품 중독자에게 가장 잘 말해 줄 수 있는 것은 임신기동안 줄이라는 것이다. 그러나 매일 한두 잔의 커피를 마시는 것이

해가 되는지는 아직 증거가 없다. 하지만 커피와 차가 철분의 흡수를 분명히 방해함을 기억하고 당신의 보충제를 그것들과 함께 씻어내지 말아라. 그리고 커피와 차의 대용으로 꿀 차를 마신다면 탐닉하지 않도록 주의해라. 이것의 성분효과는 과학적으로 연구된 적이 없다.

〈허〉아스파탐과 사카린이 든 단 음식과 청량음료는 임신여성에게 금기다.

〈실〉감미료가 임신여성에게 유해한지에 대해서는 알려져 있지 않지만 대부분의 전문가들은 무차별한 사용에 대해서는 반대한다. 다시 한 번 말하자면 가장 좋은 방법은 중용이다. 매일 뉴트라스위트(Nutrasweet)가 든 소다나 시리얼에 있는 이퀄 (Equal)을 먹는다면 확실하게 적절히 사용해야 할 것이다. 그러나 이것이 아스파탐에 있는 아미노산인 페닐알라닌을 잘 신진대사 할 수 없음을 아는 소수의 여성들은 뉴트라스위트와 이퀄의 사용은 없어야 될 것이다.

2. 70세 이상의 노인들을 위한 수정된 식품 피라미드[1,2]

— Issues and Opinions in Nutrition —

Robert M. Russell[3], Helen Rasmussen and Alice H. Lichtenstein
USDA *Human Nutrition Research Center on Aging, Tufts University, Boston, MA 02111*

미국인을 위한 식사 지침서(The Dietary Guidelines for Americans)가 1990년에 미국농무성과 미국보건복지부의 공동의 노력으로 출판되었다. 이 식사 지침에 따라 식품 피라미드(Food Guide Pyramid)가 교육적 목적으로 만들어졌다. 이 식사 지침과 식품 피라미드는 미국에서 2세 이상 거의 모든 연령대의 사람들에게 적용되는 것이다. 그러나 건강하고 활동적인 70세 이상 된 노인들의 영양과 에너지의 변화에 따른 영양소 섭취의 경향을 최적화하기 위한 교육으로 사용될 식품 피라미드의 권장요소들에 대한 수정이 적절한 것 같다(그림 13-1).

노년 그룹은 나이가 듦에 따라 에너지 필요가 줄어들고, 따라서 에너지 섭취도 줄어들기 때문에 절충된 에너지 섭취에 특별히 취약할 수 있다. NHANES Ⅲ의 조사에 따르면 70세 이상의 노인 중에서 약 40%가 영양권장량의 ⅔ 이하를 소비하였다(1988∼1993). 그러므로 노인들을 위한 식품 피라미드가 적절한 영양 섭취를 보장하기 위하여 영양밀도가 높은 식품을 중요시하여 각 식품군 내에서 이들에 대한 특별한

Reprinted by permission of the American Society for Nutritional Sciences, *J. Nutr.* 1999, 753.

선택들이 강조되어야 하며, 낮아진 에너지 필요를 반영하여야만 한다.

이 논문은 70세 이상의 비교적 건강하고 활동적이며 또한 그러기를 원하는 사람들에게 적용될 수 있는 식품 피라미드의 조정된 제안을 제시한다. 70세 이상의 노인들은 독립적으로 생활하거나 음식의 접근과 섭취를 제한할 수 있는 주요 질병이 없으며 실외에서 여러 가지 활동 등에 참여하는 사람들이라 할 수 있다. 미국에서 변화하는 인구 통계학을 고려할 때 이 노년 인구들은 괄목적으로 성장하고 있는 인구 분포이지만, 다른 연령층에 비해서 역사적으로 이전의 권장에서 실제보다 과소하게 평가되어 온 인구분포이다. 이 연령그룹은 건강하지 않거나 그로 인하여 에너지 밀도 식품과 같은 다른 식이조건을 필요로 하는 매우 노령의 사람들과는 구분되어져야 한다.

70세 이상을 위한 수정된 식품 피라미드(그림 13-1)라고 불릴 이 수정된 식품 피라미드는 식사지침의 원리와 다른 건강 관련 단체들의 원리에 기초하여 지속되어질

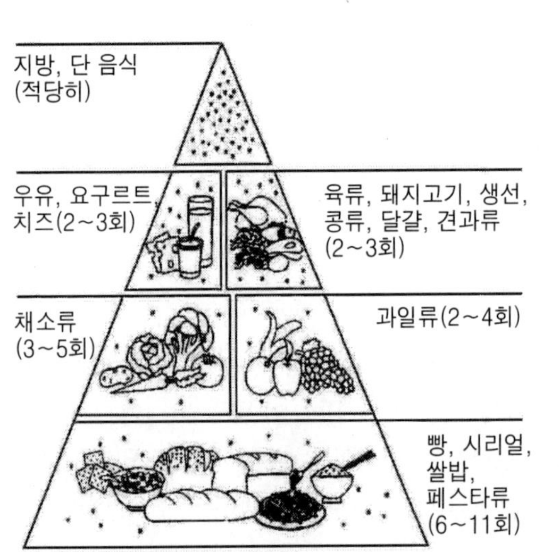

Original Food Guide Pyramid

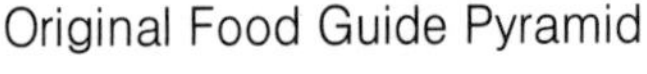

※ These symbols show fat and added sugars in foods.

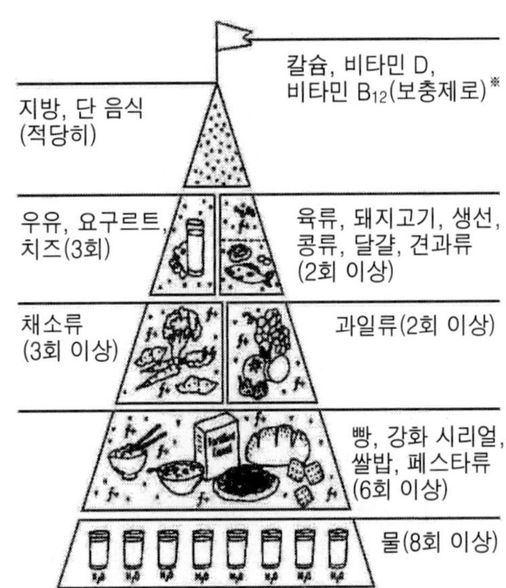

70세 이상 노인을 위한 식품 피라미드

●: 지방, ▼ : 설탕 첨가,

f+ : 식이섬유소가 존재해야 함

※ These symbols show fat, added sugars and fiber in foods.

그림 13-1. 노인들을 위한 수정된 식품 피라미드는 에너지 필요의 감소를 고려하여 바탕이 좁은 반면 영양밀도가 높은 음식과 섬유소 그리고 물을 강조하였다. 영양소 특이적인 보충제가 많은 노인들을 위하여 적절하게 필요할 것이다.

것이다. 많은 다양성의 예가 그것인데 이들에는 곡물, 채소, 과일이 풍부한 음식, 포화지방산과 콜레스테롤이 낮은 음식, 설탕과 소금과 알코올이 적은 적절한 사용과 열량섭취와 균형을 이루는 신체적 활동을 포함한다.

그러나 우리는 70세 이상을 위한 수정된 식품 피라미드에 한 가지를 더 첨가할 것을 제안한다. 이것은 피라미드의 맨 위에 작은 보충제 깃발과 물과 섬유소를 위한 표시들이다. 노인들은 식사량과 음식끼니 숫자가 줄고 유당불내증과 같은 의료적 상태로 인하여 음식 선택이 제한되어 특정한 영양소를 적절하게 섭취하는 것이 매우 어려울 것이다. 이러한 노인들에게 특별히 관심을 끄는 것은 칼슘과 비타민 D와 비타민 B_{12}와 같은 영양소들이다.

2.1 영양소 밀도가 높은 혹은 영양소가 보강된 식품들

지금의 식품 피라미드는 지방과 정제된 설탕이 높은 음식을 제하고는 각 식품군 내에서의 특정한 식품의 선택들에 관하여는 도움이 되지 않는다. 다양한 식품들을 선택하는 것이 중요함을 강조해야 한다. 그러나 대부분의 노인들은 에너지 섭취가 식품 피라미드에서 제안된 최소의 에너지 섭취량(1,600 kcal 혹은 6.72 MJ) 혹은 그 이하를 섭취하기 때문에 영양밀도가 높은 음식들을 선택하도록 인도해 주는 것이 필요하다.

그러므로 빵, 곡물식, 쌀, 전분류 그룹은 특별히 노년기에 있는 성인들의 식사 대부분을 차지하고 있고, 이것 때문에 일부 노인들은 영양실조의 위험에 처하기도 하기 때문에 이 그룹 중에서 영양소가 보강된 전곡류를 골라야 한다(Tucker and Rush 1992). 영양소가 보강된 밀가루나 전곡류로 만들어진 제품뿐만 아니라 영양소가 증가된 아침식사 형태의 곡물식도 의식적으로 골라야 한다.

최근 곡물식 제품에 140 μg/100 g 엽산으로 영양소가 보강되어야 한다는 것을 FDA가 규정으로 발표하였다. 이것은 엽산결핍으로 인한 선천성 기형을 예방하기 위한 것이다. 엽산보강은 노인들에게 혈중 호모시스틴 농도를 낮춤으로써 호모시스틴 관련 심혈관질환을 낮추어 건강에 도움을 줄 수 있다.

높은 양의 엽산 섭취는 때로 준 임상의 비타민 B_{12} 결핍을 갖고 있는 사람들에게 문제가 될 수 있다. 이들은 비타민 B_{12} 연관 신경질환을 유발할 수 있다. 과다한 엽산 섭취를 피하기 위하여 FDA는 95% 이상의 사람들이 1 mg/dl 이상의 엽산을 취하는 것을 방지하는 엽산강화 수준을 선택하였다. 이러한 정도의 엽산강화 수준으로는 전체 인구의 약 6%만이 하루에 1 mg 이상의 엽산을 섭취하게 된다(Tucker et al. 1996).

채소군 내에서는 진한색의 채소들이 선택되어져야 한다. 진한 녹색과 오렌지 혹은 황색의 신선하거나 냉동된 그리고 통조림화된 채소들은 비타민 C, 엽산, 비타민 A(프로비타민 A 카로티노이드의 형태)와 많은 양의 식이섬유를 제공한다. 평짓과의 채소들인 비트, 케일, 양배추, 그리고 브로콜리들도 항산화제인 인돌, 플라본, 그리고 이소치오시안산(isothiocyanate)과 같은 파이토케미칼을 함유하고 있다. 유사하게 과일 그룹 내에서도 노란색이거나 녹색, 오렌지색, 황색, 혹은 붉은색의 신선하거나 통조림된 그리고 마른 제품들이 선택되어져야 한다. 적절한 섬유소를 공급하기 위하여 과일과 채소군에서는 주스와 같은 것에 의지하는 것보다는 가공하지 않은 전체 식품을 소비하는 것이 강조되어야 한다(아래를 참조하십시오).

노인들이 포화지방이나 콜레스테롤 섭취에 제한을 둘 필요가 없다는 것에 대한 확실한 증거가 없기 때문에 우유, 요구르트, 치즈군에서는 저지방 유제품이 강조되어야 한다. 유당 제거식품들, 생배양 발효유제품 그리고 저지방 치즈들은 칼슘, 비타민 D(우유만)와 리보플라빈의 농축된 공급원이다. 그리고 이들은 쉽게 많이 구할 수 있기 때문에 노인들이 대부분 이런 영양소가 풍부한 유제품들을 소비할 수 있다.

마지막으로 고기, 가금, 생선, 마른 콩, 계란, 그리고 견과류 군에서는 개개인의 선택과 관련된 다양성이 중요시 되어야 하는데, 여기에는 개개인의 성향과 이용성, 준비의 간편함, 씹을 수 있는 것, 그리고 가격의 적절함 같은 것들이 있다. 얇게 썰어진 고기가 선호되어야 한다. 생선은 좋은 선택이라 할 수 있다. 왜냐하면 생선은 높은 질의 단백질과 n-3 지방산을 제공해 주기 때문이다. 또한 역학조사에 의하면 일주일에 적어도 한번 이상씩 생선을 섭취했을 때 심혈관질환의 발생위험을 줄여 줄 수도 있다고 한다.

콩, 곡물, 그리고 채식의 주 요리들이 높은 질의 단백질을 제공하고 식사에 섬유소를 제공해 주는 것은 주목할 만하다. 생선이 고기 대신 대체되었을 때 포화지방과 콜레스테롤 섭취를 최소화하도록 도와준다.

2.2 지방과 설탕

노인들의 식단은 영양밀도가 높은 식품이어야 한다. 그러나 상대적으로 에너지 필요가 줄어들기 때문에 고지방 식품들은 적어야 한다. 더욱이 미국 사람들에게 일반적으로 권장되는 지방섭취의 30% 이하, 포화지방의 10% 이하, 그리고 콜레스테롤을 하루에 300 mg까지만 섭취하도록 제한하는 권장이 70세 이상의 노인들에게 적용되지 않아야 한다는 증거는 없다(Krauss et al. 1996).

그러나 저체중이나 고중성지방혈증의 당뇨병 환자와 같은 특정한 경우에는 다소 더 많은 지방 섭취가 필요하기도 하다. 아직까지는 경화지방에서 주로 발견되는 트랜스 지방산에 대한 특정한 지침은 없다. 그럼에도 불구하고 트랜스 지방산의 생물학적 효과는 포화지방산의 것과 비슷하기 때문에 섭취하는 것이 제한되어야 한다는 일반적인 여론이 있다(Lichtenstein, 1997). 노인들이 섭취하는 음식의 지방들은 대부분 액체형 기름, 혹은 그것으로 준비된 음식들로 이루어져야 한다. 이러한 여러 가지 종류의 액체기름은 적절한 필수지방산의 섭취를 제공한다.

정제된 탄수화물이 첨가된 식품은 일반적으로 정제되지 않은 자연적인 식품들보다 영양밀도가 낮다. 예를 들면 고농도의 시럽에 통조림화된 복숭아와 향미가 첨가된 요구르트가 천연복숭아 혹은 일반 요구르트보다 영양밀도가 낮다. 이렇게 정제된 탄수화물이 첨가되거나 혹은 정제된 탄수화물이 주된 성분인 식품들은 선택되지 말아야 하거나 선택되더라도 가장 적게 하여야 한다.

2.3 섬유소

섬유소는 식품 피라미드의 네 개의 블록에 있는 음식들에 모두 포함되어 있다(곡물, 과일, 채소, 고기와 콩과 식품군). 또한 섬유소는 노인들에게 중요한 식품성분이다. 섬유소는 변비와 비염증성 게실 그리고 게실염의 예방에 좋다(Brodribb 1980). 고섬유식이가 콜레스테롤 수치를 낮추며, 심혈관질환과 암의 발생을 줄이는 것과 연관되어 있다는 임상적인 연구와 역학 연구의 데이터가 있다(Kromhout et al. 1982, Rimm et al. 1996).

70세 이상 노인 남성과 여성의 평균 식이섬유 섭취는 NHANES Ⅲ에 의하면 하루에 14～16 g이었다(NHANES Ⅲ 1988-94). 그러나 일반적으로 건강에 이롭기 위해서는 하루에 20 g 이상이 필요하다(미국인을 위한 식사지침, 1990). 노인들에게는 다음과 같은 음식 선택들이 중요하다.

정제된 밀가루보다는 전곡으로 만든 빵, 백미 보다는 현미, 주스보다는 과일 그리고 적어도 일주일에 두 번 고기보다는 콩과식품을 섭취하는 것이 좋고, 조리된 채소와 신선한 샐러드, 그리고 가장 중요한 것은 아침식사로서 고섬유 곡물식을 선택하는 것이다.

대부분의 노인들은 음식들이 조리되고, 갈아지며, 잘게 썰어져서 잘 준비되었을 때 음식들을 잘 섭취할 수 있다. 70세 이상 노인들을 위한 식품 피라미드에는 설탕과 지방의 표시에 더하여 섬유소의 표시가 (+)로 되어 있다. 그렇지 않을 것 같지만 하루에 20 g의 섬유소를 함유한 식사는 무기질 흡수에 심각하게 좋지 않은 효과를 가져올 것이다.

2.4 수 액

노인이 필요로 하는 수액의 양은 개인의 육체적 활동의 정도, 복용하는 의약품과 신장 기능, 그리고 실내의 온도에 영향을 받는다. 수액섭취는 젊은 사람들 보다 노인들에게 더 강조되어야 한다. 왜냐하면 노화는 절충된 항상성의 기작을 초래하기 때문이다. 예를 들면, 노인이 되면 갈증에 대한 감각이 줄게 된다(Philips 1984).

수액의 부족은 더욱이 변비의 주요 기여 인자가 될 수 있다. 노인들은 하루에 약 2L의 수분을 섭취해야 한다(Water & Electrolytes, 영양권장량, 1989). 알코올은 이뇨효과를 갖고 있기 때문에 섭취되는 수액으로 계산되어서는 안 된다. 비슷한 이유로 커피와 차도 수액의 주요 공급처로 계산되어서는 안 된다.

2.5 영양보조제

노인들이 건강한 생활을 유지하기 위하여 70세 이상 노인의 식품 피라미드를 따르는 것이 첫 번째로 중요하지만, 칼슘이나 비타민 D, 그리고 비타민 B_{12}와 같은 특정 영양소에 대한 영양보조제도 중히 여겨져야 한다. 비타민 D의 적절한 권장량은 200IU로부터 600 IU로 최근에 증가되었으며, 칼슘에 대한 적절한 권장량도 800에서 1,200～1,400 mg/d로 증가되었다(표준영양섭취량 1997).

이러한 정도의 칼슘량은 세 끼니에 해당하는 칼슘이 풍부한 유제품을 섭취함으로 달성될 수 있다. 예를 들면, 우유 240 ml/d은 고형치즈 56 g과 같고, 이는 요구르트 240 ml와 같다. 적절한 칼슘 섭취를 위하여 240 ml의 칼슘 보강된 오렌지 주스가 한 끼니의 우유의 양을 대체할 수 있다. 그러나 치즈와 요구르트 그리고 칼슘이 보강된 어떤 오렌지주스도 비타민 D를 함유하고 있지는 않다.

많은 노인들은 유당불내성 때문에 그리고 어떤 경우는 우유가 아이들의 음식이라고 생각하여 우유를 마시지 않는다. 햇빛이 없거나 아니면 북쪽지방의 기후와 같은 일광욕의 제한은 신체내의 비타민 D 생성을 적게 할 수 있다. 그러므로 70세 이상의 노인들이 적절한 양의 칼슘과 비타민 D를 얻기 위해서는 영양보조제가 필요할 수도 있다.

60세 이상 미국인의 약 10～30%에게 영향을 주는 것으로 추정되는 위축성 위염으로 인하여 음식에 결합된 비타민 B_{12}가 효과적으로 흡수되지 않는다(Hurwits et al. 1997, Krasinski et al. 1986). 그리고 위축성 위염의 위험을 가진 사람의 경우 산과 펩신에 의한 적절한 소화의 부족으로 비타민 B_{12}가 음식으로부터 분리될 수 없다(Camel 1994).

그래서 비타민 B_{12}가 궁극적으로 흡수되기 위해서는 내적인자에 결합되어야 하는데 내적인자에 결합할 수 없게 된다. 더욱이 위축성 위염은 위쪽의 위장관에 박테리아의 군집을 만들게 되며, 이러한 박테리아들이 음식으로부터 나온 작은 양의 비타민 B_{12}도 모두 소비시킬 수 있다(Suter et al. 1991). 그러므로 노인들은 생물적 유용이 가능한 보충제의 형태로든 아침 곡물식처럼 비타민 B_{12}가 보강된 식품을 통하여든 비타민 B_{12}를 섭취해야 할 필요가 있는 것이다. 이러한 영양소들을 제외하고는 70세 이상 노인을 위한 식품 피라미드를 잘 따르게 되면 영양보조제의 도움 없이 비타민이나 무기질을 적절하게 섭취할 수 있게 될 것이다.

3. 결 론

위에서 언급한 기준에 근거하여 우리는 영양밀도 식품과 고섬유식품, 그리고 물을 더 많이 섭취할 것을 권장한다. 70세 이상 식품 피라미드 내의 각 식품군의 끼니 수를 영양밀도 음식을 사용한 컴퓨터 모델에 근거하여 다음과 같이 수정할 것을 제안한다(그림 13-1).

빵, 곡물식, 쌀 그리고 전분 군은 6끼니 이상, 채소 군은 3끼니 이상, 과일은 2끼니 이상, 우유, 요구르트, 치즈 군은 3끼니, 고기, 가금, 생선, 마른 콩, 계란, 견과류 군은 2끼니 이상으로 수정되어야 한다. 이러한 식사 패턴을 갖게 되면 하루에 1,200~1,600 kcal(5~6.7M)의 에너지를 섭취하는 노인들은 단백질과 모든 필요 미세 영양소의 영양권장량을 100% 섭취하게 되는 것이다.

마지막으로, 70세 이상 식품 피라미드 맨 위에 위치한 깃발이 가리키는 칼슘, 비타민 D, 비타민 B_{12}의 보충제들은 최적의 건강을 증진하는 데 잘 맞는다. 물론, 이러한 권장들은 전체 식품들을 소비하거나 섭취하는 데 심각한 신체장애가 있는 사람들에게는 적용되지 않는다. 식품 섭취에 부정적인 효과를 주는 변화들을 발견하기 위하여 노인들에 대한 지속적인 관찰이 필요하다.

REFERENCES

1. Brodribb, J.M. (1980) Dietary fiber in diverticular disease of the colon. In: Medical Aspects of Dietary Fiber (Spiller, G.A. & Kay, R.M., eds.), pp. 43 ~66. Plenum Press, New York.
2. Carmel, R. (1994) In vitro studies of gastric juice in patients with food cobalamin malabsorption. Dig. Dis. Sci. 39:2516~2522.
3. Daviglus, M.L, Stamler, J., Orencia, A.J., Dyer, A.R., Liu, K., Greenland, P., Walsh, M.K., Morris, D. & Shekelle, R.B. (1997) Fish consumption and the 30-year risk of fatal myocardial infarction. N. Engl. J. Med. 336: 1046 ~1053.
4. *Dietary Guidelines for Americans, 3rd Edition* (1990) U.S. Department of Agriculture and Department of Health and Human Services, Home and Garden Bulletin, No. 232. Superintendent of Documents, Washington, DC.
5. *Dietary Reference Intakes: Calcium, Phosphorus, Magnesium, Vitamin D, and Fluoride* (1997) Institute of Medicine. National Academy Press, Washington, DC.
6. *The Food Guide Pyramid* (1992) U.S. Department of Agriculture, Human Nutrition Information Service, Home and Garden Bulletin, No. 252, Washington, DC.
7. Hurwitz, A., Brady, D.A., Schaal, E. S., Samloff, I.M., Dedon, J. & Ruhl, C.E. (1997) Gastric acidity in older adults. JAMA 278: 659~662.
8. Krasinski, S.D., Russell, R.M., Samloff, I.M., Jacob, R.A., Dallal, G.E., McGandy, R.B. & Hartz, S.C. (1986) Fundic atrophic gastritis in an elderly population. J. Am. Geriatr. Soc. 34: 800~806.
9. Krauss, R.M., Deckelbaum, R.J., Ernst, N., Fisher, E., Howard, B.V., Knopp, R.H., Kotchen, T., Lichtenstein, A.H., McGill, H.C., Pearson, T.A., Prewitt, T.E., Stone, N.J., Horn, L.V & Weingerg, R. (1996) Dietary guidelines for healthy American adults. Circulation 9: 1975~1800.
10. Kromhout, D., Bosschieter, E.N. & de Lezenne, C. (1982) Dietary fiber and 10-year mortality from coronary heart disease, cancer, and all causes:

The Zutphen Study. Lancet 2: 518～521.

11. Lichtenstein, A.H. (1997) Trans fatty acids, plasma lipid levels, and the risk of developing cardiovascular disease. A statement for healthcare professionals from the American Heart Association. Circulation 9: 2588～2590.

12. National Health and Nutrition Exami-nation Survey (NHANES), III 1988-94. (1997) CD-ROM Series 11, No. 1, 1A.

13. Phillips, P.A., Rolls, B.J., Ledingham, J.G., Forsling, M.L., Morton, J.M., Crowe, M.J. & Wollner, L. (1984) Reduced thirst after water deprivation in healthy elderly men. N. Engl. J. Med. 311: 753～759.

14. Rimm, E.B., Ascherio, A., Givanucci, E., Spiegelman, D., Stampfer, M.J. & Willett, W.C. (1996) Vegetable, fruit, and cereal fiber Intake and risk of coronary heart disease among men. JAMA 275: 447～451.

15. Suter, P.M., Golner, B.B., Goldin, B.R., Morrow, F.D. & Russell, R.M. (1991) Reversal of protein-bound vitamin B_{12} malabsorption with antibiotics in atrophic gastritis. Gastroenterology 101: 1039～1045.

16. Tucker, K.L., Mahnken, B. & Selhub, J. (1996) Folic acid fortification of the food supply. JAMA 276: 1879～1885.

17. Tucker, K. & Rush, D. (1992) Food Choices of the elderty. In: Nutrition in the Elderly: The Boston Nutritional Status Survey (Hartz, S., Rosenberg, I. & Russell, R., eds.), pp. 45～54. Smith Gordon, Nishimura: London.

18. Water and Electrolytes (1989) Recommended Dietary Allowances, 10th ed. National Academy Press, Washington, DC.

제 14 장

영양과 운동

1. 영양보조제는 운동능 향상에 도움이 되지 않는다

Dr. Stephen Barret

100개 이상의 회사들이 다양한 비타민, 무기질, 아미노산과는 다른 '식이보조제'의 복합으로 만들어진 엉터리 '운동능 증진제'를 선전하고 있다. 이들은 근육을 만들며 운동능을 도와준다고 한다. 1991년 미국질병조절과 방지센터의 연구원들은 12개의 인기 있는 건강 바디빌딩 잡지를 조사해 보았다. 조사를 통해 총 235개의 단일 성분을 가진 311개의 제품과 89개의 회사 광고가 있음을 발견했다. 건강식품사업이 1993년 평가한 바에 의하면 건강식품점을 통한 제품 총 판매는 1억 3000만 달러였다. 이들은 또한 약국과 슈퍼마켓에서도 판매된다.

1.1 '운동능력' 신화의 뿌리

훈련을 하는 동안 많은 단백질들이 필요하다고 생각된 것은 사자, 호랑이 등의 생고기를 먹으면 강력한 힘을 갖게 된다는 고대의 믿음에서 발전된 것이다. 오늘날 생고기를 먹는 운동선수들은 거의 없지만 "당신이 먹는 것으로 현재의 당신이 결정 됩니다"라는 사고는 아직도 호식가들에게 전해지고 있다.

1900년대 초, 근육에 특정 단백질이 들어 있는 것으로 밝혀지자 운동선수들과 코치들은 단백질이 근육의 주 요소라고 잘못 결론을 내렸다(실상은 물이다). 이러한 단

백질에 대한 믿음은 1930년대의 밥 호프만(Bob Hoffman, 1899~1985)과 그 후 죠 와이더(Joe Weider, 1923~)에 의해 더욱 커진다. 이들은 육체미 조형 선수들과 역도선수를 위한 잡지를 간행했다. 이들은 선수들에게는 특별한 단백질이 필요하며, 단백질 보충제가 특별한 근육을 만들어 주고, 튼튼한 힘을 주며, 선수들이 단백질을 충분히 얻기 위해서는 영양보조제를 사용하는 것이 가장 효과적이라고 주장했다. 하지만 과학적 사실은 다르다. 근육은 단백질을 더 먹는다고 생기는 것이 아니다. 근육은 근육운동을 함으로써 생겨난다. 한 번의 기본적인 단백질 필요량이 채워지면 훈련기간에 필요한 소량은 균형 잡힌 식사로 쉽게 얻을 수 있다.

미국인들은 대부분 단백질을 적당히 섭취하고 있다. 호프만은 펜실베니아 요크의 요크바벨(York Babell) 회사를 통해 보충제품과 바디빌딩 기구를 시장에 내놓았다. 그는 두 개의 잡지를 간행하고 체력 단련과 영양에 대한 30권 이상의 책을 썼다. 여러 해 동안 요크바벨의 영양제품은 가짜 시비로 소동을 일으켰다.

1960년 'Energol Germ Oil Concentrate'이라는 이름 때문에 문제가 제기되었다. 왜냐하면 오일에 관한 책이 간질담석증과 관절염 등 120개 이상의 질병을 치료하거나 방지한다고 허황되게 주장했기 때문이다. 1961년에 15개의 다른 요크바벨제품이 잘못된 것으로 판명되었다. 1968년 더 많은 제품이 비슷한 이유로 정부의 제재를 당했다. 1972년 FDA는 요크바벨 단백질 보충제의 3가지 타입을 가짜라고 못 박았으며, 육체미 조형(body building)에 대해 잘못 인도한 책임을 물었다. 1974년 그 회사는 다시 가짜 상표 Energol과 단백질 보충제에 대한 책임 추궁을 당했다. 가짜 육체미 조형 시비는 단백질 보충제 때문에 생겼다.

법과의 많은 충돌에도 불구하고 호프만은 상당히 전문적인 명성을 얻었다. 처음에는 조정선수, 그 다음은 역도선수로서의 그의 운동경력을 통하여 600개 이상의 트로피와 자격증과 상패를 받았다. 그는 1936~1968까지 올림픽 역도부분 코치였고, 피지칼 휘트니스와 스포츠에 대한 대통령위원회의 창립 회원이었다.

와이더는 청소년 시절부터 바디빌딩을 시작했으며, 16살 때 '당신의 몸(Your Physique)'이라는 신문기고를 시작했다. 몇 년 후 그는 육체미 조형기구를 팔며 우편을 통한 안내책자 판매회사를 열었다. 1946년 죠의 형 벤이 사업에 뛰어들었고, 육체미 조형 선수들의 국제연맹을 세웠다. 그것은 이 스포츠를 전 세계에 나아가게 했으며, 후원자 경쟁을 촉진시켰다. 기사에 의하면, 사업계의 제국 '와이더 건강과 휘트니스(Weider Health & Fitness)'는 현재 매년 5억불의 수익을 올리고 있다고 한다.

그 회사는 스포츠 보충제 시장에서 유력한 위치에 있다. 이 회사에서는 4가지 잡지를 간행하며, 바디빌딩 기구를 팔고 '근육 잡지(Muscle Megazine)'를 ESPN에 방영하며, 많은 운동과 에어로빅 이벤트를 후원한다.

보충제로는 Anabolic Mega-Pak, Dynamic Life Essence, Dynamic Super Stress End, Dynamic Power Source, Dynamic Driving Force, Dynamic Fat Burners, Dynamic Liver Concentrate Energizer, Dynamic Sustained Endurance, Dynamic Recupe, Dynamic Body Shaper, Dynamic Muscle Builder들이다. 이 제품 중 어느 것도 그 이름과 같은 효능을 갖고 있는 것은 없다. 일반적인 균형 잡힌 식사만 하더라도 이러한 영양소들은 다 얻을 수 있다.

1984년 FTC가 Anabolic Mega-Pak(아미노산, 무기질, 비타민과 약초를 넣음)과 Dynamic Life Essence(아미노산 제품)가 잘못된 광고라고 고소했다. FTC의 고소는 와이더와 그의 회사가 그들의 제품이 근육발달에 도움이 되고, 합성스테로이드에 효과적이라는 거짓 주장을 하지 않겠다는 각서를 씀으로써 일단락되었다. 또한 이들은 최소한 40만불의 환불에 동의했고, 영양과 근육발달과의 관계를 위한 연구비를 내겠다고 했다. 와이더의 광고들에는 이 금지된 조항은 이제 더 이상 사용하지 않지만 비슷한 메시지는 아직도 잡지의 기사에 나타나며, 상품의 이름이나 운동선수의 사진, 유명인의 동의 등을 통해 암시되고 있다. 거짓과 잘못된 주장은 또한 와이더 헬스와 휘트니스에서 1990년 간행된 일련의 18개의 책에 적혀 있었고, GNC 가게를 통해 판매되었다.

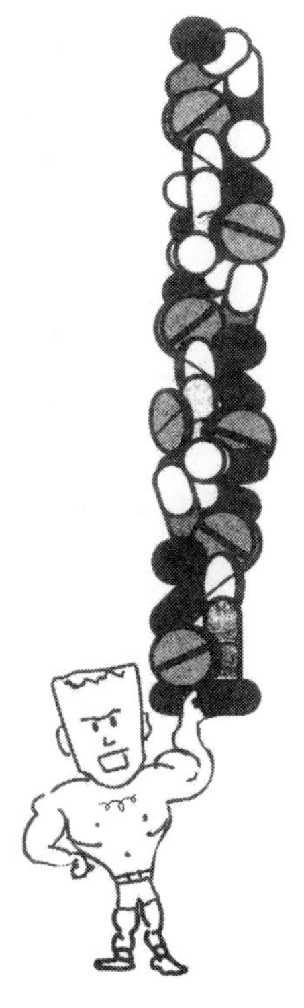

1.2 시장이 확장되다

1970년 단백질 보충제와 비타민과 더불어 선수들에게 선전된 주요 제품으로는 밀 발아 기름(wheat germ oil)과 벌꽃 가루(bea pollen)였다. 이들은 에너지와 지구력을 강화시킨다고 거짓 광고되었다. 1980년대 초에 와이더 헬스와 휘트니스가 'Olympians'를 소개했다. 이것은 'Olympians 와 영양관련 연구자'들과 가까이 지내면서 계발시킨 것이라고 말했다. 대부분은 이국적인 물질 한두 가지를 조합하여 넣은 지속성의 비타민이었다. 휘트니스에 대한 관심이 생기면서 여러 제약회사들이 복합비타민 또는 활동적인 사람들에게 필요한 '스트레스' 보충제라고 거짓 주장을 하기 시작했다.

덕크 피어슨(Durk Pearson)과 샌디 쇼 (Sandy Shaw)는 Life Extension을 1982년에 발간한 후 수백 가지의 라디오와 텔레비젼 토크쇼에 출현했다. 이 책은 특정 아미노산 보충제가 성장호르몬을 낸다고 하였으며, 이것이 아무런 노력 없이도 근육을 발달시키며 지방을 감소시킨다고 주장했다.

이런 주장을 하게 된 것은 동물에게 다량의 아미노산을 주사했을 때의 경험 때문이다. 그러나 피어슨과 쇼가 대대적으로 선전을 하면서부터 건강식품사업은 박차를 가하여 운동선수들과 미래의 식이요법자들을 위한 수백 개의 제품들이 쏟아져 나왔

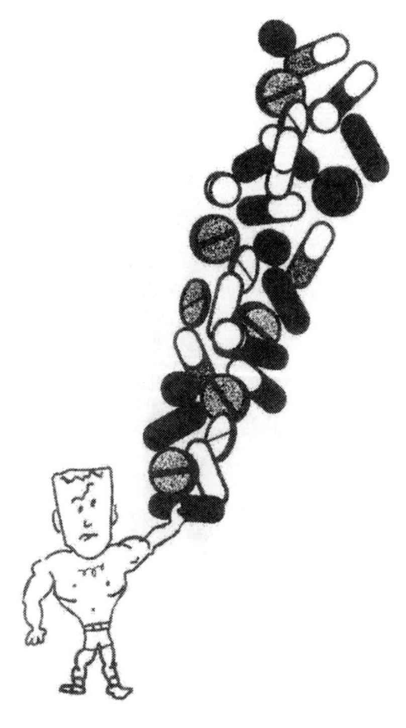

다. 이 제품들 대부분은 '천연 스테로이드' 또는 '스테로이드 대용품'이라고 거짓으로 주장했다. 그때 이래로 별 쓸모없는 성분들이 '운동능 증진제'라는 이름으로 시장에 나와 있게 되었다.

어떤 제조업자들은 광고에는 나타내지 않지만 제품 이름으로 교묘히 알린다. 많은 사람들이 메시지 전달을 위해 선수들의 사진을 이용한다. 어떤 사람은 광고나 제품 안내서에 노골적으로 주장하기도 하고, 어떤 사람들은 단순히 과대광고를 한다. 여러 사람들이 자사제품이 특별하다고 선전문을 내기도 한다. 어떤 사람들은 특정한 운동 경기에 자기 제품들로 후원한다.

1.3 단순한 진리들

균형 잡힌 식사를 하는 선수들은 추가의 단백질과 비타민은 필요치 않다. '여성을 위한 완전한 스포츠 의학책(The Complete Sports Medicine Book for Women)'에서 스포츠의학 전문가인 의사 가베 머킨(Gabe Mirkin, MD)과 부인과 의사 모나 상골드(Mona Shangold, MD)가 그 이유를 설명한다.

"근육 신장을 위해서도 더 많은 단백질은 필요치 않습니다. 예를 들어 1파운드의 근육은 단지 100 g의 단백질만을 갖고 있으며, 72% 이상이 물로 구성되어 있지요. 매주 좋은 체력단련 프로그램에서 1파운드의 근육을 더하고 있다면 여러분은 단지 매주 100 g의 단백질 또는 매일 15g의 단백질을 먹으면 됩니다. 두 컵의 옥수수와 콩은 이 필요량에 알맞은 것입니다. 여러분이 예상한 것보다 훨씬 적지요. 운동 시에는 단지 4가지 비타민만 더 필요합니다. 티아민, 나이아신, 리보플라빈, 판토텐산입니다. 이 비타민들은 탄수화물 분해 시에 소량이 없어지고 일부는 에너지를 위한 단백질 분해 시 없어집니다. 그러나 여러분은 이런 비타민들을 음식물에서 다 얻을 수 있습니다. 더구나 이런 비타민 결핍은 운동선수에게 생긴 적이 없지요."

다른 제품들은 어떤가? 가장 철저하게 진행된 조사는 '운동능 진증제의 건강사기전담반에 대한 국가 위원회'를 감독하는 운동생리학자겸 영양학자인 데이빗 라이트세이(David Lightsey)가 주도했다. 지난 4년간 그는 '운동능 진증제'를 판매하는 80개 이상의 회사들에게 전화를 했다. 최근의 인터뷰에서 라이트세이가 나에게 다음과 같이 말했다.

"저는 회사 대표에게 제품정보와 공식보고서 건을 부탁했지요. 그들 제품의 장점들을 들은 후 이런 주장을 할 만한 정보를 어디서 얻었는지 물어보았습니다. 점점 자세히 묻자 그들의 대답은 점점 모호해졌습니다. 어떤 이는 제품의 비밀을 누설할 수 없어서 더 이상 구체적으로 말할 수 없다고 하더군요. 저는 그것을 문서로 보내 달라고 하고 인터뷰를 끝냈습니다. 하지만 그들 절반도 보내오지 않았어요. 받은 대부분의 연구들도 부실하고 아무것도 증명하지 못했습니다. 잘 만들어진 소수의 제품들은 제품이 말하는 것들을 잘 설명해 주지 못했고, 말도 안 되는 것들이었습니다. 어떤 회사들은 한두 개의 운동팀이 자사제품을 사용하고 있다고 말했어요. 그런 경우에 저는 운동팀 관리자와 만났는데, 그 때 알게 된 것은 한둘 또는 그 이상의 운동선수가 사용한다 할지라도 관리부에서 그 제품을 승인하거나 사용하도록 추천하지는 않았다는 것입니다."

라이트세이는 왜 많은 선수들이 이런 제품들에 대해 그렇게 신뢰하는지 두 가지 이유를 들었다. ① 종종 특정 제품을 사용할 때와 훈련 시 멋진 발전이 있을 때가 일치할 때가 있다. 그리고 ② 자신감이 생기고 위약의 효과가 있어서 경기가 잘 되게 한다. 하지만 이런 '심리적 유익'은 잘못된 정보와 소비되는 돈, 잘못된 미신 그리고 알고 혹은 모르고 하는 영양소 과대 복용으로 인하여 일어나는 신체적 부작용의 결과와 신중히 비교해 보아야 한다. 얼마나 많은 사람들이 휘트니스 프로그램과 레크레이션 운동를 위하여 신통력 있는 위약(가짜약)이 필요한 것일까?

1.4 더 강한 법적 집행이 필요하다

지금까지 '스포츠 영양제' 상품에 낭비하는 소비자를 돕기 위한 정부 차원의 노력은 거의 없었다. FTC가 위에서 언급한 시장의 선두주자인 '와이더 건강과 휘트니스' 회사에 제재를 가했다. 1986년에 FTC는 로빈스(A. H. Robins)와 그의 회사인 Viobin 회사를 고소했다. 그들은 15년 이상 밀발아기름 제품에 대해 거짓주장을 해왔다. 소송은 다음과 같은 주장들을 금지하기로 의견일치를 보고 마무리되었다. 그 주장들은 밀발아기름이 소비자에게 지구력, 스테미나, 정력, 그밖의 체력단련을 향상시키는 데 도움이 된다거나 또는 그 주성분인 'octacosanol'이 신체의 반응시간, 산소 흡수, 산소 부채, 또는 운동 경기능과 관계가 있다는 것들이었다.

1992년에 뉴욕시청 소비자 상담실은 Magic Muscle Pill!! 영양보조제의 건강체력

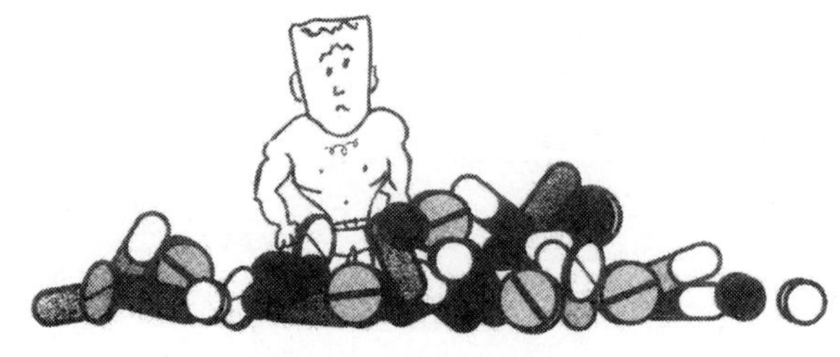

관련 엉터리 치료에 대한 보고서를 냈다. DCA조사단은 선수들에게 유익하다는 그들의 주장을 입증할 만한 과학저널 하나라도 제대로 제공하지 못했음을 알게 되었다. 이 보고와 함께 DCA는 조사된 6개 회사의 위반사항을 발표했다. 이것은 소비자에게 fat burner, fat fighter, fat metabolizer, energy enhancer, performance booster, strength booster, 운동능 증진제, 근육 동화제와 같은 용어에 주의할 것을 경고했다. 육체미 조형 보충제 사업을 "좋지 않은 결과를 가져오는 속이는 것"으로 부르는데, DCA 관계자들은 FDA와 FTC가 이 소란스럽고 약장수 같은 선전 등의 거짓된 것을 금지시켜야 한다고 주장했다.

1994년 FTC는 제너럴 뉴트리션 회사(General Nutrition Inc)에게 41개 제품에 거짓 광고한 책임을 물어 240만 불의 벌금을 물게 했다. 이들 대부분은 다른 제조업자들에 의하여 포장된 것들이다. 이들은 '와이더의 초지방 인화기(Weider's Super Fat Burners)'와 11개의 다른 'muscle builder' 그리고 5개의 각각의 가짜 '운동능 증진제'들이다. 타 제조업자에게는 어떤 제재도 가해지지 않았다. 그러나 FTC의 간부들은 스포츠 영양시장이 깨끗이 청소되어야 한다고 느끼고 있다.

Stephen Barett은 은퇴한 신경전문의이며, 36권이나 되는 책들의 공동 저자이거나 편집자이기도 하다. Victor Herbert, MD, JD와 함께 'The vitamine pushers : How the health-food industry is selling America a bill of goods'을 1994년에 공동 집필하였다. 1984년에 엉터리 영양치료제와 싸운 사회적 공로로 미국 FDA 국장이 주는 특별한 표창장을 받았다.

2. 영양보조제 : 과학적으로 효능이 있는가 아니면 과대광고인가?

Thomas D, Armsey Jr, MD; Gary A. Green, MD

요약 : 영양보조제 회사들의 공격적인 영업방법은 비전문적인 혹은 전문적인 수백만의 운동가들로 하여금 그들의 운동능력을 향상시킨다는 희망 아래 영양보조제를 사용하도록 만들었다. 이러한 광고들은 희생을 치를 수 있거나 혹은 유해하기도 하다. 그리고 운동능 증진효과는 광고된 것과 같은 과학적인 근거가 전혀 없든지 아니면 조

Reprinted by permission from the authors, Gary A. Green, MD and Thomas D. Armsey Jr, MD Department of Family Practice & Sports Medicine, University of Kentucky. Adapted from *The Physician and SportsMedicine,* Vol. 25, No. 6 (June 1997).

금 있을 뿐이다. L-카르니틴, L-트립토판, chromium picolinate와 같은 아미노산들은 운동능 증진에 아무 유익도 되지 않는다고 밝혀졌다. 크레아틴, beta-hydroxy-beta-methylbutyrate, DHEA와 같은 것들은 운동능 증진 혹은 동화작용의 효과를 줄 수도 있다. Chromium picolinate와 DHEA는 부작용이 있으며, 다른 제품들의 안정성에도 의문이 남아 있다.

미국에서의 영양보조제 산업은 매우 수지맞는 사업이다. 책임 있는 영양위원회(Council for Responsible Nutrition) (1)에 따르면, 식이보조제의 소매 판매액은 1990년에 33억불이었으며, 매년 수입이 증가하는 것으로 알려져 있다. 이러한 거대한 소비량은 영양보조제를 통하여 주로 근육증강의 효과를 열망하는 고등학생과 대학생 그리고 여가운동가들을 목표로 한 공격적인 광고효과로 인한 것이다. 최근 건강관리의 유행을 타고 영양보조제는 수백만의 소비자들의 관심을 끌며 믿기 어려울 정도로 엄청난 양의 수익을 만들도록 수 십 억불의 재정을 지불하게 한다.

불행하게도 이러한 영양보조제들은 미국의 식약청(FDA)의 제한을 거의 받고 있지 않다. 광고의 내용과는 반대로 처방된 약품들에 요구되는 자세한 과학적인 조사도 많은 영양보조제들에 대하여 이루어지지 않았다. 더 심각한 것은 지속적으로 증가하는 영양보조제 산업의 크기를 고려해 볼 때 FDA는 아마도 그 제품들을 효과적으로 다 통제하지 못할 것이다. 이렇게 조사와 통제가 불가능하게 되면 이는 부도덕한 광고를 이끌게 될 것이며, 나중에는 제품의 불순함과 심지어 보충제 사용자들에게 심각한 위험을 가져올 것이다.

이러한 내재되어 있는 위험한 결과들을 볼 때 의사들은 최근의 영양보조제들에 대하여 더 많이 배워서 환자들로 하여금 이러한 영양보조제들을 사용함으로 얻는 효과와 또한 그 위험에 대해서 가르쳐야 하는 의무를 갖도록 해야 할 것이다. 특별히 운동선수 팀의 의사들은 운동선수들과 코치, 또 관리자들에게 이러한 것들에 대하여 조언할 수 있다. 교활한 광고들과 과대 주장들과 경쟁하여 이기는 것은 매우 힘들다. 의사들은 그러나 일반적인 영양보조제들에 대한 최근의 과학적 연구와 이들의 작용기작 그리고 일어날 수 있는 역효과들에 대한 정보를 이용함으로써 영양보조제 사용자들이나 이것을 사용하는 데 관심이 있는 사람들에게 올바른 추천을 할 수 있을 것이다.

2.1 크레아틴 모노하이드레이트(Creatine Monohydrate)

크레아틴 혹은 메틸구아니딘아세트산은 1835년에 Chevreul에 의해서 처음 발견된 아미노산이다. 이것은 간과 췌장, 그리고 신장에서 아르기닌과 글라이신으로부터 합성되며, 고기와 생선으로부터도 얻을 수 있다(2). 크레아틴은 1993년에 크레아틴 모노하이드레이트라는 이름으로 운동능 증진제로서 소개되었으며, 지금도 미국 전역에서 운동선수들에 의해서 매우 많이 사용되고 있다. 현재 심사 계류 중에 있는 미국대학운동협회(National Collegiate Athletic Association, NCAA)의 연구결과에 따르면 지난 12개월 동안 대학교 학생들 중 13%가 크레아틴 모노하이드레이트를 사용해온 것으로 나타나고 있다(Frank Uryasz, personal communication, February 1997).

최근의 이론에 따르면 크레아틴 보충제는 골격근 세포에서 인산화된 크레아틴(PCr)의 생물 유용성을 증가시킨다. 이러한 증가가 두 가지 방법으로 근육의 활동을 증강시킨다고 생각되어진다. 첫 번째, 더 많은 PCr은 더 빠른 ATP의 재생산을 허용하고, 이것은 단거리 달리기, 높이뛰기, 역도와 같이 짧고 고강도의 운동에 필요한 에너지를 제공한다. 두 번째, PCr은 운동을 통하여 일어나는 근육의 피로, 젖산 생산과 관련하여 만들어진 세포내 수소이온을 완충하는 역할을 한다. 그러므로 크레아틴 보충제는 근육수축과 무산소운동을 증진시키는 힘을 증가시키므로 운동능 증진효과를 제공한다.

크레아틴 보충제가 운동능 증진 효과가 있는 것이 여러 가지 잘 계획된 연구에 의하여 보여졌다. Greengaff 등(4)은 하루에 20 g씩 5일 연속 크레아틴 모노하이드레이트를 경구투여했을 때 근육의 크레아틴 수용성을 20% 증가시켰으며, 고강도 근육수축 후에 PCr의 재생산을 상당히 증가시켰다. Birch 등(5)과 Harris 등(6)은 하루 20∼30 g의 크레아틴 보충제를 사용함으로써 남자 운동선수들의 운동능력을 짧고 고강도의 일과 소진까지 이르는 데 걸리는 총 시간의 길이에서 모두 상당히 증진시킨다는 것을 실험실과 실제 연구에서 보여주었다.

최근의 자료에 의하면 사람의 골격근의 크레아틴 평균 농도는 125 mmole/kg-dm(dry muscle)이며, 정상적인 크레아틴 농도의 범위는 90 mmole/kg-dm에서 160 mmole / kg-dm이다(7). 이러한 크레아틴의 넓은 정상농도의 범위는 일부 발표된 연구의 결과에서 왜 크레아틴 보충제의 섭취가 유의성 있는 운동능 증진 효과를 보여주지 못했는지를 알려준다. Greenhaff(7)의 연구에 의하면 조사된 운동선수의 거의 절반에 이르는 사람이 125 mmole/kg-dm보다 낮은 크레아틴 농도를 보여주었다고 한다. 그리고 엄격한 채식주의자들은 크레아틴 농도가 더 낮았다. 이러한 사람들은 크레아틴 보충제의 섭취가 근육 크레아틴의 농도, PCr 재생산 그리고 운동능 증진의 가장 의미 있는 증가를 보여주었다. 반면 크레아틴 농도가 일반적으로 높은 운동선수들에게는 이러한 크레아틴 보충제의 효과가 없거나 아니면 약간의 효과만 있는 것으로 나타났다.

이렇게 크레아틴의 사용이 급속도로 증가한 반면, 크레아틴을 사용하는 사람들에게는 비교적 짧은 시간(4주 이내) 동안에는 어떤 특정한 부작용도 과학적으로 관찰되지 않았다. 그러나 크레아틴 모노하이드레이트 사용과 관련하여서 근육 경련의 일시적인 증가가 있었다는 보고가 있었다(J. Kinderknecht, MD, personal communication, June 1996). 더 많은 연구를 통하여 이러한 부작용이 크레아틴 보충제에 의한 것인지 아닌지를 규명하여 줄 수 있길 바란다.

2.2 크롬 피콜린산(Chromium Picolinate)

크롬은 버섯, 자두, 견과류, 전곡 빵, 그리고 곡물식(8)과 같은 여러 가지 음식에 포함되어 있는 미량의 필수무기질이다. 일반적으로 미국인의 식사에는 크롬 일일 권장량의 50~60%을 함유하고 있다. 이것은 위장관 흡수율이 매우 낮아서 영양소 보충제 제조자들은 크롬을 피콜린산에 결합(CrPic) 하여서 흡수력과 생물 유용성을 증가시킨다.

크롬 보충제는 처음에 운동에 의한 크롬의 손실로 인하여 운동선수들에게 크롬의 부족이 많이 있을 것이라는 염려와 관련하여서 잘 알려지게 되었다(9). 크롬은 탄수화물과 지방, 단백질 대사에서 인슐린의 작용을 증가시키는 보조인자로서 기능하는 것으로 보인다. CrPic 권장자들은 이것이 글리코겐 합성을 증가시키고, 당 내성과 지질분포를 개선시키며, 근육에 아미노산의 주입을 증가시킨다고 주장한다.

1980년대 초 연구에서 하루에 200㎍의 CrPic를 복용함으로써 근육증강의 효과를 보여준다고 알려졌을 때부터 과학적인 신뢰를 얻었다. Evans(10,11)와 Hasten(12) 등은 CrPic 보충제를 섭취한 후 지구력 운동 후에 대학 운동선수와 학생들에게서 체지방의 비율이 줄어들었으며, 제지방의 증가를 가져왔다는 것을 보여주었다. 그러나 이러한 연구들을 비판적으로 조사해본 결과 CrPic 보충제 보다는 잘못된 부정확한 측정 방법이 이러한 운동능 증진 결과를 가져온 것으로 드러났다. 최근에 더 정확한 측정 방법으로 수행하였을 때 Clancy 등(13)과 Hallmark 등(14)의 연구에 의하면 CrPic 보충제의 복용은 어떠한 체지방과 제지방 그리고 운동능에도 의미 있는 개선을 보여주지 못했다.

CrPic를 사용한 대부분의 실험에서 한달 이내에 매일 50~200㎍을 섭취하였을 때 위장관 과민성을 제외한 어떠한 부작용도 나타나지 않았다. 그러나 CrPic를 증가된 양으로 오랜 기간 동안 사용하였을 때 빈혈(15), 인지 결손(16), 염색체 손상(17), 간질신염(18)과 같은 심각한 부작용이 나타났다. 그러므로 크롬 피코린산 보충제를 운동능 증진제로 사용하는 것은 매우 강력하게 제지되어야 하며, 매우 위험스럽다고 간주되어야 한다.

2.3 아미노산

아미노산은 단백질의 구조 구성성분이다. 그러므로 사람들은 더 많은 아미노산을 섭취함으로 인하여 골격근을 형성하는 데 더 많은 가능성이 있을 것이라고 생각할 것이다. 1989년의 영양권장량에 따르면 일반 성인은 신체의 단백질 필요량을 만족시키기 위하여 하루에 0.8 g 아미노산/kg의 제지방을 섭취하여야만 한다. 그러나 운동선수들은 일반적으로 정상적인 사람들 보다 더 많은 단백질을 필요로 하는 것으로 생각하기 때문에 이들은 더 많은 단백질 보충제를 사용한다.

이론적으로는 아미노산은 생물 유용성을 증가시킴으로 인해서 단백질 생산을 증가시키고, 근력과 지구력 운동에서 일어나는 근육 손실을 낮춘다. 이러한 이론들은 단백질 대사에 관한 실험으로 지지를 얻었다. Fern 등(19)과 Lemon 등(20)은 4주의 지구력 훈련 동안 단백질 섭취를 통하여 단백질 합성이 실질적으로 증가하는 것을 근력운동가들이 보여주었다. 이러한 운동선수들의 질소 균형을 조사함으로 인해서 새로운 단백질 일일 필요량(1.4～1.8 g/kg lean mass/day)이 만들어졌다.

아미노산 보충제들은 지구력 운동선수들에게도 중요한 역할을 한다. Lemon(21)과 Gontzen 등(22)은 지구력 운동선수들이 중증의 운동(VO_2 max의 55～65%)과 고강도 운동(VO_2 max의 80%)을 100분 이상 수행하였을 때 단백질 섭취를 1.4～1.8 g/kg lean mass/day 정도로 섭취하지 않으면 심각한 단백질 손실을 가져온다는 것을 보여주었다.

여러 가지 요인들로 인하여 운동선수들이 필요로 하는 아미노산의 양에 대한 정보가 분명하지 않게 되었다. 비록 모든 인용된 연구들이 현재의 영양권장량보다 더 많은 단백질을 섭취할 것을 권하고 있지만, 어떤 잘 고안된 연구도 아미노산 보충제가 운동능력을 증가시킨다는 보고는 없다. 더 나아가서 어떠한 과학적 연구도 2 g/kg lean mass/day의 용량보다 더 많은 양의 단백질 보충제 사용을 뒷받침해 주지 않는다. 마지막으로 4～8주 동안의 운동으로 인하여 일어나는 개선된 신체조건이 단백질 손실을 줄일 수 있다. 이것이 현재의 영양권장량에 훨씬 더 가까운 유지 단백질 필요량을 초래 할 수도 있다.

2.4 L-카르니틴

카르니틴은 4개의 원소로 구성된 아민이며, 카르니틴의 생리적 활성은 beta-hydroxy-gamma-trimethyl-ammonium butyrayte이다. 카르니틴은 고기와 낙농제품에서 발견되며, 사람의 간과 신장에서 두 필수아미노산인 라이신과 메티오닌으로부터 생성된다. 카르니틴은 두 가지 면에서 운동능 증진 효과가 있다고 생각되어진다. 첫째, 미토콘드리아 막 사이의 유리지방산의 수송을 증가시킴으로써 카르니틴은 지방산의 산화를 통한 에너지의 사용, 그리고 근육 글리코겐을 아끼는 효과를 가지고 온다. 두 번째, 피루브산을 완충함으로써 피로함과 연관된 근육 젖산 축적을 감소시키므로 카르니틴은 운동시간을 오랜 동안 지속시킬 수 있다.

카르니틴이 운동능 증진 효과가 있음이 Gorostiaga 등(23)과 Wyss 등(24), 그리고 Natalie 등(25)에 의한 초기 연구에 의하여 간접적으로 알려졌다. 이러한 연구는 운동 중 L-카르니틴의 섭취가(2～6 g/day) 호흡교환율(RER)을 감소시킨다는 것을 보여주었다. 이는 탄수화물 보다는 지방산이 에너지 급원으로 사용된다는 것을 보여준 것이다. 그러나 이러한 연구들은 방법론에 있어서 여러 가지 문제점들이 있었다. 호흡교환율만을 지방산 산화의 증가의 유일한 측정방법으로 사용했다는 것이다. 호흡교환율은 지방산 사용을 측정하는 간접적인 방법이고, 이것은 운동전 식사, 체형의 수준, 운동 강도 그리고 시간과 같은 여러 가지 요인들에 의하여 영향을 받는다(26). 이러한 혼돈으로 인하여 실험이 잘 조절되지 않았을 것이고, 그러므로 인하여 아마도 결과에 영향을 주었을 것이다.

이러한 문제들을 피하여서 Vuchovich 등(27)에 의한 더 잘 준비한 실험에서 생체검사와 혈청 분석을 통하여 근육 글리코겐과 젖산을 직접 측정하였다. 이러한 연구결과는 L-카르니틴을 하루에 6g을 섭취했을 때 어떤 글리코겐 절약효과나 젖산 감소효과를 보여주는 데 실패하였다. 더욱이 지금까지 어떠한 연구도 카르니틴 섭취가 운동능을 증가시킨다는 것을 확증하지 못했다. 그리고 지금 사용되는 카르니틴 보충제들은 D-카르니틴을 함유하고 있다. 이것은 사람에게 활성이 없을 뿐만 아니라 오히려 조직에서 L-카르니틴을 없애는 기작을 통하여 근육의 약함을 초래할 수 있다. 그러므로 카르니틴은 운동능 증진 보충제로 사용되어서는 안 된다.

2.5 L-트립토판

L-트립토판은 필수아미노산이다. 보통 상업적으로는 순수한 트립토판의 형태로 얻을 수 없다. 이것은 여러 가지 복합 보충제와 함께 존재하며 불면증, 우울증, 걱정, 월경 전 긴장과 같은 증상들을 치료한다고 보고되었다(28). L-트립토판이 운동능 증진 효과가 있다는 광고를 보고 지난 10년 동안 운동선수들은 L-트립토판을 섭취하였다. 이러한 효과의 이론적인 기작은 다음과 같다. L-트립토판을 섭취로 인하여 뇌에 세로토닌의 양이 증가하며, 이러한 증가는 무통을 초래하고 지속된 근육운동으로 인한 불편함을 감소시켜서 피로감을 늦춰 주는 역할을 한다.

이러한 이론적인 모델은 1988년 Segura와 Ventura(29)가 1.2g의 L-트립토판(24시간 운동 이내에 300mg씩 4번)을 섭취한 사람이 대조군보다 총 운동시간이 49% 증가한다는 것을 보여 줌으로써 과학적인 신뢰를 얻게 되었다. 이러한 운동능의 증가는 상상조차 하기 어려울 정도로 좋은 것이지만, 이런 연구 결과들이 실험에 의하여 재현된 적은 없다. Seltzer 등(30)과 Stensrud 등(31)에 의한 두 개의 잘 고안된 실험에 의하면 1.2g의 L-트립토판을 섭취한 그룹이 대조군에 비하여 어떠한 주관적이고 객관적인 개선을 보여주는 데 실패하였다. 이러한 두 가지의 연구 결과는 현재 운동과 관련된 연구결과와도 잘 일치한다.

의사들은 L-트립토판 섭취에 대한 반대되는 다른 2가지의 주장에 대하여 매우 잘 알고 있어야만 한다. 전문적 운동선수들 사이에서는 트립토판의 사용이 이미 감소되고 있는데, 이들은 아마 L-트립토판이 운동능 증진 효과가 거의 없음을 알고 있는 듯하다. 더 중요한 것은 L-트립토판의 섭취는 호산구성 근육통의 여러 가지 사례와 연결되어 있으며, 32명의 사망을 초래하였다(28). 비록 이러한 사례들은 아미노산 그 자체에 의한 것이기 보다는 일본 제조회사가 만든 L-트립토판의 오염에 의한 것일 수도 있지만, 이것은 잘못 통제된 보충제에 대한 질과 순도의 의문점을 설명해주는 것이다.

2.6 HMB(beta-hydroxy-beta-methylbutyrate)

최근 영양보조제 시장에 새로이 첨가된 것 중 하나가 HMB이다. 이것은 곁가지 아미노산인 루신의 대사산물이며, 신체 내에서도 소량 생산된다. HMB는 또한 메기, 감귤류, 모유에도 존재한다. 1980년대 초에 아이오와 주립대학의 연구원들은 HMB가 단백질 대사를 조절하는 루신 대사산물 중의 생리활성 성분이라고 가정하였다. 이 대사산물의 정확한 기작은 알려져 있지 않지만 HMB 권장자들은 HMB가 단백질 분해에 관여하는 효소를 조절한다고 주장한다. 이들은 HMB 수준이 높으면 단백질의 이화작용을 줄여서 궁극적으로 동화작용 효과를 창출한다고 제안한다.

HMB를 섭취하면 이것이 근육 양과 힘을 증가시키는 것처럼 보인다는 것이 가금류(32~36)와 사람의 연구에 의하여 잘 알려졌다. Nissen은 두 번의 잘 준비된 실험(37, 38)에서 운동하는 사람에게 HMB가 운동능력을 증진시키는지에 대한 연구를 수행하였다. 첫 번째 연구에서 41명의 훈련되지 않은 사람들이 4주 동안에 지구력 훈련 프로그램에 참여하였다. 두 개의 그룹은 매일 1.5 g 혹은 3 g의 HMB 보충제 혹은 대조군으로 조절되었다. HMB 보충제를 섭취한 그룹은 대조군에 비하여 근육 분해산물(3-methylhistidine과 creatine phosphokinase)이 상당히 줄어들었을 뿐만 아니라 근육 양과 힘도 눈에 띄게 개선된 것을 보여주었다. 두 번째 연구에서는 비슷하게 조절된 근력 강화운동을 통하여 훈련된 그룹과 훈련되지 않은 남자 그룹을 조사하였다. 하루 3 g의 보충제를 섭취한 그룹은 대조군에 비해서 근육량이 증가하였으며, 체지방률이 감소하였을 뿐만 아니라 벤치프레스를 드는 최대 횟수가 한 번 증가하였다.

HMB에 대한 더 많은 연구는 영양보조제의 동화작용 효과를 지지하게 될 것이며, 단백질 대사에서의 역할을 분명하게 할 것이다. HMB 보충제의 부작용은 아직 보고되지 않았지만 이 물질의 안전성에 대해서는 아직 알려져 있지 않다. 그러므로 HMB의 사용이 안전하며 효과적인 운동능 증진제라고 추천하기에는 아직 이르다.

2.7 DHEA(Dehydroepiandrosterone)

1996년에 FDA에 의해서 DHEA가 그 안전성이 보장될 때까지 치료적 목적으로 판매되는 것을 제한함으로써 DHEA에 대한 사람들의 관심이 증대되었다. 대중 매체들에 의한 후속적인 관심은 이 영양보조제를 유명하게 만들었으며, 제조업자들은 DHEA를 치료 목적보다는 영양보조제로서 팔기 시작하였다. DHEA는 1934년에 아드레날린 선에서 생산되는 안드로젠으로 알려졌다. 영장류에서는 DHEA가 안드로젠과 에스트로겐의 체내 생산의 전구체이다. 또한 DHEA의 원료라고 알려진 야생 고구마는 많은 건강식품 상점에서로부터 구할 수 있다. 안드로젠 스테로이드의 전구체로서 DHEA는 테스토스테론 생산을 증가시키고 근육 증강작용을 제공한다. 권장자들은 DHEA가 노화과정을 늦춰 주기 때문에 이것을 "젊음의 샘"이라고 광고한다.

DHEA의 효과에 관해서는 무작위, 이중 맹검, 그리고 대조군으로 비교되어 발표된 실험이 그리 많지 않다. 6개월 동안 매일 50 mg(40) 혹은 12개월 동안 매일 100 mg(41)을 섭취한 실험의 결과를 나타내는 두 개의 문헌이 DHEA가 육체적·정신적 행복뿐만 아니라 혈장 내의 안드로젠 스테로이드의 양을 상당히 증가시킴을 보여주었다. DHEA가 신체 조성 혹은 지방분포에 어떤 영향을 미치는지는 아직 분명하지 않다. 40세 이하 건장한 젊은 사람들에 대한 실험은 아직 수행되지 않았다.

DHEA 사용자들은 DHEA를 사용하였을 때 비가역적인 탈모, 더부룩함, 목소리의 깊어짐과 같은 한 가지의 여성의 남성화 증상을 제외하고는 부작용이 거의 없음을 보여주었다. 남성들은 에스트로겐의 증가에 따른 비가역적인 유방이상 비대증을 보고하였다. 이 보충제는 매우 새롭기 때문에 장기적인 부작용에 대해선 아직 모른다. 다른 영양보조제와는 다르게 DHEA는 통제되지 않는 에스트로겐과 테스토스테론 수준의 지속적인 증가로 유도하여 실질적으로 자궁과 전립선암의 발생을 증가시킬 수 있다. 그러므로 이 보충제의 안정성은 확신할 수 없다.

운동선수들이 특히 관심을 가져야 하는 것은 DHEA 보충제가 국제올림픽위원회(IOC)와 NCAA의 외부 테스토스테론 사용에 대한 스크리닝 결과에 영향을 줄 수 있다는 것이다. DHEA를 사용하게 되면 테스토스테론-에피테스토스테론의 비율을 변경시켜서 두 그룹에 정해진 6 : 1의 한계를 초과할 수 있다(Personal communication, Don Catlin, MD, 1997). 그래서 DHEA 사용자들은 국제 경기에서 자격을 상실당할 위험이 있다. DHEA가 운동능을 증진시킨다는 보고도 빈약하고, 그것의 부작용도 심각한 것을 볼 때 DHEA 보충제는 영양보조제로서 추천 할 만하지는 않다.

2.8 영양보조제의 순도, 비용, 그리고 마지막 의견들 및 기타 의견

비록 위에서 언급한 보충제 중의 일부는 신체에 이로운 것들이 있지만 의사들은 이 보충제들의 사용에 대하여 회의적이다. L-트립토판의 경우에서 본 것처럼 소비자들이 구할 수 있는 보충제의 순도에 대하여는 아직도 의심이 많다. 예를 들면, The Medical letter가 멜라토닌의 여러 가지 상업화된 표본들을 분석한 결과 여섯 개 중 네 개에서 알 수 없는 불순물들을 발견되었다(43). 이 연구에 사용된 보충제들은 순수한 것들이었다. 그러나 일반적으로 통제가 되지 않는 시장에서 소비자들이 구입하여 사용하는 보충제들은 우리가 얻는 그런 제품과 똑같은 정도의 순도를 보장할 수 없다.

또한 비용의 문제도 있다(표 14-1, 표 14-2). 최근의 가격으로 보았을 때 보충제의 가격은 하루에 7.2불만큼 비싸다. 이것은 크레아틴을 하루에서 20g에서 30g 사용할 때의 가격이다. 특히 최근의 줄어드는 체육관련 부서의 예산을 생각할 때 전혀 도움이 되지 않거나 있더라도 매우 적은 영양보조제에 예산을 투자하는 것은 의미가 없다. 영양보조제의 키 워드는 ‘영양’에 있다. NCAA 지침서는 “건전한 영양에는 지름길이 없다. 의심이 되거나 과대 광고된 운동능 증진제들은 신체에 유해할 수 있다. 그리고 대부분의 경우 더 나은 경쟁력 있는 이익을 제공하지 못한다(44)”라고 말하고 있다.

의사들은 운동선수들, 부모들, 코치들, 트레이너들, 그리고 운동행정가들이 건전한 섭식생활을 하도록 가르치거나 혹은 영양전문가가 그렇게 하도록 교육할 필요가 있다. 그렇게 되면 사람들이 영양보조제들을 적절한 관점에서 볼 수 있게 되며, 적절한 과학적 연구에 근거하여 개개인에 유용하다고 증명된 것들을 근거로 사용할 수 있을 것이다.

표 14-1. 운동선수들이 사용하는 여러 영양 보충제들의 일일 사용량 가격

- 크레아틴
  - 20~30 g/day(loading dose) : 일일 7.2불씩 일주일 도안
  - 10~15 g/day(maintenance dose) : 일일 3.6불
- 크 롬
  - 200 mg/day : 일일 0.43불
- L-카르니틴
  - 2.0 g/day : 일일 2.67불
- Beta-Hydroxy-Beta-Methylbutrate(HMB)
  - 13 g/day : 일일 3.48불
  - 11.5 g/day : 일일 1.74불
- DHEA
  - 150 mg/day : 일일 0.67불
  - 1100 mg/day : 일일 1.34불
- L-트립토판
  연방정부의 통제에 따라 최근에는 순도가 좋은 것을 구할 수 있음

출처 : National Supplement Association and General Nutrition Center

표 14-2. 단백질 보충제 가격비교 : 70 kg 성인의 kg당 2 g 단백질에 대한 일일 가격

상표이름	
Protein Powder	일일 9.8불(0.07불/g단백질)
Generic Protein Powder	일일 2.8불(0.02불/g단백질)
Tuna:	일일 2.8불(0.02불/g단백질)

출처 : National Supplement Association

Dr. Armsey : Kentucky 대학의 가정의학과 운동의학과의 조교수이다.

Dr. Green : UCLA 의과대학의 가정의학과의 임상 부교수이다.

※ 교신 저자 주소 : Gary A. Green, MD, University of California, Los Angeles, Medical Center, Box 951683, Los Angeles, CA 90095-1683;
E-mail : ggreen@fammed.medsch.yucla.edu.

REFERENCES

1. Cowart VS: Dietary Supplements: alternatives to anabolic steroids? *Phys Sportsmed* 1992; 20(3):189～198.
2. Walker JB: Creatine: biosynthesis, regulation and function. *Adv Enzymol Relat Areas Mol Med* 1979; 50:177～242.
3. Maughan RJ: Creatine supplementation and exercise performance. *Int J Sport Nutr* 1995; 5(2):94～101.
4. Greenhaff PL, Bodin K, Soderlund K, et al: The effect of oral creatine supplementation on skeletal muscle phosphocreatine resynthesis. *Am J Physiol* 1994; 266(5 pt 1):E725～E730.
5. Birch R, Noble D, Greenhaff GL: The influence of dietary creatine supplementation on performance during repeated bouts of maximal isokinetic cycling in man. *Eur J Appl Phys* 1994; 69(3):268～276.
6. Harris RC, Soderlund K, Hultman E: Elevation of creatine in resting and exercised muscle of normal subjects by creatine supplementation. *Clin Sci* 1992; 83(3):367～374.
7. Greenhaff PL: Creatine and its application as an ergo genic aid. *Int J Sport Nutr* 1995; 5(suppl):S100～S110.
8. Clarkson PM: Do athletes require mineral supplements? Sports Med Digest 1994; 16(4):1～3.
9. Campbell WW, Anderson RA: Effects of aerobic exercise and training on trace minerals chromium, zinc, and copper. *Sports Med* 1987; 4(1):9～18.
10. Evans GW: The role of picolinic acid in metal metabolism. *Life Chem Reports* 1982; 1:57～67.
11. Evans GW: The effect of chromium picolinate on insulin controlled parameters in humans. *Int J Biosocial Med* 1989; 11:163～180.
12. Hasten DL, Rome EP, Franks ED, et al: Effects of chromium picolinate on beginning weight training students. *Int J Sport Nutr* 1994; 2(4):343～350.
13. Clancy SP, Clarkson PM, DeCheke ME, et al: Effects of chromium picolinate supplementation on body composition, strength, and urinary

chromium loss in football players. *Int J Sport Nutr* 1994; 4(2):142~153.

14. Hallmark MA, Reynolds TH, DeSouza CA, et al: Effects of chromium and resistive training on muscle strength and body composition. *Med Sci Sports Exerc* 1996; 28(1):139~144.
15. Lefavi RG: Sizing up a few supplements. *Phys Sportsmed* 1992; 20(3):190~191.
16. Huszonek J: Over-the-counter chromium picolinate. [Letter] *Am J Psychiatry* 1993; 150(10):1560~1561.
17. Stearns DM, Wise JP, Patierno SR, et al : Chromium picolinate produces chromosome damage in Chinese hamster ovary cells. *FASEB* 1995; 9(15):1643~1648.
18. Wasser WG, Feldman NS: Chronic renal failure after ingestion of over-the-counter chromium picolinate. [Letter] *Ann Int Med* 1997; 126(5):410.
19. Fern EB, Bielinski RN, Schultz Y: Effects of exaggerated amino acid and protein supply in man. *Experimentia* 1991; 47(2):168~172.
20. Lemon PW, Tarnopolsky MA, Mac Dougall JD, et al: Protein requirements, muscle mass/strength changes during intensive training in novice body-builders. *J Appl Physiol* 1992; 73(2):767~775.
21. Lemon PW: Effect of exercise on protein requirements. *J Sports Sci* 1991; 9 (special):53~70.
22. Gontzen I, Sutzecu P, Dumitrache S: The influence of muscular activity on the nitrogen balance and on the need of man for proteins. *Nutr Rep Int* 1974; 10:35~43.
23. Gorostiaga EM, Maurer CA, Eclache JP : Decrease in respiratory quotient during exercise following L-carnitine supplementation. *Int J Sports Med* 1989; 10(3):169~174.
24. Wyss V, Ganzit GP, Rienzi A: Effects of L-carnitine administration on VO2 max and the aerobicanaerobic threshold in normoxia and acute hypoxia. *Eur J Appl Physiol* 1990; 60(1):1~6.
25. Natalie A, Santoro D, Brandi LS, et al: Effects of acute hypercarnitinemia during increased fatty substrate oxidation in man. *Metabolism* 1993; 42(5):594~600.
26. Krogh A, Lindhard J: The relative value of fat and carbohydrate as sources

of muscular energy. *Biochem J* 1920; 14(July):290～363.

27. Vuchovich MD, Costill DL, Fink WJ: Carnitine supplementation: effect on muscle carnitine and glycogen content during exercise. *Med Sci Sports Exerc* 1994; 26(9):1122～1129.

28. Teman AJ, Hainline B: Eosinophiliamyalgia syndrome. *Phys Sports med* 1991; 19(2):81～86.

29. Segura R, Ventura JL: Effect of L-tryptophan supplementation on exercise performance. *Int J Sports Med* 1988; 9 (5):301～305.

30. Seltzer S, Stoch R, Marcus R, et al: Alterations of human pain thresholds by nutritional manipulation of L-tryptophan supplementation. *Pain* 1982; 13 (4):385～393.

31. Stensrud T, Ingjer F, Holm H, et al: L-tryptophan supplementation does not improve running performance. Int J Sports Med 1992; 13(6):481～485.

32. Gatnau R, Zimmerman DR, Nissen SL, et al: Effect of excess dietary leucine and leucine catabolites on growth and immune response in weanling pigs, *J Animal Sci* 1995; 73(1):159～165.

33. Nissen SL, Fuller JC, Sell J, et al: The effect of β-hydroxy β-methyl-butyrate on growth, mortality, and carcass qualities of broiler chickens. *Poultry Sci* 1994; 73(1):137～155.

34. Nissen SL, Morrical D, Fuller JC: The effects of the leucine catabolite β-hydroxy β-methylbutyrate on the growth and health of growing lambs. *J Animal Sci* 1992; 77(suppl 1):243.

35. Ostaszewski P, Kostiuk S, Balasinska B, et al: The effect of the leucine metabolite β-hydroxy β-methylbutyrate(HMB) on muscle protein synthesis and protein breakdown in chick and rat muscle. *J Animal Sci* 1996; 74(suppl): 138.

36. Van Koevering MT, Dolezal HG, Gill DR, et al: Effects of β-hydroxy β-methylbutyrate on performance and carcass quality of feedlot steers. *J Animal Sci* 1994; 72(8):1927～1935.

37. Nissen SL, Sharp R, Ray M, et al: The effect of the leucine metabolite betahydroxy betamethylbutyrate on muscle metabolism during resistance-exercise training. *J Appl Physiol* 1996; 81(5): 2095～2104.

38. Nissen SL, Panton J, Wilhelm R, et al: The effect of betahydroxy

betamethylbutyrate (HMB) supplementation on strength and body composition of trained and untrained males undergoing intense resistance training. *FASEB J* 1996; 10(3):A287.

39. Hardman JG, Limdird LE(eds): Goodman and Gillman's *The Pharmacologic Basis of Therapeutics*, ed 9. New York City, McGraw-Hill, 1996; p.1413.
40. Morales AJ, Nolan JJ, Nelson JC, et al: Effects of replacement does dehydroepiandrosterone in men and women of advancing age. *J Clin Endocrinol Metab* 1994; 78(6):1360~1367.
41. Yen SS, Morales AJ, Khorram 0: Replacement of DHEA in aging men and women: potential remedial effects. *Ann NY Acad Sci* 1995; 774(Dec 29):128~142.
42. Abramowicz M(ed): Dehydroepiandrosterone(DHEA). *The Medical Letter On Drugs and Therapeutics* 1996; 38 (985):91~92.
43. Abramowicz M(ed): Melatonin. *The Medical Letter On Drugs and Therapeutics* 1995; 37(962):111~112.
44. Benson MT(ed): NCAA Sports Medicine Handbook 1994~95, ed 7. Overland Park, Kansas, *National Collegiate Athletic Association*, 1994; p.30.

How nutrition savvy are you?

13 questions to test your knowledge about the links between diet and health

Few health issues are more important than nutrition. And few health issues today are more confusing. That's understandable. After all, the subject is notoriously difficult to study, research results can he annoyingly inconsistent, and dietary guidelines sometimes seem contradictory. Recently introduced food labels have changed the old rules and added some new ones. To help you assess your grasp of those nutritional matters, we've assembled an assortment of questions designed to get at key aspects that every health-conscious consumer should understand.

You'll find the answers to these questions, along with a brief discussion of each topic, beginning on page 4. We surveyed some 650 of our readers at random last summer on the same nutrition questions, so you'll see how many of your peers knew the right answers. You should be aware from the outset that no one got *all* of the answers right; in fact, roughly half of the respondents got fewer than half of them right. So don't get discouraged if you're stumped. The scoring box at the end will put your performance in perspective.

THE QUIZ

1. Foods that contain lots of "good" HDL cholesterol are good for the arteries.

   True____ False____

2. Eating an egg or two every day is safe for most people.

   True____ False____

3. If a product is labeled "cholesterol free," what can you assume about its saturated-fat level?
   a. It's low
   b. It's high
   c. It could be either

4. A diet that's high in such fatty foods as nuts and vegetable oils tends to raise your blood cholesterol levels.

   True____ False____

5. Which type of vegetable oil has the least fat and calories?
   a. Olive oil
   b. Corn oil
   c. Coconut oil
   d. All equal

6. Most low-fat foods are also low in calories.

   True____ False____

7. You should try to get at least 100 percent of the Daily Value (DV) for the nutrients listed on food labels.

   True____ False____

8. Which of these are good sources of fiber? (Check all that apply.)
   a. Apples
   b. Beef
   c. Unfiltered apple juice
   d. Beans
   e. Shredded wheat
   f. Corn flakes

9. A diet rich in beta-carotene helps prevent cancer and coronary heart disease.

   True_____ False_____

10. You don't need to pay much attention to your intake of vitamins because the typical American diet contains plenty.

    True_____ False_____

11. Which of these foods are good sources of calcium? (Check all that apply.)
    a. Milk
    b. Canned sardines
    c. Yogurt
    d. Kale
    e. Tofu (bean curd)

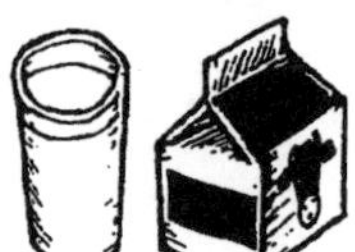

12. Which contains more calcium?
    a. Whole milk
    b. Skim milk
    c. Both equal

13. Moderate consumption of which type of alcoholic beverage may be most beneficial to the heart?
    a. Red wine
    b. Liquor
    c. White wine
    d. Beer
    e. All equal

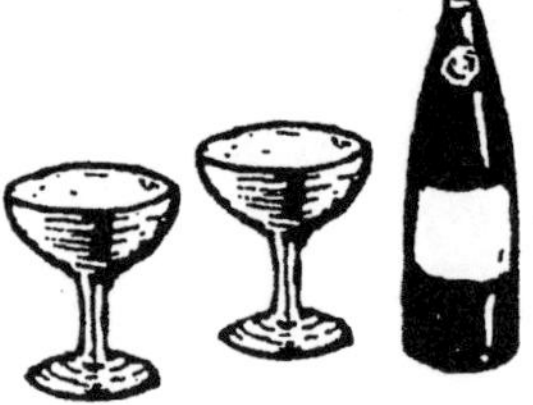

Here are the correct answers to our 13 questions— and a look at how many readers got them right.

If you're keeping score, award yourself one point for each right answer; then check the scoring box at the end.

1. **Foods that contain lots of "good" HDL cholesterol are good for the arteries.**

   False. (31% of the readers we tested answered correctly.)

   Knowing that high levels of HDL cholesterol are good for the arteries, many people think they can eat foods that are rich in good cholesterol. But the cholesterol in foods is neither bad nor good. Instead, those adjectives describe the cholesterol in your *blood,* which is largely manufactured by the liver. And what makes the cholesterol in your blood bad or good is the kind of fat-protein molecules that transport cholesterol through the bloodstream, either toward or away from the coronary arteries. Those transporters are low- and high-density lipoproteins, or LDL and HDL, and your supply of each is influenced by several factors, including heredity and lifestyle. The factors that boost HDL include getting aerobic exercise, losing weight, quitting smoking, and consuming moderate amounts of alcohol.

2. **Eating an egg or two every day is safe for most people.**

   True. (58% correct)

   Eggs are a high-cholesterol food, but the cholesterol in food doesn't automatically become cholesterol in your *blood* when you swallow it. In fact, in most people, the body compensates for a high cholesterol meal by absorbing less cholesterol from the food and reducing its own cholesterol production. If your blood-cholesterol levels aren't a problem, your body is probably managing its cholesterol just fine, and eggs in moderation won't upset that balance. Far more important than the amount of cholesterol in food is the amount of saturated fat. A diet high in saturated fat can interfere with the body's cholesterol regulator, causing a marked rise in blood levels of "bad" LDL cholesterol. (For more about cholesterol in food, see our April 1995 report.)

3. **If a product is labeled "cholesterol free," what can you assume about its saturated-fat level?**

   a. It's low.(27% correct)

   Perhaps the 71 percent of readers who answered "It could be either" recall getting burned in the early days of the cholesterol craze, when foods could be marketed as "cholesterol free"—implying "heart healthy"—even if they contained a hefty load of heart-harmful saturated fat. New regulations in 1993 put an end to that sort of deception. Now, if a food is labeled low or no cholesterol, it can have no more than a modest 2 grams of saturated fat per serving.

4. **A diet that's high in such fatty foods as nuts and vegetable oils tends to raise your blood-cholesterol levels.**

   False. (44% correct)

   All fat in the diet has a bad reputation, but it's the saturated-fat portion that matters most to your arteries. And saturated fat comes mostly from animal sources—meat and dairy products. Nuts and vegetable oils are low in saturated fat and thus have far less impact on blood cholesterol than highly saturated animal fats. In fact, plant fats can even improve your blood-cholesterol levels somewhat if substituted for animal fats in the diet. The catch is that, like all fats, plant fats are dense with calories, which puts them at odds with efforts to maintain a healthy weight. Public-health recommendations call for limiting overall fat calories to no more than 30 percent of the total calories in the diet, and limiting saturated-fat calories to less than 10 percent of total calories.

5. **Which type of vegetable oil has the least fat and calories?**

d. All equal. (39% correct.)

Some 44 percent of our readers expected olive oil to have an edge here. In fact, all oils contain about 13.5 grams of fat and 120 calories per tablespoon. Where they differ is in their mix of saturated and unsaturated fats.

Olive oil's positive image most likely stems from the widespread publicity over the apparent benefits of the so-called Mediterranean diet, which is rich in olive oil. Indeed, some evidence suggests that olive oil's high proportion of *mono*unsaturated fat is best for the heart. (Another highly monounsaturated option is canola oil.) Corn oil, which got 15 percent of the vote in our reader survey, is tipped more toward *poly*unsaturated fat.

Wisely, almost no readers guessed that coconut oil is superior in any way. The "tropical" oils—coconut, palm, and palm-kernel—are the exceptions among the largely unsaturated plant oils. They're almost wholly composed of saturated fat.

6. **Most low-fat foods are also low in calories.**

False. (79% correct)

Foods that are naturally low in fat—such as fruits, vegetables, beans, and grains—do tend to be low in calories. But it's a different story for foods that are *manufactured* to be low in fat—such as reduced-fat snacks, desserts, and condiments. When fat is removed, some of the taste and texture usually go with it, and food makers typically attempt to restore those sensory qualities by adding carbohydrates or protein. That adds calories. In some cases, the reduced-fat product ends up with *more* calories than the original.

Such foods can still he beneficial to your arteries, since they contain less saturated fat. But just because a product is "low fat" doesn't give you license to pig out; keep an eye on the calories, too. (For more about reduced-fat foods, see our July 1995 report.)

7. **You should try to get at least 100 percent of the daily Value (DV) for the nutrients listed on food labels.**

False. (36% correct)

If you answered "true" to this trick question, you're partly right: Some of the Daily Values are indeed recommended minimums. But certain DVs—those for fat, cholesterol, and sodium—represent maximums, not minimums, although most Americans do exceed those values.

The minimum Daily Values include various vitamins and minerals, as well as fiber. Most people do an abysmally poor job of consuming enough fiber—the Daily Value is 25 grams for a 2000-calorie diet, but men consume less than 19 grams, on average, and women consume barely 14 grams. That may be partly because some people still think of fiber as just an aid to what laxative manufacturers used to call "regularity." But fiber is actually a key nutrient for maintaining overall good health and may help in preventing various diseases, including coronary disease, diabetes, and intestinal disorders such as diverticulosis and even colon cancer.

8. **Which of these are good sources of fiber?**

a. Apples, d. Beans, and e. Shredded wheat. (54% correct). To score this question, give yourself one point if you chose all three of those items. Give yourself an additional point for extra credit if you also chose none of the other three items listed—beef, unfiltered apple juice, or corn flakes. (16% of our readers earned extra credit.)

When it comes to spotting a good source of fiber, most readers we surveyed can separate the chaff from the wheat, so to speak. As a general rule, the richest fiber sources are grains, legumes (dried beans and peas), fruits, and vegetables. Bran cereals are terrific sources of fiber—a half-cup of *Fiber One* provides 13 grams, or half the recommended daily intake—because they contain large amounts of the fiber-rich outer layers of wheat and, sometimes, other grains. Shredded wheat, with less bran, slips to 4.6 grams of fiber per serving (see chart at right), but that's still not shabby. Corn flakes, which fooled 20 percent of our respondents, offer less than a gram. Beans are winners, as are barley (6.8 grams per half cup) and whole-wheat spaghetti (3.2 grams). Unpeeled apples are a high-fiber fruit, but apple juice, even unstrained, loses all its pulp—and hence its fiber—in processing. There's no fiber in beef. (For more about fiber, see our March 1995 report.)

9. A diet rich in foods containing beta-carotene helps prevent cancer and coronary heart disease.

True. (68% correct)

While hopes for beta-carotene *pills* have been crushed by recent research findings, evidence in support of a *diet* rich in beta-carotene is strong and getting stronger. Apparently, those health benefits stem not from beta-carotene alone, but from a natural mix of the roughly 600 carotenoid and many other nutrients found in a produce-rich diet. Good sources of beta-carotene and those other nutrients include carrots, sweet potatoes, winter squash, apricots, cantaloupe, and pink or red grapefruit.

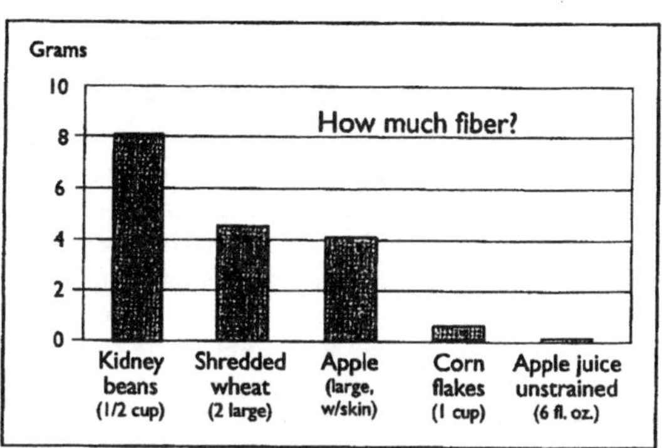

10. You don't need to pay much attention to your intake of B vitamins because the typical American diet contains plenty.

False. (81% correct)

Numerous studies have shown that B vitamins have a wide range of benefits, from preventing birth defects to keeping the mind and the immune system strong. Preliminary evidence suggests that B vitamins may even help ward off cancer and coronary disease. Yet the *typical* American diet is lacking in at least two key B vitamins, folic acid and vitamin B_6, because most people don't eat the recommended 5 to 9 daily servings of fruits and vegetables and 6 to 11 servings of grains, and most average less than half a serving of beans, a major source of B vitamins.

Some older people who can't eat an adequate diet, usually due to dental problems or being housebound, should consider taking a low-dose multivitamin/multimineral supplement. Vitamin B_{12} is also important, but only strict vegetarians need to make a special effort to reach the recommended intake. (For more about B vitamins, see our June 1995 report.)

11. Which of these foods are good sources of calcium?

All listed items. (51% correct).

To score this question, give yourself one point if you chose at least a. **Milk**, b. **Canned sardines**, and c. **Yogurt**. (79% of our readers chose those three items.) Give yourself an additional point for extra credit if you also chose the other two items listed, **d. Kale** and **e. Tofu (bean curd)**.

We'll accept all of the choices as correct, since those foods all contain a respectable amount of calcium. However, some contain much more than others. Yogurt outstrips the rest, with nearly 500 milligrams of calcium per cup. A cup of milk and a 3-ounce can of sardines each contain about 300 mg of calcium. At around 100 mg per serving, kale and tofu can also help you amass a full day's supply. (Note, however, that some tofu is prepared with magnesium salts, not calcium, check the label.) How much is a day's supply? Adults aged 25 to 64 should get at least 1000 mg of calcium daily, and older adults and postmenopausal women who don't take estrogen should consume at least 1500 mg.

It's best to get most or all of your calcium from your diet, because it's absorbed more reliably from foods than from supplements, and foods also supply other nutrients that bolster calcium's effectiveness—notably vitamin D. If you choose a supplement, go with a chewable calcium-carbonate tablet. To know how much actual calcium you're getting, look for the amount of "elemental" calcium listed on the label. (For more about calcium, see (*Consumer Reports* magazine, August 1995.)

12. Which contains more calcium?

c. Both (whole milk and skim milk;) equal. (75% correct)

Dairy products are by far the most concentrated dietary sources of calcium, but they're also high in fat and calories. Fortunately, there's just as much calcium, and sometimes even more, in low- and no-fat dairy foods than in the full-fat versions. Cheese tends to lose considerable taste and texture in the fat-removal process, but milk and yogurt hold well.

13. Moderate consumption of which type of alcoholic beverage may be most beneficial to the heart?

e. All (red wine, white wine, liquor, and beer) equal. (21% correct)

Three out of four readers picked red wine, no doubt testimony to the wealth of publicity given to the so-called French paradox, which suggests that drinking red wine (among other possibilities) protects that nation from its typically high-fat diet. But while red wine may have better public relations, the truth is that all types of alcohol seem to have equal potential for producing health benefits—and risks. What matters is apparently not *what* you drink, but how you drink. And the best way to drink appears to be moderately, with meals. "Moderate" means no more than two drinks a day for men, one for women. A drink; is defined as 12 ounces of beer, 5 ounces of wine, or an ounce and a half of 80-proof liquor.

However, premenopausal women and men under the age of 40 may not benefit from consuming moderate amounts of alcohol or may even be harmed. And even older people who don't drink shouldn't start without first discussing the pros and cons with their doctor. Excessive drinking can wreak havoc throughout the body and can actually increase the risk of heart attack. (For more about the competing risks and benefits of alcohol, see our April 1996 report.)

How do you rate?

The maximum possible score on our quiz is 15, counting the 2 extra-credit points (on questions #8 and 11). None of the 650 readers who took the quiz last summer earned more than 13 points, most earned 8 points or less.

0–5 points:	Nutritionally challenged. (18 percent of readers)
6–8 points:	A solid "B," graded on a curve. (47 percent)
9–10 points:	Very impressive. (27 percent)
11–13 points:	Dietitian's dream. (8 percent)
14–15 points:	Did you peek? (0 percent)

DISEASES WE CAN PREVENT

Heart Disease

It's the number-one killer of both men and women in the U.S. Each year, more than a million Americans suffer a heart attack. Nearly half haven't yet turned 65. Two out of three heart attack victims never make a complete recovery. Roughly half a million die. The death rate has dropped dramatically over the last few decades, in part because of coronary care units, clot-busting drugs, and other treatments. But in theory, the death rate should have fallen much further.

"The essentials of preventing heart disease have been before us since the late 1950s," says pioneering heart disease researcher Jeremiah Stamler, professor emeritus at Northwestern University Medical School in Chicago. "We've known that severe atherosclerosis—the underlying disease—is a reflection of the Western lifestyle in the 20th century."

Diet's role has become clearer over the last 40 years:[1]

- Too much saturated and *trans* fat and cholesterol, largely from meat, dairy products, pastries, and eggs, raise blood cholesterol.
- Too many calories lead to obesity.
- Too little fiber, folate, and possibly omega-3 fatty acids (like the fat in fish) and antioxidants (like vitamin E) leave the heart unprotected.
- Too much sodium and too little potassium, magnesium, and protein (in foods like fruits, vegetables, and low-fat dairy products) raise blood pressure. So do obesity, lack of exercise, and excess alcohol.

"Sedentary living compounds our nutritional problems and cigarette smoking raises coronary risk," says Stamler. "That triad of an unhealthy lifestyle—adverse dietary patterns, inactivity, and smoking—is unprecedented in human evolution."

Over the decades, scientists have also come to recognize that preventing heart disease isn't just a matter of avoiding *high* blood cholesterol or *high* blood pressure. It's a matter of moving most of the population down below so-called *normal* levels, to *optimal* levels—that is, to blood cholesterol below 200 and blood pressure below 120 (systolic) *and* below 80 (diastolic).[2] Right now, less than ten percent of the population is in that optimal group.

"If we want to break the back of this disease, we've got to end the situation where optimal levels are a rare event," says Stam-

Heart Disease & Stroke Death Rates *

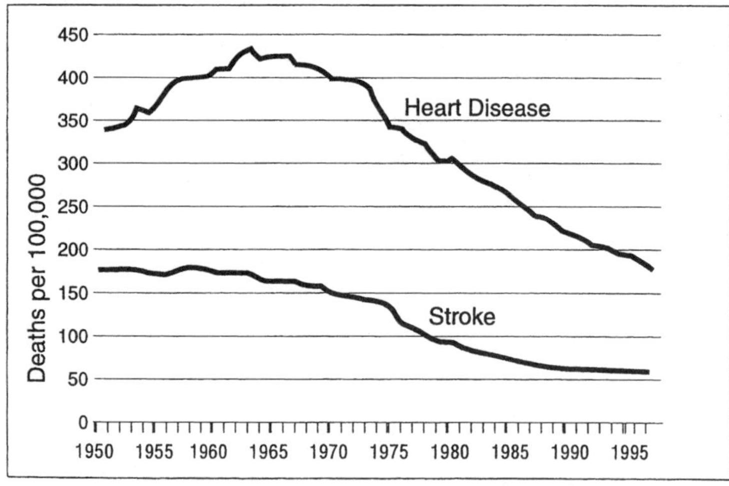

The death rates from coronary heart disease and stroke have fallen steeply since the mid-'60s.

* Age-adjusted to U.S. population, 2000
Source: National Heart, Lung and Blood Institute.

ADDITIONAL READING

ler. "That won't eliminate heart disease, but it would end the epidemic."

1 *Circulation 94*: 1795, 1996.

2 *Cardiology 82*: 191, 1993.

Stroke

It's a classic success story. Since 1970, the death rate due to strokes has dropped by 55%. But strokes still kill more than 150,000 Americans a year, making it the number-three killer (after heart disease and cancer). And that number will rise as the population ages. Still, the 30-year decline is a remarkable achievement.

The key: keeping a lid on blood pressure. High blood pressure raises the risk of a heart attack, but "the impact on stroke is much greater," says Norman Kaplan of the University of Texas Southwestern Medical Center in Dallas. And, it doesn't matter how old the patient is. "We used to think that older people needed higher pressure to push blood through the blood vessels," says Kaplan.

But in a recent paper pooling data from a number of trials on more than 1,600 patients over age 80, he says, lowering blood pressure protected them against strokes as well as it did in younger people.[1]

"We've learned that we need to attack high blood pressure at any age," says Kaplan. That's critical "because among 70-year-olds, 60 percent have high blood pressure."

That's one reason why Kaplan and others recommend lifestyle changes for everyone.[2] Among them:

■ **Limit sodium.** "Sixty to 70 percent of us will end up with hypertension," says Kaplan. "And older people are even more responsive to lowering sodium."

■ **Control weight.** Losing as little as ten pounds can make a difference.

■ **Keep active.** Just 20 minutes a day of walking or similar exercise can help prevent high blood pressure. "We're not talking about running a marathon," says Kaplan. "Even moderate activity can really pay off."

■ **Limit alcohol.** Up to two drinks a day in men and one in women lower the overall risk of cardiovascular disease. But more than that can raise blood pressure.

■ **Do the DASH.** The DASH (Dietary Approaches to Stop Hypertension) study showed that a lower-fat diet with eight to ten servings a day of fruits and vegetables and two or three servings of low-fat dairy products lowered blood pressure in people with "high-normal" levels.[3]

The diet had more potassium, calcium, fiber, magnesium, and protein than a typical American diet. Other studies show that potassium can lower blood pressure, but it's not clear which other nutrients—or what else in fruits and vegetables—might have made a difference. "In two studies, we've seen a striking reduction in the risk of stroke in people who eat more fruits and vegetables," says Kaplan.

Of course, what lowers blood pressure also lowers the risk of cancer, heart disease, and diabetes. Says Kaplan: "Everyone ought to be making these lifestyle changes as a preventive measure."

1 *Lancet 353*: 793, 1999.

2 *Arch. Intern. Med. 153*: 186, 1993.

3 *New Eng. J. Med. 336*: 1117,1997.

Blood Pressure & Risk of Heart Attack or Stroke

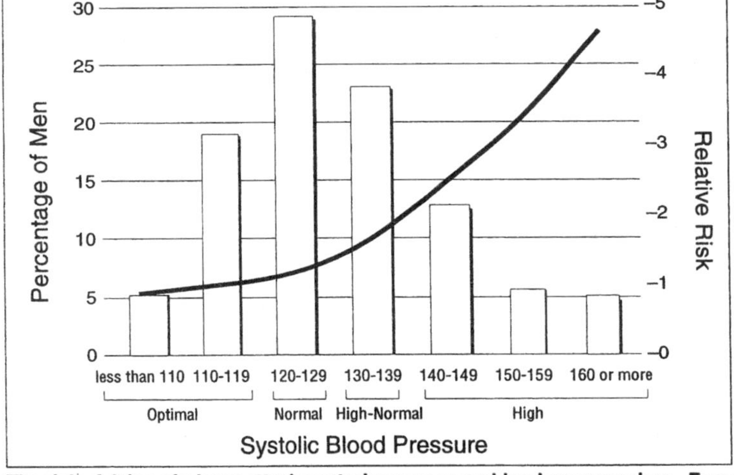

The risk of dying of a heart attack or stroke goes up as blood pressure rises. Even the large number of people with blood pressure in the "normal" range (120-129) have an increased risk. The bars show what percent of men have systolic blood pressure that's optimal, normal, high-normal, or high. Numbers for women are comparable.

Source: *Archives of Internal Medicine 153:* 186, 1993.

Diabetes

An explosion! That's how experts describe worldwide diabetes rates, which are expected to double in the next ten years.

And type 2 diabetes – which used to be called "adult-onset"– is now being diagnosed in adolescents. So why does diabetes belong in the Diseases-We-Can-Prevent group?

We *know* that obesity is, by far, the most important cause of diabetes. "Studies suggest that more than 80 percent of diabetes is due to overweight and obesity," says JoAnn Manson of Harvard Medical School. "It has an enormous impact on risk."

That's one reason why experts predict a surge in diabetes: worldwide obesity rates are soaring. In the U.S., "the prevalence of obesity has increased 30 percent in the last ten to 15 years," explains Manson. The incidence of diabetes has also climbed.

As a nation, we're paying the piper for years of "super-size" fries and all-you-can-eat buffets. "Obesity is more closely linked to diabetes than any other health problem," says Manson. "A woman of *average* weight in the U.S. is at risk for diabetes. She has double the risk of a woman of *optimal* weight."[1]

A sedentary lifestyle also boosts the odds, whether you're overweight or not.[2] "Physical activity can reduce the risk of diabetes," says Manson. "Even moderate exercise such as walking is protective."

One of her studies suggests that foods that are higher in fiber and that are less likely to raise blood sugar may help prevent the disease.[3] "Whole-grain foods are associated with a lower risk," she says. "Calcium, magnesium, potassium, and antioxidants may also lower the risk, but it's surprising how little is known about their impact on diabetes."

1 *Ann. Intern. Med. 122*: 481, 1995.

2 *Lancet 338*: 774, 1991.

3 *J. Amer. Med. Assoc. 277*: 472, 1997.

Percent of Overweight & Obese Americans*

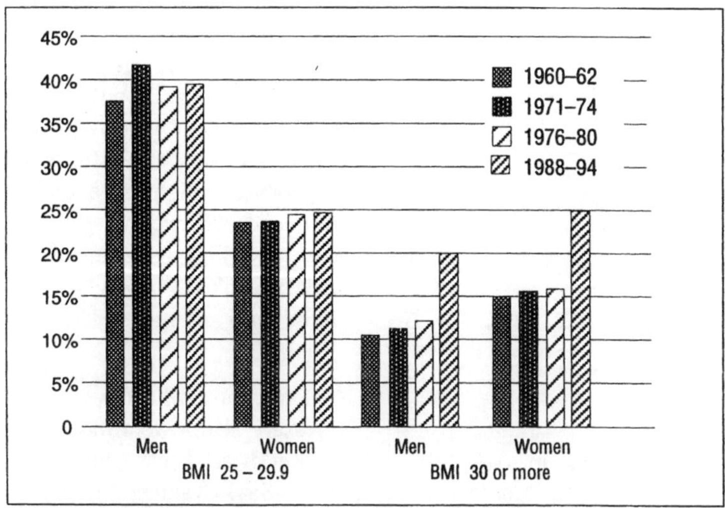

The percentage of obese Americans has jumped sharply since the late 1970s. Overweight means a Body Mass Index (BMI) between 25 and 29.9. Obese means a BMI of 30 or more. (To calculate your BMI, multiply your weight by 703 and divide the result by your height (in inches) squared.)

* Age-adjusted to U.S. population, 1980.

Source: Centers for Disease Control and Prevention.

Colon & Rectal Cancer

If you're not a smoker, the cancer that's most likely to kill you – other than breast or prostate – is cancer of the colon or rectum. In 1999, an estimated 94,700 Americans will be diagnosed with colon cancer and 34,700 with rectal cancer. Within ten years, 55 percent of them will die. Yet researchers are optimistic.

"With colorectal cancer, we have better evidence and a longer list of nutritional and behavioral risk factors than we have for other cancers," says Tim Byers of the University of Colorado Health Sciences Center in Denver.

"Avoiding excess weight around the waist, increasing physical activity, and eating more fruits and vegetables add up to a fairly substantial reduction in risk," he adds. "Getting sufficient calcium and limiting red meat or saturated fat intake are smaller factors." And there's a possibility that the trace element selenium may cut the risk.

What's more, people can slash their risk of colon cancer by getting a colonoscopy every ten years starting at age 50 (or more often if the first findings are suspicious).

"The most important message is that we can find and remove polyps before they grow into cancer," says Byers.

That's good news for individuals, but it has actually made it tougher for researchers to figure out whether diet can prevent the disease.

Two major, soon-to-be-released trials have tested whether fiber-rich foods like bran cereals, fruits, and vegetables can prevent new polyps, which often turn into cancer, in people who have already had at least one polyp removed.

"Trials that test diets on polyps are convenient, but they have important limits," says Byers. The biggest one: people in the trials get frequent colonoscopies to detect and remove new polyps.

"Most of the new polyps are tiny and won't evolve into cancer," he explains. "But it would be unethical to wait to see which ones turn into large polyps," because they could easily become cancerous.

So even if the trials find that diet has no impact on *polyps*, that doesn't mean that diet has no impact on *cancer*. "We have to look at a whole range of studies, not just experimental trials," says Byers.

Those studies make a compelling case that fruits and vegetables cut the risk, he adds. The evidence for fiber from grains is weaker. It may help prevent heart disease, and it's good for bowel function. But, says Byers, "it may not necessarily be good for preventing colorectal cancer."

1 *Ann. Intern. Med. 122*: 327, 1995.

2 *J. Nat. Cancer Inst. 84*: 91, 1992.

3 *New Eng. J. Med. 340*: 101, 1999.

Osteoporosis

One in two women and one in eight men over age 50 will fracture a bone because of osteoporosis in his or her lifetime, according to the National Osteoporosis Foundation. Ten million Americans already have the disease and 18 million others have bone density low enough to increase their risk of osteoporosis.

Every year, osteoporosis fractures 300,000 hips, 700,000 spines, 250,000 wrists, and 300,000 other bones. And hip fracture can mean the loss of independence. A quarter of those who could walk before a hip fracture require long-term care afterwards. The total cost to the nation: an estimated $13.8 billion in 1995.

And don't think you can sense a weakening of your bones. The disease has no symptoms, unless collapsed vertebrae cause back pain, loss of height, or stooping. Only a bone-density test can detect bone loss.

Women are at greatest risk. They can lose 20 percent of their bone mass during the five to seven years following menopause.

Yet osteoporosis can be prevented. "Consuming adequate calcium and vitamin D lowers fracture rates in older people; we know that," says Bess Dawson-Hughes of the Jean Mayer U.S. Department of Agriculture Human Nutrition Research Center on Aging at Tufts University in Boston.

What's more, she adds, "calcium appears to promote the positive effect of exercise and estrogen on bone." When women are given calcium supplements as well as estrogen (hormone replacement therapy), they gain more bone density than the women who are given estrogen without calcium.[1]

"Exercise didn't have a significant effect on bone density at low levels of calcium intake," says Dawson-Hughes. Exercise had the greatest effect when women consumed more than 1,000 mg of calcium a day (from food and supplements).[2]

Any exercise done in a full weight-bearing position –that is, standing – can strengthen bones. That boils down to almost anything except swimming, bicycling, and rowing.

As for vitamin D, she adds, "it's very helpful to bone because it promotes the absorption of calcium." The National Academy of Sciences recently raised its recommended vitamin D intakes. It is now trying to determine whether Medicare would save money by boosting vitamin D and calcium intakes in older people.

"It might be cost-effective to simply give seniors free calcium and vitamin D supplements," says Dawson-Hughes. "The cost of the supplements is so little compared to the cost of the fractures."

1 *Am. J. Clin. Nutr. 67*: 18, 1998.

2 *J. Bone Min. Res, 11*: 1539, 1996.

DISEASES WE CAN'T CRACK

Breast Cancer

An estimated 175,000 American women will be diagnosed with breast cancer this year. If survival rates stay steady, 69 percent of them will be alive after ten years and 57 percent after 15 years. Yet only heart disease and lung cancer claim the lives of more American women.

Scientists suspect that diet is linked to breast cancer, in part because the incidence varies so much around the world. Yet, despite years of research, "we're definitely still in the dark," says Regina Ziegler, a nutritional epidemiologist at the National Cancer Institute in Bethesda, MD.

"We still don't have consistent evidence that breast cancer is associated with physical inactivity, elevated intakes of fat or pesticides, or with reduced intake of fruits and vegetables or soy or other foods that contain phytoestrogens," she explains.

The only exceptions: A growing number of studies show that excess weight raises the risk of breast cancer in postmenopausal women.[1] And women who drink alcohol, even as little as one drink a day, have a slightly elevated risk.[2]

Other risk factors include age, family history, atypical hyperplasia (irregular cells in benign breast lumps) confirmed by biopsy, never having given birth to children or having had the first live birth at a late age, early age at first menstrual period, late menopause, recent use of oral contraceptives or post-menopausal estrogens, and higher education and socioeconomic status.

"But most U.S. women have at least one of those risk factors," says Ziegler. "None raises risk enough to explain why breast cancer is so much more prevalent in the U.S. than in Asia."

1 *J. Amer. Med. Assoc. 278*: 1407, 1997.
2 *J. Amer. Med. Assoc. 279*: 535, 1998.

Selected Cancer Death Rates for Women *

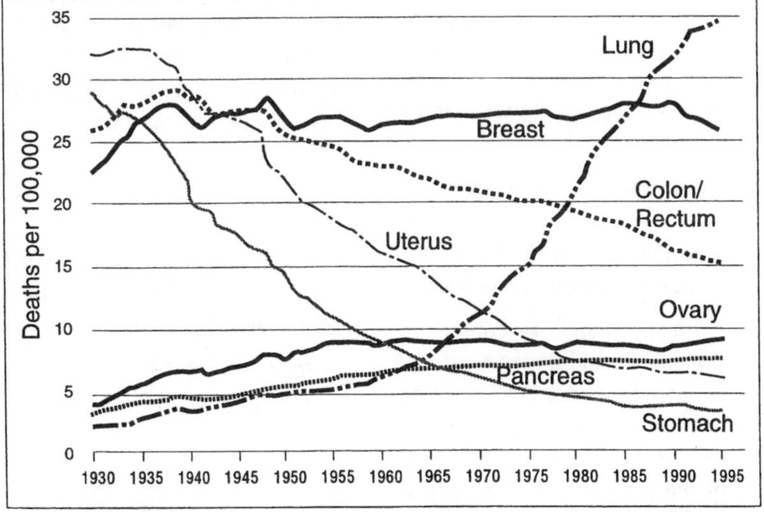

Lung cancer death rates have soared, while colorectal, stomach, and uterine cancer deaths have dropped.

* Age-adjusted to U.S. population, 1970 Source: American Cancer Society

Prostate Cancer

The good news: 60 percent of all prostate cancers are discovered before the tumor has spread, and for those patients the five-year survival rate is 100 percent.

The bad news: Roughly 179,000 American men will be diagnosed with prostate cancer–and an estimated 37,000 will die of the disease–in 1999. And, so far, attempts to nail down a link with diet (or any other preventive strategy) haven't come up with much. Among the candidates:

■ **Selenium.** In 1996, a trial testing selenium's ability to prevent skin cancer in the Southeastern U.S. (where levels of the trace mineral are low) had an unexpected finding: Selenium-takers got prostate, lung, and colon cancers only about half as often as placebo-takers. (Selenium had no effect on skin cancer rates.)[1]

"Even if the true effect is only half what the trial found, it would still have an enormous public health impact," says Tim Byers of the University of Colorado Health Sciences Center in Denver. "We should jump on it."

New trials are under way, but most researchers have viewed the 1996 trial with surprising skepticism that borders on disbelief. "If it turns out that selenium works, looking back we won't have anything but embarrassment and shame about how slowly we responded to the first trial," says Byers, who served on its safety monitoring panel.

While Byers doesn't recommend that people take selenium, he does add that "the risk is low as long as you take only 200 micrograms a day in the form of the brewer's yeast compound that was used in the trial. Its safety is confirmed and it might be effective." (Selenium supplements that contain the patented brand of selenium used in the trial have the word 'Selenomax' on their labels.)

■ **Vitamin E.** In a trial on 29,000 Finnish smokers, those who were given 50 IU of vitamin E a day had a 32 percent lower risk of prostate cancer than those who got a placebo.[2] (That dose is about five times the amount of vitamin E the average Finn gets from his or her diet.)

"It's an exciting lead that's worth testing," says Byers. But, he adds, the death rate from all causes among vitamin E-takers in the Finnish trial was actually higher than in the placebo-takers, mostly due to a higher rate of hemorrhagic stroke.

"We know that vitamin E has bleeding risks," says Byers. But how much risk, especially in nonsmokers? A large trial, now under way, should yield some answers.

■ **Saturated fat.** In a number of studies, men who ate more animal fat had a higher risk of prostate cancer. But it's not clear whether it's the fat or the red meat in their diets that matters.[3]

"It's biologically plausible that there would be some relationship with saturated fat or red meat, because men on high-fat diets have higher testosterone levels," says Byers. (Testosterone promotes prostate cancer.) But it's hard to sort out, because diets high in red meat are also high in saturated fat.

■ **Lycopene.** Ketchup as a vegetable? Thanks in part to optimistic (some would say opportunistic) advertising by Heinz, the link between prostate cancer and lycopene, a carotenoid in tomatoes and other fruits and vegetables, has made news.

But so far, two studies show a lower risk in lycopene-eaters and two show no link.[4, 5]

"If you look at the range of studies, most don't show an association with fruits, vegetables, or tomato products," says Byers. "It's a lead worth following up, but I wouldn't put my money on it yet."

1 *J. Amer. Med. Assoc. 276*: 1957, 1996.

2 *J. Nat. Cancer Inst. 90*: 440,1998.

3 *J. Nat. Cancer Inst. 85*: 1571, 1993.

4 *Cancer Epidem. Bio. Prev. 6*: 487, 1997.

5 *Cancer Research 59*: 1225, 1999.

Esophageal Cancer

It's not one of the most common cancers, but if you're white, male, and middle-aged, it should be one of the most frightening. Rates of one kind of esophageal cancer, adenocarcinoma of the esophagus, have risen six-to-eight-fold since the 1970s, more rapidly than any other cancer in the U.S.

And it's a killer. The five-year survival rate is just 12 percent (that includes squamous cell esophageal cancer, which typically strikes men who drink alcohol, smoke cigarettes, and have below average weight and educational levels).

Researchers are just beginning to search for clues to explain why adenocarcinoma rates are climbing. One clear risk factor: reflux, or heartburn. Men who reported symptoms of heartburn, which occurs when stomach acid backs up into the esophagus, were nearly eight times more likely to have the cancer in a recent Swedish study.[1] In men who had longstanding and severe heartburn, the risk was 44 times higher than in men without symptoms.

But what contributes to heartburn? "The general prescription for people with reflux is to avoid caffeine, chocolate, alcohol, and high-fat foods," says Susan Taylor Mayne, an epidemiologist at Yale University Medical School.

"Those foods supposedly relax the sphincter between the stomach and the esophagus," she explains. But researchers are just starting to investigate whether foods or habits (such as eating before bedtime) promote esophageal cancer.

Meanwhile, scientists have fingered some other culprits.

"Obesity is probably the best of the candidates," says Mayne. "The heavier you get, the greater the risk." The rise in obesity certainly mirrors the rise in esophageal cancer.[2]

Alcohol and smoking also raise the risk; while a plant-based diet lowers it, according to Mayne's latest study.[3] "Nutrients that are found in fruits, vegetables, and whole grains are protective," she says. "The strongest protector was fiber, followed by vitamin C, folate, and beta-carotene."

People who took vitamin C supplements had a lower risk. But, she adds, it's still not clear whether it's the vitamins or something else in a plant-based diet that protects the esophagus.

On the flip side, people who ate more animal products had a higher risk. "All of the nutrients in meat – fat, cholesterol, and animal protein – are associated with a higher risk," says Mayne.

Calcium wasn't a risk factor, so dairy products may not promote the disease. But it's hard to say whether it's the meat (or the lack of fruits and vegetables in meat-based diets) that makes a difference.

The only clear advice right now: "Avoid cigarettes and alcohol, maintain appropriate body weight, and get enough fruits, vegetables, and whole grains – the same recommendations that reduce the risk of other diseases," says Mayne.

1 *New Eng. J. Med. 340*: 825, 1999.

2 *J. Nat. Cancer Inst.* 90: 150, 1998.

3 *FASEB 13:* A1021, 1999.

Selected Cancer Death Rates for Men *

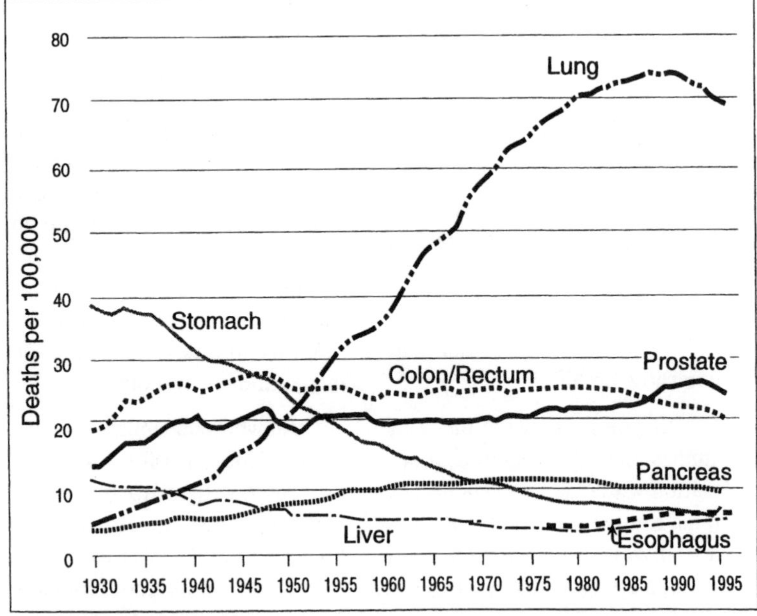

The steep rise in adenocarcinoma of the esophagus isn't yet visible in total esophageal death rates.

* Age-adjusted to U.S. population, 1970 Source: American Cancer Society

Alzheimer's Disease

An estimated four million Americans have Alzheimer's disease. The prevalence doubles every five years beyond age 65. The annual cost, in terms of health care and lost wages for both patients and caregivers, is a staggering $80 billion to $100 billion.

However, any link with diet is murky. "A lot of laboratory research suggests that oxygen radical accumulation, which is known to increase with aging, is not a good thing to have around if you want to prevent neurodegenerative disease," says Steven Ferris of New York University. "But the notion that antioxidants might slow changes in Alzheimer's or reduce the risk of the disease is still in the category of speculation."

In people, only ginkgo biloba and vitamin E have been tested on large groups of people. The results on ginkgo are questionable.[1]

"The effect of ginkgo was only half that of the drugs that have been approved to treat Alzheimer's, and those drugs are considered minimally effective," says Ferris.

What's more, half of the people in the trial dropped out and the placebo group didn't get much worse over the one-year trial. "The placebo group either had extremely mild Alzheimer's or was misdiagnosed as having the disease," he suggests.

"The bottom line is that we can't conclude that ginkgo works based on this study," says Ferris. A new trial giving ginkgo to Alzheimer's patients is under way.

Also in the works: Researchers will give 2,000 healthy older people either 240 mg of ginkgo or a placebo every day and wait six years to see if one group is more often diagnosed with Alzheimer's or other dementia.

As for vitamin E, a well-designed trial found that a huge dose of 2,000 IU a day slowed the clinical progression of Alzheimer's in people who already had the disease. The average vitamin-E-taker reached one of four "endpoints" (death, institutionalization, inability to perform basic activities of daily living, or severe dementia) about seven months later than the average patient who was given a placebo.[2]

Ferris and others are conducting a new study. "We want to see whether vitamin E can delay the diagnosis of Alzheimer's in people with mild memory impairment," he says.

1 *J. Amer. Med. Assoc. 278*: 1327, 1997.

2 *New Eng. J. Med. 336*: 1216, 1997.

Alzheimer's & Age *

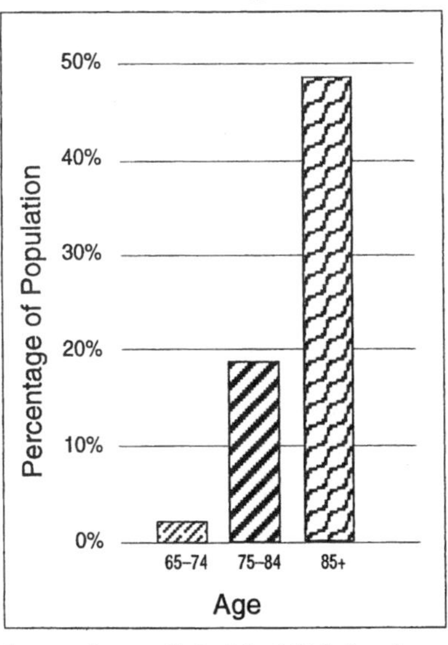

As people age, their risk of Alzheimer's skyrockets.

* based on a Boston working-class community of approximately 32,000 people

Source: *J. Amer. Med. Assoc. 262*: 2551, 1989.

Arthritis

Twenty million Americans have osteoarthritis. In four out of five, the problem is severe enough to limit their movement or activities. And the number of arthritis patients is expected to swell as the population ages. But the disease isn't a natural part of aging.

It occurs when the cartilage that covers the ends of bones in elbows, knees, and other joints starts to deteriorate. As bone begins to rub against bone, moving an arm, leg, or backbone becomes difficult ... and painful.

Among the known causes: Genes play a role, obesity promotes arthritis in the knees, and joint injuries, from sports, work, or accidents, can lead to arthritis years later. What about diet? So far we have only clues.

"Two studies now suggest that people with low blood levels of vitamin D are at high risk for getting arthritis and having it progress," says David Felson of the Boston University Arthritis Center.[1,2] "It's reassuring that two studies agree, but we need more information."

(Another study found that in people with higher vitamin C intakes, arthritis progressed more slowly.[3] But it, too, needs corroboration, he adds.)

Still, says Felson, "because low vitamin D levels have other consequences, like low bone density, they need to be addressed, especially in older persons living in northern climes."

Older people have a higher risk of vitamin D deficiency, he explains, because "they don't drink as much milk, they don't get out in the sun, and their skin doesn't convert the precursor of vitamin D to the active form as well as younger skin does."

Even more promising, supplements of glucosamine and chondroitin, two natural substances found in cartilage, seem to curb the symptoms of arthritis. In a recent study, 34 Navy divers who took glucosamine (1,500 mg a day) and chondroitin (1,200 mg a day) reported less knee pain than those who took a placebo.[4] In February, the National Institutes of Health will start testing glucosamine, chondroitin, or the combination in more than 1,000 people with arthritis of the knee.

1 *Arth. Rheum. 42*: 854, 1999.

2 *Ann. Intern. Med.* 125: 353, 1996.

3 *Arth. Rheum. 39*: 648, 1996.

4 *Mil. Med. 164*: 85, 1999.

FOOD SAFETY GUIDE

Thousands of deaths. Tens of millions of illnesses. That's the estimated yearly damage caused by food poisoning.

And it's getting worse: Microbes are showing up in foods they never used to inhabit. "When I started working on food-borne pathogens many years ago, *Salmonella* was only found in foods of animal origin," says Morris Potter, director of the Food Safety Initiative at the Food and Drug Administration (FDA). "Now it's in fresh produce."

Some of the nastiest bugs simply weren't around before. "Food-borne *E. coli* O157:H7 didn't exist before 1982," says Potter. "The cider producers of two generations ago didn't have to contend with it."

And bad bugs spread further and faster than they used to.

"Our food supply is more centrally produced and it's more global—we're eating fresh foods from all over the world," explains Robert Tauxe of the Centers for Disease Control (CDC) in Atlanta. So one slip-up on a farm in Guatemala can sicken thousands of people across the U.S.

And we've profoundly changed the way we raise animals—a major source of food-borne germs. "In the last 50 years we've moved from small family farms to animal cities with hundreds of thousands of animals all in the same apartment complex," says Tauxe. "Any time you bring that many animals together, there is the opportunity for infections to spread."

One answer is to clean up the farms. "There are ways of improving basic sanitation on produce and animal farms that aren't expensive or difficult," says Tauxe.

"Making the animals' feed free of pathogens, disinfecting their drinking water, properly treating the manure they produce, and isolating the contagiously ill are all part of the coming sanitary revolution on the farm," he recently wrote in the medical journal *The Lancet.*

Until then, you can take steps to protect yourself. For example, many people assume that if food looks and smells good, it's safe, and that if it looks and smells bad, it's unsafe. Wrong. There are two families of bacteria, explains the U.S. Department of Agriculture (USDA):

■ ***Spoilage bacteria*** cause foods to smell and taste bad. They can grow in the refrigerator, even if you follow the USDA's advice and keep the temperature at or below 40°F, but they probably won't make you sick.

■ ***Disease-causing bacteria*** usually don't change the taste, smell, or appearance of food, but they *can* make you sick. They grow rapidly between 40°F and 140°F—the "Danger Zone." Some can double in number within 20 minutes. That's why it's best to toss perishable foods if they've been above 40°F for more than two hours.

And that's just bacteria. Your raspberries, lettuce, seafood, and other foods can also be contaminated with parasites, viruses, and toxins (see "Meet the Bugs," page 44).

How can you keep them from causing a meltdown in your gut? If you're on the Web, go to **www.foodsafety.gov**. It has links to all the government food safety sites. If your computer's too heavy to lug to the store with you, check out our food-by-food safety guide. It may cut your chances of having to spend hours—or days—within sprinting distance of the nearest bathroom.

Keep in mind that animal foods account for the lion's share of food poisoning. That means you have to handle raw meat, seafood, poultry, and eggs as though they were contaminated.

WHAT TO DO

- At the checkout counter, have the cashier put the meat, seafood, or poultry in a separate bag so leaking juices don't contaminate other foods. At home, refrigerate them as soon as possible.
- After touching raw meat, poultry, seafood, or eggs, wash your hands, utensils, and surfaces thoroughly with hot, soapy water.
- Don't use the same utensils and platters for raw and cooked meat, poultry, or seafood.
- Completely thaw frozen meat, poultry, and seafood in the refrigerator before cooking.
- Marinate food in the refrigerator, not on the counter.
- Don't use the marinade from raw meat, poultry, or seafood on cooked food unless it has been brought to a boil first to kill any bacteria.
- Check the internal temperature of meat, poultry, and seafood with an oven-safe dial, instant-read or digital meat thermometer.
- To make sure your thermometer is accurate, put the tip at least two inches into a cup of crushed ice topped off with tap water. It should read 32°F after 30 seconds (be careful not to let it touch the side or bottom of the cup).

ADDITIONAL READING

IF YOU GET SICK

Most food-borne illnesses require no treatment other than fluids and rest. But drinking fluids may not be so easy when you're throwing up every ten minutes. "Try drinking small quantities frequently," says physician Glenn Morris of the University of Maryland. Even a sip or two every few minutes can keep you from becoming dehydrated. "Fluids like Pedialyte are best, but other clear liquids like ginger ale or apple juice may also help. "People get into trouble when they don't keep up with the fluid loss," adds Morris. Even though you lose liquids when you throw up, there's a net gain. And if you want something to reduce a fever, says Morris, take acetaminophen (Tylenol®) rather than aspirin or ibuprofen (Advil®), which could irritate your stomach. Call the doctor if you have any of these symptoms:

■ **Bloody diarrhea or pus in the stool.** "They generally are signs of a bacterial infection with organisms like *E coli* O157:H7, *Campylobacter*, or *Shigella*," says Morris. "While you may not need antibiotics, it's a good idea to check with your doctor."

■ **Fever that lasts more than 48 hours.** In adults, it could signal an infection that's not getting better. (Children are far more likely to develop non-threatening fevers that last more than a day or two.)

■ **Faintness, rapid heart rate, or dizziness after sitting or standing up suddenly, or a significant drop in the frequency of urination.** They could mean life-threatening dehydration.

One final suggestion: Getting a stool culture is the only way to find out what caused your illness and to help public health officials identify an outbreak. The problem is that it can cost $150 or more and many health plans won't pay for it. "The number of people getting stool cultures is going down, because the general feeling is that there's nothing we're going to do other than plug an IV into them," says Morris. "And in today's world of managed care, if it costs money, who cares about the public health consequences?" If you suspect that you got food poisoning from eating at a restaurant, call your local health department.

BEEF, PORK, LAMB, VEAL

In December 1992, Lauren Rudolf was the first child to die after eating an undercooked Jack in the Box hamburger infected with the deadly *E.coli* O157:H7 bacterium. For three weeks – until the source of the contamination was identified – people in four western states continued to eat contaminated burgers. The toll: four children dead and more than 700 people ill. "*E.coli* O157:H7 produces a toxin that damages the intestine, kidney, and brain," says Tauxe. "It's an extremely potent toxin. It takes only a small number of the bacteria and only a small amount of the toxin to cause illness." The bug sickens an estimated 25,000 people – and kills an estimated 100 – in the U.S. every year. "The illness is essentially untreatable," says Tauxe. "It doesn't matter if you take an antibiotic. The antibiotic just kills the bacteria, releasing more toxin." *E.coli* O157:H7 is more likely to contaminate ground beef than steaks, roasts, and other cuts because bacteria on the surface can end up inside the patty, where cooking temperatures may not be high enough to kill them. "Mechanically tenderized" meat can also harbor *E. coli* O157:H7. If pins are used to soften the meat, they can drive the bacteria below the surface. So far, *E. coli* O157:H7 hasn't shown up in pork, veal, lamb, or poultry, even if they're ground.

WHAT TO DO

■ Use a meat thermometer to make sure your meat—especially ground beef—reaches an internal temperature of 160°F. Checking the color of a hamburger (to make sure it isn't pink inside) doesn't guarantee that all *E coli* are dead.

■ Always cook pork (including pork sausage) to at least 160°F to kill any *Trichinella*, a parasite that can cause abdominal pain, diarrhea, and (two or three weeks later) muscle pain, fever, and swelling.

POULTRY

It's the way we raise and slaughter chickens and turkeys that causes many birds to be contaminated.

After they're killed and their blood has been drained, they're put in a communal bath—a perfect way to spread bacteria from one carcass to another. Then rubber "fingers" rub the skin to remove the feathers. That pushes bacteria into the pores. After the insides are removed, the carcasses are chilled, which closes the pores... and traps any bacteria. Of all the germs that inhabit the chicken coop, *Campylobacter* is king. It causes more cases of food poisoning than any other bug. The microorganism sickens an estimated two to four million people—and kills 120 to 360—in the U.S. each year. The worst part of a *Campylobacter* infection may not be the vomiting and diarrhea. In an estimated one in a thousand cases, it may also lead to Guillain-Barré Syndrome, a neurological disease that can cause (temporary or permanent) numbness, pain, progressive weakness, and paralysis.

WHAT TO DO

- Use a minimum cooking temperature of 325°F and cook turkey or chicken until it reaches a temperature of 180°F (dark meat) or 170°F (white meat), measured by a meat thermometer stuck in the thickest part of the meat. Cook boneless turkey roast to 170°F to 175°F.
- Even if the bird comes with a pop-up thermometer, check the temperature with a meat thermometer.
- If you use a microwave to defrost frozen chicken or turkey, cook the bird as soon as it's thawed.
- If you defrost a frozen turkey in the refrigerator, allow 24 hours for every five pounds. (That means a 20-pound frozen turkey for Thanksgiving has to start defrosting the previous Sunday.)
- If a frozen turkey is wrapped in leak-proof plastic, you can defrost it in cold water, but the water should be changed every 30 minutes. Allow 30 minutes of defrosting per pound,
- If you buy a hot, takeout turkey (or any other food), keep it at or above 140°F if you'll be eating it within two hours. If you'll be eating it more than two hours later—or if you buy a cold pre-cooked turkey—dismantle your feast and refrigerate it. Remove the stuffing and cut the turkey off the bone. Wings and legs can be left whole. When you're ready to eat, reheat the meat and stuffing to 165°F and boil the gravy.

Stuffing

It's safest to cook stuffing separately. If you do cook it in the bird:

- Stuff the bird loosely just before you put it in the oven (about 3/4 cup of stuffing per pound of poultry).
- Use a meat thermometer to make sure that the center of the stuffing reaches 165°F.
- If the chicken or turkey is done before the stuffing is fully cooked, remove the stuffing and heat it on the stovetop to 165°F. Avoid prestuffed fresh chickens or turkeys.

SEAFOOD

You never know which bugs you'll find in raw or undercooked shellfish.

Vibrio vulnificus is the most dangerous and Norwalk virus is the most common. And unlike other pathogens, which target people with weakened immune systems, *Vibrio parahaemolyticus* can make just about anybody sick.

"*Parahaemolyticus* is an equal-opportunity gut-wrencher," says George Hoskin of the FDA's Office of Seafood. In June 1998, 416 people in 13 states were made ill by a strain of *Vibrio parahaemolyticus*.

"This strain appears to be more virulent," says Hoskin. Some speculate that it got into the Gulf of Mexico in ballast water dumped by a passing ship.

Even if your seafood is thoroughly cooked, it could make you sick. Ciguatera toxin is a neurotoxin found in fish harvested from reef areas. Scombroid poisoning comes from histamine that can form on the flesh of fresh tuna, mahi mahi, and some other fish that aren't kept cold enough (usually before they reach the store). Neither is killed by heat.

WHAT TO DO

- Don't eat raw shellfish, especially from the Gulf Coast.
- To cut your risk of ciguatera poisoning, avoid locally caught grouper, amberjack, and red snapper in tropical areas. It's especially a problem in Florida, the Caribbean, and Hawaii. Avoid barracuda everywhere.
- The fish most likely to cause scombroid poisoning are fresh (not canned) tuna and mahi mahi.

DAIRY

It wasn't the ice cream plant or the people who worked there. It wasn't the chocolate flavoring that went into the ice cream. The source of the largest *Salmonella* outbreak in U.S. history was the tanker trailers that transported the pasteurized "premix" to a Schwan's plant in Minnesota, where it was made into ice cream. A few months before the 1994 outbreak, the trucking company used by Schwan's started transporting greater quantities of unpasteurized eggs from plants in Nebraska and Iowa to egg processors in Minnesota.

"To save time, drivers could elect to bypass the cleaning procedure after unloading the eggs," explained Thomas Hennessy of the Minnesota Department of Health.

ADDITIONAL READING

The damage: an estimated 224,000 people sickened. In Minnesota, over half the victims had diarrhea that lasted a week or more plus (in most cases) fever and chills and (in nearly half) bloody stools. A quarter had to be hospitalized. What's more, when researchers at the CDC surveyed Schwan's customers in Georgia, they found that in nearly a third of the 72 households that had Schwan's ice cream in the freezer when a family member heard about the recall, someone in the family later ate the ice cream anyway.

"In 90 percent of those households, people just didn't believe there was a problem with the ice cream," says the CDC's Laurence Slutsker.

WHAT TO DO

- Watch for recalls in the local paper or on the news. Don't eat the food, even if it appears to be safe.
- Avoid raw (unpasteurized) milk or cheese made from raw milk, unless it has been aged for at least 60 days (it should say on the label). All could harbor a bacterium called *Listeria*, which is especially dangerous for pregnant women and their fetuses.
- You can also get *Listeria* from soft cheeses (like feta, Brie Camembert, blue-veined, or "queso blanco"—whether they've been pasteurized or not), but not from cottage cheese, cream cheese, or hard cheeses.

EGGS

"This morning there were 70 people who were symptomatic, by lunchtime it was around 100, and this afternoon it is about 120," Curtis Thorpe of the Henrico (Virginia) Health Department told the Richmond Times-Dispatch in June.

All of the 100+ victims had worked or eaten at an International House of Pancakes (IHOP) restaurant outside of Richmond. The culprit: *Salmonella enteritidis* in eggs used to make French toast that hadn't been cooked enough to kill the bacteria. When the Richmond IHOP reopened, it had switched to pasteurized eggs.

WHAT TO DO

- Avoid foods that traditionally use raw eggs unless the eggs have been pasteurized. That includes Caesar salad dressing, tiramisu, chocolate mousse, lemon (or other) meringue pie, and homemade ice cream. The eggs in lasagna, baked ziti, French toast, or rice, banana, or bread pudding can also be undercooked.
- Keep eggs in their original cartons, and use them within a month or so.
- Discard any cracked eggs.
- Thoroughly cook all egg dishes (to a temperature of 145°F), including French toast and omelets. Cook fried or sunnyside-up eggs until the yolks are firm.
- Don't lick cake batter, raw cookie dough, or homemade frosting that contains raw eggs. If you can't resist licking, bake with pasteurized egg products (like Egg Beaters®).
- Storebought eggnog is pasteurized. If you make your own, use pasteurized eggs. If you use whole eggs, gradually heat the egg/milk mixture to 160°F or until it coats a metal spoon.

FRUITS & VEGETABLES

Salmonella from cantaloupe. Hepatitis A from strawberries. *Cryptosporidium* from scallions. *Shigella* from parsley. The list of disease-causing microbes in fruits and vegetables is almost as varied as our supply of fresh produce. A few key examples:

Lettuce

In 1996, Rita Bernstein of Wilton, Connecticut, served mixed, prewashed lettuce to her daughter, Haylee, then three years old. That salad almost blinded the child.

The lettuce—which sickened 60 others in New York, Illinois, and Connecticut—was contaminated with *E. coli* O157:H7. After visiting the California farm where it was grown, investigators weren't surprised. The workers who picked the lettuce washed it in water that came from wells near cattle pastures, and no one had added chlorine to the water to kill any bacteria.

"They picked the lettuce and dunked it in a bath of cold water—called a hydrocooler—to cool it down quickly," says the CDC's Robert Tauxe. "In a big, centralized food supply, that's how bacteria from one hand or from manure runoff onto a few heads of lettuce spreads to thousands and thousands of heads going all over the country. If the bath is contaminated, it spreads to all of the produce."

California now makes sure that only clean water is used in the hydro-coolers on its produce farms, says Tauxe. But there was recently an outbreak of another bacteria, *Shigella*, in parsley from a farm in Baja California, Mexico. 'The hydrocooler was using water from the local village water supply, which wasn't chlorinated," he explains. "In fact, the farmworkers got bottled water as part of their contract so that they wouldn't have to drink the local water."

Says Tauxe: "If the food industry is going to wash produce that I'm going to eat without cooking, I want them to use water that I would drink."

Berries

"I got ferociously ill," Barney Savage, a 32-year-old administrator at York University, told the *Toronto Star* in April.

The previous May, Savage and five friends had eaten a raspberry dessert at a restaurant. Within a week, all six were statistics in the 1998 Canadian

Cyclospora outbreak in which 200 people became ill.

Cyclospora is a microscopic parasite that invades the gut about a week after it's ingested. It causes diarrhea, extreme fatigue, cramps, and nausea.

The first big *Cyclospora* outbreak hit in 1996. At least 1,465 people in the U.S. and Canada got sick. It didn't take long for investigators to finger Guatemalan raspberries, which probably picked up the bug from contaminated water.

After another *Cyclospora* outbreak in 1997 in which 1,000 people became ill after eating raspberries from Guatemala, the U.S. cut off raspberry imports. Canada didn't. In 1998, the year Barney Savage became ill, no Americans got sick. But some 200 Canadians did. In 1999, the U.S. reopened raspberry imports from a few select Guatemalan farms. Health authorities are hoping there are no new illnesses.

Sprouts

In the first large U.S. outbreak (which also hit Finland), 242 cases of *Salmonella* poisoning were reported to health authorities in 1995. Officials estimate that between 5,000 and 24,000 people got sick.

All the seeds in that outbreak were traced to a shipper in the Netherlands. In its warehouse, investigators found rodents and birds (which could have spread the bacteria) and debris-filled bags of seeds imported from Italy, Hungary, or Pakistan.

"Bacteria and seeds like precisely the same conditions—warmth and moisture—to grow well," explains the FDA's Morris Potter. It has become clear that there is no way to guarantee the safety of sprouts.

"Consumers need to understand that, at this time, the best way to control this risk is not to eat raw sprouts," said FDA Commissioner Jane E. Henney in July.

WHEN TRAVELING

- If you'll be traveling for more than 30 minutes, store any perishable foods in a cooler with ice or freezer packs.
- Pack perishable foods directly from your refrigerator or freezer into the cooler.
- Keep raw meat, poultry, and seafood in sealed bags away from cooked foods or foods meant to be eaten raw.
- In the summer, keep the cooler in the air-conditioned passenger compartment of your car, not in the hot trunk. At the beach, partially bury the cooler in sand, cover with blankets, and shade with a beach umbrella.
- Carry moist towelettes to keep hands clean when handling food.

JUICE & CIDER

"This is the smoking gun," John Kobayashi, a Washington State epidemiologist, told the Associated Press on June 28, 1999.

Health officials had detected *Salmonella muenchen* in fresh, unpasteurized orange juice made by Sun Orchard Inc. of Tempe, Arizona.

The juice was also sold under the brand names Aloha, Earls & Joey Tomato's, Markon, Sysco, Trader-Joe's, Viola, and Zupan. All told, more than 200 people in 15 states and two Canadian provinces got sick.

In other outbreaks, unpasteurized apple cider may have become contaminated with *E. coli* from manure that touched the apples when they fell to the ground. But it's not clear how *Salmonella* got into Sun Orchard's orange juice.

"The company may have mixed juice from its California plant with unpasteurized orange juice that came from Mexico in tanker trucks," says the CDC's Tauxe.

Asked if he's surprised to find *Salmonella* in an acidic beverage like OJ, the FDA's Potter says no. "Food-borne pathogens don't read textbooks. They show up and survive where they're not supposed to as a matter of routine these days."

WHAT TO DO

- Before you cut cantaloupes or other melons, scrub the skins with water and a brush. (If you don't, cutting them could transfer pathogens from the rind to the flesh.)
- Wash berries, lettuce (pre-washed or not), and other non-scrubbable fruits and vegetables with fast-running water. The friction of the running water helps remove bacteria. That's better than soaking.
- Wash fruit even if you plan to peel it. If there are microbes on the peel, they can contaminate the rest of the fruit when you peel it.
- Eat only cooked sprouts (including home-grown).
- Ask restaurants not to add raw sprouts to your sandwich or salad.

ADDITIONAL READING

WHAT TO DO

- Buy pasteurized juice and cider, especially if you re serving it to the elderly, children, or people with weak immune systems. (Frozen juice concentrates and unrefrigerated juices are always pasteurized. With refrigerated juices, check the label.)
- If you buy unpasteurized cider, heat it to 160°F (or boil it if you don't have a thermometer). You can serve it warm or cold.

PREPARED FOODS & SALADS

"The calls started at 11 a.m. on Wednesday, June 10, three or four days after the parties," Sean McDermott, a spokesman for the Cook County Public Health Department, told the *Chicago Sun-Times* last year.

"The first three complaints we had were hosts of parties," said McDermott. "The common link at that time is that they had parties that were catered by Iwan's Deli."

Iwan's is famous for its potato salad ... so famous that it had prepared a 2,300-pound batch for roughly 530 graduation celebrations and other events on June 6 and 7. Of the 20,000 people who ate the salad, an estimated 6,500 reported symptoms ranging from diarrhea to vomiting, chills, and headaches.

The culprit: *E. coli* O6:H16, also known as ETEC. It's the same bacterium that causes traveler's diarrhea. Fortunately, it's not as virulent as its cousin, *E. coli* O157:H7. "Health officials never figured out how it got into the potato salad," says Douglas Powell of the University of Guelph in Canada. "These things are very difficult to trace back."

E. coli isn't the only bug that can make its way into prepared salads and other foods. In 1997, one person died and at least 43 others contracted hepatitis A from eating cole slaw sold at The Stage and Co. Deli outside of Detroit. The virus usually gets into food from infected food handlers.

WHAT TO DO

- Don't eat at restaurants that look dirty.
- Report any illnesses from restaurant prepared foods to your local health department.

HOT DOGS & DELI MEATS

The first illness occurred on August 2, 1998. By February 8, 1999, about 100 people living in 22 states had been diagnosed with listeriosis, and 15 adults and six fetuses had died.

The source: a strain of the bacterium *Listeria monocytogenes* traced to the Bil Mar Foods plant in Michigan. In December 1998, Bil Mar recalled more than 28,000 pounds of hot dogs and deli meats sold under Ball Park, Bryan, Grillmaster, Hygrade, Mr. Turkey, Sara Lee, and other brand names.

"The lesson is that food processors can never forget basic sanitation," says Guelph's Powell. "A lot of meat packing and slicing machinery is going to be redesigned to make it easier to clean," he adds. "The dairy industry went through this in the '80s, when they had their outbreaks."

WHAT TO DO

- Cook all hot dogs thoroughly—that is, until they are steaming.
- Check the expiration date on the package when you buy meat. If you don't plan to use it before that date, store it in the freezer.

HELP MAKE FOOD SAFE

Washington needs to hear your views on how to prevent food poisoning. You can bet policymakers are hearing from industry! We urge you to mail this coupon (or e-mail Under Secretary Woteki at **cathie.woteki @usda.gov**).

To:

Catherine E. Woteki

Under Secretary of Agriculture for Food Safety

USDA Administration Building, Room 227-E

1400 Independence Ave., S.W.

Washington, DC 20250

From:

____

____

____

____

As a concerned citizen and on behalf of the Center for Science in the Public Interest, I urge you to help make our food supply safer by enforcing tough standards against dangerous bacteria in food. At a minimum, you need to:

- Maintain the "zero-tolerance" for deadly strains of *Listeria* and *E. coli* in foods like processed meat and ground beef.
- Set tough new standards for *Campylobacter* in poultry.
- Increase testing for those deadly bacteria.
- Make eggs safer by requiring farmers to check flocks for *Salmonella enteritidis*. Processors should pasteurize any eggs that might be contaminated.

MEET THE BUGS

Name	Possible Symptoms (from most to least common)	Foods that Have Caused Outbreaks	How Soon it Typically Strikes	How Soon it Typically Ends
Campylobacter (bacteria)	diarrhea (can be bloody), fever, abdominal pain, nausea, headache, muscle pain	chicken, raw milk	2 to 5 days	7 to 10 days
Ciguatera (toxin)	numbness, tingling, nausea, vomiting, diarrhea, muscle pain, headache, temperature reversal (hot things feel cold and cold things feel hot), dizziness, muscular weakness, irregular heartbeat	grouper, barracuda, snapper, jack, mackerel, triggerfish	within 6 hours	several days (neurological symptoms can last for weeks or months)
Clostridium botulinum (bacteria)	marked fatigue, weakness, dizziness, double vision, difficulty speaking, swallowing, and breathing, abdominal distention	home-canned foods, sausages, meat products, commercially canned vegetables, seafood products	18 to 36 hours	get treatment immediately
Cyclospora (parasite)	watery diarrhea, loss of appetite, weight loss, cramps, nausea, vomiting, muscle aches, low-grade fever, extreme fatigue	raspberries, lettuce, basil	1 week	a few days to 30 days or more
***E coli* O157:H7** (bacteria)	severe abdominal pain, watery (then bloody) diarrhea, occasionally vomiting	ground beef, raw milk, lettuce, sprouts, unpasteurized juices	1 to 8 days	get treatment immediately
Hepatitis A (virus)	fever, malaise, nausea, loss of appetite, abdominal pain, jaundice	shellfish, salads, cold cuts, sandwiches, fruits, vegetables, fruit juices, milk, milk products, infected food handlers	10 to 50 days	1 to 2 weeks
Listeria (bacteria)	fever, chills, and other flu-like symptoms; headache; nausea; vomiting; diarrhea; infections of the brain (encephalitis) or membranes of the brain spinal cord (meningitis); spontaneous abortion or stillbirth	hot dogs, deli meats, raw milk, cheeses (particularly soft-ripened cheeses like feta, Brie, Camembert, blue-veined, Mexican-style "queso blanco"), raw and cooked poultry, raw meats, ice cream, raw vegetables, raw and smoked fish	a few days to 3 weeks	get treatment immediately
Norwalk virus (virus)	nausea, vomiting, diarrhea, abdominal pain, headache, low-grade fever	shellfish, salads, infected food handlers	1 to 2 days	1 to 2 1/2 days
Salmonella (bacteria)	nausea, vomiting, abdominal cramps, diarrhea, fever, headache	poultry, eggs, raw meats, milk and dairy products, sauces and salad dressings, cream-filled desserts and toppings, fresh produce (including sprouts)	6 hours to 2 days	1 to 2 days
Scombrotoxin (toxin)	tingling or burning sensation in the mouth, body rash, reduced blood pressure, headache, itching, nausea, vomiting, diarrhea	fresh tuna, mahi mahi, bluefish, sardines, mackerel, amberjack, abalone	immediate to 30 minutes	3 hours to several days
Vibrio parahaemolyticus (bacteria)	diarrhea, abdominal pain, nausea, vomiting, headache, fever, chills	raw oysters and clams, crabs, shrimp	4 hours to 4 days	2 1/2 days
Vibrio vulnificus (bacteria)	diarrhea (in healthy people), bloodstream infection (in people with liver disease, diabetes, or weak immune systems)	raw oysters and clams, crabs	within 16 hours (diarrhea)	get treatment immediately (bloodstream infection)

Rate Your Diet

These 39 questions will give you a rough sketch of your typical eating habits. The (+) or (–) number for each answer instantly pats you on the back for good eating habits or alerts you to problems you didn't even know you had.

The quiz focuses on fat, saturated fat, cholesterol, sodium, sugar, fiber, and fruits and vegetables. It doesn't attempt to cover everything in your diet. Also, it doesn't try to measure precisely how much of the key nutrients you eat.

INSTRUCTIONS

■ Next to each answer is a number with a + or – sign in front of it. **Circle the number that corresponds to the answer you choose.** That's your score for the question. If two or more answers apply, circle each one. Then average them to get your score for the question.

How to average. In answering question 19, for example, if your sandwich-eating is equally divided among tuna salad (–2), roast beef (+1), and turkey breast (+3), add the three scores (which gives you +2) and then divide by three. That gives you a score of +⅔ for the question. Round it to +1.

■ **Pay attention to serving sizes,** which we give when needed. For example, a serving of vegetables is ½ cup. If you usually eat one cup of vegetables at a time, count it as two servings.

THE QUIZ

FRUITS, VEGETABLES, GRAINS & BEANS

1. How many servings of fruit or 100% fruit juice do you eat per day? *(OMIT fruit snacks like Fruit Roll-Ups and fruit-on-the- bottom yogurt. One serving=one piece or ½ cup of fruit or 6 oz. of fruit juice.)*

(a) 0 . . . . –3 (d) 2 . . . . +1
(b) less than 1 . . . . –2 (e) 3 . . . . +2
(c) 1 . . . . 0 (f) 4 or more . . . . +3

2. How many servings of non-fried vegetables do you eat per day? *(One serving=½ cup. INCLUDE potatoes.)*

(a) 0 . . . . –3 (d) 2 . . . . +1
(b) less than 1 . . . . –2 (e) 3 . . . . +2
(c) 1 . . . . 0 (f) 4 or more . . . . +3

3. How many servings of vitamin-rich vegetables do you eat per week? *(One serving=½ cup. ONLY count broccoli, Brussels sprouts, carrots, collards, kale, red pepper, spinach, sweet potatoes, or winter squash.)*

(a) 0 . . . . –3 (c) 4 to 6 . . . . . . +2
(b) 1 to 3 . . . . . . +1 (d) 7 or more . . . . +3

4. How many servings of leafy green vegetables do you eat per week? *(One serving = ½ cup cooked or 1 cup raw. ONLY count collards, kale, mustard greens, romaine lettuce, spinach, or Swiss chard.)*

(a) 0 . . . . –3 (d) 3 to 4 . . . . . . +2
(b) less than 1 . . . . –2 (e) 5 or more . . . . +3
(c) 1 to 2 . . . . . . +1

5. How many times per week does your lunch or dinner contain grains, vegetables, or beans, but little or no meat, poultry, fish, eggs, or cheese?

(a) 0 . . . . –1 (c) 3 to 4 . . . . . . +2
(b) 1 to 2 . . . . . . +1 (d) 5 or more . . . . +3

6. How many times per week do you eat beans, split peas, or lentils? *(OMIT green beans.)*

(a) 0 . . . . –3 (d) 2 . . . . +1
(b) less than 1 . . . . –1 (e) 3 . . . . +2
(c) 1 . . . . 0 (f) 4 or more . . . . +3

7. How many servings of grains do you eat per day? *(One serving=1 slice of bread, 1 oz. of crackers, 1 large pancake, 1 cup pasta or cold cereal, or ½ cup granola, cooked cereal, rice, or bulgur. OMIT heavily sweetened cold cereals.)*

(a) 0 . . . . –3 (d) 5 to 7 . . . . . . +2
(b) 1 to 2 . . . . . . 0 (e) 8 or more . . . . +3
(c) 3 to 4 . . . . . . +1

8. What type of bread, rolls, etc., do you eat?

(a) 100% whole wheat as the only flour . . . . +3
(b) whole wheat flour as the 1st or 2nd flour . . . . +2
(c) rye, pumpernickel, or oatmeal . . . . +1
(d) white, French, or Italian 0

9. What kind of breakfast cereal do you eat?

(a) whole-grain (like oatmeal or Wheaties) . . . . +3
(b) low-fiber (like Cream of Wheat or Corn Flakes) 0
(c) sugary low-fiber (like Frosted Flakes) or low-fat granola . . . . –1
(d) regular granola . . . . –2

MEAT, POULTRY & SEAFOOD

10. How many times per week do you eat high-fat red meats *(hamburgers, pork chops, ribs, hot dogs, pot roast, sausage, bologna, steaks other than round steak, etc.)***?**

(a) 0 . . . +3
(b) less than 1 . . . +2
(c) 1 . . . –1
(d) 2 . . . –2
(e) 3 . . . –3
(f) 4 or more . . . –4

11. How many times per week do you eat lean red meats *(hot dogs or luncheon meats with no more than 2 grams of fat per serving, round steak, or pork tenderloin)***?**

(a) 0 . . . +3
(b) less than 1 . . . +1
(c) 1 . . . 0
(d) 2–3 . . . –1
(e) 4–5 . . . –2
(f) 6 or more . . . –3

12. After cooking, how large is the serving of red meat you eat? *(To convert from raw to cooked, reduce by 25 percent. For example, 4 oz. of raw meat shrinks to 3 oz. after cooking. There are 16 oz. in a pound.)*

(a) 6 oz. or more . . . –3
(b) 4 to 5 oz. . . . –2
(c) 3 oz. or less . . . 0
(d) don't eat red meat . . +3

13. If you eat red meat, do you trim the visible fat when you cook or eat it?

(a) yes . . . +1
(b) no . . . –3

14. What kind of ground meat or poultry do you eat?

(a) regular ground beef . . . –4
(b) ground beef that's 11% to 25% fat . . . –3
(c) ground chicken or 10% fat ground beef . . . –2
(d) ground turkey . . . –1
(e) ground turkey breast . . . +3
(f) don't eat ground meat or poultry . . . +3

15. What chicken parts do you eat?

(a) breast . . . +3
(b) drumstick . . . +1
(c) thigh . . . –1
(d) wing . . . –2
(e) don't eat poultry . . . +3

16. If you eat poultry, do you remove the skin before eating?

(a) yes . . . +2
(b) no . . . –3

17. If you eat seafood, how many times per week? *(OMIT deep-fried foods, tuna packed in oil, and mayonnaise-laden tuna salad—low-fat mayo is okay.)*

(a) less than 1 . . . 0
(b) 1 . . . +1
(c) 2 . . . +2
(d) 3 or more . . . +3

MIXED FOODS

18. What is your most typical breakfast? *(SUBTRACT an extra 3 points if you also eat sausage.)*

(a) biscuit sandwich or croissant sandwich . . . –4
(b) croissant, danish, or doughnut . . . –3
(c) eggs . . . –3
(d) pancakes, French toast, or waffles . . . –1
(e) cereal, toast, or bagel (no cream cheese) . . . +3
(f) low-fat yogurt or low-fat cottage cheese . . . +3
(g) don't eat breakfast . . . 0

19. What sandwich fillings do you eat?

(a) regular luncheon meat, cheese, or egg salad . . . –3
(b) tuna or chicken salad or ham . . . –2
(c) peanut butter . . . 0
(d) roast beef . . . +1
(e) low-fat luncheon meat . . . +1
(f) tuna or chicken salad made with fat-free mayo . . . +3
(g) turkey breast or hummus . . . +3

20. What do you order on your pizza? *(SUBTRACT 1 point if you order extra cheese, cheese-filled crust, or more than one meat topping.)*

(a) no cheese with at least one vegetable topping . . . +3
(b) cheese with at least one vegetable topping . . . –1
(c) cheese . . . –2
(d) cheese with one meat topping . . . –3
(e) don't eat pizza . . . +3

21. What do you put on your pasta? *(ADD one point if you also add sautéed vegetables.)*

(a) tomato sauce or red clam sauce . . . +3
(b) meat sauce or meat balls . . . –1
(c) pesto or another oily sauce . . . –3
(d) Alfredo or another creamy sauce . . . –4

22. How many times per week do you eat deep-fried foods *(fish, chicken, french fries, potato chips, etc.)***?**

(a) 0 . . . +3
(b) 1 . . . 0
(c) 2 . . . –1
(d) 3 . . . –2
(e) 4 or more . . . –3

23. At a salad bar, what do you choose?

(a) nothing, lemon, or vinegar . . . +3
(b) fat-free dressing . . . +2
(c) low- or reduced-calorie dressing . . . +1
(d) oil and vinegar . . . –1
(e) regular dressing . . . –2
(f) cole slaw, pasta salad, or potato salad . . . –2
(g) cheese or eggs . . . –3

24. How many times per week do you eat canned or dried soups or frozen dinners? *(OMIT lower-sodium, low-fat ones.)*

(a) 0 . . . +3
(b) 1 . . . 0
(c) 2 . . . –1
(d) 3 to 4 . . . –2
(e) 5 or more . . . –3

25. How many servings of low-fat calcium-rich foods do you eat per day? *(One serving=⅔ cup low-fat or non-fat milk or yogurt, 1 oz. low-fat cheese, 1½ oz. sardines, 3½ oz. canned salmon with bones, 1 oz. tofu made with calcium sulfate, 1 cup collards or kale, or 200 mg of a calcium supplement.)*

(a) 0 . . . –3
(b) less than 1 . . . –1
(c) 1 . . . +1
(d) 2 . . . +2
(e) 3 or more . . . +3

26. How many times per week do you eat cheese? *(INCLUDE pizza, cheeseburgers, lasagna, tacos or nachos with cheese, etc. OMIT foods made with low-fat cheese.)*

(a) 0 . . . +3
(b) 1 . . . +1
(c) 2 . . . –1
(d) 3 . . . –2
(e) 4 or more . . . –3

ADDITIONAL READING

27. How many egg yolks do you eat per week? *(ADD 1 yolk for every slice of quiche you eat.)*

(a) 0 . . . . +3 (d) 3 . . . . –1
(b) 1 . . . . +1 (e) 4 . . . . –2
(c) 2 . . . . 0 (f) 5 or more . . . . –3

FATS & OILS

28. What do you put on your bread, toast, bagel, or English muffin?

(a) stick butter or cream cheese . . . . –4
(b) stick margarine or whipped butter . . . . –3
(c) regular tub margarine . . . . –2
(d) light tub margarine or whipped light butter . . . . –1
(e) jam, fat-free margarine, or fat-free cream cheese 0
(f) nothing . . . . +3

29. What do you spread on your sandwiches?

(a) mayonnaise . . . . –2
(b) light mayonnaise . . . . –1
(c) catsup, mustard, or fat-free mayonnaise . . . . +1
(d) nothing . . . . +2

30. With what do you make tuna salad, pasta salad, chicken salad, etc?

(a) mayonnaise . . . . –2 (c) fat-free mayonnaise . . . 0
(b) light mayonnaise . . . . –1 (d) low-fat yogurt . . . . . . +2

31. What do you use to sauté vegetables or other foods? *(Vegetable oil includes safflower, corn, sunflower, and soybean.)*

(a) butter or lard . . . . –3 (d) olive or canola oil . . . +1
(b) margarine . . . . –2 (e) broth . . . . +2
(c) vegetable oil or light margarine . . . . . –1 (f) cooking spray . . . . . . +3

BEVERAGES

32. What do you drink on a typical day?

(a) water or club soda . . . . +3
(b) caffeine-free coffee or tea 0
(c) diet soda . . . . –1
(d) coffee or tea (up to 4 a day) . . . . –1
(e) regular soda (up to 2 a day) . . . . –2
(f) regular soda (3 or more a day) . . . . –3
(g) coffee or tea (5 or more a day) . . . . –3

33. What kind of "fruit" beverage do you drink?

(a) orange, grapefruit, prune, or pineapple juice . . . . +3
(b) apple, grape, or pear juice . . . . +1
(c) cranberry juice blend or cocktail 0
(d) fruit "drink," "ade," or "punch" . . . . –3

34. What kind of milk do you drink?

(a) whole . . . . –3 (c) 1% low-fat . . . . +2
(b) 2% fat . . . . –1 (d) skim . . . . +3

DESSERTS & SNACKS

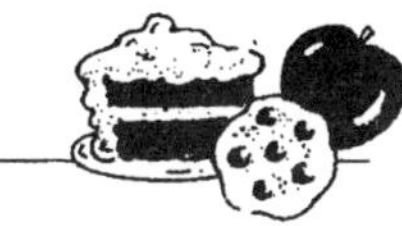

35. What do you eat as a snack?

(a) fruits or vegetables . . +3 (d) cookies or fried chips –2
(b) low-fat yogurt . . . . . . +2 (e) nuts or granola bar . . –2
(c) low-fat crackers . . . . +1 (f) candy bar or pastry . . –3

36. Which of the following "salty" snacks do you eat?

(a) potato chips, corn chips, or popcorn . . . . –3
(b) tortilla chips . . . . –2
(c) salted pretzels or light microwave popcorn . . . . –1
(d) unsalted pretzels . . . . +2
(e) baked tortilla or potato chips or homemade air-popped popcorn . . . . +3
(f) don't eat salty snacks . . . . +3

37. What kind of cookies do you eat?

(a) fat-free cookies . . . . +2
(b) graham crackers or reduced-fat cookies . . . . +1
(c) oatmeal cookies . . . . –1
(d) sandwich cookies (like Oreos) . . . . –2
(e) chocolate coated, chocolate chip, or peanut butter . . . –3
(f) don't eat cookies . . . . +3

38. What kind of cake or pastry do you eat?

(a) cheesecake . . . . –4
(b) pie or doughnuts . . . . –3
(c) cake with frosting . . . . –2
(d) cake without frosting . . . . –1
(e) muffins 0
(f) angelfood, fat-free cake, or fat-free pastry . . . . +1
(g) don't eat cakes or pastries . . . . +3

39. What kind of frozen dessert do you eat? *(SUBTRACT 1 point for each of the following toppings: hot fudge, nuts, or chocolate candy bars or pieces.)*

(a) gourmet ice cream . . . . –4
(b) regular ice cream . . . . –3
(c) frozen yogurt or light ice cream . . . . –1
(d) sorbet, sherbet, or ices . . . . –1
(e) non-fat frozen yogurt or fat-free ice cream . . . . +1
(f) don't eat frozen desserts . . . . +3

SCORING YOUR DIET

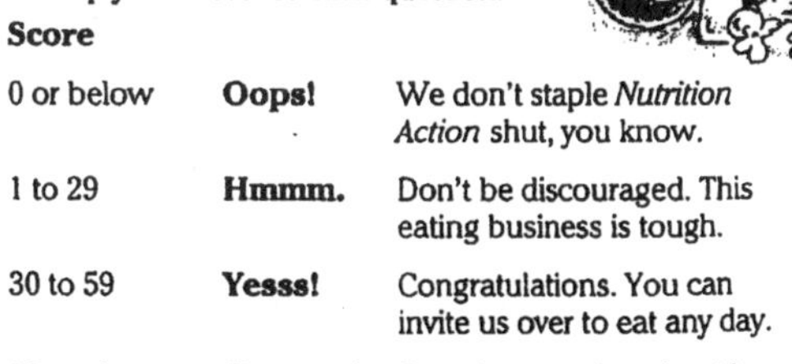

Add up your score for each question.

Score		
0 or below	**Oops!**	We don't staple *Nutrition Action* shut, you know.
1 to 29	**Hmmm.**	Don't be discouraged. This eating business is tough.
30 to 59	**Yesss!**	Congratulations. You can invite us over to eat any day.
60 or above	**C-o-o-o-l.**	Our photographer should be at your door any second.

DOES BIRTH DETERMINE GIRTH?

At least four factors that contribute to energy utilization (calorie burning) have been identified.

For many years conventional wisdom held body weight was directly related to how closely the number of calories a person consumed matched the amount of calories he/she burned. If this basic energy balance equation were true, then weight control should be a simple matter of balancing calorie intake and expenditure. Despite dozens of reducing diets and a wide selection of home exercise equipment, the rate of obesity in the American population has escalated rapidly since the early 1960s. As the legions of obese Americans and the number of unsuccessful dieters expanded, scientists and lay people alike rejected the old "calories-in versus calories-out equation" in search of a better explanation of why some people seem to gain weight just looking at sweets while others appear to stay sleek for a lifetime.

What needs evaluation is not the equation so much as the factors that influence energy intake and expenditure.

Scientists have identified both genetic traits and psychological factors that can increase a person's risk of developing obesity. In the process they have come to the conclusion that the basic energy balance equation "Body Weight = Calories Consumed - Calories Expended" is fairly accurate. What needs evaluation is not the equation so much as the factors that influence energy intake and expenditure.

Factors that Influence Energy Balance

Only one factor, calorie consumption, contributes to energy intake. At least four factors that contribute to energy utilization (calorie burning) have been identified. They are **basal metabolic rate** or **BMR** (rate at which energy is expended to keep a resting, awake body alive), **dietary-induced thermogenesis** (the amount of calories burned during digestion and absorption of food), voluntary activity, and **adaptive thermogenesis** (the body's ability to burn more calories in a cold

Welcome to the **INNOVATIONS: NUTRITION UPDATES AND APPLICATIONS** newsletter brought to you by the joint partnership of Novartis Nutrition OPTIFAST® and McGraw-Hill. We hope this collection of nutrition information and reports is helpful to you as you learn more about the science of nutrition. It is our goal to produce a useful, practical resource that will keep you abreast of the latest developments in nutritional science and to provide insights into the challenges that we face in maintaining healthy lifestyles in the new millennium. Each issue will focus on specific topic of interest. If you would like to order additional copies of this newsletter for your students, please contact your local McGraw-Hill sales representative. We welcome your feedback and suggestions for future issues of the INNOVATIONS newsletter. You can provide your feedback by writing us at Nutrition, McGraw-Hill, 2460 Kerper Blvd., Dubuque, IA 52001 or at our web site: http://www.mhhe.com/hper/nutrition/

From *Innovations: Nutrition Updates and Applications*, (Vol. 2, No. 1), pp. 1-8.

environment when overfed). As yet, however, no one understands what regulates each of these factors, nor is it known how these factors affect each other or energy balance as a whole. Both nature (genetics) and nurture (environment) have been cited as the primary regulators of energy balance (2-4, 17). Neither theory by itself provides a totally satisfactory explanation. The contemporary view is that a given person's energy balance results from a complex combination of genetic and environmental regulatory messages.

The contemporary view is that a given person's energy balance results from a complex combination of genetic and environmental regulatory messages.

How Can Genetics Influence the Development of Obesity?

Genetically determined obesity has been clearly demonstrated in certain strains of laboratory and domestic animals (17). The role of genetics in the development of human obesity is not as clearly established, however. To date, 27 inherited disorders that produce obesity as well as other symptoms have been identified. The occurrence of these disorders is quite rare, in some cases affecting only a few individuals. Research indicates that for most individuals there is not a clear cause-and-effect relationship between genetics and body weight. Rather, genetics influences body weight, fat distribution patterns, metabolic efficiency, and appetite, but each of these factors is also modified by environmental conditions. For most of us our body weight is a combination of nature and nurture.

Lower-body obesity seems to be more strongly controlled by female sex hormones than by genetics.

Research indicates that genetics influences body weight, fat distribution patterns, and metabolic efficiency.

Familial Body Weight Patterns Research has confirmed what many casual observers have known for years: the tendency to be tall or short, plump or lean tends to run in families. There are three basic types of human physiques (see figure 1), *ectomorph, mesomorph,* and *endomorph.* **Ectomorphs** have long and thin builds, as a result of their elongated, slender bones, narrow hips and chests. At the other end of the spectrum are the stockily built **endomorphs**. They owe their soft and rounded appearance to short, stubby bones, wide chests and hips, short necks, and round heads. People with **mesomorphic** physiques fall between these two extremes. Their build is often described as solid and muscular (25). Investigators have found people with an ectomorphic build have an easier time maintaining a healthy body weight than do people with other types of physiques. Possibly it is because their bodies have greater surface area, which in turn makes them less energy efficient. In other words, ectomorphs lose more energy just staying warm and performing basic functions, like breathing, than do their more compactly built peers. Genes as well as sex hormones influence body fat distribution patterns (see figure 2). A high level of the male sex hormone, *testosterone,* favors storage of fat in the upper body and abdominal area resulting in the typical "apple on a stick" appearance of many overweight men. Research has demonstrated a strong familial tendency toward abdominal obesity in both males and females in certain families (13, 20), suggesting upper-body obesity is favored by genetics as well as male sex hormones. Conversely, the female sex hormones, *estrogen* and *progesterone,* favor lower-body obesity, resulting in the pear-like shape of most females. Lower-body obesity seems to be more strongly controlled by female sex hormones than by genetics. Obese men very rarely have a pear-shaped build. Additionally, women who had pear-shaped builds during their reproductive years tend to store fat in their abdominal area post menopause. This redistribution in fat stores is linked to the drop in female hormones.

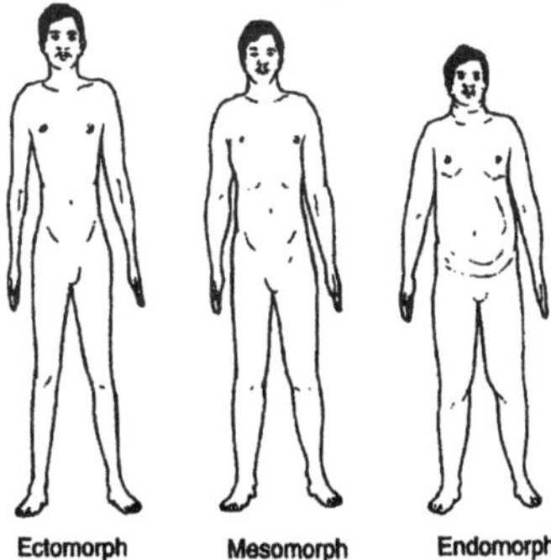

Figure 1 The three basic body physiques. How would you classify your own physique?

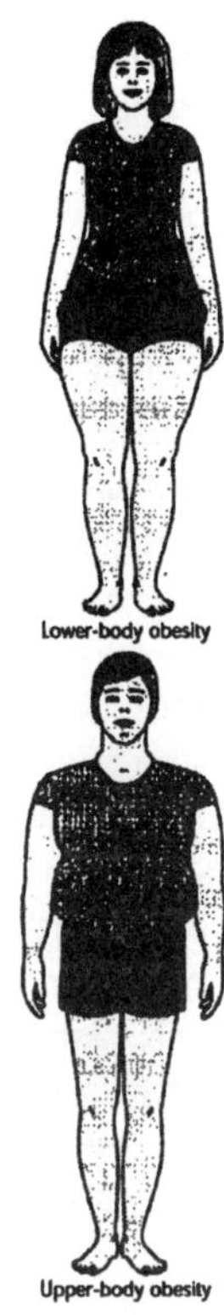

Figure 2 Lower-body obesity is described as pear-shaped, while upper-body obesity is described as apple-shaped.

The Power of Lean Genes Outweighs the Power of Fat Ones

The high incidence of obesity in certain families, ethnic groups, and sets of twins has often been cited as evidence that genetics is the predominant determinate of energy balance. For some scientists the most compelling evidence that "birth determines girth" are studies that show the body weights of adopted children are typically more similar to the weight patterns of their biological families than they are to those of their adopted families. Identical twins, even when raised apart, are twice as likely as fraternal twins to have a similar body weight (5,6). Other experts aren't convinced. Using a type of statistics known as *meta-analysis* to simultaneously examine the data from many familial body-weight studies, they have shown the genetics for leanness are actually stronger than are those for obesity. In other words, you may have trouble gaining weight if you are naturally lean, but changing your lifestyle can help you trim down if you've grown plump (12,19). They also concluded people don't inherit obesity. Rather, they inherit a tendency to become fat if they follow a particular lifestyle (19).

Studies show the body weights of adopted children are typically more similar to the weight patterns of their biological families than they are to those of their adopted families.

Metabolic Efficiency Favors Obesity

Genetically obese rodents use fewer calories for basic metabolic functions than do their lean counterparts. This ability to do more with less is termed ***thrifty metabolism***. Thrifty genes provide an evolutionary advantage by promoting fat storage during times of plenty. It appears some people share this thrifty tendency. When pairs of identical twins were fed 1000 extra calories a day for 100 days some pairs gained less than 10 pounds whereas other pairs gained as much as 30 pounds. The difference in weight gain seemed to be due to metabolic differences in the way extra calories were utilized. It appeared that some twins had very thrifty metabolisms and readily stored extra calories as fat, whereas other twins tended to burn off the extra energy (6).

Metabolic spendthrifts seem to burn off those extra calories by making more heat or fidgeting non-stop. A portion of the calories we eat are used to keep us warm. The cooler the environment the more calories are used for this purpose. Some people seem to make more heat when they overeat, regardless of the temperature. This process, known as *adaptive thermogenesis,* is initiated by activating proteins known as ***uncoupling proteins***. When fat is burned for energy some of it is given off as heat and some is captured as ATP. When uncoupling proteins shift into action they shunt fat to heat production instead of ATP formation. (28). Other people resist putting on pounds because they burn off hundreds of extra unwanted calories with excessive *fidgeting*. This discovery is part of a research program labeled NEAT — for Non-Exercise Activity Thermogenesis, which is evaluating how activities of everyday living burn calories (14).

ADDITIONAL READING

Appetite Regulators

Genetics also appears to influence how much food a person consumes. It is well established that humans are genetically programmed to like the sweet and salty flavors and to favor fat-rich foods (10). Leptin, melanin and orexins are among the hormones newly recognized as playing a role in food intake.

Leptin, a hormone discovered in the mid-1990s, made headlines when scientists observed genetically obese mice had a much lower level of leptin in their blood than did normal-weight mice. Equally exciting was the discovery that injecting leptin into fat mice suppressed their appetite and brought about rapid weight loss. Leptin, which is produced by adipose cells, appears to work on the appetite center of the hypothalamus as a primitive check and balance to fat storage. In normal-weight mice leptin levels increase as body weight increases, thereby limiting their appetite and the development of obesity. To the disappointment of many chronic dieters, leptin injections did not reduce the weight of most obese people (21). Only two instances of a genetic defect resulting in leptin deficiency have been found in humans. In both cases extremely overweight youngsters were found to have very little leptin in their blood. Without leptin their appetites went unchecked, and they ate constantly (8).

To the disappointment of many chronic dieters, leptin injections did not reduce the weight of most obese people.

Leptin doesn't always cause the predicted response, however. Despite having high levels of leptin in their blood, many obese people go right on eating (21). The biology behind this puzzling finding may soon be unraveled. Researchers recently found leptin activity increased in adipose (fat) cells of obese rats when food was plentiful—assuring fat storage — and fell when food was limited. The researchers termed this a thrifty leptin gene and reasoned that in affluent societies where food is plentiful, a thrifty leptin gene would predispose people to weight gain and to become obese (26). Scientists at Harvard University reported leptin has opposing effects on different neurons in the hypothalamus (the part of the brain linked to appetite regulation). One bundle of neurons is inhibited by leptin, leading to obesity. The other cluster is activated by leptin, which could lead to starvation. They also noted leptin targets cells that contain neuropeptides implicated in regulating behaviors like eating and sleeping cycles. Leptin may affect appetite through indirect as well as direct mechanisms (7).

Animals treated with orexin consumed eight to ten times more food than normal within a few hours.

Melanin, one of the substances effected by leptin, is involved in the regulation of a variety of functions including sleeping and eating cycles. Animals who cannot produce the melanin-concentrating hormone MCH lose their appetite and remain lean (24). Animals with a defect in a related protein known as MC4R, short for *melanocortin-4 receptor,* become obese through chronic overeating. French and British researchers have identified two families, some of whose members carry a dominantly inherited mutation in their MC4R gene. Like the research animals, they never seem to stop eating and become significantly obese as a result (29).

In early 1998 researchers in the United States identified a new class of hormones that appears to regulate hunger and satiety. They christened these new compounds ***orexins***, after the Greek word *orexis*, meaning appetite. They also identified a gene that codes for production of orexins. Animals treated with orexin consumed eight to ten times more food than normal within a few hours. Rodents deprived of food for two days produced much larger quantities of orexins than usual in their brain. It is unclear whether orexins have the same activity in humans, or how they interact with other appetite-regulating substances like hormones and neurotrans-mitters. The researchers speculate that a lack of the hormone leptin, which suppresses hunger, may prompt the brain to produce orexins, which cause hunger (23).

A variety of **neurotransmitters** (also known as *neuropeptides*) that seem to stimulate the feeding response have been identified. As with the hormones leptin and orexin, just how these peptides are regulated is unclear. Some researchers have suggested that the mere presence of food may stimulate the release of these peptides, which in turn stimulates appetite. Experts who favor this theory contend that this was a type of early failsafe mechanism to encourage people to eat when food was plentiful, so they'd have adipose reserves to draw from when food inevitably became scarce again. Some neurotransmitters like neuropeptide Y stimulate appetite in general. The action of other peptides seems to be quite specific. The peptide *galanin,* for example, stimulates fat intake. A high-fat diet, in turn, stimulates galanin release. The more fat consumed the more fat is desired (1, 22). Peptides with the opposing action, such as *serotonin*, have also been identified. Serotonin, often described as the "feel good chemical," creates a sense of well being and suppresses appetite-driven, but not hunger-driven, eating. This ability to quell appetite without creating total anorexia has made serotonin the target of diet drugs fen-Phen and Meridia. Both of these drugs elevate serotonin levels.

Environmental factors like food intake and activity levels alter what nature provides.

Three new McDonald's restaurants open every day.

Nurture — The Role of Environment

Nature may determine our body type and dictate where we store fat, but environmental factors like food intake and activity levels alter what nature provides. Many experts have pointed out that the rate at which obesity is increasing in the U.S. population far outstrips the rate at which genetic changes occur, hence environmental factors must have a more significant role in the development of obesity than do genetic factors. The prevalence of obesity has increased dramatically since 1980. And obesity is on the rise in country after country, as each becomes more like America in terms of its food, work, and leisure patterns (2,15).

The prevalence of obesity has increased dramatically since 1980.

According to Dr. William Dietz, director of the Nutrition and Fitness Lab at the Centers for Disease Control, the increase in obesity in the United States parallels an increase in portion sizes, high-calorie convenience foods, laborsaving devices, and time spent in sedentary activities, like watching TV, playing video games, or surfing the web (2). Furthermore, unrelated people sharing a common environment often show similar patterns in body weight. For example, the phenomena known as the "freshman 15" refers to the well-documented tendency for college freshmen to gain weight when they are exposed to the pressures of adjusting to college life and choosing a healthy diet when confronted with many high-calorie options. Likewise, husbands and wives frequently achieve a similar degree of plumpness or leanness, presumably because of their shared lifestyle (2).

***Are People Being Driven to Dine*?** The food industry spends billions of marketing dollars each year to keep people focused on food, through aggressive advertising and by improving availability. Food is everywhere. Vending machines, drive-through windows, and mini-markets in gas stations are commonplace. And it is not healthy foods like carrots and apples that are promoted. According to Kelly Brownell, professor of psychology, epidemiology, and public health at Yale University and a recognized expert on obesity, the situation is bound to get worse before it gets better. Three new McDonald's restaurants open every day, and a chief corporate goal is to have no American more than four minutes from a McDonald's (15).

The food industry also entices people to eat more food at each dining opportunity with super-sized portions and multiple-unit marketing schemes. Bigger portions are good business for the food industry. Consumers perceive them as a better value. Since food itself is relatively cheap, serving more of it is an easy way to increase profits. Only about 20 cents of every food dollar goes to the actual cost of the food. The remainder is spent on packaging, transportation, advertising, and marketing. These non-food costs don't change much as the serving size increases. Bigger portions equal bigger profits, but they also help create bigger people. Despite professing concern about their weight, most people eat more when they are served more. In general, people will eat 25% more of any food packaged in a large container. If the food happens to be a highly palatable one like chips, popcorn, or candy, they tend to eat 50% more (27). Manufacturers and grocers also rely on the lure of multiple-unit pricing to stimulate consumption. Most people are very susceptible to marketing suggestions. They buy more of an item when the price reads "2 for $1.00" instead of "50 cents each." Quantity limits such as "limit 6 per customer" and suggested quantities like "buy one for now and one for the freezer" also cause consumers to adjust their expectations and purchases upward (15).

Most people eat more when they are served more.

Nurture Reshaping Nature

Some lifestyle choices can promote weight gain or facilitate weight loss by altering the underlying physiology.

How and why do people learn to overeat to sooth their stress?

The Brain-Body Connection

One of the newest areas of inquiry and one of the most difficult to evaluate is the role the brain plays in determining health. Some of our physiological responses are strictly dictated by our genes; others seem to be modifiable by experience.

Stress is a good example of the brain-body connection and its impact on eating. Stress can stimulate the appetite. Whether trying to juggle too many responsibilities or trying to cope with a traumatic event, many people report they "pig-out" when they feel "stressed-out" (9). How and why do people learn to overeat to sooth their stress? It seems food, mating, and mood-altering drugs, like cocaine or alcohol, stimulate a common brain pathway that triggers release of pleasure-producing neurotransmitters, such as dopamine and serotonin. This may explain why it is possible to become addicted to food (22).

Building up muscle tissue favors fat use and weight loss.

For others, eating seems to be a habit. An international team of researchers led by a group from MIT is exploring the changes that take place in the brain as a new habit is acquired. They have found when a new behavior is learned, nerve cell responses in the brain are reorganized into a set pattern. When the brain is confronted with a familiar task it runs on autopilot using these stored behavioral routines. The investigators have also found animals given addictive drugs develop stereotyped patterns of behavior, suggesting an intriguing link between between habit and addiction (11). The tendency to run on autopilot explains why dieters often regain weight. Unless they are are vigilant about their food and activity choices and alter their environmental cues, they are apt to fall back into their old familiar habits and pile on the pounds once again.

Body Composition

Certain lifestyle choices can alter energy utilization by altering body composition. Behaviors that promote excess adipose tissue favor fat storage whereas behaviors that promote muscle tissue development favor fat utilization. Fat cell numbers increase during key periods of rapid growth, like infancy and puberty. Fat cell numbers also increase whenever rapid weight gain causes all existing fat cells to reach their maximal storage capacity. Once established, excess fat cells can't be removed by dieting. They can only be shrunk. An enzyme, *LPL* (lipoprotein lipase), which is on the cell's surface, promotes the storage of energy as fat. The more fat cells a person has the higher their *LPL* level. Some scientists believe people with an excess of fat cells have a hard time losing weight and keeping it off because their body produces excess *LPL*, which favors fat storage (17).

Building up muscle tissue, on the other hand, favors fat use and weight loss. People who are active build up muscle tissue and increase the ability of their muscle fibers to burn fat for fuel. The more muscle tissue a person has the greater his/her BMR. The combined increases in BMR, fat utilization, and calories lost through exercise help active people maintain a healthy body weight, and underscore the importance of physical activity in weight loss and maintenance (17).

Common genes don't always yield common results.

Some researchers have suggested the high degree of post-diet weight regain is due to the fact that BMR falls during dieting and remains depressed post-dieting. Meta-analysis of twelve published studies on post-diet BMR, as well as two new studies, refutes the idea that dieting significantly lowers BMR. Because BMR is partly influenced by body weight, a decline in BMR is to be anticipated whenever someone loses a considerable number of pounds (17,18). Weight regain appears to be due more to behavioral choices than biological factors.

A decline in BMR is to be anticipated whenever someone loses a considerable number of pounds.

When Nature and Nurture Combine

After evaluating the relationship between **BMI** (body mass index) and inheritance in individuals participating in a familial heart disease study, researchers concluded 41% to 59% of the differences in body weight between people of the same height, age, gender, and overall health status could be attributed to inherited characteristics. In other words, if you are 10 pounds heavier than an appropriately matched control individual, 4.1 to 5.9 pounds of your excess weight are probably due to inherited characteristics. The rest is related to lifestyle choices (3). It also appeared that there was more than genetic factors involved in the development of obesity (4).

Common genes don't always yield common results, however. Environmental factors strongly influence the extent of obesity in *genetically susceptible* people. The researchers analyzed the emotional well-being, calorie intake, and energy expenditure of 145 sets of siblings raised in the same household. One sibling in each set was severely obese, the other had a healthy body weight. Obese siblings scored lower on tests of emotional well-being, including perceived health, than the normal-weight siblings. The obese siblings also consumed significantly more total calories, calories from fat, and expended considerably less energy than their slender relations (16).

It's not just nature or nurture, or a simple combination of both, that determines a person's body weight. Rather, scientists have found that a complex interaction of numerous genetic and environmental factors influence weight. Body weight seems to depend on an individual's genetic makeup coupled with his/her emotional and intellectual response to environmental conditions. As demonstrated by the thin and obese sibling study described above (16), for some people nature and nurture combine harmoniously, yielding a healthy body weight, whereas for others these factors collide, resulting in weight gain.

ACTIVITIES

1. Dr. Kelly Brownell of Yale University has proposed a "bad foods tax" to reduce the rate of obesity and obesity-related diseases in the United States. Dr. Brownell contends this approach is no different than taxing cigarettes to make smoking less attractive. What do you think? Write a brief essay either supporting or rejecting his proposal.

2. Visit the Johns Hopkins' **IntelliHealth Fattest Foods** site and take the "Find the Fattest Foods, but Calories Still Count" quiz. **http://www.intelihealth.com/IH/ihtIH/EMIHC000/408/20920.html**

3. Test your knowledge of portion size at the **phys.com** site. **http://www.phys.com/b_nutrition/02solutions/05portion/finalkey.htm**

ADDITIONAL READING

REFERENCES

1. Baranowska, B., et al. Neuropeptide Y, leptin, galanin and insulin in women with polycystic ovary syndrome. *Gynecol Endocrinol* 13(5):344-51, 1999.
2. Bellizzi, M.C., Dietz, W.H. Workshop on childhood obesity: summary of the discussion. *Am J Clin Nutr* 70(1):173S-175S, 1999.
3. Borecki I.B., et al. Evidence for at least two major loci influencing human fatness. *Am J Hum Genetics* 63(3): 831-838, 1998.
4. Borecki, I.B., Higgins, M., et al. Evidence for multiple determinants of the body mass index: the National Heart, Lung, and Blood Institute Family Heart Study. *Obes Res* 6(2):107-114, 1998.
5. Bouchard, C. Human variations in body mass: evidence for a role of the genes. *Nutrition Reviews* 55(1): S21, 1997.
6. Bouchard, C. and Trembly, A. Genetic influences on the response of body fat and fat distribution on positive and negative energy balance in human identical twins. *J Nutr* 127: 943S-947S, 1997.
7. Elias, C.F., et al. Leptin differentially regulates NPY and POMC neurons projecting to the lateral hypothalamic area. *Neuron* 23(4): 775-786, 1999.
8. Faroogi, I.S., et al. Effects of recombinant leptin therapy in a child with congenital leptin deficiency. *New Eng J Med* 341:879-884, 1999.
9. Felitti, V.J., et al. Relationship of childhood abuse and household dysfunction to many of the leading causes of death in adults. *Am J Prev Med* 14(40):245-255, 1998.
10. Hahn, N.I. The flavor of food: Is it all in your head? *J Am Diet Assoc* 96:653-658, 1996.
11. Jog, M.S., et al. Building neural representations of habits. *Science* 286:1745-1749, 1999.
12. Kanter, R.S. Patients as Partners: proceedings of the Novartis Nutrition OPTIFAST® National Networking meeting, Minneapolis, MN, October 1998.
13. Katzmarzyk, P.T., et al. Familial risk of obesity and central adipose tissue distribution in the general Canadian population. *Am J Epidemiology* (1999 May 15); 149(10): 933-42.
14. Levine, J. A., et al. Role of non -exercise activity thermogenesis (NEAT) in resistance to fat gain in humans. *Science* 283:212-224, 1999.
15. Liberian, B. The pressure to eat: why we are getting fatter? *Nutrition Action Newsletter* (July/Aug), pg. 1-5 1998.
16. Matthews- Richards, M., et al. Functional status and emotional well being, dietary intake, and physical activity of severely obese subjects. *J Am Diet Assoc* 100:67-75, 2000.
17. National Institutes of Health, National Heart, Lung and Blood Institute. *Clinical Guidelines on the Identification, Evaluation, and Treatment of Obesity and Overweight in Adults.* Bethesda, MD, 1998.
18. Novartis Nutrition Corporation, The resting metabolic rate controversy: is relapse biological or behavioral? *Medical Update on Obesity* 32 (3), 1999.
19. Price, R.A. and Stunkard, A.J. Commingling analysis of obesity in twins. *Hum Heredity* 39(3): 121-135, 1989.
20. Rice, T., et al. Total body fat and abdominal visceral fat response to exercise training in the HERITAGE family study: evidence for major locus but no multifactorial effects. *Metabolism* 48(10): 1278-86, 1999.
21. Rosenbaum, M. and Leibel, R.L. (editorial). The role of leptin in human physiology. *New Eng J Med* 341: 913-915, 1999.
22. Reuters News and Abstracting Service Proceedings of the 33rd Annual Winter Conference on Brain Research, Breckenridge CO, Jan 27, 1999.
23. Sakurai, T., et al. Orexins and orexin receptors: a family of hypothalamic neuropeptides and G protein-coupled receptors that regulate feeding behavior. *Cell* 92: 573-585, 1998.
24. Shimada, M. Mice lacking melanin-concentrating hormone are hypophagic and lean. *Nature* 17, 396(6712): 670-674, 1998.
25. Sheldon, W.H., et al. The Varieties of Human Physique. Hafner Publishers, New York, 1963.
26. Wang, J., et al. The effect of leptin on Lep expression is tissue-specific and nutritionally regulated. *Nature Medicine* 5(8): 895-899, 1999.
27. Wansink, B. Quantity pricing causes consumers to increase their anchor point. *J Marketing Research* 35: 71-78, 1998.
28. Wolf, G. A new uncoupling protein: a potential component of the human body weight regulation system. *Nutrition Reviews* 55:178-179, 1997.
29. Yeo, G.S., et al. A frameshift mutation in MC4R associated with dominantly inherited human obesity. *Nature Genetics* 20:111-114. 1998.

WEIGHT CONTROL

WHAT WORKS AND WHY

You really should lose weight.

Your doctor says so—and so does your conscience. And with countless diets, programs, and products promising to help you shed pounds, it should be easy. But as any veteran dieter knows, it's hard to lose weight. And it's even harder to keep it off.

The numbers are shocking:

- 36 percent of American women and 33 percent of American men are overweight.
- 300,000 deaths a year in the United States can be linked to obesity.
- $70 billion a year is spent by the U.S. health care system to treat obesity and related medical conditions.

It's not that we *aren't* trying to trim, tuck and tone. Americans spend over $33 billion a year on weight-loss products and services. It's just that we aren't very successful—at the same time we're spending all that money, the percentage of American adults who are overweight is increasing by almost 1 percent a year. We're fighting the battle of the bulge, but losing.

What are we doing wrong? Simply eating too much and not being active enough is the cause of most obesity. But our approach may also be part of the problem. We tend to concentrate on losing pounds to improve appearance when the primary focus of weight management should be to achieve and maintain health.

If you're not overweight, losing weight offers no health benefits and may even be detrimental. For many people, though, weight loss is a healthy goal. If you're overweight, shedding pounds often results in reduced risk of cardiovascular disease, diabetes, high blood pressure, and other diseases. Even small weight losses can have significant benefits.

So how do you tip the scales in your favor? While there are many plans and programs, we'll tell you about the one approach that offers the best odds for success.

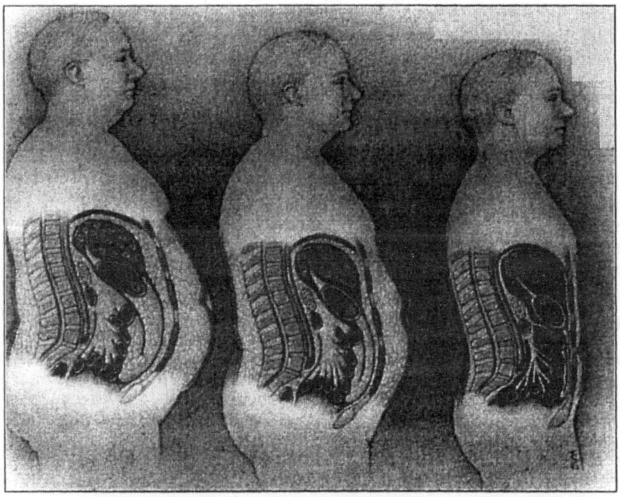

Your body has an almost unlimited capacity to store fat. Losing weight reduces crowding of your organs and the strain on your lower back, hips, and knees.

Health effects of obesity

Your body has 30 to 40 billion fat cells. Each is like a collapsible, thin-walled tank. If you eat calories that you don't need for immediate energy, most of the extra calories go into these cells and are stored as fat.

You have an almost unlimited capacity to store fat, and that can have a profound effect on your body and your health. That's particularly true if the fat is stored around your abdomen.

Shortness of breath may be the first sign of strain placed on your body by excess fat. That's because as fat accumulates, it can crowd the space occupied by your organs. Fat accu-

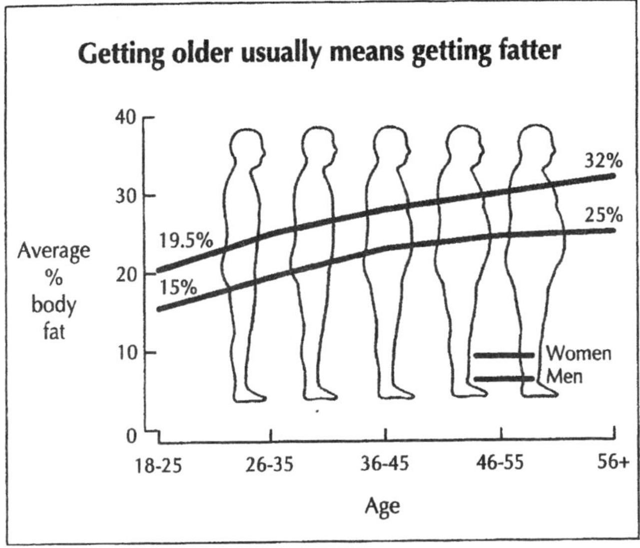

With age, the amount of muscle tends to drop, and fat accounts for a greater percentage of weight.

mulation in your abdomen may eventually make it difficult for you to even breathe comfortably while sitting because it limits space for your lungs to expand.

In addition, if you're even moderately overweight you're carrying a constant burden on your back and legs. Eventually, this can aggravate conditions such as degenerative arthritis (osteoarthritis). Being overweight also puts you at higher risk for complications following surgery, because wounds don't heal as well or as fast, and infection is more common.

Obesity also has direct links to serious diseases that can shorten your life. It increases your resistance to insulin and is the leading cause of type 2 diabetes (non-insulin-dependent diabetes mellitus). Your liver also makes more triglycerides and cholesterol if you're overweight, and you're more vulnerable to cardiovascular disease, including coronary artery disease, high blood pressure and stroke. You also have an increased risk of developing cancer of the breast, prostate, colon and uterus, and your risk of developing gallstones increases.

And, in a country that relates beauty, intelligence and success with thinness, being overweight has emotional and social consequences. It's not uncommon for overweight adults to experience psychological stress, reduced income and discrimination.

'Overfat' is more dangerous to health than 'overweight'

Traditionally, "overweight" has been defined as weighing more than the "healthy" weight listed for your age and height in a weight table. But that doesn't account for differences in body composition.

For example, athletes are often "overweight" by weight table standards because of a large frame or muscle development. But they aren't overfat.

Researchers have learned that body fat, instead of weight, is a better predictor of health.

Although chances are if you're overweight you're also overfat, simply stepping on the scale won't tell you how much of your weight is fat or where you're carrying that fat. And those are both more important factors in determining health risks than weight alone.

How necessary is it for you to lose weight?

In healthy adults, acceptable levels of body fat range from 18 percent to 23 percent in men and 25 percent to 30 percent in women.

But weighing yourself tells you little about how close you are to that mark. Gaining or losing a pound doesn't always mean a pound of fat (see " 'Overfat' is more dangerous to health than 'overweight' "). Small, frequent shifts on the scale typically reflect fluid changes.

Your body fluid levels vary depending on the amount of salt you eat, your activity level or even changes in the weather. You can also lose fluids after drinking certain liquids, such as coffee, that act as diuretics.

Emphasis on the health risks of excess fat vs. excess weight has led to the popularity of body fat testing. The key to body fat analysis is having fat estimated by a trained professional using a reliable method, such as skinfold measurements, infrared interactance, bioelectrical impedance or underwater weighing. Yet all methods only give you a ballpark figure. The older you are or the more fat you're carrying, the less reliable the measurement may be.

A combination of three tests you can do at home — the body mass index (BMI), a waist-to-hip ratio, and a personal and family history — can give you a good idea of what shape your shape is in and if you might enjoy health benefits from losing weight.

The body mass index (BMI) is a better indicator of body fat than weight alone. The waist-to-hip ratio indicates where most of your fat

ADDITIONAL READING

Were you born to be fat?

When you eat more calories than you use through activity, you gain weight. But as simple as that sounds, you can't assume that everyone who's overweight overeats. Being overweight stems from the interaction of several factors:

■ *Genetics* — Genes play a part in how your body balances calories and energy. Children whose parents are obese tend to be overweight, too. A family history of obesity increases your chances of becoming obese by about 25 percent to 30 percent.

Heredity doesn't destine you to be fat. But by influencing the amount of body fat and fat distribution, genes can make you more susceptible to gaining weight.

Researchers are examining the role genetic mutations may play in causing some obesity. Genetic defects have been found to affect levels of leptin, a protein that helps regulate metabolism and appetite. However, it's not clear yet if altering leptin levels would help in treating obesity.

■ *Gender* — Muscle uses more energy than fat does. Because men have more muscle, they burn between 10 percent and 20 percent more calories than women during rest.

■ *Age* — As you get older, the amount of muscle in your body tends to decrease, and fat accounts for a greater percentage of your weight. Your metabolism also slows naturally with age. Together, these changes reduce your calorie needs.

■ *Cigarette smoking* — Men and women who smoke tend to weigh 6 to 10 pounds less than nonsmokers. After quitting, weight generally increases back to the level of nonsmokers.

Weight gain after stopping smoking may be partly due to nicotine's ability to raise metabolic rate. When smokers stop, they burn fewer calories. Another reason former smokers often gain weight is that they generally eat more after they quit.

■ *Physical inactivity* — Overweight people are usually less physically active than normal-weight adults. But inactivity isn't always the cause of obesity. Lack of exercise may also be the result of being overweight.

■ *High-fat diet* — Ounce for ounce, fat provides more than twice as many calories as protein or carbohydrate (9 calories vs. 4). This energy difference may explain how fat promotes weight gain.

Yet even when calories are the same, a person eating a high-fat diet tends to store more excess calories as body fat than someone eating a lower-fat diet.

■ *Medical problems* — Less than 2 percent of all cases of obesity can be traced to a metabolic disorder or hormonal imbalances.

is located, and your personal and family history helps tell you how dangerous fat is for you.

Find your body mass index using the formula on page 4 (see "What's your 'desirable weight'?"). Next, figure your waist-to-hip ratio using the information provided on page 5 (see "What your shape says about health risks").

Then take a look at your own medical history, as well as your family medical history, for a more complete picture of what your "healthy" weight should be. To do that, answer these questions, ranked in order of importance:

1. Do I have a health condition that would benefit from weight reduction? Losing excess weight can improve medical problems such as high blood pressure, diabetes, osteoarthritis, high blood cholesterol and high triglycerides.

2. Am I an "apple" or a "pear" (based on waist-to-hip ratio)? How you carry excess weight can affect your risk for health problems.

3. Am I at risk later in life for health problems related to weight? Determine whether your family history makes you more likely to devel-

What's your 'desirable weight'?

Body mass index (BMI) relates your body weight to health risks associated with being overweight.

The table at right shows healthy and overweight ranges for various heights and weights based on BMI.

To figure your BMI, do the following calculation:

1. Multiply your weight in pounds by 0.45 (for example, 150 pounds x 0.45 = 68).
2. Multiply your height in inches by 0.025 (5 feet 10 inches = 70 inches x 0.025 = 1.75).
3. Square your answer from step 2 (1.75 x 1.75 = 3.0).
4. Divide your answer from step 1 by the answer from step 3 (68/3.0 = 22.6).

Your estimated BMI is 22.6.

Generally, a healthy BMI ranges from 19 to 25. If your BMI is more than 28, talk with your physician about a weight-control program.

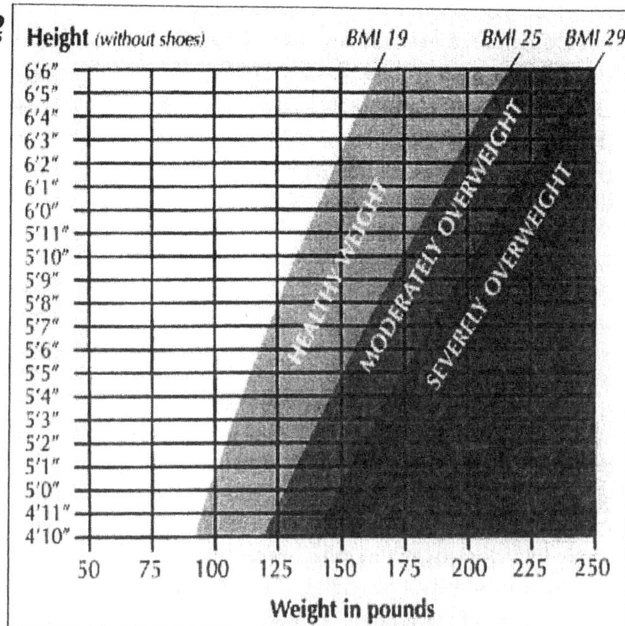

(Without clothes. Heavier weights than these may apply to people with more muscle and bone, such as many men.)
From USDA's Dietary Guidelines for Americans

Are drugs the answer?

Take a pill and lose weight? It's not that simple.

Diet drugs have proven potentially dangerous. Two popular drugs — dexfenfluramine (Redux) and fenfluramine (Pondimin) — were pulled off the market in 1997 after being associated with heart valve damage.

A newer drug, orlistat (Xenical), works differently and is unlikely to have similar long-term adverse effects.

Prescription diet drugs are generally adivsed only for people who are significantly overweight or obese and have health problems related to excess weight.

op a chronic disease related to weight. And, consider at what age you started gaining excess weight — people who are overweight when young have a greater risk of disability and death from excess weight. The highest risk of death is for someone who was obese as a teenager. In addition, gaining 22 pounds or more since age 18 if you're a woman or age 22 if you're a man is associated with a greater risk of death than if you hadn't gained weight.

4. *Is my body mass index outside the acceptable range?* In general, your risk for health problems is lower if your BMI falls within the acceptable range.

5. *Do I overeat, smoke cigarettes, have more than two alcoholic drinks a day or live with uncontrolled stress?* If you overeat, you may be eating too much fat. Smoking causes lung and heart disease. By impairing liver function, alcohol makes it more difficult to absorb nutrients. Too much negative stress erodes physical and emotional health. In combination with these behaviors, excess weight can have greater health implications.

If you answered "no" to all the questions, there's no health advantage to changing your weight. On the other hand, if you have more than one "yes" answer, shedding extra pounds may improve your health.

Putting it all together — what works

If you need to lose weight, here's what to do to improve your chances of losing weight safely and keeping it off permanently:

ADDITIONAL READING

What your shape says about health risks

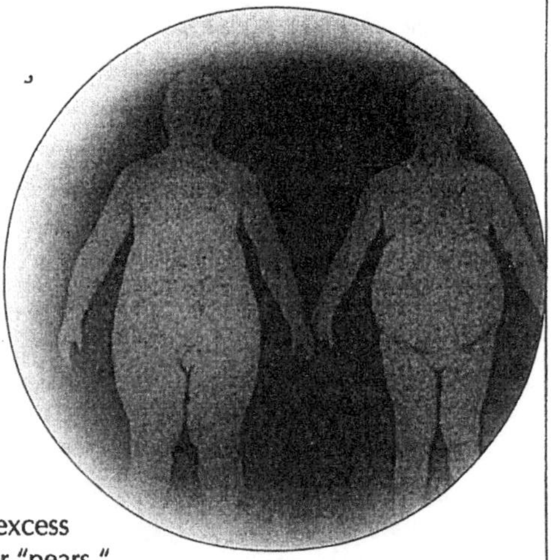

Most people add a few pounds every decade of adulthood. Is unhealthy? It depends.

Did your excess weight settle around your middle, givi you an apple shape? Or did it sink to your buttocks, hips d thighs, leaving you with a pear shape?

If you have an apple shape — a pot belly or spare tir — you carry fat in and around your abdominal organs. Fat accumulation there increases your risk for diabetes, corc ry artery disease, stroke, high blood pressure and certain typ of cancer.

Even very thin "apples" run the same risks as obese "apples" because fat in your abdomen is more likely to break down and enter your blood, where it can clog your arteries. In addition, the health risks from overeating, drinking alcohol to excess and not getting enough exercise are worse for "apples" than for "pears."

If you have a pear shape — large buttocks, hips and thighs — you may have much lower health risks than an "apple."

To help find out if you're an "apple" or a "pear," calculate your waist-to-hip ratio:

1. Standing relaxed, measure your waist at the narrowest point (usually at the navel, but this may vary).
2. Measure your hips at their widest point (over your buttocks).
3. Divide your waist measurement by your hip measurement. For example, a 37-inch waist divided by 44-inch hips = 0.84.

If you're a woman, a number greater than 0.80 indicates higher health risks. If you're a man, your health risks increase with a ratio greater than 1.

Is surgery the answer?

Gastric stapling, gastric bypass, intestinal bypass and liposuction are among the surgical procedures used to help people lose weight.

However, only gastric stapling and gastric bypass have proven effective. And even with these, weight-loss results over the long term are uncertain, and complications can be serious.

Using surgery to treat obesity is generally recommended only for people between the ages of 18 and 65 whose obesity is creating a serious medical risk.

■ *Make a commitment* — Lose weight because you want to, not to please someone else. You must be internally motivated to lose weight because it's what you want to do.

■ *Get your priorities straight* — Don't set yourself up for failure by trying to improve your lifestyle if you're distracted by other major problems. It takes a lot of mental and physical energy to change habits.

If you're having marital or financial problems or if you're unhappy with other major aspects of your life, you may be less likely to follow through on your good intentions. Timing is critical.

■ *Set a realistic goal* — Try achieving a comfortable weight you maintained easily as a young adult. If you've always been overweight, reaching a weight at which levels of triglycerides, blood sugar, blood pressure and energy improve may be a realistic goal (see "Even small weight losses can bring health benefits," page 6).

Accept that healthful weight loss is slow and steady. Aim to lose no more than 1 to 2 pounds a week if you're a woman or 2 to 3 pounds a week if you're a man (men's higher metabolic rate makes it easier to lose weight faster). Set weekly or monthly goals that allow you to check off successes.

■ *Learn to enjoy more healthful foods* — Liquid meals, diet pills and special combinations of foods aren't your answer to long-term weight control and better health. Instead, learn how to eat.

Even small weight losses can bring health benefits

You don't have to lose a lot of weight to enjoy health benefits from weight loss. Even modest losses can bring major returns, particularly if you have health problems related to your weight.

Losses of just 5 percent to 10 percent may help reduce your blood pressure, improve triglyceride and cholesterol levels, reduce sleep apnea symptoms and cut your risk for joint problems such as osteoarthritis. And, they can improve your self-esteem.

Results of four national surveys show that most people try to lose weight by eating 1,000 to 1,500 calories a day. But cutting calories to under 1,200 (if you're a woman) or 1,400 (if you're a man) doesn't allow enough food for you to be satisfied in the long term.

Eating fewer than 1,200 calories also makes it difficult to get enough of certain nutrients, such as folic acid, magnesium and zinc. And it promotes temporary loss of fluids rather than permanent loss of fat. (To figure your calorie level, see "Guide for healthful eating," page 7.)

Cutting calories is easier if you focus on limiting fat to less than 30 percent of daily calories. (In the "Guide for healthful eating," the amount of fat, carbohydrate and protein has been figured for you.)

Cutting back on calories from fat allows you to eat more nutrient-rich foods like whole grains, fruits and vegetables. You also can eat more food for fewer calories.

- *Get and stay active* — Dieting alone can help you lose weight. Cutting 250 calories from your daily diet can help you lose half a pound a week (3,500 calories = 1 pound of fat). But add a 30-minute brisk walk 4 days a week, and you can double your rate of weight loss.

One of the best ways to lose body fat is through steady aerobic exercise, such as walking, lasting longer than 40 minutes. That's because you

(Continued on page 8)

Popular weight-loss methods don't promote behavior change

Here's a look at the rationales of popular ways to lose weight. In general, they fail to promote safe, permanent loss of fat because they eliminate your responsibility for changing your eating and exercise behaviors.

Method	How it's supposed to work	Why it doesn't
Diet pills (over-the-counter products)	Contain chemicals to suppress appetite or raise metabolic rate by stimulating the central nervous system.	Can cause high blood pressure, dehydration and poor nutrient absorption. Risk of dependency as need for stronger doses for same effect increases.
Special foods or combinations	Certain foods, such as grapefruit, burn fat. Special combinations fool your body into digesting them differently, allowing absorption of fewer calories.	Not based on scientific fact. Limits food choices and compromises nutrition. Impossible and unhealthy to maintain.
Meal replacements (liquid drinks or packaged foods)	Control calories by replacing regular meals and snacks.	Products alone may not help you lose weight. Companies package products with low-calorie diet and exercise plans. Eliminates flexibility of food choices.
Very low-calorie diets (restrict calories to less than 1,000 a day)	Severe calorie restriction promotes faster weight loss.	May cause temporary loss of water weight, not long-term loss of fat. Tricks body into thinking it's starving. Body reacts by lowering calorie needs. Doesn't emphasize exercise and concept of burning more calories.

Guide for healthful eating

Here's an eating plan designed to help you eat healthfully and control your weight. (Note: If you're following a prescribed diet for a certain medical condition, talk to your doctor.)

Step 1: Figure calories

To figure how many calories you can eat and still lose an average of 1 pound a week, multiply your current weight by 10. (This formula estimates a calorie reduction to lose 25 pounds or less.)
(current weight in pounds) __________ x 10 = _____________ calories

Use this calorie level as your daily target. If you've figured you need 1,400 calories, follow the Basic Menu below. If you need more than 1,400 calories, see "Step 3: Adjust the Basic Menu."

If your daily target is less than 1,400 calories, increase your activity to burn more calories. Eating fewer calories increases your chance of running short of necessary nutrients.

Step 2: Follow the Basic Menu

This menu has 1,400 calories — about 55 percent from carbohydrate, 20 percent to 25 percent from protein and 25 percent to 30 percent from fat. Plan meals using suggested servings from each food group.

7 bread servings, preferably whole grain: 1 serving (about 70 calories) = 1 slice of bread, 1/2 cup cooked pasta, rice, potatoes, peas or corn, 1 ounce of ready-to-eat cereal.

3 or more vegetable servings: 1 serving (about 25 calories) = 1 cup leafy greens, 1/2 cup raw or cooked vegetables, 3/4 cup vegetable juice.

2 fruit servings, preferably fresh: 1 serving (about 60 calories) = 1 small piece of fruit, 1/2 cup canned fruit, 1/2 cup juice.

2 meat servings (no more than): 1 serving (about 225 calories) = 2 to 3 ounces trimmed lean meat, poultry or fish. You can substitute 1 egg or 1/2 cup cooked dry beans for 1 ounce of meat, poultry or fish.

2 milk servings: 1 serving (about 80 calories) = 1 cup skim milk or non-fat yogurt, 1 ounce low-fat cheese.

2 fat servings: 1 serving (about 45 calories) = 1 teaspoon margarine, vegetable oil or mayonnaise, 1 tablespoon diet margarine or reduced-calorie mayonnaise, 1 tablespoon salad dressing or 2 tablespoons reduced-calorie salad dressing, 1 strip bacon, 1/8 avocado, 5 olives, 5 nuts.

Unlimited bonus servings: Because these foods have so few calories, use them as desired: sparkling water, coffee, tea, fat-free broth or bouillon, lemon or lime juice, vinegar, mustard, plain horseradish, dill pickles, Worcestershire or soy sauce, 1 tablespoon ketchup or barbecue sauce, 1 teaspoon low-sugar spreadable fruit.

Step 3: Adjust the Basic Menu

If your daily target exceeds 1,400 calories, use this guide:

1,500 calories — add servings: 1 bread
1,600 calories — add servings: 1 bread, 1 meat, 1 fat
1,700 calories — add servings: 2 bread, 1 meat, 1 fat
1,800 calories — add servings: 2 bread, 1 fruit, 2 meat, 1 fat
1,900 calories — add servings: 2 bread, 1 vegetable, 1 fruit, 2 meat, 2 fat
2,000 calories — add servings: 2 bread, 1 vegetable, 1 fruit, 2 meat, 1 milk, 2 fat

Based on the USDA's "Dietary Guidelines for Americans" and the Food Guide Pyramid.

Weight-management programs — look for these five criteria

Almost 8 million Americans enroll in some kind of structured weight-loss program each year. Unfortunately, most people fail to lose weight permanently. Before you join a commercial program, be sure it meets these criteria:

- *Safety* — Any weight-management plan should ensure that you get adequate nutrition. Although diets may be low in calories, they should still provide all the Recommended Dietary Allowances.
- *Reasonable weight-change goals* — Some people who have certain health conditions may benefit from rapid weight loss. But in general, weight loss should be slow and steady. Rapid weight loss, particularly in the first week or two of a diet, is mainly loss of fluid, not fat. A goal of losing 1 to 3 pounds a week, toward a total of 10 percent of your weight, is usually reasonable.
- *Physician participation* — Consult your doctor if you plan to go on a very-low-calorie diet or plan to lose more than 15 to 20 pounds. In addition, you should check with your doctor before going on any weight-loss plan if you have health problems or regularly take medications.
- *Help in changing lifestyle* — Losing weight does little good if you can't keep it off. Programs should help you improve eating and exercise habits so you can maintain a healthful weight.
- *Upfront information on fees* — You should know exactly how much the program, including any dietary supplements or other products, will cost you.

For more information

Check out these resources for more on weight management:

- American Dietetic Association, 216 West Jackson Blvd., Chicago, Ill., 60606-6995. 800-366-1655. E-mail: webmaster@eatright.org.
- Mayo Clinic Health Oasis Web site: http://www.mayohealth.org.
- National Institute of Diabetes and Digestive and Kidney Diseases, National Institutes of Health, 31 Center Drive, MSC 2560, Building 31, Room 9A-04, Bethesda, Md. 20892. Call (301) 496-3583. Weight-control Information Network (WIN): http://www.niddk.nih.gov.
- Shape Up America! 6707 Democracy Blvd., Suite 306, Bethesda, Md., 20817. E-mail: suainfo@shapeup.org. Web site: http://www.shapeup.org.

burn more fat during longer-duration, lower-intensity exercise than you do during shorter exercise periods.

Strength training exercises, such as weight training, are also important since they help counteract muscle loss due to aging. And since calories are burned in muscle, muscle mass is a key factor in helping maintain a healthful weight. The more lean muscle mass you can preserve, the bigger "engine" in which to burn calories.

Exercise sensibly by starting out slowly. Then gradually increase duration and intensity. Walking is an ideal choice. Other options for aerobic activities are swimming, bicycling, jogging and dancing. Decide, too, if you like to exercise alone or with someone. Often, a buddy can help you stick to your schedule.

Even though regularly scheduled aerobic exercise is best for losing fat, any extra movement helps burn calories. Start to park at the far end of the lot, or make several trips up and down the stairs.

- *Change your life* — It's not enough to eat healthful foods and exercise for a few weeks or even several months. You have to incorporate these behaviors into your life.

To do that, you have to change the behaviors that made you overweight in the first place. Lifestyle changes involve taking a good look at your eating habits and daily routine. Were you taught to clean your plate? If so, do you still feel compelled to eat everything, even when you're full?

Assess your eating style. Do you eat fast? Do you take big bites? When do you eat? While watching TV? All the time? Assess your shopping and cooking techniques.

Then try working out a strategy to gradually change the habits and attitudes that may have sabotaged your past efforts. Make a healthier lifestyle — not the number of pounds — your primary motivation. ❐

An Image to Heal

Influence of Models as a Cause of Eating Disorders

Jill S. Zimmerman

Abstract: Girls and women who become obsessed with having the figure of a fashion model often develop eating disorders. The idea of slim as beautiful has been promoted since World War II and descriptions of poor eating habits of models have not helped. Women need to fight the images by improving self-esteem.

She sat there in my office, her delicate face obscured by a shield of blond hair, her timid voice just above a whisper: "I want to look like the supermodels. I'm five-foot-nine, so I have the height, but I can't lose the weight. I'd like to look like Cindy Crawford. But I can't get below 140 pounds." She reminded me of a frightened rabbit as her shaky voice grew even quieter, her eyes softened with tears: "I've tried everything, but I just can't."

Time and time again, I hear this confession in the conversations I have with young women. They want to look good in a bathing suit. They want a tight butt. They go on diets and work out every day. They're never thin enough, so they go to unnatural extremes. All they really want is to feel good about themselves in a sea of doubt and turmoil encouraged by a multi-billion-dollar-a-year beauty industry. And they think the panacea is to look like a supermodel: perfectly thin, tall, sculpted, and commanding—our cultural epitome of feminine success. I have known hundreds of women who feel justified in their starving, binging and purging, and excessive exercise—their attempts to drain themselves of fat and mold their bodies into the illusions of perfection that pour into their senses from every direction. Of course, despite the money spent, the sweaty hours on the Stairmaster, the deprivation and abuse, most of these women—like most women everywhere—will never look like supermodels. This cruel reality cuts through them like a poison arrow, causing feelings of anger and shame to flood their unforgiving hearts. Initially, many of my patients don't really have lives, their ideas, feelings, and activities all revolve around calories, fat grams, and numbers on a scale.

When Cindy Crawford snapped tartly, "Do you look at pictures of me and want to puke?" to the question of whether or not models cause eating disorders, she was not only responding to a coed's provocative question at a Princeton conference. She was broadcasting the viewpoint of the majority of American beauty-industry moguls: focus on the corporate bottom line, and to hell with the health and welfare of those who create the profits. This reckless attitude was reflected by *Harper's Bazaar's* Tina Gaudoin, who warned in her article, "Body of Evidence," that "models like Kate Moss, Amber Valetta, Nadja Auermann . . . might not [make] you feel good about yourself . . . but this is an ectomorphic body type. It's in fashion. You'll be seeing more of it." I wish every women's magazine editor, advertising executive, cosmetics czar, fitness guru, fashion designer, and modeling agency CEO could have observed my session with the tearful girl who was severely bulimic in her frenzy to get down to Crawford's well-publicized 120 pounds. "Do you look at pictures of me and want to puke?" Evidently they're not hearing—or paying attention to—a deafening "Yes!" from the seven million American girls and women who, according to Dr. Vivian Meehan, president of Anorexia Nervosa and Associated Disorders, suffer from eating disorders.

From *The Humanist*, January/February 1997 (Vol. 57, No. 1) pp. 20+. Reprinted with permission from Jill S. Zimmerman. © 1997. Jill S. Zimmerman lives in Evanston, IL, where she maintains a private practice.

(Add to this the number of male youths who struggle with society's image of the perfect stud and with eating disorders.)

Even if we're not afflicted with anorexia nervosa, bulimia, or compulsive overeating, we are not immune to the effects of the supermodels who are used as bait to lure us into feeling physically insecure. Money speaks loud and clear and, given the huge numbers of dollars we spend each year to "beautify" ourselves with exercise and diet products, cosmetics, and fashions, the voice Madison Avenue placates is screaming, "Give me more!" The job of the beauty industry is to make money for its companies and clients, ours must be to learn how to take better care of ourselves so we don't cave in to the pressures of advertising. For beauty hype is as hard to avoid in America today as landmines were in the jungles of Vietnam 30 years ago. It's up to us to step gingerly, to gravitate toward what helps us feel beautiful physically, emotionally, and spiritually, and to leave the destructive traps by the wayside.

The idea that we can—and should—accept our natural body types is a relatively new concept. For over a century, newspapers and magazines have been deluging Americans with images of ideal beauty, and only strict emulation of these ideals has been sanctioned as attractive. There was a period of time during the early, to mid-1800s when the full feminine figure was considered beautiful. However, the slimmer, more athletic-looking Gibson Girl, first created by artist Charles Dana Gibson, replaced it as the ideal in the 1890s, and thinness has remained an integral part of female attractiveness ever since. (Thinness, of course, is always relative. According to the August 1905 *Ladies Home Journal*, the Gibson girl had average measurements of 38-27-45—quite chunky by today's standards.)

The Gibson Girl remained the image of American beauty until World War I, when the flapper became the vanguard of fashionableness, prompting the late Dr. Morris Fishbein, longtime editor of the Journal of the American Medical Association, to lament, "Of all the fads which have affected mankind, none seems more difficult to explain than the desire of American women for the barberpole figure." During the Great Depression of the 1930s, the flapper lost her popularity, larger, stronger, more mature ideals superseded her "boyish form" during this time of national hardship. But after World War II, at the start of the baby boom, women's magazines began promoting Christian Dior's "New Look," which demanded a hand-span waist and the necessary corsets, girdles, waist cinches, and diets to achieve it. With Audrey Hepburn–like models as the new embodiments of haute couture, women once again felt too fat.

Women's magazines have had no mercy on teenagers who, for generations, have been encouraged to join their mothers in worrying about their weight. According to *Seventeen*, Carol Lynley, the first celebrity teen model, "came prepared for every photo shoot in the 1950s with a head of lettuce, a pound of seedless grapes, and three green peppers," her food for the day. In the 1960s, *Mademoiselle* and *Seventeen* became saturated with columns and features enumerating the diet strategies and exercise habits of models—a practice that continues to this day.

Starting in 1962 with "How to Look Like a Seventeen Model," young women learned that even a model as slim as Susan Van Wyck (at 32-20-33) was told to lose 10 pounds at the beginning of her career. Van Wyck told teens, "It was agony dieting . . . because I love to eat. But I finally made it!" Other popular models shared their secrets with eager readers, such as this tidbit from that much adored promqueenesque brunette Colleen Corby: "Even though I love pork chops and steak . . . I've been eating lots of fish . . . and seafoods [which] are low in calories." In "Do You Want to Be a Model?" modeling agency fixture Eileen Ford informed readers that an average model was five feet, seven inches, and between 100 and 115 pounds, and that one of the most indispensable items in a model's tote bag was "a waist cinch that really pulls you in around the middle" to make the "typical 20–22" waist look even smaller. *Mademoiselle's* "How Beautiful Can You Get?" depicted the dramatic makeover of an aspiring model: Barbara Gallant dieted down to 100 pounds, had a nose job, dyed her hair blond, had corrective braces on her teeth, and received localized dehydration treatment to smooth out her hips and thighs—"thoroughly remodeled so she could become a model!"

Perhaps the only 1960s model who reportedly didn't have to jump through diet and exercise hoops to keep her slender figure was also the skinniest: Twiggy, the icon of Mod at five feet, six inches, and 89 pounds. She admitted to eating "anything, absolute rubbish," including the ice cream and chocolate sauce piece de resistance "Bananas Twiggy" whipped up especially for her at her favorite London restaurant. Her irreverent eating habits aside, Twiggy set a standard that most models found impossible to reach. In his book *Models*, Michael Gross quotes Gillian Bobroff, a British model in the 1960s, as saying, "It was dreadful. . . . [Twiggy] started a trend, and you had to be just the same. I . . . started killing myself, taking a million slimming pills. I never ate. I had bulimia. It was a nightmare, trying to keep up."

Even though the 1970s brought us larger, more healthy-looking images, models still had to diet with

Herculean effort to keep their shapes. Cheryl Tiegs, the most highly paid model of that decade, wrote *The Way to Natural Beauty*, which became a hot seller among young women in 1980. At five feet, ten inches, and 120 pounds, Tiegs offered a variety of dieting tips, including:

Weigh in every morning. As soon as you've gained a pound, cut back on your food consumption. . . . I don't let another morsel pass my lips after 6:00 pm. . . . I always ask the waiter not to serve me potatoes, rolls, or creamed vegetables if they come with a meal. When I need to drop a pound in a big hurry, I skip dinner, breakfast, and lunch the next day and eat a small dinner the following evening.

Tiegs also gave some interesting advice on how to start a diet, which likely reflected her own ambivalence toward such a limited regimen: "Before you go on a serious diet, I recommend that you eat all the food you can manage for three solid days. The point is to overdo it, knowing that you will never overeat again."

Model/actress Brooke Shields, touted by Calvin Klein in the 1980s as being "the most beautiful girl in the world" came out with her own book, *On Your Own*, in 1985. A model since she was a baby, Shields, now in her early thirties, admits that she has dieted since she was eight, when she "decided to give up soda pop and pizza." In *On Your Own*, she confesses, "I have to diet constantly to keep my weight down" and shares her appetite-squelching bag of tricks, such as eating half a grapefruit and drinking a glass of warm lemon water one-half hour before meals. She is apparently scared to death of her sweet-tooth: "Do whatever you have to do not to indulge in . . . sweets. Run in place, do sit-ups, sit on your hands—but don't eat those cookies!"

To Kim Alexis, one of the most sought-after models of the 1980s, looking back on a hugely successful modeling career revives some especially painful memories. She told *People*:

> I remember trying every fad diet . . . starving myself for four days in a row. I remember trying the Atkins diet, which was low carbohydrate, high protein. If I didn't drop 10 pounds in a week, I was on to another diet. I think I was a normal person before I started screwing around with all these diets. My metabolism got screwed up. I lost my period. . . . I cried for the first year of my career.

Now in her mid-thirties, Alexis admits that she's suffered "long-term health effects from the crazy diets." Today she eats healthy, low-fat meals and insists, "I'm a big, strong girl." The only apparent residue from her model dieting mentality is that she reportedly takes CitriMax, a natural appetite suppressant that she has also endorsed.

Supermodels may be enjoying a bigger piece of the beauty-industry pie in the 1990s, but the standards by which they are judged by agents and clients have also escalated. They must model fashions that, according to *Vogue*'s May 1995 "Point of View," demand a body at its personal peak. Hard work is one way to get there; counting calories is another. . . . A well-honed physique is worth any price." According to *Shape* magazine, "Agencies are asking their models to get strong, lean, and more defined. A little bit of extra weight . . . could hurt [their] photographic images or their ability to fit into the narrow cut of couture clothes. Agencies give these women a matter of weeks to shape up, tone down, or ship out." And most models must jump to the command or risk losing financial security.

Consequently, it's hardly surprising that we sometimes stumble upon magazine articles such as *Vogue*'s "Nobody's Perfect," which disseminate a body-image message with a twist: even supermodels feel heaped with physical flaws and are slaves to their self-perpetuated myths. To the cynical, this could be construed as a marketing ploy to promote an even stronger identification between the average woman and the supermodel. But through my work with eating-disordered women, I've learned that models aren't invincible to poor body image.

An ironic example of this is Cindy Crawford. On the one hand, she's flippant in her attitude about models, impacts on eating disorders, on the other, her colleagues apparently affect her in much the same way that she affects my bulimic patient. For in spite of being acknowledged as a world-class beauty, Crawford admitted to *Vogue* that she felt "self-conscious of my arms, because I look at someone like Linda [Evangelista] and she has these little bird arms and they look great in clothes." Crawford also doesn't like the area right under her butt, "where the cellulite tends to come," and thinks that her feet are too wide. Evangelista, in turn, told interviewers that she covets Christy Turlington's mouth and would like to "remove two ribs—or just shrink the size of my rib cage."

Nadja Auermann, who "eats like a horse" (according to Tina Gaudoin) and who lost half her body weight before becoming a supermodel (according to the 1994 *Vogue* article "Platinum Hit") reportedly still has high anxiety about her weight. Auermann attributes this to her early experiences as a model in Paris: "Everybody made me paranoid. Everybody told me, 'Nadja, you can't eat so much. You have to stop.' If I gained half a gram, I was like completely freaking out."

Glamour reported that supermodel Tyra Banks once canceled a job because of a "bloated stomach" and often thinks about holding in her stomach during shoots. *Top Model*, a magazine devoted to the promotion of models, disclosed that Victoria Secret's Stephanie Seymour—at five feet, nine inches, with perfect supermodel measurements of 34-24-34—"thinks she's too fat and hates her buttocks." And Christy Turlington, my 19-year-old neighbor's favorite model and the star of Calvin Klein's recent underwear ads, told *Vogue* she had considered cosmetic surgery at one point: "I don't like my knees. . . . I hate my feet, they're just big and long and skinny . . . I have a beer belly." She concurs with Auermann that "fashion editors can be very cruel. . . . They constantly watch you and say, 'Oh, look at your ass.' They do that all the time." Indeed, to highlight the plight of her fellow supermodels, Carol Alt was quoted in *People* as saying, "Anyone who thinks that society pressures women to live up to our image should think of what we have to go through to maintain that image." It's true: supermodels are ensnared with the rest of women in the sticky web of never feeling thin enough, of lacking the inner security of body acceptance. A supermodel's toil may culminate in a fabulous career, but the cost is often a well of inner unhappiness.

But the legacy lives on. Articles and books proclaiming the strenuous diets and work-out schedules of models—1990s' style—are ubiquitous in bookstores, on newsstands, and in grocery store checkout lines. In *Glamour*'s "The Secret Life of Models," we learn that fewer than 5 percent of the supermodels have a stick of butter in their refrigerator. *Diet & Exercise* magazine tells us that Vendela, the Swedish-born supermodel, works out one-and-a-half to two hours every day with a personal trainer. Nadja Auermann's fitness regimen includes swimming, riding a stationary bicycle, aerobics, and weight training with elastic bands. Linda Evangelista admits to spending all her free time on maintenance:

> "Every day is a battle. . . .
>
> "I'm talking about dieting. I'm talking about working out. I'm talking about health and skin quality."

Actresses also deserve some recognition for the suffering intrinsic to their profession. Like models, they're under the gun. If they're considered fat and unfit, they're considered unattractive—which spells failure in a field overflowing with one "perfect"-looking woman after another. According to an article in *Longevity*, Pamela Anderson Lee had a contract with "Baywatch" that strictly forbade her to gain weight. The article says that Anderson Lee "follows a mind-boggling fitness regimen. Even during non-working months, Anderson keeps to a rigorous program of 25-mile mountain bike rides or one- to two-hour athletic walks, plus 50 lap pool swims or more strenuous ocean swims."

The *Redbook* article "Take It Off Like a Star" described Oprah Winfrey as having "a maniac exercise routine" that includes two daily four-mile runs, plus 45 minutes on the Stairmaster and 350 sit-ups. The article reported, "In an eight-month period, [Winfrey] walked, climbed, biked, and hiked about 2,260 miles—the distance from her own Harpo Studios in Chicago to Eureka, California." Bette Midler reportedly eats nothing but vegetables after 5:00 pm. Demi Moore's workout "stresses crosstraining: road cycling, ocean and river kayaking, snowshoeing, hiking, skiing, plus daily weight lifting." Moore, like many stars, has a live-in nutritionist/cook and a personal trainer to ensure that she adheres to her strenuous workout schedule and spa cuisine. (Would we really trade places with any of them if we had to live in fear of losing our jobs if we gained five pounds?)

In the schizophrenic 1990s, women's magazines routinely show two sides of the same coin: a gooey, fat-laden chocolate cake recipe placed next to an advertisement for Slimfast; "How the Stars Fight Fat" diet tips across the page from an article on anorexia nervosa. It is not often that women's magazines present articles that are actually meaningful for today's body-image-conflicted woman.

This has also been true historically; articles geared toward helping women develop positive feelings about their bodies have been few and far between. In 1966, 17-year-old Resa Holsapple from Little Sioux, Iowa, wr0te one of the first essays on body image published in a women's magazine. In "Our Muscle Mania Has Gone Too Far," Holsapple wasn't so much concerned about losing weight. She was concerned about her self-esteem, which was plummeting because she was a self-proclaimed "clumsy, uncoordinated, leaden-footed nonathlete" during the John Kennedy-inspired physical-fitness wave that swept through our nation's high schools. She wrote: "Like many of my fellow incompetents, I try to do the best I'm capable of. A few years ago that would have been enough. Now it leaves me feeling unpatriotic and disgraced. . . . Let P.E classes produce fun as well as fitness."

Fourteen years later, *Seventeen* published a groundbreaking article, also written by a teenager, on the media's effect on body image. In "Let's Become Our Own Best Friend!" Lisanne L. Renner stated:

> Physical appearance plays an important role in our emotional development. Hollywood makes us feel inadequate if our bodies aren't carbon copies of the professional beauties seen in movies or on television. We seem to be so busy wishing our figures were a

> perfect size five that we forget there is beauty in individuality. . . . Next time you look into a mirror, don't dwell on the negative. Instead, compliment yourself!

Apparently, her important advice went unheeded. Four years later, a *Glamour* survey revealed that, out of 33,000 female respondents, 85 percent felt dissatisfied with their bodies. This statistic has not improved over the years, most girls and women of the 1990's continue to be plagued by poor body image.

In her book *Women Who Run with the Wolves*, Dr. Clarissa Pinkola Estes breathes a breath of fresh air into our feminine cultural ideal as she shares the tale of La Mariposa, the Butterfly Woman. To Native Americans, Butterfly Woman comes to pollinate the souls of the earth as the female fertilizing force. She helps people transform themselves, like a caterpillar into a butterfly. She is the center of metamorphosis, bringing opposites together, strengthening the weak, making people whole by "taking a little from here and putting it there." Butterfly Woman "is big, really big. . . . Her hips are like two bouncing bushel baskets and the fleshy shelf at the top of her buttocks is wide enough to ride two children. . . . Her belly holds all the babies that will ever be born. . . . She is wide of thigh and broad of rump because she carries much. "Butterfly Woman is full and whole with life, and she touches everyone. "It is her privilege to touch all. . . . This is her power."

It seems that, if women wish to be truly happy, we must let Butterfly Woman touch us as well. For how can we feel good about ourselves if we don't let her earthy, healing image sit beside the hard-body image of Cindy Crawford in our mind's eye and in the deep crevices of our hearts? To feel whole, we must mingle all our parts into an internal oneness. How can we feel whole inside if we are constantly dealing with the warring factions of sensuality versus fear and restriction? How can we give to others in relationships if we can't even feed ourselves?

All women—rich or poor, thin or fat, famous or not—can be caught up in poor body image and low self-esteem. It is important that we find ways to disentangle ourselves from that web. We must wriggle free before we can learn to really feel good about ourselves, body type and all. In doing so, we need to make friends with all our parts—our desire to be healthy and fit, our desire for friendship, our desire for the intimacy of a significant other, our desire to inhabit a peaceful mind, our desire for a successful career, our desire to look attractive, our desire to raise happy children, our desire to be creative, and so forth—so that, instead of hating the roll of fat under our buttocks or wishing our tummies were hollowed in, we can accept who we are and revel in that. Most of us would agree intellectually that diversity in bodies is as natural and acceptable as diversity in flowers or trees. We must learn to embrace this idea with our emotions and our spirits as well. For as Brooke Shields fights her war against cookies, she is really waging a war against her body. If she—if we —could only learn that eating cookies is one of our rightful choices, cookies would lose their power to punish us. Cookies would be on our side. We may choose to eat them (and there is nothing wrong with that), we may choose to wrap them up and give them to a friend, we may choose to save them for later or to throw them in the garbage. We would be like Butterfly Woman throwing feathers on ourselves, bringing opposing forces together, transforming our fear into strength, fertilizing our hearts, minds, and souls with compassion, confidence, and the power to heal.

Are we too intimidated to change? Are we too scared to look the media bullies in the eye and say, "No!"? Angela Farmer, an internationally renowned yoga instructor, was once asked by a student, "Why can't I do this pose?" Farmer replied, "You must soften your buttocks—that is, of course, unless you're afraid of losing a tight bottom." The quality of our lives would so greatly improve if we could only believe that a hard body isn't the only kind of attractive body and that having some softness and looseness may actually be beneficial to our health and beauty. (To look at Angela Farmer verifies this as fact.)

But how do we work on our self-image? How do we change our thinking and feeling habits in order to unite our various parts and neutralize the negativity that our culture blasts our way via the media? Unfortunately, we can't wave a magic wand to make our culture more sensitive to our needs. But we can change our own attitudes: we can refuse to take the media so seriously and we can challenge the images and their devaluing messages. The only way our culture will change is if we stop believing in the social attitudes which make us feel not good enough and start believing in ourselves and our right to our individual body—even if it isn't a body type currently worshipped as fashionable.

Young women like Natalie Laughlin are leading the way. A plus-size model, she represents an alternative and has learned to feel good about herself even though she's not a size four. In a 1995 *Glamour* article, she states, "I don't restrict myself to certain styles and colors. The other night I wore a black velvet turtleneck bodysuit with a form-fitting sarong skirt—but I'm just as likely to wear red chiffon. Now when I work out, it's not about losing weight . . . it's about feeling better, feeling my own strength. I no longer base my worth on what my body looks like. I'm making peace with it."

Others are following in Laughlin's footsteps. Mandi Patterson describes herself as an overweight teen who is learning to value herself. In an essay published in *Parade*, she wrote: "I've been fat all my life. I've made a vow to lose weight . . . but I don't think I can reach my goals when I'm constantly feeling ugly and self-conscious. I'm learning to accept myself the way I am and to respect myself, even though I have a weight problem."

Nineteen-year-old Susanna isn't overweight but nonetheless has been deeply affected by media stereotypes She shared these thoughts with me in a casual interview:

> I think there's a direct link between the models who are the most popular and girls feeling bad about their bodies. Almost everyone I knew in high school, except for me, had an eating disorder. I'm serious. I think the reason they felt like they had to lose weight is that the media portrays women having these perfect bodies. They aren't realistic. So girls feel they need to weigh less. This year I've gained 20 pounds and it looks different and I have to get used to that. I mean I really was like a wait, and now I'm more athletic. That's how I want to be. I don't want to be unhealthy.

In another conversation, Kate, age 12, pointing to a picture in a magazine, put it this way:

> I like the sweater on this model and she's not a supermodel. She doesn't starve herself, you can just tell. I'd be happy with that. That should be the kind of model that people should put in magazines, because it's just getting out of hand with people not eating. The models aren't eating, and girls look at them and think, "Look how pretty they are. Look how skinny they are. Maybe if I don't eat and I wear those clothes, I'll look just like them." Girls won't eat and then they make themselves throw up. I had a friend last year who stopped eating for a while because she thought she was too fat. But she really wasn't.

These young women are only a few examples of the many sensitive thinkers—young and old who have begun to give media images a critical look. For many of us women—whether we're students, homemakers, lawyers, heart surgeons, or supermodels — are wounded warriors. We've been in the trenches fighting a war against our bodies for generations. Our healing has something to do with mending ourselves so that the wounded places can grow stronger, so that we have energy to cultivate the gardens that are ourselves.

Babies aren't born with the syndromes of compulsive over-eating, bulimia, or anorexia nervosa. Babies push away their bottles when they feel full. They bawl when they're hungry. They don't hate their bodies, in fact, they delight in their discovery of them! Just watch how babies try to suck their toes, wave their hands wildly as they giggle. They touch themselves everywhere—they love their bodies!

Likewise, most of us loved our bodies when we were small children and, if we've lost this gift, we can learn to retrieve it. It's waiting to be excavated, like a secret treasure. In our search to revalue our bodies, we must discover ways to detoxify ourselves—to find our personal antidotes to advertising's lure to be something different from what we are. We may learn to meditate, to cook and eat healthily, to exercise wisely. We may learn to request massages, to breathe deeply, to develop our values. We may write poems or paint or take singing lessons.

Whatever we do, whatever answers resonate within us as right, we may share them (especially with our children), but we must never lose sight of them. We must continually center ourselves. Being mindful of all this, we can reclaim our natural body rhythms, our natural body acceptance. If we refuse to give up, if we spread the message, we can change our culture as well.

Jill S. Zimmerman is a psychotherapist, writer, and lecturer specializing in women's issues. She has taught at the University of Chicago, Loyola University, and Northwestern University, has lectured widely on eating disorders, and is currently writing a book about body image.

WHAT'S WRONG WITH SUGAR?

Sugar's reputation as a health heavy is much overblown.

Over the years, sugar has been blamed for ills ranging from obesity to hyperactivity—even psychotic rage. Fear of sugar has created an industry devoted to sugar substitutes and has turned *Cokes* into guilt trips. A look at the facts may help put sugar into a more realistic health perspective.

Weight gain: Thin evidence

Sugar is not nutritious. It contributes only "empty" calories to the diet. And those calories can add up. If you drank three 12-ounce cans (160 calories each) of sugar-sweetened soda a day and otherwise maintained your usual diet and exercise habits, you could gain about a pound a week. The desire to avoid extra calories has fed the demand for artificial sweeteners (see box, facing page).

But sugar is not the only caloric culprit or even the main one in most sweets. Fat shares the blame. A chocolate eclair, for example, gets 133 calories from fat and only 55 from sugar. Even a chocolate candy bar gets more calories from fat (122) than from sugar (92). And the calories in a cup of vanilla ice cream are just about evenly divided between the two (roughly 130 calories apiece).

Indeed, many overweight people suffer less from a "sweet tooth" than from a "fat tooth." Observational studies have found that overweight people actually eat *less* sugar than thin people—but more dietary fat.

Hyperactivity: No defense

For years, parents and teachers have observed that children "bounce off the walls" after eating sweets. That observation has led to the belief that sugar causes hyperactivity. In adults, the same logic has been taken to its extreme with the now infamous "*Twinkie* defense"—the contention that certain murderers were driven to their violent behavior by sugary junk food. Numerous studies have discredited those notions.

Earlier this year, researchers published in The New England Journal of Medicine the strongest case yet against the alleged link to hyperactivity—findings that were described as "resoundingly negative" by an accompanying editorial. The study involved some 50 children, ages 3 to 10, half of them believed by their parents to be sensitive to sugar. For one week the children and their families ate specially prepared meals high in sugar; during two separate weeks, the same meals were prepared with artificial sweeteners. The participants weren't told which was which—and they couldn't tell the difference.

At the end of each week, the researchers gathered data on 39 measures of the children's behavior, mood, and thinking ability. They found no sign of hyperactivity after the high-sugar meals. Even the parents who believed their children usually reacted to sugar didn't notice any effect. So if sugary treats make kids bouncy, it's due to the treat, not the sugar.

If anything, sugar may have the opposite effect. Some of the children in that study showed slight improvements in learning tasks and slightly slower times in tests of speed and agility when on the high-sugar diet. The authors interpreted those findings as evidence of a modest *relaxing* influence from sugar, a possibility that has more scientific basis than theories about hyperactivity. As we noted in our May report on foods and performance, at least a half dozen clinical trials suggest that a meal high in carbohydrates such as sugar makes people feel somewhat more relaxed or even sluggish.

Blood sugar: Not so low

Some people believe that sugar triggers symptoms of hypoglycemia, or low blood sugar, such as sweating, trembling, rapid heartbeat, and hunger. But those symptoms are rarely due to sugar.

True, eating lots of sugar can sometimes cause blood-sugar levels to drop a bit. That's because the pancreas responds to a hefty dose of sugar by secreting the hormone insulin, which helps the body's cells draw sugar out of the bloodstream. In a few people, that can push blood-sugar levels below normal. But such drops in blood sugar almost never cause symptoms. The rare exceptions occur in people with a condition called reactive hypoglycemia. For the vast majority of people who believe their symptoms are caused by sugar consumption, there's actually some other cause, such as an overactive thyroid or panic attacks. People who suspect hypoglycemia should have their physician help determine if their symptoms coincide with a drop in blood sugar.

A different sort of hypoglycemia is more common among diabetics. But in those people, hypoglycemia has nothing to do with eating too much sugar. Instead, it happens only when they inject too much insulin (or take too much oral antidiabetic medication), eat too little food, or exercise too much.

ADDITIONAL READING

SUGAR IS SWEET AND SO ARE SUBSTITUTES

The appeal of artificial sweeteners lies largely in their lack of calories, a benefit that leads dieters to put up with the artificial taste. But research suggests that many would-be dieters sabotage that potential benefit by loading up on other high-calorie treats as a reward for using "diet" products.

Still, artificial sweeteners can help control calories so long as the rest of the diet is under control. And unlike sugar, the artificial sweeteners don't promote cavities or affect blood-sugar levels in diabetics. Here's a rundown of the three artificial sweeteners now on the market and three more on the horizon.

■ **Saccharin** (*Sugar Twin, Sweet 'N Low*), the oldest artificial sweetener, is 300 times sweeter than table sugar. It's used in baked goods, candy, canned fruit, chewing gum, dessert toppings, jams, and soft drinks. (It's also widely used in medications and vitamins.) In 1977, the U.S. Food and Drug Administration proposed banning saccharin because animal studies suggested a cancer risk. Under pressure from soft-drink makers and calorie-conscious consumers, Congress placed a moratorium on the proposed ban and mandated a warning label instead. In 1991, the FDA quietly withdrew its proposal. The warning label remains.

■ **Aspartame** (*Equal, NutraSweet, NatraTaste*), 180 times sweeter than sucrose, is widely used in candy, cereals, frozen desserts, and soft drinks. Although some commercial baked goods contain aspartame, it shouldn't be used for most home cooking because it's unstable at high temperatures. As one of the most thoroughly tested additives ever approved by the FDA, aspartame appears to be entirely safe—almost: People with the inherited disorder phenylketonuria (PKU), which affects roughly 1 in 15,000 Americans, must limit their intake of the amino acid phenylalanine, a component of aspartame. For that reason, aspartame-containing products bear a warning aimed at people with PKU.

■ **Acesulfame K** (*Sunette, Sweet One*), 200 times sweeter than sucrose, is used in dry beverage mixes, candy, chewing gum, gelatins, and puddings. It's the only sugar substitute that bears no warning label of a possible health hazard.

The following sweeteners are currently seeking FDA approval:

■ **Cyclamate**, 30 times sweeter than table sugar, was widely used as an artificial sweetener in the 1950s and '60s, but was banned in the U.S. as a potential carcinogen in 1970. The manufacturer and a trade association are now urging the FDA to rescind the ban.

■ **Sucralose**, 600 times sweeter than table sugar, has shown no health risks in more than 100 animal and human studies conducted over the past 15 years.

■ **Alitame** is 2000 times sweeter than table sugar. The FDA has requested more studies to bolster the dozen or so supporting the sweetener's safety.

Diabetes: Off the hook

Traditionally, physicians have warned diabetics to avoid or strictly limit sugary foods—not because of resulting low blood-sugar levels, but to control the abnormally ***high*** blood-sugar levels that characterize the disease and damage the eyes, kidneys, nerves, and circulatory system. Now even that prohibition has been repealed.

Earlier this year, the American Diabetes Association issued revolutionary dietary guidelines based on the contention that sweets are no more upsetting to a diabetic's blood-sugar levels than other carbohydrates such as bread, pasta, and potatoes. The new guidelines call for a balance between carbohydrates and fat, the two main dietary components.

One legacy of the longtime prohibition against sugar in diabetics is the popular belief that sugar somehow *causes* diabetes. It doesn't. The real culprits are problems with the body's production of insulin and its sensitivity to the hormone.

Decay: One charge with teeth

The only real risk from sugar for most people is tooth decay. While fluoride, plastic sealants for children's teeth, and improved oral hygiene have dramatically reduced the incidence of cavities, it's still important to watch what you eat—and when you eat it (see CRH, 4/93).

All carbohydrates—starches as well as sweets—can be converted into tooth-dissolving acid by the bacteria in dental plaque. Since the simple sugars in sweets are most readily available to the bacteria, they pose a special risk. But starches can be equally harmful if they stick around long enough for their complex carbohydrates to get broken down into simple ones. The most damaging foods seem to be sweet baked goods like cookies and cakes, which cling to the teeth and contain both quick-acting sugars and slower starches. Sugar-sweetened products that dissolve slowly, such as hard candy and throat lozenges, can also prolong the acid attack.

To minimize the cavity risk from sugars, wait for mealtime to consume carbohydrates. That way, other foods will increase saliva production, which neutralizes the acids and helps clear food particles and sugar from the mouth. When you want a snack, choose fruit or raw vegetables instead of a sweet or starchy snack. Although the sugar in fruit can cause cavities, most raw fruits are safe to snack on because they're relatively low in sugar and aren't very sticky. The exceptions are bananas, which are quite high in sugar, and dried fruits, such as dates and raisins, which are both sugary and sticky.

Natural appeal: Artificial argument

Many people believe that sucrose—table sugar—is somehow less healthy than so-called natural sugars, like honey or fruit sugar. Many food companies cash in on that mistaken belief with an array of "naturally sweetened" products ranging from cereals and yogurts to cookies and candies. In some cases, that just boosts the overall sugar content of the food. For example, a bowlful of *Honey Nut Cheerios* contains 11 grams of sugar to plain *Cheerios'* 1 gram.

In any case, sugar is sugar. "Natural" sugars are no more nutritious than sucrose. Like sucrose, natural sweeteners such as honey, brown sugar, and corn syrup contain only calories and nothing else worth measuring. (The one exception is blackstrap molasses, which contains calcium, iron, and some other nutrients.) While fruit juices do contain many nutrients, the tiny amount used in fruit-juice-sweetened products has no significant nutritional value.

Natural sugars provide just as many calories as sucrose and are at least as bad for the teeth. In fact, syrupy sweeteners like honey may be worse because they're sticky. And contrary to what many diabetics have been led to believe, products sweetened with fruit juice have no less an impact on blood-sugar levels than foods sweetened with sucrose.

FIBER BOUNCES BACK

After all the jokes about oat bran, fiber is getting the last laugh: It does help fight deadly disease.

In the late 1980s, reports that oat bran might protect the heart by lowering cholesterol levels spawned a craze for oat-bran muffins and transformed the image of dietary fiber from mere "roughage" to life-saving substance. When a highly publicized study from Harvard failed to confirm that benefit, fiber in general and oat bran in particular became a national laughingstock—a symbol of spurious health fads and flip-flopping research that encourages people to ignore studies and just eat whatever they want.

Now the pendulum has swung back in fiber's favor. And this time the shift is not based merely on the results of the latest study but rather on a substantial body of research showing that fiber can indeed lower cholesterol levels, protect the heart, and probably reduce the risk of cancer.

Fiber and coronary heart disease

Observational studies of large populations have repeatedly shown that people who eat a high-fiber diet are less likely to develop coronary disease than those who get little dietary fiber. Several of those studies were designed to minimize the chance that the reduced risk might be due to features of a high-fiber diet other than the fiber itself. For example, researchers from England and California evaluated nearly 900 middle-aged and older people for 12 years. After adjusting for the consumption of fat, calories, alcohol, calcium, protein, and several other nutrients thought to affect the heart, the researchers found that coronary deaths dropped by 25 percent for every 6-gram increase in daily dietary fiber—roughly the amount in a half-cup serving of baked beans.

That apparent link between fiber and reduced risk has been bolstered by studies of one of the two basic types of fiber, the type that dissolves in hot water. Soluble fiber, plentiful in beans, oat bran, most fruits, and some vegetables, inactivates certain digestive acids made from cholesterol in the liver; in response, the liver draws cholesterol from the blood to make more acid. In addition, gastrointestinal bacteria ferment soluble fiber, creating chemicals that may slow the liver's production of cholesterol. In theory, those effects may help reduce cholesterol levels and, in turn, the risk of coronary disease.

The highly publicized Harvard study of oat bran that seemed to refute any such fiber-cholesterol connection turned out to have serious flaws in design. Researchers subsequently reviewed the results of seven clinical trials in which all dietary changes were carefully tracked, to isolate any cholesterol-lowering effect of soluble fiber itself. The combined results of those studies, which included some 850 people, showed that consuming just 3 extra grams of soluble fiber per day—roughly the amount in half a serving of oat-bran cereal or one serving of beans—can lower cholesterol levels by an average of 6 mg/dl.

That's just a 3 percent drop for someone with an average cholesterol level. But the reduction in those trials occurred almost entirely in the harmful LDL (low-density-lipoprotein) cholesterol, not in the beneficial HDL (high-density-lipoprotein) cholesterol. An increase of 5 grams in soluble-fiber intake per day—the amount recommended for someone eating the average American diet—would typically cut cholesterol levels by 5 to 10 percent; that translates into a 10 to 20 percent reduction in coronary risk. People with above-average cholesterol levels could expect even larger reductions in both cholesterol and risk.

Fiber may reduce the risk of diabetes, obesity, and hypertension.

Fiber and coronary risk factors

Some evidence suggests that fiber, particularly soluble fiber, may reduce not only cholesterol levels but also the risk or severity of three other major risk factors for coronary disease:

Diabetes. Populations that consume a lot of fiber generally have a lower risk of diabetes than those that get little fiber. Further, clinical trials have consistently shown that fiber helps lower blood-sugar levels in people who have already developed in the disease. That benefit is probably due to soluble fiber, which slows the absorption of sugar from the small intestine.

Obesity. Soluble fiber mixes with liquids in the stomach to form a gelatinous mass, making a meal feel larger and linger there longer. In theory, that might help overweight people control their weight by curbing their appetite. Several clinical trials comparing similar weight-loss regimens have shown that adding fiber to the diet helps people lose an average of four additional pounds over a two-to-three-month period. People who get the extra fiber by switching from a typical American diet to one rich in fruits, vegetables, grains, and beans should shed more weight than that, since those foods are not only high in fiber but also low in calories and fat.

Hypertension. Two large observational studies from Harvard University—one involving some 60,000 women and the other, some 30,000 men—have tried to isolate the effects of fiber on hypertension by controlling for various nutrients thought to influence blood pressure. The men who ate the most fiber were 46 percent less likely to develop high blood pressure than those who ate the least; women who ate the most fiber had 24 percent less risk of hypertension. However, it's not yet clear whether fiber actually accounts for that apparent protection, since clinical trials have failed to confirm the benefit.

Fiber and cancer

The strongest evidence that fiber may help prevent malignancies comes from research on colon cancer. According to one review, 29 of 37 observational studies have linked a high-fiber diet with a reduced incidence of colon cancer. Attempts to confirm that link have focused on insoluble fiber, abundant in whole grains, beans, most vegetables, and some fruits. Insoluble fiber doesn't become gelatinous, but it does eventually absorb water and swell, adding bulk to the contents of the colon. In theory, that may reduce the risk of cancer by speeding potentially cancer-causing wastes through the colon and by increasing the size of the stools, thereby reducing the concentration of those wastes.

Feeding insoluble fiber to animals lowers their risk of developing colon cancer. In humans, several small clinical trials have shown that consuming insoluble fiber reduces the number of precancerous cells lining the colon and rectum. Another small trial found that such fiber inhibits formation of polyps, mushroom-shaped growths in the colon that can turn cancerous. Two much larger trials testing fiber's effect on the development of polyps are currently underway.

Limited evidence suggests that fiber may also lower the risk of breast cancer. In animals, insoluble fiber reduces levels of the female hormone estrogen, which is suspected of stimulating breast-cancer growth. The first major observational study on fiber and breast cancer in humans did not find

FIBER CONTENT OF SELECTED FOODS

Food	Serving Size	Total fiber(g)	Soluble fiber(g)	Insoluble fiber(g)
BREAKFAST CEREALS (1)				
All Bran with Extra Fiber	1/2 cup	15.0	1.0	14.0
Fiber One	1/2 cup	13.0	1.0	12.0
Bran Buds	1/2 cup	10.7	2.8	7.9
Quaker Oat Bran	1/2 cup	6.0	3.0	3.0
Cracklin' Oat Bran	1/2 cup	4.7	0.5	4.3
Raisin Bran	1/2 cup	3.0	0.4	2.6
Shredded Wheat	1-1/4 large	2.8	0.1	2.6
Wheaties	1 cup	2.6	0.9	1.7
Oatmeal	1/2 cup	2.0	1.2	0.8
Cheerios	1-1/4 cup	2.0	1.3	0.7
Corn Flakes	1 cup	0.7	0.4	0.3
Rice Krispies	1 cup	0.3	0.3	0.1
LEGUMES (cooked)				
Pinto beans	1/2 cup	10.3	3.9	6.5
Red kidney beans	1/2 cup	8.2	3.6	4.6
Great Northern beans (baked)	1/2 cup	5.0	0.8	4.1
Lentils	1/2 cup	4.5	0.7	3.8
Split peas	1/2 cup	3.4	1.1	2.4
BREADS / GRAINS / PASTA				
Barley	1/2 cup	6.8	1.4	5.4
Whole-wheat spaghetti	1/2 cup	3.2	0.4	2.7
Whole-wheat bread	1 slice	2.2	0.5	1.7
Oat-bran muffin	1/2	2.1	0.7	1.5
Brown rice	1/2 cup	1.8	0.2	1.6
Wheat-bran muffin	1/2	1.8	0.3	1.4
Wheat bread	1 slice	1.6	0.2	1.4
Rye bread	1 slice	1.6	0.7	0.9
Spaghetti	1/2 cup	1.1	0.5	0.6
Pumpernickel bread	1 slice	1.0	0.5	0.5
White bread	1 slice	0.6	0.3	0.3
White rice	1/2 cup	0.6	0.1	0.4
NUTS AND SEEDS				
Almonds	1/4 cup	3.9	0.4	3.5
Sunflower seeds	1/4 cup	2.2	0.7	1.5
Peanut butter, smooth	2 tbsp	2.1	0.6	1.5
Walnuts	1/4 cup	1.4	0.5	0.9
Cashews	1/4 cup	1.1	0.6	0.5
FRUITS				
Apple, with skin	1 large	4.2	1.6	2.6
Pear, with skin	1 medium	4.0	0.8	3.2
Prunes, dried	4	3.1	1.3	1.8
Florida orange	1	2.5	1.4	1.0
Banana	1	2.3	0.7	1.6
Peach/nectarine, with skin	1	2.1	0.8	1.3
Cantaloupe/muskmelon	1/2 cup	0.6	0.2	0.4
VEGETABLES (cooked)				
Corn	1/2 cup	4.7	0.2	4.4
Peans, green	1/2 cup	4.4	1.2	3.2
Brussel sprouts	1/2 cup	3.6	1.7	1.9
Sweet potato, without skin	1 medium	3.4	1.7	1.7
Potato, without skin	1 large	2.8	0.7	2.1
Broccoli	1/2 cup	2.3	1.0	1.3
Carrot slices	1/2 cup	2.3	1.0	1.3
Spinach	1/2 cup	2.1	0.6	1.4
Beans, green	1/2 cup	2.0	0.8	1.2
Cauliflower	1/2 cup	1.5	0.2	1.3
VEGETABLES (raw)				
Tomato	1 medium	1.3	0.3	1.0
Celery	1/2 cup	0.9	0.2	0.7
Pepper, green	1/2 cup	0.9	0.3	0.6
Romaine lettuce	1 cup	0.7	0.3	0.4

(1) All cold cereals based on 1-ounce serving size: volume varies due to differing densities. Servings of hot cereals (*Quaker Oat Bran* and oatmeal) weigh more than 1 ounce.

Sources: ESHA Research, Salem, OR, and manufacturers' data.

any connection between fiber and reduced breast-cancer risk. But the next one did–and that study, involving some 60,000 Canadian women, controlled for several potentially confounding factors that were not addressed in the earlier study. A few smaller investigations have also connected fiber with reduced risk of the disease.

The fiber message

Overall, studies have clearly strengthened the notion that fiber not only fights relatively minor intestinal disorders, such as diverticulosis and constipation, but also helps prevent coronary disease and probably cancer. However, the strongest evidence of a major reduction in risk comes from studies of diets that are rich in high-fiber *foods,* not just in fiber alone. Such foods, low in fat and rich in nutrients, have many health benefits beyond those provided by fiber. So regardless of whether studies ever nail down the precise role of fiber itself, the practical message is clear: Eat a wide variety of fiber-rich whole foods.

Those foods should supply you with 20 to 35 grams of fiber each day. To get a rough idea of how much fiber you consume, take the self-test below. (To get a more precise tally of your fiber consumption, you'll need to consult the table on page 81 and read the labels on packaged foods.)

Untangling the fiber claims

The U.S. Food and Drug Administration now allows manufacturers to make certain claims about the fiber content and health benefits of packaged foods, provided the food is low in fat and sodium. Those claims can tell you at a glance whether the food supplies a significant amount of fiber:

- Products with the words "good source of fiber" or "contains fiber" must provide 2.5 to 4.9 grams of fiber per serving.
- Foods labeled "high" or "rich" in fiber must provide at least 5 grams.
- Products making a health claim about coronary disease or blood-cholesterol levels must contain lots of soluble fiber—more than 0.6 grams. That's particularly useful information, since labels generally do not differentiate between soluble and insoluble fiber.

Some bread manufacturers still try to mislead consumers about the fiber content and other nutritional benefits of their products by using deceptive names and colorings. Most breads called "wheat" rather than "whole wheat"—and even some multi-grain breads—are made primarily from refined flour, with just a smattering of whole-grain flour, plus some molasses or caramel coloring to give the bread that brown, "natural" look. Refined flour contains little fiber, since processing removes the outer, fiber-rich layer of bran.

If a package of bread—or cereal—carries none of the FDA-approved claims that would identify it as a significant fiber source, look for any of these reassurances on the label:

- The words "whole wheat" or "100 percent whole grain."

HOW TO FIGURE YOUR FIBER INTAKE

Consumers Union's medical consultants recommend that normal, healthy adults get between 20 and 35 grams of fiber each day. That's a big jump for most people: Half of all American adults consume less than 14 grams of fiber.

To get a quick sense of how much fiber you consume in a day, take the following test. For each food category, multiply the number of servings you had yesterday by the value listed. Then add up your score to get the total amount of fiber you consumed.

Of course, that score provides just a rough idea of the amount of fiber in your diet. And it doesn't distinguish soluble from insoluble fiber. (Roughly one-third of your fiber should be soluble—anywhere from 7 to 12 grams.) To estimate your fiber consumption more precisely, you'll have to consult the table on the previous page and the labels on packaged foods.

	Servings (#)		Amount (g)
Vegetables (Serving size: 1 cup raw leafy greens; ½ cup other vegetables.)	☐	x 2 =	☐
Fruits (Serving size: 1 whole fruit; ½ grapefruit; ½ cup berries or cubed fruit; ¼ cup dried fruit.)	☐	x 2.5 =	☐
Beans, lentils, split peas (Serving size: ½ cup, cooked.)	☐	x 7 =	☐
Nuts, seeds (Serving size: ¼ cup; 2 tbsp peanut butter.)	☐	x 2.5 =	☐
Whole grains (Serving size: 1 slice whole-wheat bread; ½ cup whole-wheat pasta, brown rice, or other whole grain; ½ bran or whole-grain muffin.)	☐	x 2.5 =	☐
Refined grains (Serving size: Same as above. Includes white or wheat bread, white or spinach pasta, white rice or other processed grains, and refined-flour bagels or muffins.)	☐	x 1=	☐
Breakfast cereals (Serving size: Check table on page 81 or package for serving size and amount of fiber per serving.)	☐	x grams =	☐
		TOTAL AMOUNT =	☐

■ Whole-wheat flour listed as the first ingredient. (If it's listed lower down, the bread contains less than 50 percent whole wheat, usually much less.)

■ At least 2 grams of fiber in each slice of bread or each one-ounce serving of cereal.

How to get more

If you eat the typical American diet, you'll need almost to double your daily fiber intake to get the recommended 20 to 35 grams. But don't go overboard: Getting a lot more than the recommended maximum can interfere with the body's absorption of nutrients such as calcium, iron, and zinc; huge amounts of fiber can even cause intestinal blockage. And don't rush: Boosting fiber consumption too fast can cause gas, bloating, cramping, or diarrhea.

You're much less likely to encounter those problems if you get your fiber by eating fiber-rich whole foods rather than by taking lots of fiber pills or depending on high-fiber cereals. Even moderate reliance on fiber supplements rather than whole foods can deprive you of the many nutritional benefits of those foods. (Such supplements may be useful only for people who are constipated or who have trouble eating the grains, beans, and produce that supply fiber naturally.)

Eating at least five servings per day of fruits or vegetables and at least six servings of whole grains or beans—the amounts recommended by the U.S. Government—generally ensures an ample intake of fiber. Here are several ways to boost your intake of those high-fiber foods:

■ Bake with whole-grain flour instead of refined flour. Choose brown rice over white rice, and whole-wheat pasta over regular or even spinach pasta.

■ Substitute whole, unpeeled fruits for fruit juices. Eat them as an appetizer, dessert, or snack. If you treat yourself to ice cream or cake, top it with fruit.

■ Add fruit, brown rice, or whole-grain cereals to yogurt.

■ Add beans, barley, or other whole grains to soups. Snack on cooked, cooled beans seasoned with garlic powder, chili powder, or Cajun spice. Or make them into a bean dip for raw vegetables.

■ Prepare cold salads that combine cooked whole grains, pasta, or beans with chopped raw vegetables. (Don't depend on lettuce-based salads for fiber. Even the otherwise nutritious loose-leaf types of lettuce contain less fiber per serving than white bread does.)

■ Make meatless entrees by cooking grains in seasoned stock, and tossing them with cooked vegetables or beans.

THE FACTS ABOUT FATS

The three major dietary goals still apply: Eat less, eat less fat, and eat less saturated fat in particular. Here's how.

The war on fat seemed to be going so well. Over the past decade Americans ate less beef and more chicken, drank less whole milk and more skim. *Snackwell's*, an upstart line of reduced-fat cookies, last year usurped *Oreos* as the nation's favorite. Taco Bell was moved to develop a new, reduced-fat menu called "Border Lights." Oscar Mayer introduced a no-fat frank. And last year the Government announced that American adults' fat consumption had dropped to 34 percent of calories—a small but significant step down from 36 percent, the level a decade earlier.

Deeper in that Government report, however, was an unsettling piece of news: Americans are eating more *calories* each day—231 more on average—than a decade ago. Moreover, they are getting fatter, suggesting just where those calories are going. Somewhere in the grocery aisles a nation of fat-fighters has taken a wrong turn.

Confusing claims about the relative importance of fat and calories may be partly to blame. Recent TV ads for *Hershey's Syrup*, for example, crow that it contains no fat, and never has. Viewers are left to recall for themselves that the chocolate syrup contains 100 sugary calories per 2-tablespoon serving.

Moreover, consumers have gotten mixed messages about the importance of various types of fat. At different times over the past three decades, fat-watchers have been told to crank up the polyunsaturates, to keep the polys steady but increase monounsaturated fats, to make deep cuts in total fat, and to eat as much fat as they liked as long as it was olive oil.

A healthy diet need not be so complicated. Most Americans have three main dietary problems: They eat too much; they eat too much fat; and, in particular, they eat too much saturated fat. The challenge is to cut down—and, at the same time, to craft a diet that you still enjoy. We'll tell you how to accomplish those sometimes conflicting goals when you shop for groceries, cook at home, and order in a restaurant.

Fat and your health

Focusing on fat alone, nutritionists say, is no more productive than obsessing about vitamins, cholesterol, or sweeteners. As one nutritionist says, "Cutting down on fat isn't a stand-alone strategy."

Weight-loss experts have backed away from their recent assertion that counting grams of fat is more important than counting calories. That strategy worked fine when it was difficult to consume excess calories on a low-fat diet. No more. "Food technologists have changed all that," says psychologist John Foreyt, director of the Baylor College of Medicine's Nutrition Research Clinic, in Houston. For example, now you can buy Sunshine Biscuit's "reduced fat" version of its *Vienna Fingers* cookie, which contains about 40 percent less fat than the original—but just four of those cookies add up to 260 calories. Faced with such low-fat-but-high-calorie products, we've got to go back to counting calories, Foreyt says.

If you're concerned about your diet's contribution to your risk of cancer, several leading epidemiologists now believe that fat intake isn't the whole story. Even the apparent connection between adult fat consumption and breast cancer, loudly heralded a few years ago, is very shaky, several epidemiologists say. Colon cancer appears to be the cancer most strongly influenced by fat, and even that apparent link may really reflect the effects of eating too much red meat and too little fiber. In the long run, many researchers believe, the diet most protective against cancer is one based on fruits, vegetables, grains, and beans—not just because it is likely to be low in fat, but also because it is high in fiber, the protective vitamins and minerals known as antioxidants, and possibly other useful compounds. (See "Taking Vitamins," CONSUMER REPORTS, September 1994.)

What hasn't changed is the strong connection between saturated fats, high blood cholesterol, and heart disease. That link is the main reason people have been urged to pay close attention to both the amount and the types of fats they consume.

The Government now recommends that Americans get no more than 30 percent of their daily calories from fat, with no more than one-third of that fat being saturated.

Nutrition experts we've surveyed say that less fat would be even better. Their advice for an ideal diet: Limit total fat to 20 to 25 percent of calories, with a 7 percent cutoff for saturated fat. (See "Are You Eating Right?," October 1992.)

The Government recommendations mean your daily fat consumption should be no more than 67 grams for a 2000-calorie diet. (At 9 calories per gram of fat, 67 grams equals about 600 calories. Carbohydrates and protein carry 4 calories per gram.) Unfortunately, exceeding the fat limit is as easy as pie. A bologna-and-cheese sandwich with mayonnaise has about 39 grams of fat. A modest half-cup serving of super-premium ice cream packs 18 grams of fat, more than half of it saturated. And a slice of apple pie has 19 grams, almost all in the crust.

Most people have no idea how much of their diet consists of fat. But there is now a simple self-test to see whether your fat intake is too high. To assess your own diet, see "How Much Fat Is in Your Diet?"

Avoiding packaged fats

The new Nutrition Facts labels, required by the U.S. Food and Drug Administration on nearly all packaged foods, have made it much easier to avoid fats in processed foods. You can use the labels to design a low-fat diet that closely meets your daily caloric needs, or you can use the figures as a rough guide.

Precise word definitions, issued by the FDA, also brought order to what had become a free-for-all on food labels. *Low fat* now signifies, in most cases, a product with no more than three grams of fat per serving. A *low saturated fat* product has no more than one gram per serving and gets no more than 15 percent of its calories from saturated fat. And products proclaimed as *fat-free* or *saturated-fat-free* must have less than half a gram of fat, or saturated fat, per serving.

The rules also let companies take credit for removing some fat from foods typically loaded with it, such as microwave popcorn or cheese. A *reduced-fat* product has at least 25 percent less fat than usually found in that food; *light* in fat means a food has half the fat or one-third the calories of its regular counterpart. But those foods can still have lots of fat: Reduced-fat *Better Cheddar* crackers, for example, still contain 6 grams of fat per serving and get 36 percent of their calories from fat.

Elsewhere in the store:

☐ The FDA's glossary doesn't define such label terms as "thin" or "smart," which suggest good-for-you but can mean just about anything.

☐ Nutrition labels aren't required on fresh products, including meat. As a general guide, the lowest fat and fewest calories are found in skinless chicken breasts, skinless turkey breasts, and pork tenderloin.

☐ "Low fat" is defined differently when it's on a milk carton. Dairies were permitted to keep this term for 2 percent milk, although in this case the product contains more than 4.5 grams of fat per serving.

The types of fat

What we call "fat" is actually a class of molecules called fatty acids—strings of carbon atoms dotted with hydrogen atoms. The hydrogen makes the difference. The "saturated" fat that dominates in butter, lard, and tropical oils is thoroughly saturated with hydrogen atoms, carrying as many as the carbon atoms are chemically able to; the "unsaturated" fats that dominate vegetable oils carry less than a full complement of hydrogen. Saturated fats tend to be hard at room temperature, as well as hard on your heart; unsaturated fats tend to remain liquid at room temperature, and are less harmful to your health.

Are all unsaturated fats equally desirable? Opinions have varied. Early concern about saturated fats first shifted interest to polyunsaturated fats, which predominate in vegetable oils such as safflower, soybean, and corn. Studies had shown that polyunsaturates reduced blood-cholesterol levels when substituted for saturated fat.

Then, in the 1980s, attention shifted to monounsaturated fats, found predominantly in olive and canola oils (the difference between polys and monos, both unsaturated, is the number of hydrogen atoms missing from the string of carbon atoms). A research team from Texas and California reported that monos could lower total blood cholesterol just as well as polyunsaturates. But apparently unlike polys, the monos didn't reduce HDLs, or high-density lipoproteins, blood compounds that reduce heart-attack risk.

That apparent difference enhanced an already good reputation. Mediterranean populations had for generations consumed large quantities of olive oil, and had very low rates of heart disease. Olive-oil companies couldn't have been happier.

The celebration was premature. Further research couldn't confirm polyunsaturates' effects on HDL. All the nutrition scientists we queried now believe that, at levels commonly found in the diet, monos and polys appear to have the same effects on blood cholesterol. Since a tablespoon of any vegetable oil has 14 grams of fat—in most, only one or two grams are saturated fat—and 125 calories, whichever one you consume should make little difference to your health. (The exceptions, worth avoiding, are the "tropical" vegetable oils—palm, palm kernel, and coconut—with 7 to 12 grams of saturated fat per tablespoon, and cottonseed oil, with 4 grams of saturated fat.)

So when you're picking a cooking oil to use at home, base your selection on taste. When you can, use a flavored oil, such as sesame oil for stir-fries, extra-virgin olive oil for pasta, or walnut oil for a nutty-tasting salad dressing. The distinctive taste lets you use very little and still get the oil's flavor. If you need a bland-tasting oil, you might as well choose one that's especially low in saturated fat; canola oil is the lowest, with safflower oil close behind.

The rise of trans fat

Although food manufacturers have been forced to cut back on saturated fat because of health concerns, they have been reluctant to give up some of its physical properties. So they often use a sort of hybrid. By bubbling hydrogen through vegetable oil, they add some hydrogen to the fatty acids, in a process called hydrogenation. The result—partially hydrogenated vegetable oils—can be used in a semisolid spread like margarine, and is better suited for deep frying than unsaturated fats. Because of the particular chemical configuration they take, some of the fatty acids in hydrogenated oils are known as trans-fatty acids, or trans fats.

Trans fat is what gives margarine, a vegetable-oil product, its butter-like consistency. The familiar texture has helped margarine flourish as an apparently heart-healthy alternative. Trans fat also has become more common in prepared foods such as baked goods and snacks.

But in 1990 Dutch researchers reported that trans fat might raise blood cholesterol, as butter does.

Trans fat's role is not yet entirely

resolved; clinical studies haven't linked trans fats directly to heart attacks. But there's a growing consensus among epidemiologists that, gram for gram, trans fat increases your blood cholesterol nearly as much as saturated fat does. (Two researchers independently told us their calculations suggest trans fat is about three-fourths as bad for you as is saturated fat.)

The bottom line: If you're concerned about your cholesterol level, stick with margarine, but use it sparingly. Butter hasn't gotten any better; it still has 7 grams of saturated fat per tablespoon, more than the combined total of trans and saturated fats in a tablespoon of stick margarine. As a rule, you'll reduce your intake of trans fat if instead of solid margarine you use a soft, tub-style spread that lists water or liquid vegetable oil as first ingredient. (Ingredient lists are ranked by weight.) Even better, try other spreads for your bread. Jam, chutney, and apple butter have no fat at all.

Partially hydrogenated vegetable oils are used in packaged cookies, crackers, and other baked goods to prolong shelf life. But it takes careful label reading to detect its presence (see "Finding the Hidden Trans Fat," below), and often there is no way to find out. Since trans fat has harmful effects similar to saturated fat, we think the Government should require its inclusion on the label.

New ways to cook

You can only cut back on fats and oil so much before you start robbing your usual meals of their familiar flavors and textures—or you start burning them. To create interesting low-fat meals in your kitchen may require experimenting with other techniques and dishes, says Catharine Powers, a nutritionist at the Culinary Institute of America, in Hyde Park, N.Y. "We need to shift from a negative emphasis of taking things out of the diet to thinking creatively about putting things in," she says. Some ways to do that:

☐ **Look beyond fats for flavor.** Cook with fresh herbs, spices, garlic, onion, scallions, flavored vinegars, and high-quality mustard to boost flavor. Instead of sautéing onions, carrots, and other vegetables, "sweat" them in their own juices for a pungent flavor by cooking slowly in a covered pan. Adding a little water, stock, wine, or fruit juice during the process will prevent sticking. When steaming vegetables, chicken, and fish—a good way to preserve nutrients and protect natural juices—use

YOUR FOOD BUDGET

Here's a way to estimate how many calories you can consume each day without gaining or losing weight, and how much fat you can include in your diet.

To calculate your calorie budget, start with your weight in pounds. Multiply it by 10 if you're a woman, by 11 if you're a man. That yields your basal metabolic requirement. Then, decide which of the following four phrases best describes your highest level of regular exercise, and select the corresponding activity factor.

Sedentary 1.40

Light 1.60
(housework, cooking, short stroll)

Moderate 1.70
(brisk swimming or walking)

Strenuous 1.85
(heart-pounding exercise)

Multiply your metabolic requirement by your activity factor to get your approximate daily calorie budget.

To calculate your daily fat allowance, here's a mathematical shortcut: Divide your daily calorie budget by 30. The answer will be the approximate number of grams of fat you can eat according to the Government's recommendations—30 percent of calories from fat; each gram of fat has 9 calories. (Many nutritionists say you really should eat even less fat than that.)

FINDING THE HIDDEN TRANS FAT

The new food labels go a long way toward helping consumers know how much total fat and saturated fat they're eating. But it's difficult or impossible to know how much trans fat a product contains, even though many researchers consider it nearly as villainous as saturated fat. These two guides should help.

Reading between the lines. If the ingredients list includes "partially hydrogenated" oils, the product contains trans fat. How much? The label won't tell you directly. But sometimes you can tell indirectly. If the label gives the amount of other fats—saturated, polyunsaturated, and monounsaturated—add those figures together and subtract them from the amount of total fat. What remains should be the approximate amount of trans fat the product contains. In the example shown here—Reduced Fat Wheat Thins crackers—adding the amounts of those three fats and subtracting them from the total shows about 2 grams, or half the fat in the crackers, unaccounted for. It's probably 2 grams of trans fat.

INGREDIENTS: WHOLE WHEAT FLOUR, ENRICHED WHEAT FLOUR (CONTAINS NIACIN, REDUCED IRON, THIAMINE MONONITRATE [VITAMIN B_1], RIBOFLAVIN [VITAMIN B_2]), VEGETABLE SHORTENING (PARTIALLY HYDROGENATED SOYBEAN OIL), SUGAR, SALT, HIGH FRUCTOSE CORN SYRUP, MALTED BARLEY FLOUR, LEAVENING (CALCIUM PHOSPHATE, BAKING SODA), ANNATTO EXTRACT AND TURMERIC OLEORESIN (VEGETABLE COLORS).

Total Fat 4g	**6%**
Saturated Fat 0.5g	**3%**
Polyunsaturated Fat 0g	
Monounsaturated Fat 1.5g	

Relying on the USDA. This new data, just released by the U.S. Department of Agriculture, lists several packaged foods that contain particularly high levels of trans fat—often more trans fat than saturated fat. Each item represents a national brand—which the agency declines to name. In most categories, the trans fat content of the product we've listed is similar to that of other brands, but not always. To give you the full picture, we've provided the number of grams of total fat, saturated fat, and trans fat per standard serving.

	Serving Size	Total fat	Saturated fat	Trans fat
Biscuits refrigerated dough	55g	6.5 g	1.5 g	2.0 g
Cake frosting (chocolate, ready-to-eat)	35	6.5	2.0	1.0
Cheese crackers	30	9.5	2.0	2.0
Chocolate chip cookies	30	8.0	2.0	3.0
Doughnuts sugar or glazed	55	14.0	3.5	4.0
French fries frozen (before cooking)	85	8.5	1.5	3.0
Graham crackers	30	3.0	0.5	2.0
Popcorn, microwave	30	7.5	2.0	2.5
Pound cake	80	16.5	3.5	4.5
Snack crackers	30	7.0	1.0	2.5
Taco shells	30	8.0	1.5	2.5

herbs and spices on the food and in the steaming water. For added taste after cooking, use a pastry brush to thinly paint on a flavored oil such as walnut or basil olive oil.

☐ **Use alternatives for texture.** Most cooks agree there's no substitute for solid shortening in a pie crust, but you can safely pull out one-third of the fat in recipes for cookies and muffins. Replace it with applesauce or banana puree to maintain a creamy texture. Use part-skim ricotta cheese—pureed and blended with nonfat yogurt—for Bavarian pie and chocolate mousse, and you'll never miss the egg yolks and cream. Evaporated skim milk is a fine understudy for cream in cream-based sauces and soups, and buttermilk—low-fat despite its name—can replace cream or whole milk in ranch dressing, pancakes and muffins.

☐ **Seek out new sauces.** Many chefs are turning to fruits, vegetables, and legumes to create purees, relishes, coulis and compotes. Relishes—known as salsa in Mexico, chutneys in India, and sambals in Indonesia and Malaysia—can be hot or cold, chunky or smooth. Add them to rice, pasta, steamed vegetables, or meats.

☐ **Rewrite the recipe.** You can dramatically decrease the fat content of conventional foods by making them with low-fat ingredients. Two examples: pizza made with bobolis, a low-fat tomato sauce, and part-skim shredded mozzarella; tacos made with corn tortillas, fat-free refried beans, and ground turkey breast.

Check out *Cooking Light* and *Eating Well* magazines, available by subscription or on the newsstand. Both contain recipes that aim for a diet with 30 percent or fewer calories from fat. Other resources are the *Good Eating, Good Health Cookbook* and *Catch of the Day*, with unusual recipes for fish, published by Consumer Reports Books. (To order the books, call 515 237-4903.)

Eating out, eating smart

Thanks to the well-publicized efforts of the Center for Science in the Public Interest, a consumer group focused on nutrition issues, Americans have learned that there are fat-laden meals waiting to snare them at Chinese, Mexican, and Italian restaurants. Still, you can order a satisfying, low-fat meal in most restaurants if you know how.

In general, look for items that are broiled, grilled, roasted, baked,

TEST YOURSELF

HOW MUCH FAT IS IN YOUR DIET?

How well are you keeping extra fat out of your diet? One way to check is to keep a careful daily record of how many calories and grams of fat you eat. A much simpler way to check your fat consumption is to complete this new quiz, designed by researchers at Seattle's Fred Hutchinson Cancer Research Center, whose studies have found it a fairly accurate way to estimate consumption. The questionnaire also lets you know how well you're doing on five basic fat-cutting strategies recommended by dietitians.

Think about your diet over the past three months and answer each of the following questions with a number from this list. If a question doesn't apply to your diet, leave it blank. (For instance, if you don't eat red meat, don't answer questions 5, 6, and 19—your score is based on the rest of your diet.)

1= Usually/Always **3=Sometimes**
2= Often **4= Rarely/Never**

QUIZ

In the past three months, when you—

1) ate fish, did you avoid frying it? ____
2) ate chicken, did you avoid frying it? ____
3) ate chicken, did you remove the skin? ____
4) ate spaghetti or noodles, did you eat it plain or with a meatless tomato sauce? ____
5) ate red meat, did you trim all the visible fat? ____
6) ate ground beef, did you choose extra lean? ____
7) ate bread, rolls, or muffins, did you eat them *without* butter or margarine? ____
8) drank milk, was it skim or 1% milk instead of 2% or whole? ____
9) ate cheese, was it a reduced-fat variety? ____
10) ate a frozen dessert, was it sherbet, ice milk, or nonfat yogurt or ice cream? ____
11) ate cooked vegetables, did you eat them *without* adding butter, margarine, salt pork, or bacon fat? ____
12) ate cooked vegetables, did you avoid frying them? ____
13) ate potatoes, were they cooked by a method other than frying? ____
14) ate boiled or baked potatoes, did you eat them *without* butter, margarine, or sour cream? ____
15) ate green salads with dressing, did you use a low-fat or nonfat dressing? ____
16) ate dessert, did you eat only fruit? ____
17) ate a snack, was it raw vegetables? ____
18) ate a snack, was it fresh fruit? ____
19) cooked red meat, did you trim all the fat before cooking? ____
20) used mayonnaise or a mayonnaise-type dressing, was it low-fat or nonfat? ____

SCORING

To estimate the percentage of calories from fat in your diet, transfer the numbers above to the score sheet below. Disregard questions that were left blank. (Note that the items are arranged within five fat-lowering strategies rather than according to their order in the quiz.) Figure your average score for each of the strategies (the total divided by the number of answers you gave). Add up the five averages and divide by five. Then check the chart.

Strategy 1: Avoid frying
Items: 1____ 2____ 12____ 13____
Subtotal ____
Average ____

Strategy 2: Modify meat
Item 3____ 5____ 6____ 19____
Subtotal ____
Average ____

Strategy 3: Avoid fat as flavoring
Items: 4____ 7____ 11____ 14____
Subtotal ____
Average ____

Strategy 4: Substitute low-fat or nonfat versions
Items: 8____ 9____ 10____ 15____ 20____
Subtotal ____
Average ____

Strategy 5: Replace fatty foods with produce
Items: 16____ 17____ 18____
Subtotal ____
Average ____

Overall score ____ (sum of 5 averages):
Divide overall score by 5 to get overall average: ____

If overall average is...	your % of fats from calories is...
1.0 to 1.5	**under 25%**
1.5 to 2	**25 to 29%**
2 to 2.5	**30 to 34%**
2.5 to 3	**35 to 39%**
3 to 3.5	**40 to 44%**
3.5 to 4	**45% or more**

steamed, or poached. Keep your distance from fried, deep-fried, and "crispy" dishes. Ask for vegetables seasoned with herbs instead of butter, pancakes with fruit or yogurt topping, and a baked potato instead of fries.

Here are some guidelines for specific types of restaurants:

☐ **Fast food.** Our tests of fast foods in the past two years showed that grilled chicken sandwiches, roast beef sandwiches, and salads with low-fat dressings are the best choices nutritionally. Among the lowest in fat were Wendy's *Grilled Chicken*, Arby's *Light Roast Beef Deluxe*, and Arby's *Light Roast Turkey Deluxe*. The basic burgers also scored well in nutrition, but most didn't taste very good; Wendy's *Plain Single* was an exception.

High-fat favorites get slimmer when you hold the mayonnaise-based dressings, skip the cheese, skin the chicken, and go easy on the dipping sauce. At McDonald's, for instance, you can lunch on a *McGrilled Chicken Classic* (which claims a modest 250 calories and 3 grams of fat), a side salad with Lite Vinaigrette (95 calories and 4 grams of fat), and a vanilla low-fat frozen yogurt cone (120 calories and half a gram of fat). For more examples, see "Can Fast Food Be Good Food?," August 1994.

☐ **Chinese.** Eat as the Chinese do, with small amounts of meat, poultry, and vegetables atop a mound of steamed (not fried) rice. Egg-drop soup, wonton soup, and steamed dumplings make good beginnings; avoid egg rolls, fried noodles, and spare ribs. Select steamed foods with a variety of sauces. Stir-fried dishes are not always low in fat; when you order, ask that less oil than usual be used.

☐ **Mexican.** Request baked or steamed corn tortillas instead of the usual tortilla chips. Similarly, look for baked tortillas rather than fried ones as a basis of tamales, tostadas, and enchiladas. Use salsa instead of sour cream, guacamole, or cheese. Chicken fajitas are a good choice; ask that they be cooked in little or no oil. Taco Bell's new "Border Light" menu cuts fat by more than 50 percent and reduces calories an average of 20 percent.

☐ **Italian.** The richness of a pasta dish depends on the sauce. Choose a tomato-based (marinara, pomodoro) or clam sauce instead of a cream sauce like Alfredo. Order chicken, meat, or seafood broiled or grilled instead of breaded and fried.

☐ **French.** "Nouvelle" cuisine typically offers sauces featuring meat juices, stocks, and herbs, and is lower in fat than classic French cuisine. Start with consommé or steamed mussels rather than pâté or vichyssoise. Choose light stews such as bouillabaisse or ratatouille, meats with a wine sauce such as bordelaise, or broiled, poached, or steamed fish.

KEEPING CHOLESTEROL UNDER CONTROL

by John Henkel

Cholesterol is the Jekyll and Hyde of the body.

Like the literary split personality, it has a good side because it is needed for certain important body functions. But for many Americans, cholesterol also has an evil side. When present in excessive amounts, it can injure blood vessels and cause heart attacks and stroke.

The body needs cholesterol for digesting dietary fats, making hormones, building cell walls, and other important processes. The bloodstream carries cholesterol in particles called lipoproteins that are like blood-borne cargo trucks delivering cholesterol to various body tissues to be used, stored or excreted. But too much of this circulating cholesterol can injure arteries, especially the coronary ones that supply the heart. This leads to accumulation of cholesterol-laden "plaque" in vessel linings, a condition called atherosclerosis.

When blood flow to the heart is impeded, the heart muscle becomes starved for oxygen, causing chest pain (angina). If a blood clot completely obstructs a coronary artery affected by atherosclerosis, a heart attack (myocardial infarction) or death can occur.

Heart disease is the number one killer of both men and women in this country. More than 90 million American adults, or about 50 percent, have elevated blood cholesterol levels, one of the key risk factors for heart disease, according to the National Heart, Lung, and Blood Institute's National Cholesterol Education Program.

While the institute estimates that heart disease killed nearly half a million in 1996, the most recent year for which figures are available, a study published in the New England Journal of Medicine in September 1998 says heart disease deaths have declined steadily over the last 30 years. Indeed, between 1990 and 1994, heart disease deaths decreased by 10.3 percent, the study says. From this and other studies, it appears that this is due largely to improvements in medical care after heart attack, a reduction in the number of repeat heart attacks, and better prevention of heart disease development.

A key factor in this drop is that the public, patients and doctors today are better informed about the risks associated with elevated cholesterol and the benefits of lifestyle changes and medical measures aimed at lowering blood cholesterol. "Public health initiatives such as the National Cholesterol Education Program have raised consumer awareness, promoted effective interventions, and have likely contributed to the reduction in heart disease deaths," says David Orloff, M.D., of the Food and Drug Administration's division of metabolic and endocrine drug products.

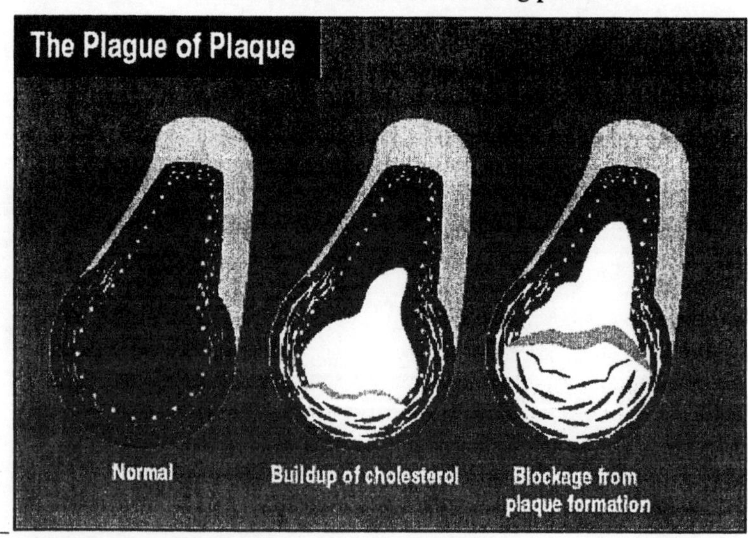

From FDA Consumer Magazine (January/February 1999, Vol. 33, No. 1).

Another factor in the drop may be a relatively new class of drugs called statins. These have provided doctors with an arsenal of therapies to lower elevated blood cholesterol levels, often dramatically. To date, FDA has approved six statin drugs.

When Blood Cholesterol Becomes a Problem

Two types of lipoproteins and their quantity in the blood are main factors in heart disease risk:

- Low-density lipoprotein (LDL)—This "bad" cholesterol is the form in which cholesterol is carried into the blood and is the main cause of harmful fatty buildup in arteries. The higher the LDL cholesterol level in the blood, the greater the heart disease risk.

- High-density lipoprotein (HDL)—This "good" cholesterol carries blood cholesterol back to the liver, where it can be eliminated. HDL helps prevent a cholesterol buildup in blood vessels. Low HDL levels increase heart disease risk.

One of the primary ways LDL cholesterol levels can become too high in blood is through eating too much of two nutrients: saturated fat, which is found mostly in animal products, and cholesterol, found only in animal products. Saturated fat raises LDL levels more than anything else in the diet (see "Food For Thought").

Several other factors also affect blood cholesterol levels:

- Heredity—High cholesterol often runs in families. Even though specific genetic causes have been identified in only a minority of cases, genes still play a role in influencing blood cholesterol levels.

- Weight—Excess weight tends to increase blood cholesterol levels. Losing weight may help lower levels.

- Exercise—Regular physical activity may not only lower LDL cholesterol, but it may increase levels of desirable HDL.

- Age and gender—Before menopause, women tend to have total cholesterol levels lower than men at the same age. Cholesterol levels naturally rise as men and women age. Menopause is often associated with increases in LDL cholesterol in women.

- Stress—Studies have not shown stress to be directly linked to cholesterol levels. But experts say that because people sometimes eat fatty foods to console themselves when under stress, this can cause higher blood cholesterol.

Although high total and LDL cholesterol levels, along with low HDL cholesterol, can increase heart disease risk, they are among several other risk factors. These include cigarette smoking, high blood pressure, diabetes, obesity, and physical inactivity. If any of these are present in addition to high blood cholesterol, the risk of heart disease is even greater.

The good news is that all these can be brought under control either by changes in lifestyle—such as diet, losing weight, an exercise program, or by quitting a tobacco habit. Drugs also may be necessary in some people. Sometimes one change can help bring several risk factors under control. For example, weight loss can reduce blood cholesterol levels, help control diabetes, and lower high blood pressure.

But some risk factors cannot be controlled. These include age (45 years or older for men and 55 years or older for women) and family history of early heart disease (father or brother stricken before age 55; mother or sister stricken before age 65).

What Is High Blood Cholesterol?

Cholesterol levels are determined through chemical analysis of a blood sample taken from a finger prick or from a vein in the arm. Home cholesterol kits, first approved in 1993, test only for total cholesterol levels but are as accurate as tests done in a doctor's office, says Steven Gutman, M.D., director of FDA's division of clinical laboratory devices. "These tests can give a consumer very valuable information when screening for high cholesterol," he says. "But they shouldn't be considered substitutes for a test conducted in a doctor's office." He adds that if test results are elevated, consumers should see a doctor right away for a more refined blood analysis. The National Cholesterol Education Program considers cholesterol testing in a doctor's office to be the preferred way because the patient can get advice immediately about the meaning of the results and what to do.

Besides determining total cholesterol levels, doctors often order a lipoprotein profile that shows the amounts of LDL, HDL, and another type of blood fat called triglycerides. This information gives doctors a better idea of heart disease risk and helps guide any treatment.

Cholesterol levels are measured in milligrams per decaliter (mg/dL). The National Cholesterol Education Program developed the following classifications for people over age 20 who do not have heart disease:

- Desirable blood cholesterol—Total blood cholesterol is less than 200 mg/dL; LDL is lower than 130 mg/dL.
- Borderline high cholesterol—Total level is between 200 and 239 mg/dL or LDL is 130 to 159 mg/dL.
- High blood cholesterol—Total level is greater than 240 mg/dL or LDL is 160 mg/dL or higher. For patients with heart disease, LDL above 100 mg/dL is too high. In addition, an HDL level less than 35 mg/dL is considered low and increases the risk of heart disease.

The main goal of cholesterol treatment is to lower LDL in people without heart disease. If the LDL level is in the "high" category and fewer than two other risk factors for heart disease are present, the goal is an LDL level lower than 160 mg/dL. If two or more risk factors are present, the goal is less than 130 mg/dL. If a patient already has heart disease, LDL levels should be 100 mg/dL or less. By reducing LDL, heart disease patients may prevent future heart attacks, prolong their lives, and slow down or even reverse cholesterol buildup in the arteries, according to the National Heart, Lung, and Blood Institute.

Treating High Blood Cholesterol

When a patient without heart disease is first diagnosed with elevated blood cholesterol, doctors often prescribe a program of diet, exercise, and weight loss to bring levels down. National Cholesterol Education Program guidelines suggest at least a six-month program of reduced dietary saturated fat and cholesterol, together with physical activity and weight control, as the primary treatment before resorting to drug therapy. Typically, doctors prescribe the Step I/Step II diet (see "Food for Thought") to lower dietary fat, especially saturated fat. Many patients respond well to this diet and end up sufficiently reducing blood cholesterol levels. Study data reinforce these benefits. For example, a 1998 Columbia University study examined 103 male and female patients of diverse ages and ethnic backgrounds and found that reducing dietary saturated fat directly affected blood cholesterol. For every 1 percent drop in saturated fat, the study showed a 1 percent lowering of LDL in patients.

But sometimes diet and exercise alone are not enough to reduce cholesterol to goal levels. Perhaps a patient is genetically predisposed to high blood cholesterol. In these cases, doctors often prescribe drugs. The National Cholesterol Education Program estimates that as many as 9 million Americans take some form of cholesterol-lowering drug therapy. The most prominent cholesterol drugs are in the statin family, an array of powerful treatments that includes Mevacor (lovastatin), Lescol (fluvastatin), Pravachol (pravastatin), Zocor (simvastatin), Baycol (cervastatin), and Lipitor (atorvastatin). Many doctors say statin drugs have revolutionized patient care.

"These drugs have had a fantastic impact on cholesterol treatment," says Redonda Miller, M.D., assistant professor of medicine at Johns Hopkins University School of Medicine. "They all lower cholesterol levels, but the side effects are minimal."

A study published in the medical journal Circulation in 1998 showed that statins dramatically lower the risk of dying from heart disease. Research found that for every 10 percentage points cholesterol was reduced, the risk of death from heart disease dropped by 15 percent.

So far, only three of the drugs—Mevacor, Zocor and Pravachol—have been studied in long-term, controlled trials. "Based on existing evidence, [statin drugs] all have similar safety profiles and are effective at lowering cholesterol in appropriately selected patients," says FDA's Orloff. "The difference between drugs lies mainly in their absolute capacity to lower cholesterol—that is, at the highest approved daily doses."

One landmark study completed in 1994, the Scandinavian Simvastatin Survival Study, or 4S, showed a 42 percent reduction in deaths from heart disease and a 30 percent drop in death from all causes over five years in patients with coronary heart disease whose high LDL levels were lowered with Zocor. The West of Scotland study, reported in 1995, revealed similar benefits from lowering LDL levels with Pravachol in patients without heart disease. And the Cholesterol and Recurrent Events (CARE) study, reported in 1996, showed that lowering LDL levels with Pravachol reduced heart attacks and deaths in patients with a previous heart attack but with cholesterol levels relatively average for the general population. This study showed that Pravachol treatment not only reduced death from heart disease but also death from all causes in a group of heart disease patients with average cholesterol levels.

A 1997 study, the Air Force/Texas Coronary Atherosclerosis Prevention Study, showed that Mevacor helped prevent a first heart attack or unstable angina in men and women with average cholesterol levels but with below-average HDL.

Statins work by interfering with the cholesterol-producing mechanisms of the liver and by increasing the capacity of the liver to remove cholesterol from circulating blood. Statins can lower LDL cholesterol by as much as 60 percent, depending on the drug and dosage.

Heart patient Norbert Hoffmann, 65, of Northfield, Minn., saw what he calls "a dramatic drop" in cholesterol levels after taking Zocor for three months. For example, his total cholesterol went from 270 to 145 mg/dL and LDL from 182 to 82 mg/dL.

But patients can respond differently to drugs. Some patients may have fewer side effects with one drug than another. "I had problems such as stomach cramps with Zocor," says Oklahoma patient Linden Gilbert, 50. His doctor ultimately switched him to Lipitor, which he credits with lowering his total cholesterol from 230 to 150 mg/dL.

Other Drug Treatments

These include:

- Nicotinic acid (niacin) —This lowers total and LDL cholesterol and raises HDL cholesterol. It also can lower triglycerides. Because the dose needed for treatment is about 100 times more than the Recommended Daily Allowance for niacin and thus can potentially be toxic, the drug must be taken under a doctor's care.
- Resins—Doctors have been prescribing Questran (cholestyramine) and Colestid (colestipol) for about 20 years. These "resins" bind bile acids in the intestine and prevent their recycling through the liver. Because the liver needs cholesterol to make bile, it increases its uptake of cholesterol from the blood.
- Fibric acid derivatives—Used mainly to lower triglycerides, Lopid (gemfibrozil) and Tricor (fenofibrate) can also increase HDL levels.
- Aspirin—Because studies have shown that aspirin can have a protective effect against heart attacks in patients with clogged blood vessels, doctors often prescribe the drug to patients with heart disease.

The decision of which drug to prescribe is one the doctor makes based on factors such as degree of cholesterol lowering desired, side effects, and cost. "If a patient has only a modest cholesterol elevation, I might prescribe Mevacor," says Johns Hopkins' Miller. "But if a more drastic reduction is needed, especially of LDL, I'll prescribe Lipitor."

The potential for drug interaction is a crucial concern, says FDA's Orloff. "Some statin drugs are known to interact adversely with other drugs, and that information may guide a decision about which statin to use." In June 1998, FDA announced the withdrawal of the drug Posicor (mibefradil), used to treat high blood pressure and stable angina, because it caused adverse reactions in patients taking various other drugs, including Mevacor and Zocor.

Though it is impossible to know yet just how many lives cholesterol-lowering therapies have saved, public health experts say awareness efforts such as the National Cholesterol Education Program are getting the word out to Americans about heart disease, its prevention and management. Reflecting on his own experience with elevated cholesterol, Hoffmann says, "Get informed [about cholesterol]. Read books, search the Internet, look at your risk factors, and, most of all, don't wait to do something about it if you have a [cholesterol] problem."

John Henkel is a staff writer for FDA Consumer.

FOOD FOR THOUGHT

One of the main ways blood cholesterol can reach undesirable levels is through a diet high in saturated fat and cholesterol. Fatty cholesterol deposits can collect in blood vessels, raising the risk of heart disease.

Drugs, exercise, and other therapies may be prescribed. But in many cases, cholesterol levels can be lowered by revising dietary habits and limiting the kinds of foods known to boost cholesterol, such as those high in saturated fat. This doesn't mean totally eliminating all your favorite foods, such as desserts, says the National Cholesterol Education Program (NCEP). It means taking a more prudent approach to the kinds and amounts of foods you eat.

When elevated cholesterol is first discovered in a person without heart disease, doctors often start patients on the Step I diet recommended by the American Heart Association and NCEP. On this program, patients should eat: 8 to 10 percent of the day's total calories from saturated fat, 30 percent or less of total calories from fat, less than 300 milligrams of dietary cholesterol a day, and just enough calories to achieve and maintain a healthy weight. A doctor or a registered dietitian can suggest a reasonable calorie level. Food labels also are very helpful in determining how much saturated fat, cholesterol, and calories are in various foods.

If the Step I diet doesn't result in desirable cholesterol levels, doctors may try the Step II diet, which changes the daily saturated fat limits to below 7 percent of daily calories and dietary cholesterol to below 200 milligrams. Step II also is the diet for people with heart disease.

In many patients, blood cholesterol levels should begin to drop a few weeks after starting on a cholesterol-lowering diet. Just how much of a drop depends on factors such as how high the cholesterol level is and how each person's body responds to changes made. With time, cholesterol levels may be reduced 10 to 50 milligrams per decaliter or more, a clinically significant amount.

For more information on lowering blood cholesterol through diet or other means, contact:

National Cholesterol Education Program
NHLBI Information Center
P.O. Box 30105
Bethesda, MD 20824-0105
www.nhlbi.nih.gov

DO WE EAT TOO MUCH PROTEIN?

Most Americans think of protein, particularly meat protein, as the mainstay of a "balanced" meal—a belief perpetuated by recent ad campaigns for chicken and veal. But Americans generally eat far more protein than they need, and probably more than is advisable. Men consume twice as much protein as the Government recommends; women, nearly one-and-a-half times as much. Most of that protein comes from animal sources.

Now some studies have suggested that extra dietary protein may pose a health risk. We might be better off if we didn't make protein the center of every meal or if we replaced animal protein with protein from plant sources.

The case against protein

Many large studies have found higher rates of coronary heart disease and certain cancers—such as colon, rectal, and sometimes prostate cancer—among people who eat large amounts of meat. The connection is probably due largely to the high levels of fat, particularly saturated fat, in most animal products. But some evidence suggests that animal protein may itself increase the risk of coronary disease and cancer.

The strongest indictment of animal protein comes from studies testing its effects on blood cholesterol levels, which have been linked to coronary-disease risk. Animal studies have shown that consuming at least moderately large quantities of such protein tends to raise cholesterol levels. Diets high in plant protein generally have the opposite effect on cholesterol levels.

Researchers have repeatedly tested the protein-cholesterol connection in human beings, mainly by substituting plant protein for some or all of the animal protein in the diets of people who have elevated cholesterol levels. According to one review of that evidence, cholesterol levels decreased by at least 6 percent in 20 of 28 studies, and they dropped by 20 percent or more in seven of the studies, including the largest one. For people who have normal or borderline-high cholesterol levels, however, most studies have shown little benefit in reducing consumption of animal protein.

Foods that are sold as 'high in protein' promote an illusory benefit.

The effect of protein on cancer is less clear. But many studies have shown that feeding animals a diet that's at least moderately high in animal protein makes cancerous tumors grow more rapidly. Conversely, restricting their intake of animal protein suppresses tumor growth.

This research on protein, cholesterol, and cancer dovetails with the results of an ambitious study supported by the National Cancer Institute. Researchers from several countries exhaustively catalogued the diets of some 6,500 people in 65 different counties of China, where eating habits and disease rates vary tremendously among different regions. As the amount of animal protein in the diet increased from county to county, so did the risk of coronary disease and cancer. That connection persisted even after researchers accounted for the impact of the fat that accompanied the protein.

Overall, the Chinese develop both coronary disease and cancer much less often than Americans do—a fact that's consistent with the case against dietary protein. On average, Americans eat at least one-third more protein than the Chinese; more important, they derive 70 percent of that protein from animal sources, compared with just 11 percent for the Chinese.

Other research in China has found a lower rate of osteoporosis—the brittle-bone disease—in that country than in the U.S., and protein may hold part of the explanation. Researchers have known for years that people in industrialized countries have higher rates of osteoporosis than those in less developed nations, even though people in industrialized areas generally consume more calcium. That may be due partly to genetic differences, or to differences in activity level: People in less developed countries are more active, and exercise helps build bone. But some researchers believe the high protein intake in industrialized countries is partly to blame. Several studies have shown that consuming excess protein causes the body to

PROTEIN CONTENT OF SELECTED FOODS [1]

Food	Serving size	Protein (g)	Protein as a percentage of suggested daily intake[2]
ANIMAL FOODS			
MEAT, FISH, AND SEAFOOD [3]			
Top round steak	3 oz	26.9	54%
Chicken, white meat, no skin	3 oz	26.3	53
Tuna, light, canned in water	3 oz	21.7	43
Atlantic cod	3 oz	19.4	39
Ham	3 oz	19.0	38
Shrimp, boiled	3 oz	17.5	35
DAIRY AND EGGS			
Cottage cheese, nonfat	½ cup	14.6	29%
Yogurt, nonfat plain	1 cup	14.0	28
Milk, skim	1 cup	8.4	17
Cheddar cheese	1 oz	7.1	14
Egg	1	6.3	13
PLANT FOODS			
LEGUMES, NUTS, AND SEEDS			
Lentils	1 cup	17.9	36%
Split peas	1 cup	16.3	33
Red kidney beans	1 cup	15.3	31
Lima beans	1 cup	14.7	29
Chickpeas (garbanzos)	1 cup	14.5	29
Pinto beans	1 cup	14.0	28
Peanuts	¼ cup	9.5	19
Sunflower seeds	¼ cup	8.2	16
Almonds	¼ cup	8.0	16
Peanut butter, smooth	2 tbsp	7.9	16
Tofu	3 oz	6.9	14
Pistachio nuts	¼ cup	6.6	13
Tahini (sesame butter)	2 tbsp	5.4	11
Cashews	¼ cup	5.3	11
GRAINS			
Quinoa	½ cup	8.0	16%
Amaranth	½ cup	7.5	15
Rolled oats	½ cup	6.4	13
Millet	½ cup	4.2	8
Barley	½ cup	3.7	7
Whole wheat bread	1 slice	3.4	7
Buckwheat groats	½ cup	3.3	7
Brown rice	½ cup	2.5	5

[1] Fruits and vegetables contain 1 to 3 grams of protein per serving.
[2] The U.S. Government recommends 50 grams of protein for adults and children over 4 years of age, based on a 2000-calorie diet. Pregnant and nursing mothers should consume 60 and 65 grams, respectively.
[3] Broiled or roasted, except where noted.

'COMPLETE' PROTEIN: AN INCOMPLETE THEORY

Until very recently, books on nutrition commonly warned readers that meatless meals had to be carefully constructed to contain "complementary" proteins. The theory went like this: The proteins in the body are composed of 20 chemical building blocks called amino acids. Nine of those are "essential" amino acids—chemicals that the body can't manufacture for itself, and that must be derived from food. If you eat a meal that provides seven of those essential amino acids, say, but not the other two, your body won't be able to manufacture the proteins you need, and your hair, muscle, and organs will suffer. Therefore, every meal you eat should include combinations of foods, such as rice and beans, that complement each other to provide a "complete" protein source—one that contains all nine of the essential amino acids.

It's true that the proteins from most individual plant foods lack one or more essential amino acids. But researchers now know that eating a variety of such foods each day—not necessarily at each meal—will provide all the amino acids your body needs.

That means that most vegetarians—as well as people who simply cut back on meat—are vitrually certain to meet their daily protein requirements, as long as they follow a varied diet. For example, a bowl of oatmeal, a cup of skim milk, a peanut-butter sandwich, a plate of beans and rice, and a few servings of vegetables provide more than the 50 grams of protein that most people need each day.

Strict vegetarians who avoid all animal foods, including dairy products and eggs, do need to keep a closer eye on their daily protein consumption. But even those people shouldn't have much trouble getting the necessary 50 grams (see table).

extract calcium from the blood and excrete it through the urine and the feces. The amount of calcium lost after any one meal is small, but the cumulative effect might eventually weaken the bones.

Eating less protein

While the link between protein and cholesterol levels is clear, the role of protein in cancer and osteoporosis is still fairly speculative. Even so, it makes sense to limit consumption of foods that are high in animal protein—and not just because of the protein they contain.

Most nutrition researchers recommend that Americans obtain no more than 25 percent of their total calories from fat, and many researchers now believe that 20 percent or less would be ideal. Nearly all meats derive more than 20 percent of their calories from fat, and most derive more than 40 percent from fat, making it difficult for heavy meat eaters to pare their total fat consumption down to optimal levels.

Most nutrition researchers now recommend eating meat or fish in three-ounce servings—about the size of a deck of playing cards. One of those servings will provide about 40 to 50 percent of the 50 grams of protein recommended by the Government as an optimal daily intake—based on a relatively lean, 2000-calorie diet—for nearly everyone older than age four. (Pregnant and nursing women need a little extra protein.) The other 25 grams will come easily from other sources in the diet.

Choose the types of meat and fish that are lowest in fat whenever you can. Those include white, skinless turkey and chicken meat; top-round or eye-of-round steak and tenderloin pork; and tuna, cod, flounder, and other lean types of fish.

To stretch a small serving of meat or fish, try slicing it into small pieces and mixing it with rice or pasta or adding it to soups or stews. Or replace some of the meat in hamburger or meatloaf with grated vegetables, grains, whole-wheat bread, or soy products such as tofu or textured vegetable protein.

Although milk and other dairy products contain significant amounts of animal protein, you don't need to cut back on them, as long as you choose the low-fat versions. Ounce for ounce, dairy products contain considerably less protein than meat—and they are the best dietary source of calcium.

Increasingly, nutritionists are advising Americans to follow a diet with little meat, five to nine servings of fruits and vegetables a day, six to eleven servings of grains, and enough low-fat dairy products to provide ample calcium. Such a diet would have considerably less fat—and less protein—than the diet most Americans eat today.

18 Thoughts on the Nature of Science

Joe Schwartz, Ph.D.

The following ideas can help you evaluate information you encounter about science and health.

1. Science is a truth-seeking process. It is not a collection of unassailable "truths." It is, however, a self-correcting discipline. Such corrections may take a long time—the medical practice of bloodletting went on for centuries before its futility was realized—but as scientific knowledge accumulates, the chance of making substantial errors decreases.

2. Certainty is elusive in science, and it is often hard to give categorical "Yes" or "No" answers to scientific questions. To determine whether bottled water is preferable to tap water, for example, one would have to design a lifelong study of two large groups of people whose lifestyles were similar in all respects except for the type of water they consumed. This is virtually impossible. We, therefore, have to rely on less-direct evidence in formulating many of our conclusions.

3. It may not be possible to predict all consequences of an action, no matter how much advance research has been done. When chlorofluorocarbons (CFCs) were introduced as refrigerants, no one could have predicted that 30 years later they would have an impact on the ozone layer. If something undesirable happens, it is not necessarily because someone has been negligent.

4. Any new finding should be examined with skepticism. Healthy skepticism does not mean unwillingness to believe. Skeptics base their beliefs on scientific proof and do not swallow information uncritically.

5. No major lifestyle change should be based on any one study. Results should be independently confirmed by others. Keep in mind that science does not proceed by "miracle breakthroughs" or "giant leaps." It plods along, taking many small steps, slowly building towards a consensus.

6. Studies have to be carefully interpreted by experts in the field. Any association of two variables does not necessarily imply cause and effect. As an extreme example, consider the strong association between breast cancer and the wearing of skirts. Obviously, wearing skirts does not cause the disease. Scientists, however, sometimes show an amazing aptitude for coming up with inappropriate rationalizations for their pet theories.

7. Repeating a false notion does not make it true. Many people are convinced that sugar causes hyperactivity in children—not because they have examined studies to this effect, but because they have heard that it is so. In fact, a slate of studies has demonstrated that, if anything, sugar has a calming effect on children.

8. Nonsensical lingo can sound very scientific. An ad for a type of algae states that "the molecular structure of chlorophyll is almost the same as that of hemoglobin, which is responsible for carrying oxygen throughout the body. Oxygen is the prime nutrient and chlorophyll is the central molecule for increasing oxygen available to your system." This is nonsense. Chlorophyll does not transport oxygen in the blood.

9. There often are legitimate opposing views on scientific issues. But it is incorrect to conclude that science cannot be trusted because for every study there is an equal and opposite study. It is always important to take into account who carried out a given study, how well it was designed, and whether anyone stands to gain financially from the results. Be mindful of who the "they" is in "they say that..." In many cases what "they say" is only gossip, inaccurately reported.

10. Animal studies are not necessarily relevant to humans, although they may provide much valuable information. Penicillin, for example, is safe for humans but toxic for guinea pigs. Rats do not require vitamin C as a dietary nutrient but humans do. Feeding high doses of a suspected toxin to test animals for short periods of time may not accurately reflect the effect on humans exposed to tiny doses over long periods of time.

11. Whether a substance is a poison or a remedy depends on the dosage. It makes no sense to talk about the effects of certain substances on the body without talking about amounts. Licking an aspirin tablet will do nothing for a headache, but swallowing two tablets will make the headache go away. Swallowing a whole bottle of pills will make the patient go away.

12. "Chemical" is not a dirty word. Chemicals are the building blocks of our world. They are neither good nor bad. Nitroglycerin can alleviate the pain of angina or blow up a building. The choice is ours. Furthermore, there is no relation between the risk posed by a substance and the complexity of its name. "Dihydrogen monoxide" is just water.

13. Nature is not benign. The deadliest toxins known, such as ricin from castor beans or botulin from the *Clostridium botulinum* bacterium, are perfectly natural. "Natural" does not equal "safe," and "synthetic" does not equal "dangerous." The properties of any substance are determined by its molecular structure, not by whether it was synthesized by a chemist in a lab or by nature in a plant.

14. Perceived risks are often different from real risks. Food poisoning from microbial contamination is a far greater health risk than trace pesticide residues on fruits and vegetables.

15. The human body is incredibly complex. Our health is determined by many variables, which include genetics, our diet, our mother's diet during pregnancy, stress, level of exercise, exposure to microbes, exposure to occupational hazards, and pure luck.

16. While diet clearly plays a role in the promotion of good health, the effectiveness of specific foods or nutrients in the treatment of diseases is usually overstated. Individual foods are not good or bad, although overall diet may be described as such. The wider the variety of foods consumed, the smaller the chance that important nutrients will be lacking. There is universal agreement among scientists that a high consumption of fruits and vegetables is beneficial.

17. About 80% of illnesses are self-limiting and will resolve in response to almost any kind of treatment. Often, a remedy will receive undeserved credit. Anecdotal evidence is unreliable, because positive results are much more likely to be reported than negative ones.

18. There is no goose that lays golden eggs. In other words, if something sounds too good to be true, it probably is. As H.L. Mencken once said, "Every complex problem has a solution that is simple, direct, plausible, and wrong."

Dr. Schwartz is director of McGill University's Office for Chemistry and Society. In addition to teaching chemistry at McGill, he hosts a weekly "phone-in" show about chemistry on Montreal radio station CJAD, writes a weekly column called "The Right Chemistry" in the Montreal Gazette, and has a regular TV feature entitled "Joe's Chemistry Set" on the Canadian Discovery Channel. This article was adapted from a section of his book Radar, Hula Hoops and Playful Pigs, a collection of commentaries on the fascinating chemistry of everyday life.

10 MULTIVITAMIN TRICKS

Not sure which multi to take? Supplement makers will try just about anything to boost profits or give their products an edge. Here are some common tricks to watch out for.

1 MISSING MINERALS

One A Day Essential High Potency Multivitamins are "complete with 100% U.S. RDA of 11 essential vitamins you need to feel your best," says the company's Website. But where are the essential *minerals* you need to feel your best? One A Day Women's High Potency Multivitamin/Multi-mineral has the same vitamins as the Essential, plus just three minerals (calcium, iron, and zinc). In contrast, One A Day Men's, 50 Plus, and Maximum have at least eight. It's not just One A Day. AARP, NatureMade, YourLife, and many others sell vitamins-only or vitamins-plus-a-few-minerals.

There's no reason why you'd be more likely to run short on vitamins than minerals. A complete set of minerals is one feature that separates the best multis from the so-so ones. Look for chromium, copper, magnesium, zinc, and, (for children and premenopausal women), iron.

2 NO DAILY VALUES

Almost all supplement labels now list %DVs, or Daily Values, to tell how much of a day's worth of each vitamin or mineral you're getting. (Some labels still call them USRDAs, or U.S. Recommended Daily Allowances.) But there are exceptions. The Vitamin Shoppe's One Daily with Iron and Country Life Chewable Adult's Multi have no DVs. Some Websites—CVS and Solgar, for example—don't disclose DVs either. Without them, you're lost.

For example, how many people would realize that the five milligrams of potassium in Twinlab Daily One Caps with Iron is only one-tenth of one percent of the DV? Unless you've memorized the Daily Values of more than a dozen nutrients, you need those DVs.

3 BUMPED UP B's

Solgar Formula VM-75 supplies 75 mg each of vitamins B_1 (thiamin), B_2 (riboflavin), B_6, and niacin (sometimes called B_3).Nature Made Mega 2000 has 50 mg of each.

There's no reason why you would need such large and equal amounts of those nutrients. The Daily Values (1.5 mg for B_1, 1.7 mg for B_2, 20 mg for niacin, and 2 mg for B_6) aren't identical. Companies often jack-up the B-vitamins to a round but irrelevant number because it's cheap and relatively safe. Translation: a clever marketing tool.

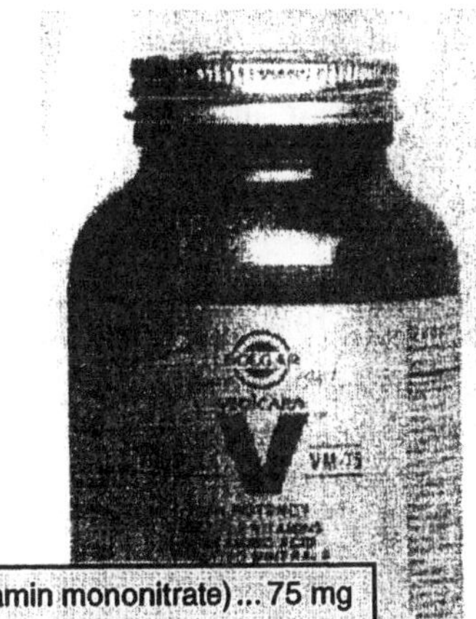

B-vitamins can be jacked-up to a round, but irrelevant, number.

Compiled by Ingrid VanTuinen for Nutrition Action HealthLetter, April 2000.

4 The Kitchen Sink

Some companies throw in everything but the kitchen sink to make their products look better. It doesn't matter that some of those ingredients are worthless, at least according to current research. For example, there is little evidence that the ginseng, alfalfa, cayenne, RNA, coenzyme Q_{10}, and bee pollen in some supplements do much of anything.

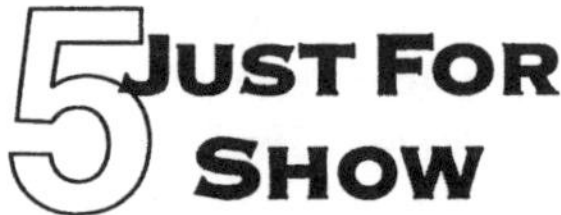

5 Just For Show

A variation on the "kitchen sink" gambit is to add ingredients in such minuscule quantities that they're worthless. For instance, KAL adds 10 mg each of dehydrated broccoli, spinach, bell pepper, and parsley (among a long list of other ingredients) to its Enhanced Energy-S. Add back the water and that still works out to no more than a thimbleful of all four vegetables combined.

GNC Men's Live Well has 50 mg of oat bran powder. You'd need more than 10,000 mg a day to lower your cholesterol significantly. Country Life Chewable Adult's Multi has 5 mg of ginkgo biloba. Studies on Alzheimer's patients typically use at least 120 mg a day.

There are no DVs for herbs, carotenoids, flavonoids, isoflavones, and other phytochemicals. Supplement makers know that while many consumers check to see if an ingredient is listed, they have no idea if the quantity is enough to matter.

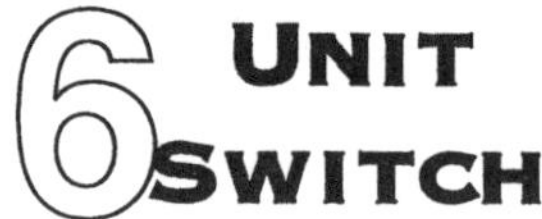

6 Unit Switch

If you want to impress someone from another country, tell them your salary in pennies. That's the strategy vitamin makers sometimes use to make it look like they're adding lots of something. Instead of listing the amount of some nutrient in milligrams (mg), they list it in micrograms (mcg). Since there are 1,000 micrograms in one milligram, an amount expressed in micrograms looks a thousand times larger than the same amount expressed in milligrams.

For example, Solgar Ciplex, Naturvite, and Solovite tablets have 180 mcg of zinc. That's 0.18 mg ... just one percent of the DV. Schiff DoubleDay has 14 mcg of copper. That's *less than* one percent of the DV. And Solovite has 388 mcg of magnesium. That's one-tenth of one percent of the DV.

7 High Potency, High Shmotency

One A Day Essential High Potency Multivitamin has 100 percent of the DV for 11 vitamins. What's "high potency" about that?

The FDA says that a multi can call itself "high potency" if at least two-thirds of its nutrients have at least 100 percent of the DV. To most people, "high potency" means *considerably more* than the DVs.

And in practice, "high potency" may mean pumped-up Bs and C but not enough minerals. Some examples: "Super High Potency" Puritan's Pride Ultra Vita-Min has less than 15 percent of the DV for chromium, copper, magnesium, selenium, and zinc. And "High Potency" Solgar Multi 11 Caps have no more than 17 percent of the DV for chromium, magnesium, selenium, or zinc.

In contrast, pick up a bottle of Centrum (which could call itself "high potency" but doesn't) and you'll get 100 percent of a day's chromium and zinc. The same probably goes for store-brand copies ("knock offs") of Centrum.

	Amount Per Serving	% Daily Value
Vitamin A	5000 IU	100
Vitamin C	60 mg	100
Vitamin D	400 IU	100
Vitamin E	30 IU	100
Thiamin (B_1)	1.5 mg	100
Riboflavin (B_2)	1.7 mg	100

	Amount Per Serving	% Daily Value
Niacin	20 mg	100
Vitamin B_6	2 mg	100
Folic Acid	400 mcg	100
Vitamin B_{12}	6 mcg	100
Pantothenic Acid	10 mg	100

One A Day calls itself "High Potency" but to most people it isn't.

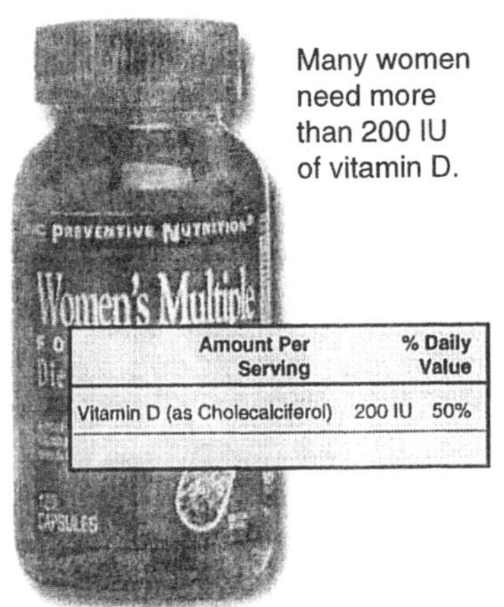

Many women need more than 200 IU of vitamin D.

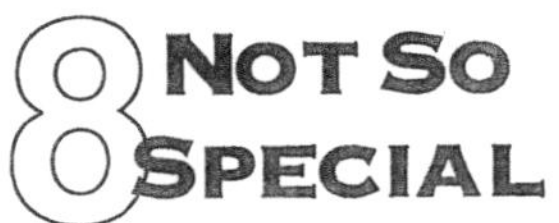

8 Not So Special

Many women need more than 200 IU of vitamin D.

Most companies sell "specialized formulas" for women, men, seniors, etc. But those claims aren't regulated, so it's up to each company to decide what each group needs. And sometimes they decide wrong.

For example, AARP Seniors Multi-vitamin With Minerals has only 3 mcg of vitamin B_{12}. That's half the DV, but it's only a fraction of the 25 mcg that some experts recommend for anyone over 50 (see "How to Read a Vitamin Label"). Given AARP's older membership, all of its 21 multivitamins should have 25 mcg of B_{12}. Yet only four do.

Women's and men's formulas are also not always based on the best science. Most women's formulas have extra calcium, but some (like GNC Women's Multiple) have only half the DV for vitamin D, which helps the body absorb calcium.

And Safeway—one of the largest supermarket chains—has a Women's Daily Pack with only half the Daily Value for folic acid, the B-vitamin that can help prevent birth defects and may cut the risk of heart disease.

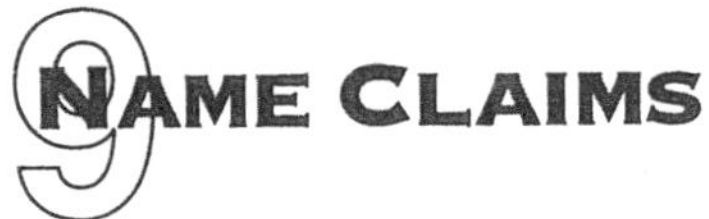

9 Name Claims

KAL sells Hair Force and Enhanced Energy-S. Futurebiotics sells PMS Forte. Schiff sells Dr. Susan M. Lark's Menopause Nutritional System Kit. Inverness Medical distributes StressTabs.

Multivitamin labels don't usually make blatant promises to grow hair, curb the symptoms of menopause, control stress, or whatever. But multivitamin *names* often do. (You're unlikely to see claims that a multi can cure cancer, heart disease, or other illnesses. That would require the manufacturer to prove that its product is safe and effective, like a drug.)

Unfortunately, most name claims—like those above—aren't backed by good evidence. The bottom line: Companies are on their own when it comes to making name claims ... and consumers are on their own when it comes to judging them.

10 Structure-or-Function Claims

Not all claims are part of a supplement's name. What inside-the-Beltway types call "structure-or-function claims"—which can appear anywhere on the label—are also loosely regulated. These claims describe how something affects the structure or function of the body. But they're often misleading.

For example, some imply that what helps someone who is severely deficient would help the problems facing average Americans. Take GNC MultiGel. It claims that vitamin A is essential for normal vision." Yes, millions of people in developing countries go blind because they get too little vitamin A. But no, vitamin A won't lessen the vision problems facing typical Americans. The Vitamin Shoppe Mature Female is also misleading. It has 18 amino acids that are "the building blocks of growth," according to the label. Amino acids are the building blocks of muscles, skin, and many other body parts that are made of protein. But all 18 of The Vitamin Shoppe's amino acids add up to less than half a gram of protein. Compared to the 50-gram DV, that's trivial. You know you're looking at a structure-or-function claim when the label says: "These statements have not been evaluated by the Food and Drug Administration. This product is not intended to diagnose, treat, cure, or prevent any disease." In contrast, some label claims—what the lawyers call "health claims"—are approved by the FDA. For example, the folate in supplements really does help prevent neural-tube birth defects, and the calcium really does help prevent osteoporosis.

ADDITIONAL READING

HOW TO PICK A MULTI

Who says Americans can't think for themselves?

For decades, health experts have issued platitudes like "you don't need vitamins if you eat a balanced diet." Yet an estimated 40 percent of Americans take a supplement, and it's most likely to be a multivitamin/mineral. They're no fools.

It makes sense to get roughly the Daily Values for most vitamins and minerals just in case you don't get them from food. That's especially true for women because they normally eat less food than men.

What's more, many people run short on some key nutrients, possibly raising their risk of heart disease or birth defects (folic acid), weakened bones (vitamin D), or irreversible nerve damage (vitamin B_{12}).

Of course, you can't expect a supplement to make up for a lousy diet. Vitamins or no vitamins, you still have to eat enough fruits and vegetables, beans, whole grains, and low-fat dairy, poultry, and fish. And you still have to limit fatty meats and dairy products, pastries, commercially fried foods, and sweets.

But a healthy diet *and* a supplement may be the best of both worlds. The question is *which* supplement ... or supplements?

It's not as simple as taking 100 percent of the DV for everything. We already get too much of some nutrients, and some others won't fit into a multi (unless you have to take six a day). Here's how to sort out the good from the not-so-good multis.

1. Look for 100 percent of ten vitamins plus some vitamin K. Our Best Bites had at least 100 percent of the DV for vitamins A, B_1 (thiamin), B_2 (riboflavin), B_6, B_{12}, C, D, E, folic acid, and niacin. The over-50 crowd should look for a multi with 25 micrograms (mcg) of vitamin B_{12}, which is about four times the DV. Those minimums shouldn't be hard to find. But many supplements—including most by brands like KAL, Natrol, Puritan's Pride, Schiff, and Solaray—supply little or no vitamin K, which may help strengthen bones. Our Best Bites had more than 30 percent of the DV for K. If your diet is rich in vegetables, especially leafy green ones, you don't need vitamin K in your multi. (Note: if you take blood-thinners like Coumadin, tell your doctor before taking any vitamin K. It may alter the dose of Coumadin you need.)

2. Get a minimum of minerals. Our Best Bites had 100 percent of the DV for zinc and copper (fairly easy to find) and chromium (tougher to find) because there is some evidence that Americans don't get enough of those minerals. We didn't require 100 percent of the DV for magnesium for one good reason: it wouldn't fit into a single pill. ("More-than-one-a-days" may appeal to some, but they're typically more expensive.) Best Bites could get by with only 25 percent of the DV for magnesium.

3. Consider taking calcium and selenium separately. We didn't require the DV for calcium or selenium. Like magnesium, that much calcium wouldn't fit into a single pill, and it's easy to find a separate calcium supplement that has the right dose. It's worth taking selenium separately because we couldn't find a multi with 200 mcg of the same high-yeast selenium that appeared to reduce the risk of lung, colon, and prostate cancer (so far, in only a single, but compelling, study). Any form of selenium may turn out to be as good, but so far, no one knows. The form of selenium used in the study is SelenoExcell.

4. Avoid excesses. Our Best Bites had no more than 500 mg of phosphorus (we already get too much from our food), 200 mg of vitamin B_6 (higher doses may cause reversible nerve damage), and 15,000 IU of beta-carotene (more may raise the risk of lung cancer in smokers). Iron is more complicated, because there is no amount that's right (or wrong) for everyone. No Best Bite had more than the DV (18 mg). But many people, men and post-menopausal women, who don't menstruate, should look for zero to 10 mg to lower the risk of iron overload and (although the evidence is still weak) possibly heart disease and cancer. Iron in supplements may also cause constipation.

How To Read A Vitamin Label

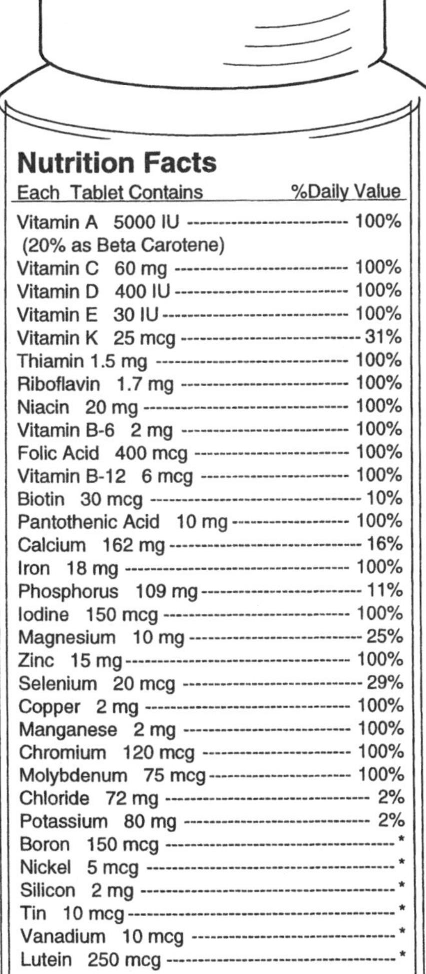

Nutrition Facts

Each Tablet Contains	%Daily Value
Vitamin A 5000 IU (20% as Beta Carotene)	100%
Vitamin C 60 mg	100%
Vitamin D 400 IU	100%
Vitamin E 30 IU	100%
Vitamin K 25 mcg	31%
Thiamin 1.5 mg	100%
Riboflavin 1.7 mg	100%
Niacin 20 mg	100%
Vitamin B-6 2 mg	100%
Folic Acid 400 mcg	100%
Vitamin B-12 6 mcg	100%
Biotin 30 mcg	10%
Pantothenic Acid 10 mg	100%
Calcium 162 mg	16%
Iron 18 mg	100%
Phosphorus 109 mg	11%
Iodine 150 mcg	100%
Magnesium 10 mg	25%
Zinc 15 mg	100%
Selenium 20 mcg	29%
Copper 2 mg	100%
Manganese 2 mg	100%
Chromium 120 mcg	100%
Molybdenum 75 mcg	100%
Chloride 72 mg	2%
Potassium 80 mg	2%
Boron 150 mcg	*
Nickel 5 mcg	*
Silicon 2 mg	*
Tin 10 mcg	*
Vanadium 10 mcg	*
Lutein 250 mcg	*

*Daily Value (%DV) not established.

Suggested use: Adults - One tablet daily.

Expiration Date: APR 2001

Here's part of the label of the bestselling multivitamin, Centrum, which is often imitated by cheaper "store brands" with names like "Central-Vite" or "Sentury-Vite." Centrum is a Best Bite for premenopausal women, but probably has too much iron for men and postmenopausal women. We use the Centrum label to explain what to look for (or avoid) in your multi.

% Daily Value. It's often written as "%DV." It means the same as "% USRDA" (U.S. Recommended Daily Allowance). Labels use them interchangeably.

Vitamin A. There's no need to get more than the Daily Value (5,000 IU) of vitamin A palmitate or acetate. Multis don't go above 10,000 IU to avoid increasing the risk of birth defects. Many multis also contain beta-carotene, which the body converts to vitamin A. While beta-carotene isn't toxic and doesn't cause birth defects, high doses (33,000 to 50,000 IU a day) may raise the risk of cancer in smokers. Our advice: Don't get more than 15,000 IU of beta-carotene from a pill. Instead, load up on beta-carotene-rich fruits and vegetables like cantaloupe, carrots, and sweet potatoes, which may help prevent cancer.

Vitamin C. While the DV is 60 mg, most people need 250 to 500 mg to saturate their bodies' tissues. If you follow the National Cancer Institute's advice to eat at least five to nine servings of fruits and vegetables a day, you should get that much. To try to get over a cold sooner, you'll need 1,000 mg to 3,000 mg a day—from a separate pill. Taking more than 1,000 mg at one time may cause diarrhea.

Vitamin D. It helps you absorb calcium. Yet many older people get too little D from their food—the major sources are milk, fatty fish (like salmon), and fortified cereals—or from sunshine, especially in the winter. The National Academy of Sciences recommends 200 IU a day for adults under 51, 400 IU for those aged 51 to 70, and 600 IU for anyone over 70. Look for a multi with at least 400 IU (the DV).

Vitamin E. Studies are under way to see if 100 IU to 400 IU a day reduces the risk of cancer and cataracts. In the best study so far, vitamin E didn't protect against heart attacks or strokes. Some studies suggest that

ADDITIONAL READING

vitamin E (about 50 IU a day) lowers the risk of prostate cancer, but only in smokers. It's tough to get more than the DV (30 IU) from food.

Vitamin K. Vitamin K may help strengthen bones. Women should get 65 mcg a day, while men need 80 mcg. If you eat lots of vegetables, especially leafy greens, you should get enough.

Thiamin (B-1), Riboflavin (B-2), Niacin, and Vitamin B-6. While there's no reason to get more than the DV for these B-vitamins, the high doses found in some multis are harmless. Fortunately, few multis come close to the super-high doses of niacin (about 500 mg a day) that may cause liver damage or the high doses of B-6 (more than 200 mg a day) that can cause (reversible) neurological problems.

Folic Acid. Look for the Daily Value (400 mcg, or 0.4 mg), to reduce the risk of birth defects (for women who could become pregnant) and possibly heart disease, stroke, or colon cancer (for everyone).

Vitamin B-12. To play it safe, people older than 50 should take a multi with at least 25 mcg because they may lack the stomach acid needed to extract B-12 from food. Others should get at least the DV (6 mcg). A B-12 deficiency can cause irreversible nerve damage.

Biotin and Pantothenic Acid. Ignore. You'd have to eat a bizarre diet to run short of either.

Calcium. To reduce the risk of osteoporosis (and possibly colon cancer), shoot for these daily doses: 1,000 mg (if you're 19 through 50), 1,200 mg (51 through 70), or 1,500 mg (over 70). If you don't consume three or four servings of low-fat milk, yogurt, or cheese every day, take a 300-mg calcium supplement for each one you miss.

Iron. Many children and premenopausal women are deficient, but too much can cause overload (hemo-chromatosis) in susceptible people. To play it safe, men and postmenopausal women should look for zero to 10 mg of iron in their multis. The DV (18 mg) is okay for children and premenopausal women, but nobody should take more unless their doctor says so. Iron supplements can also cause constipation.

Phosphorus. Unnecessary. Look for no more than 100 mg; the less, the better. Too much may impair calcium absorption, and we already get more phosphorus than we need from our food.

Magnesium. Americans may get too little from food (among the best sources: whole grains and beans), which may raise the risk of diabetes. Look for at least 100 mg, just for insurance (the DV is 400 mg).

Iodine, Manganese, Molybdenum, Chloride, and Boron. Ignore. There's no evidence that people need more than what they get from their food.

Zinc and Copper. Look for about 15 mg of zinc and 2 mg of copper—that's the DV of each—just for insurance. Too much zinc can impair the absorption of copper, so don't take a multi that only has zinc. More than 50 mg of zinc a day (on top of the 15 mg you get from food) may depress your immune system. Sucking on zinc gluconate lozenges may shorten a cold (possibly by killing cold viruses in the mouth), but taking high daily doses of a zinc supplement won't.

Selenium. In a landmark trial, people from the (selenium-poor) U.S. Southeast were half as likely to get prostate, lung, and colon cancers if they were given 200 mcg a day of a yeast-based selenium supplement. Studies are under way to confirm the finding. Our advice: consider taking 200 mcg a day separately. (Natrol, Solgar, and YourLife use SelenoExcell—the kind used in the trial—in their selenium supplements. Natrol says that it will start adding 200 mcg of SelenoExcell to its line of My Favorite Multiples this summer. Other kinds of selenium may be as effective, but it's too early to say.) If you take 200 mcg separately, look for a multi with no more than the DV (70 mcg). Selenium is toxic, possibly in doses as low as 1,000 mcg.

Chromium. Look for the DV—120 mcg—to (possibly) reduce your risk of diabetes. There's no need to get more than 200 mcg a day.

Potassium. Ignore. Amounts in multis are trivial (the DV is 3,500 mg). Instead, eat plenty of fruits and vegetables, which are good sources. That's a better way to help keep your blood pressure from rising with age.

Nickel, Silicon, Tin, and Vanadium. Ignore. It's not clear that they're needed by humans at all.

Lutein. Ignore. In one study, people who consumed roughly 14,000 mcg a day of lutein (and its cousin zeaxanthin), largely from leafy green vegetables, had a lower risk of cataracts than people who consumed roughly 2,000 mcg. But it's not clear that the lutein—rather than something else in the vegetables—is responsible ... or that 250 mcg is enough to matter. Best bet: Eat your spinach.

Expiration Date. Make sure that it's at least a few months away.

Can Megadoses of Vitamin C Help Against Colds?

Charles W. Marshall, Ph.D.

Dr. Marshall, a retired biochemist, is author of Vitamins and Minerals: Help or Harm?, *which won the American Medical Writers Association award for the best book of 1983 for the general public. The book can be obtained for $14 postpaid from LVACHF, Inc., P.O. Box 1747, Allentown, PA 18105.*

Few things have stirred the imagination and hopes of the public in matters of nutrition or vexed nutrition scientists as much as Linus Pauling's 1970 book, *Vitamin C and the Common Cold.* The book's main claim is that taking 1 gram (1,000 mg) of vitamin C daily will reduce the incidence of colds by 45% for most people, but that some persons might need much larger amounts. It recommends that if symptoms of a cold do start, you should take 500 or 1,000 mg every hour for several hours—or 4 to 10 grams daily if symptoms don't disappear with smaller amounts. Without question, publication of this book, combined with Pauling's reputation as a Nobel Prize–winning scientist, has made vitamin C a best seller. When his theory was announced, millions of Americans rushed to try it for themselves. The second edition of the book, issued in 1976 as *Vitamin C, the Common Cold and the Flu,* suggests even higher dosages.

Pauling has also suggested that most people need a daily vitamin C intake of 2,300 mg or more for "optimum" health and to meet stresses, including infections. In *How to Live Longer and Feel Better* (1986) he states that individual biochemical variability is so great that optimum intake may be as high as 250 mg to 20 grams or more per day.

Many concerned persons have wondered whether Pauling's advice is prudent, and millions have experimented upon themselves to see if they can tell. Pauling himself reportedly takes 12,000 mg daily and raises it to 40,000 mg when symptoms of a cold appear! Pauling presumably has adapted to such dosage, but most people would suffer chronic diarrhea and the risk of kidney stones.

HOW SCIENTIFIC FACTS ARE DETERMINED

The "scientific community" consists of thousands of scientists throughout the world, most of whom operate under a strict set of rules known as the scientific method. Simply stated, this is a system of logical steps designed to separate cause-and-effect from coincidence. This method is used to answer such questions as: "If you do a particular thing, will something else take place?" and "If two things follow one another, are they related?"

A scientific "fact" is determined by analyzing the results of all the experiments that bear on that particular fact. In the case of vitamin C, there are two key questions. First, does vitamin C prevent colds? And second, does it reduce their severity? Before discussing experiments on these questions, however, we should note that not all experiments are created equal. *To be valid, an experiment must be well designed, and its data must be honestly collected and interpreted with good techniques of statistical analysis.* One hallmark of a good experiment is that others can repeat it and get the same results.

Experimental studies of the possible value of vitamin C in the prevention of infections have been conducted by medical investigators ever since preparations of the pure crystalline vitamin became commercially available during the 1930s. By 1982, about thirty of these were reported and the majority of medical scientists had concluded that supplementation with vitamin C does not prevent colds and, at best, may slightly reduce the symptoms of a cold. Two subsequent reports have not altered these conclusions.

Linus Pauling remains steadfast in his belief that the scientific community is wrong—basing his ideas on the same experiments but interpreting their results differently. Moreover, he suggests the following way to determine one's correct vitamin C dosage: "If you are taking 1 gram per day, and find that you have developed two or three colds during the winter season, it would be wise to try taking a larger daily quantity." Presumably, if you have fewer colds than expected, you should believe that vitamin C has been responsible for the decrease.

Unfortunately, in the real world, scientific facts cannot be determined that simply. Consider the following questions:

1. Is it possible that you actually had a different number of colds than you recall? This would be faulty data collection.

Reprinted with permission from *Nutrition Forum*, September/October 1992, pp. 33-36. (Now published by Prometheus Books, 50 John Glenn Drive, Amherst, NY 14228).

ADDITIONAL READING

2. Is it possible that you would have had only one cold this year anyway? If so, what happened to you would be a mere coincidence.

3. Is it possible that you had a very mild cold but wish so strongly for a favorable result that you didn't count it? If so, this would be an effect of bias.

Scientific experiments must be designed to overcome these possible sources of error. The problem of faulty memory can be overcome by keeping close track of the individuals involved in an experiment. The problem of coincidence can be overcome by using large numbers of people and following them for significant lengths of time. The problem of bias, however, is far more complicated. Use of the double-blind method is critical, but as you will see, experiments with vitamin C have encountered some very curious results when subjects were able to figure out whether they were getting the vitamin or the placebo during experiments intended to be double-blind.

So far, at least 30 experiments have tested the ability of vitamin C to protect against colds in large groups of people. Five review articles by biomedical scientists have found Pauling's claims unsupported, except for slight reduction in severity, in most of those trials that were scientifically properly designed and executed. Now let's examine the evidence.

INOCULATION TRIALS

One way to test whether high-dosage vitamin C prevents colds is to inoculate the throats of volunteers with cold viruses. Two studies of this type found that everyone got colds whether they took vitamin C or not. Dr. Walker and co-workers in 1967 and Drs. Schwartz, Hornick and associates in 1972–73 gave half of their volunteers a placebo and the rest 3,000 mg of vitamin C daily for several days before inserting live cold viruses directly into their noses; and then continued 3,000 mg of vitamin C (or placebo) for seven more days. All of the volunteers got colds, which were of equal severity.

PRETREATMENT WITH VITAMIN C TRIALS

Another way to test vitamin C is to see what happens to matched groups over a period of time. Two teams of investigators have done this more than once, one team led by Dr. John L. Coulehan and the other by Dr. Terence Anderson.

Dr. Coulehan's first study was done on 641 Navajo Indian children, half of whom received a placebo while the rest received 1,000 mg of vitamin C daily. A complicated system of judging the severity of head, throat and chest symptoms was used. The Coulehan team reported in 1974 that the vitamin C group had less severe colds, but other scientists who reviewed the study criticized the method of judging the severity of symptoms.

So in 1976 the Coulehan team repeated their study with 868 Navajo children but used a better system of scoring severity. The children receiving vitamin C averaged 0.38 colds per person while the placebo group averaged 0.37. The average duration of the colds was 5.5 days in the vitamin group and 5.8 in the placebo group. Thus, in this test, vitamin C neither prevented colds nor shortened their duration. In 1979, Dr. Coulehan published his analysis of vitamin C versus the common cold and concluded that extra vitamin C is not worth taking.

THE ANDERSON TRIALS

In 1972, Dr. Terence Anderson and colleagues at the University of Toronto published the results of a 3-month double-blind study of 818 volunteers aged 10 to 65. Half received 1,000 mg of vitamin C daily before colds and 4,000 mg per day during the first 3 days of a cold, while the other half received "equivalent" placebos. This study was designed to test Pauling's claims that ingestion of 1,000 mg of vitamin C daily would reduce the frequency of colds by 45% and the total days of illness by 60%. These claims were certainly not supported by the study's outcome. In the vitamin group, 74% had one or more colds during the study period, while 82% of the placebo group had one or more colds. The difference, which amounted to "one-tenth of a cold per person," was judged by Dr. Anderson to be "of no practical importance." The severity, as measured by days confined indoors, averaged 1.36 days for the vitamin group and 1.87 days for the placebo group—a 30% difference that Anderson decided to explore further. At the end of this trial, before the double-blind code was opened, all volunteers were asked whether they had experienced any unusual feelings of well-being [euphoria] during the trial. Nineteen percent of both groups said yes—an interesting example of the placebo effect.

In 1974, the Anderson team reported on a larger trial to see what results would be obtained with different amounts of vitamin C. Some 3,500 volunteers were divided into eight groups, six of which received various daily dosages of vitamin C while the others received placebos for three months. No difference in the incidence of colds was found among the groups taking no vitamin C, 250 mg, 1,000 mg or 2,000 mg daily. A possible slight reduction in severity of symptoms was found in the vitamin C groups, but volunteers taking dosages of 4,000 or 8,000 per day when a cold began did no better than those taking only 250 mg per day.

The third Anderson trial, reported in 1975, covered 16 weeks and used 488 volunteers (ages 14 to 67), with one-third receiving a pill of vitamin C as its sodium and calcium salts, and one-third given vitamin C in slow-release capsules, and one-third getting a placebo. The vitamin C dosage was 500 mg once a week (equivalent to about 70 mg daily) before colds, but 1,500 mg the first day of a cold followed by 1,000 mg on the second and third days. No reduction in the incidence of colds was observed, but those taking vitamin C averaged less time at home (1.62 vs. 1.12 days indoors). Do you think that a half-day's less confinement is of practical significance?

Taken together, the Anderson studies suggest that extra vitamin C may slightly reduce the severity of colds, but that it is not necessary to take the high dosages suggested by Pauling to achieve this result. Nor is there anything to be gained by taking vitamin supplements year-round in the hope of preventing colds.

OTHER STUDIES

In 1975, Carson and co-workers told of treating company employees with 1,000 mg of vitamin C or a placebo daily during colds. The number of colds per person, the duration of colds and their severity were the same in both vitamin and placebo groups.

In 1975, Karlowski and associates at the National Institutes of Health reported treating volunteers as follows: 25% received placebos; 25% took 3,000 mg of vitamin C daily before colds but placebos during colds; 25% were given placebos daily before colds and 3,000 mg of vitamin C daily during colds; and 25% got 3,000 mg daily before colds and 6,000 mg daily during colds.

The experiment was supposed to be double-blind, but the doctors had failed to make the placebo taste the same as the vitamin C pills as is done in most trials. As a result, half of the volunteers correctly guessed which pill they were getting and therefore became unblinded. When the results were tabulated with all volunteers lumped together, the average number of colds per person was 1.27 colds for the vitamin group and 1.41 for the placebo group. But among those who remained blinded, no differences in the incidence or severity were found. This fascinating result shows how many people who think they are taking a positive step (such as taking a vitamin) may report a favorable result even when none really exists!

TWO TRIALS WITH IDENTICAL TWINS

In 1977, Miller and colleagues treated 44 pairs of identical twins for 5 months as follows. One twin in each pair received a vitamin C capsule while the other got a placebo. The daily vitamin C dosages before and during colds ranged from 500 for younger children to 1,500 mg for older ones. The investigators noted "no significant overall benefit on cold symptoms" as reported by the children's mothers, but the responses varied among the subgroups when the children were divided according to sex and age. After the data were analyzed, four mothers admitted tasting the capsules in an attempt to figure out which twin was getting the vitamin C! Thus it is possible that the ratings of these mothers and possibly others were influenced by guessing which twin was getting the vitamin C.

A double-blind Australian trial with 95 pairs of identical twins was reported in 1981. One of each pair took 1,000 mg of vitamin C for 100 days while the other received a placebo. The vitamin C group had slightly more colds but a shorter duration of colds (5 days instead of 6).

In 1977, Tyrell and co-workers reported treating 743 men and 758 women for 5 months as follows. Half received placebo pills daily. The others took vitamin C but only during colds at dosages of 4,000 mg on the first and second days of a cold and 200 mg on the third day. There was no benefit from taking vitamin C. The incidence and duration of colds were the same for both men and women in the vitamin and placebo groups. Men in both groups missed an average of half a day's work while women missed a day.

An 8-week trial with 764 U.S. Marine recruits carried out by Pitt and Costrini was reported in 1979. Half of the recruits received 2,000 mg of vitamin C daily, while the others took placebo pills on the same schedule. No benefit from vitamin C was found. Ninety percent of both groups got colds, and no difference in severity or duration of colds was found.

In a 1984 study Dr. M. H. Briggs gave half of 528 volunteers 1,000 mg vitamin C daily and the other half a daily placebo for three months. In the vitamin C group 47% got colds, and 46% of the placebo group. Severity of symptoms lasted an average of 3.1 days for the vitamin C group and 3.3 days for those getting placebos. Briggs concluded: No prevention and no benefit.

In 1990 Dr. Elliot Dick and co-workers summarized the methods and results of their three double-blind controlled trials to test methods of transmission of viruses, by contaminated fingers or inhaling viruses in the air, and to test the protective effect of vitamin C. They used 24 volunteers (8 donors and 16 recipients). The recipients were non-smoking men who tested negative for antibodies to the RV16 type cold virus. Half of these were pretreated for 3.5 weeks with 2,000 mg of vitamin C daily (4 × 500 mg), and the other eight were given four placebos daily. The eight donors were infected with RV16 cold virus by direct inoculation into the nose and then were housed with the recipients 24 hours a day for a 7-day interaction period. All donors developed colds first and then all 16 of the recipients. The vitamin C or placebo pills were continued during the week of interaction and for the following two weeks. During the 7-day interaction period the men were supervised and slept, ate and played cards in the same room. All got colds, but the authors claim that the vitamin C group suffered significantly less "symptoms and signs" such as coughs and mucus production.

ADDITIONAL READING

DO ADDED BIOFLAVONOIDS HELP?

In 1979, Dr. I. M. Baird and co-workers reported a 10-week experiment with 350 volunteers (ages 17 to 25) who were divided into three groups. One-third of them, as the placebo group, received a daily "supplement" of a synthetic orange drink containing no vitamin C. A second group got a synthetic drink containing 80 mg of synthetic vitamin C. The third group was given enough pure orange juice daily to provide 80 mg of natural vitamin C plus bioflavonoids. The incidence of colds was the same for all three groups. Both vitamin C groups had slightly less severe colds than the placebo group. Thus the synthetic vitamin C was as effective as the natural vitamin C and the presence of bioflavonoids had no apparent effect.

ANTIHISTAMINE EFFECT OF VITAMIN C

Histamine in varying amounts is almost always released in the tissues of the respiratory tract by an allergic-like response to the stress of common cold infections. Perhaps the first clue that animals and humans might use vitamin C to combat stress that involves histamine release came in 1940 from the research team led by the co-discoverer of vitamin C, Dr. Charles Glen King of Columbia University.

Dr. King's group showed that stressing rats with certain drugs stimulated their bodies to synthesize extra vitamin C. Later, evidence was presented to support the belief that animals, such as the rat, who can make their own supply of vitamin C, react to histamine by producing extra vitamin C.

In 1974, two other research teams found that rats given vitamin C along with histamine-releasing drugs had a reduction in stress symptoms and reduced histamine in the urine. They concluded that vitamin C can act like an anti-histamine drug. However many physicians believe that reducing infection-caused inflammation (nature's defense reaction) slows recovery.

TWO RECENT REVIEWS

Two comprehensive reviews covering just about all of the published reports about testing vitamin C against colds in humans are those of Dr. A. Stewart Truswell of the University of Sydney, Australia, and Dr. Harri Hemila, Institute of Biotechnology, University of Helsinki. In 1986 Dr. Truswell concisely summarized the results of 27 trials conducted since 1970. Of these, five were treatment trials with vitamin C or a placebo given only at the onset of a cold and for only several days—all of which found no benefit. The other 22 were doubled-blind controlled trials giving daily vitamin C or placebo before and during colds. Of these twelve trials showed no prevention and no reduction in duration or severity, five trials showed no prevention and only slight, statistically non-significant lessening of severity, and the other five trials reported no prevention and a small but significant reduction of duration of the colds. Dr. Truswell concluded: "It is now fairly clear that for preventing colds, vitamin C has no worthwhile effect," but there is "a little more evidence for a small therapeutic effect." However, as Dr. T. W. Anderson's second trial in 1974 revealed, 250 mg of vitamin per day reduced severity as much as did 1,000 mg or 4,000 mg.

In his 1992 review entitled, "Vitamin C and the Common Cold," Dr. Harri Hemila concluded: "Vitamin C has consistently decreased the duration of cold episodes and severity of symptoms." Yet Dr. Truswell found no reduction in severity in 17 of 27 trial reports he analyzed.

And finally, let us note that Dr. Richard Cutler at the National Institute on Aging and Dr. R. S. Sohal claim there is evidence that an excess supply of antioxidants like vitamins C and E from outside the body (exogenous) suppresses the body's own unique endogenous (from within) antioxidants such as catalase and superoxide dismutase.

OVERVIEW

Does it make sense to supplement with vitamin C? If so, should it be done daily or only at the first sign of a cold or other infection? And what dosage should be used?

The many studies done in the last thirty years clearly prove that daily vitamin C supplements, whether 100 mg or 5,000 mg, do not prevent colds and provide, but only for some people, only a slight reduction in duration and severity of colds. Dr. Thomas Chalmers, a prominent medical educator and researcher, concluded in 1975: "I, who have colds as often and as severe as those of any man, do not consider the very minor potential benefit that might result from taking vitamin C three times a day for life worth either the effort or the risk, no matter how slight the latter might be."

If you choose to supplement when a cold strikes, there is no reason to take more than 250 mg per day, as shown in the 1974 Anderson study. This amount is easily obtained from the age-old "remedy," fruit juices. Supplementation with larger amounts of vitamin C has not been shown to be more effective, and it may cause diarrhea or have other adverse effects.

What about other infections? It is known that the body's pool of vitamin C in the blood plasma and white cells declines rapidly the first day or two in the presence of stresses such as severe infections, burns or surgery. Some doctors believe that under these circumstances, a supplement of 250 mg, but never more than 500 mg, per day for a few days may aid in recovery.

VITAMIN E

HAVE WE JUMPED THE GUN?

For the last several years, vitamin E has been basking in a glow of scientific promise, particularly the promise that it could reduce the risk for heart disease. No wonder supplement sales have soared. Even food manufacturers have gotten into the act. Kraft, for example, has just started marketing a line of salad dressing that it boasts is "rich in vitamin E" — "for a healthy body."

But a new, highly-regarded study now says that vitamin E doesn't appear to provide any protection against heart troubles. Researchers from Ontario made the finding after following 9,500 people age 55 and older who were at high risk for cardiovascular "events" such as heart attacks. For nearly 5 years, half the group was given 400 International Units (IU) of E daily, while the other half took a placebo. In the end, there was no difference in their rates of heart attack, stroke, or death from heart disease. There was no difference, either, in the frequency of other cardiovascular problems such as unstable angina or heart failure.

The Heart Outcomes Prevention Evaluation study, or HOPE, as it has been dubbed, pokes a large hole into previous research that did point to vitamin E as a heart-attack hedge. Some of that research has shown that people who eat foods rich in antioxidant vitamins like E—particularly nuts, oils, and some vegetables—appear to have lower rates of heart disease. Animal studies in which vitamin E appeared to slow the development of atherosclerosis have also been promising. And two large studies from Harvard University, in particular, boosted hopes when they revealed that people who reported taking 100 units of E a day not only had lower rates of heart trouble but also less-advanced damage to their arteries. Known as the Nurses' Health Study and the Health Professionals Follow-up Study, the Harvard research efforts were extensive, with conclusions based on many years' worth of diet questionnaires from more than 100,000 people.

Making previous study results look even stronger was that investigators had plenty of plausible theories to explain the mechanism by which vitamin E appeared to work. For example, as an antioxidant nutrient, it inhibits oxidation of "bad" LDL-cholesterol, which in turn is believed to keep the fatty substance from clinging to artery walls and clogging blood vessels.

Still, most of the previous research had not put E to the real test: giving people supplements of the vitamin and waiting to see if, in fact, it prevented heart attacks. The two Harvard studies had questioned people on whether they took E and then followed them to see if they got heart disease. But studies in which people choose whether to take supplements have built-in limitations. For example, those who take vitamin E tend to be more health-conscious in the first place. They smoke less, exercise more, stay at a lower weight, and eat a heart-healthy diet—all things that could lower their heart-disease risk whether they are taking vitamin E or not. Researchers can control for those things, but perhaps there are other relevant aspects of study subjects' lifestyles that haven't even been identified yet. In HOPE, the researchers chose who could take the vitamin—and chose in random fashion, thereby cutting through the "static" potential of lifestyle interference.

Granted, one other study that used the same rigorous method as the HOPE trial did have more positive results. Nicknamed CHAOS (for Cambridge Heart

From Tufts University Health & Nutrition Letter. (March 2000) 1-800-274-7581. Reprinted with permission.

ADDITIONAL READING

Antioxidant Study), it found that people taking 400 to 800 units of E saw large reductions in their risk of heart attack. But the average participation of subjects lasted barely a year and a half, and many of the participants dropped out in the middle, severely weakening the results.

The HOPE research, on the other hand, was strong, and its results carry a lot of scientific weight. It was "a large, well-controlled study," says Tufts heart disease researcher Alice Lichtenstein, DSc, "the gold standard everyone in the scientific community has been waiting for. It had the right dose of vitamin E, thousands of people, and a long enough follow-up. It's unfortunate that it didn't confirm some of the earlier results." But at least it rigorously tested whether E has any effect on heart-disease risk in people more prone than others to heart attacks and strokes. "The study is a good example of how we don't know all that goes into cardiovascular disease," she concludes. "Isolating one factor out of context is very risky."

Is this latest study the end of the E story?

Harvard nutrition researcher Eric Rimm, ScD, one of the authors of the Health Professionals Follow-up Study, acknowledges that the HOPE study was good science. But he doesn't think it's the last word. "The people in the HOPE study already had heart disease and other risk factors," like diabetes or high cholesterol, that set them up for heart trouble, says Dr. Rimm. "They were the most at-risk population" for future coronary events. "Vitamin E may not help if you already have severe atherosclerosis. It may only help people in the early stages of disease—maybe this study just caught them too late."

Jeffrey Blumberg, PhD, a vitamin E expert at Tufts, agrees that the HOPE volunteers were "very high-risk patients" who also took a wide range of powerful drugs to treat their heart disease. The study "does not address the question of what happens in normal, healthy people," he says. "Vitamin E may not work in people who are really sick."

What's more, Dr. Blumberg adds, "instead of saying that 'vitamin E is dead,' or 'this is the definitive study,' the research should be put into context. The totality of evidence out there is still mixed."

To take E or not to take it?

For those who have been following a vitamin E regimen in hopes of lowering heart disease risk, there was one reassuring finding in the HOPE study. The vitamin didn't cause any harm at the 400-unit dose used, so you don't appear to have hurt yourself by taking it.

Whether to continue taking it is a question to which no one knows the answer. But no matter what's eventually found, even the staunchest E proponents feel that diet, physical activity, and not smoking are much more important than swallowing supplements. Heart-healthy practices like exercising, watching your weight, and eating lots of fruits, vegetables, and whole grains (and less saturated fat) will always be the most important lifestyle steps to take. "If you're concerned about developing cardiovascular disease," says Tufts's Dr. Lichtenstein, "look at all your eating patterns and your overall lifestyle habits. Are you following all the behaviors associated with lowering your disease risk?"

Adds Ernst Schaefer, MD, head of the Lipid Metabolism Lab at Tufts, "Stop smoking, lower your blood pressure and blood sugar levels, and control your LDL-cholesterol. If you want to take vitamin E, go ahead— but you can't count on it to prevent heart attacks."

VITAMIN PUSHERS AND FOOD QUACKS

Victor Herbert, M.D., J.D.

Victor Herbert, M.D., J.D., is professor of medicine at Mt. Sinai School of Medicine in New York City and chief of the Hematology and Nutrition Laboratory at the Sinai-affiliated Bronx VA Medical Center. He is a board member of the National Council Against Health Fraud and a member of the American Cancer Society's Committee on Questionable Methods. He has served on the Food and Nutrition Board of the National Academy of Sciences and its Recommended Dietary Allowances (RDA) Committee. He has written more than 650 scientific articles and received several national awards for his nutrition research. His books include *The Mount Sinai School of Medicine Complete Book of Nutrition* and *Genetic Nutrition: Designing a Diet Based on Your Family Medical History.*

We still are in the midst of a vitamin craze. Nutrition hustlers are cleaning up by stoking our fears and stroking our hopes. With their deceptive credentials, they dominate air waves and publications. Talk show hosts love them because their false promises of superhealth draw huge audiences. The situation now appears even worse than it was more than twenty-five years ago, when FDA Commissioner George P. Larrick stated:

> The most widespread and expensive type of quackery in the United States today is the promotion of vitamin products, special dietary foods, and food supplements. Millions of consumers are being misled concerning the need for such products. Complicating this problem is a vast and growing "folklore" or "mythology" of nutrition which is being built up by pseudoscientific literature in books, pamphlets and periodicals. As a result, millions of people are attempting self-medication for imaginary and real illnesses with a multitude of more or less irrational food items. Food quackery today can only be compared to the patent medicine craze which reached its height in the last century.

"Health food" rackets cost Americans billions of dollars a year. The major victims of this waste are the elderly, the pregnant, the sick, and the poor.

The Fundamentals of Good Nutrition

Have you been brainwashed by vitamin pushers? Do you believe you should supplement your diet with extra nutrients? Do you believe that, "If some is good, more is better"? Do you believe extra nutrients can't hurt"? Or that they provide "nutrition insurance"? If you believe any of these things, you have been misled.

The fundamentals of good nutrition are simple: To get the amounts and kinds of nutrients your body needs, eat moderate amounts of food from each of the food groups designated by the U.S. Department of Agriculture's Daily Food Guide, choosing a wide variety within each category. (For detailed instructions send $1 for USDA's *Food Guide Pyramid* booklet [Publication No. HG 249] to the Consumer Information Center, Pueblo, CO 81009.) This food plan provides for adequate quantities of all vitamins, minerals, and protein components. Actually, normal people eating a balanced variety of foods are likely to consume *more* nutrients than they need. Of course, health hucksters won't tell you this because their income depends upon withholding that truth. Unlike responsible practitioners, they do not make their living by trying to keep you healthy, but rather by tempting you with false claims. These claims raise their personal appearance fees, sell their books and magazine articles, and sell the products of companies in which (unknown to you) they may have a financial interest.

The Dangers of Excess Vitamins

When on the defensive, quacks are quick to demand, "How do you know it doesn't help?" The reply to this is "How do you know it doesn't *harm?*" Many substances that are harmless in small or moderate doses can be harmful either in large doses or by gradual build-up over many years. Just because a substance (such as a vitamin) is found naturally in food does not mean it is harmless in large doses.

When scientists speak of "excess" vitamins, they mean dosages in excess of the "Recommended Dietary Allowances (RDAs)" set by the Food and Nutrition Board of the National Research Council, National Academy of Sciences. The RDAs are the "levels of intake of essential nutrients considered, in the judgment of the Food and Nutrition Board on the basis of available scientific knowledge, to be adequate to meet the known nutritional needs of practically all healthy persons." RDAs should not be confused with "requirements." They are more than most people require. They are set not only to meet body needs, but to allow substantial storage to cover periods of reduced intake or increased need. Amounts higher than the RDAs serve no vitamin function in the body. They should be considered *drugs* and can be an invitation to trouble.

There are two situations in which the use of vitamins in excess of the RDAs is legitimate. The first is the treatment of *medically diagnosed* deficiency states—conditions that are rare except among alcoholics, persons with intestinal malabsorption defects, and the poor, especially those who are pregnant or elderly. The other use is in the treatment of certain conditions in which vitamins are used for their chemical (non-vitamin) actions. None of these situations is suitable for self-treatment.

How can vitamin pushers and food quacks be identified? The following behavior should make you suspicious.

They use anecdotes and testimonials to support their claims.

We all tend to believe what others tell us about personal experiences. But separating cause and effect from coincidence can be difficult. If people tell you that product X has cured their cancer, arthritis, or whatever, be skeptical. They may not actually have had the condition. If they did, their recovery most likely would have occurred without the help of product X. Most single episodes of disease recover with just the passage of time, and most chronic ailments have symptom-free periods. Establishing medical truths requires careful and repeated investigation—with well-designed experiments, not reports of coincidences misperceived as cause-and-effect. That's why testimonial evidence is forbidden in scientific articles and usually is inadmissible in court.

Never underestimate the extent to which people can be fooled by a worthless remedy. During the early 1940s, many thousands of people became convinced that "glyoxylide" could cure cancer. Yet analysis showed it was simply distilled water!

Symptoms that are psychosomatic (bodily reactions to tension) are often relieved by anything taken with a suggestion that it will work. Tiredness and other minor aches and pains may respond to any enthusiastically recommended nostrum. For these problems, even physicians may prescribe a placebo. A placebo is a substance that has no pharmacological effect on the condition for which it is used, but is given to satisfy a patient who supposes it to be a medicine. Vitamins (such as B_{12}) are commonly used in this way.

Placebos act by suggestion. Unfortunately, some doctors swallow the advertising hype or become confused by their own observations and "believe in vitamins" beyond those supplied by a good diet. Thosewho share such false beliefs do so because they confuse coincidence or placebo action with cause and effect. Homeopathic believers make the same error.

Talk show hosts give quacks a boost when they ask "What do all the vitamins you take do for you personally?" Then thousands or even millions of viewers are treated to the quack's talk of improved health, vigor and vitality—with the implicit point: "It did this for me. It will do the same for you." A most revealing testimonial experience was described during a major network show that hosted several of the world's most prominent promoters of nutritional faddism. While the host was boasting that his new eating program had cured his "hypoglycemia," he mentioned in passing that he was no longer drinking twenty to thirty cups of coffee a day. Neither the host nor any of his "experts" had the good sense to tell their audience how dangerous it can be to drink so much coffee. Nor did any of them recognize that the host's original symptoms were probably caused by excess caffeine.

They promise quick, dramatic, miraculous cures.

The promises are usually subtle or couched in "weasel words"—so they can deny making them when the feds close in. Such promises are the quacks' most immoral practice. They don't seem to care how many people they break financially or in spirit—by elation over their claims of quick cure followed by deep depression when the claims prove false. Nor do quacks keep count—while they fill their bank accounts—of how many people they lure away from effective medical care into disability or death.

They use disclaimers couched in pseudomedical jargon.

Instead of promising to cure your disease, some quacks will promise to "detoxify" your body, "balance" its chemistry, release its "nerve energy," bring it in harmony with nature, "stimulate" or "strengthen" your immune system, or "support" various organs in your body. (Of course they never identify or make valid before-and-after measurements of any of these processes.) These disclaimers serve two purposes. Since it is impossible to measure the processes they allege, it may be difficult to prove them wrong. Moreover, if a quack is not a physician, the use of nonmedical terminology may help to avoid prosecution for practicing medicine without a license—although it shouldn't.

They display credentials not recognized by responsible scientists or educators.

The backbone of educational integrity in America is a system of accreditation by agencies recognized by the U.S. Secretary of Education and/or the Council on Postsecondary Accreditation. "Degrees" from unaccredited schools are rarely worth the paper they are printed on. In the health field, there is no such thing as a reliable school that is not accredited. Since quacks operate outside of the scientific community, they also tend to form their own "professional" organizations.

In some cases, the only membership requirement is payment of a fee. My office wall displays fancy "professional member" certificates for Charlie Herbert (a cat) and Sassafras Herbert (a dog). Each was acquired simply by submitting the animal's name, our address, and a check for $50. Don't assume that all groups with scientific-sounding names are respectable. Find out whether their views are scientifically based.

Unfortunately, possession of an accredited degree does not guarantee reliability. Some schools that teach unscientific methods (chiropractic, naturopathy, and acupuncture) have achieved accreditation. Worse yet, a small percentage of individuals trained in reputable institutions (such as medical or dental schools or accredited universities) have strayed from scientific thought.

Some quacks are promoted with superlatives like "the world's foremost nutritionist" or "America's leading nutrition expert." There is no law against this tactic, just as there is none against calling oneself the "World's Foremost Lover." However, the scientific community recognizes no such title.

They encourage patients to lend political support to their treatment methods.

A century ago, before scientific methodology was generally accepted, valid new ideas were hard to evaluate and were sometimes rejected by a majority of the medical community, only to be upheld later. But today, treatments demonstrated as effective are welcomed by scientific practitioners and do not need a group to crusade for them. *Quacks seek political endorsement because they can't prove that their methods work.* Instead, they may seek to legalize their treatment and force insurance companies to pay for it. Judges and legislators who believe in caveat emptor (let the buyer beware) are natural allies for quacks.

They say that most disease is due to faulty diet and can be treated with "nutritional" methods.

This simply isn't so. Consult your doctor or any recognized textbook of medicine. They will tell you that although diet is a factor in some diseases (most notably coronary heart disease), most diseases have little or nothing to do with diet. Common symptoms like malaise (feeling poorly), tiredness, lack of pep, aches (including headaches) or pains, insomnia and similar complaints are usually the body's reaction to emotional stress. The persistence of such symptoms is a signal to see a doctor to be evaluated for possible physical illness. It is not a reason to take vitamin pills.

Some quacks seem to specialize in the diagnosis and treatment of problems considered rare or even nonexistent by responsible practitioners. Years ago hypothyroidism and adrenal insufficiency were in vogue. Today's "fad" diagnoses are "hypoglycemia," "mercury amalgam toxicity," "candidiasis hypersensitivity," and "environmental illness." Quacks are also jumping on the allergy bandwagon, falsely claiming that huge numbers of Americans are suffering from undiagnosed allergies, "diagnosing" them with worthless tests, and prescribing worthless "nutritional" treatments.

They recommend a wide variety of substances similar to those found in your body

The underlying idea—like the wishful thinking of primitive tribes—is that taking these substances will strengthen or rejuvenate the corresponding body parts. For example, according to a health food store brochure:

> Raw glandular therapy, or "cellular therapy"... seems almost too simple to be true. It consists of giving in supplement form (intravenous or oral) those specific tissues from animals that correspond to the "weakened" areas of the human body. In other words, if a person has a weak pancreas, give him raw pancreas substance; if the heart is weak, give raw heart, etc.

Vitamins and other nutrients may be added to the various preparations to make them more marketable. When taken by mouth, such concoctions are no better than placebos. They usually don't do direct harm, but their allure may steer people away from competent professional care. Injections of raw animal tissues, however, can cause severe allergic reactions to their proteins. Some preparations have also caused serious infections.

Proponents of "tissue salts" allege that the basic cause of disease is mineral deficiency—correction of which will enable the body to heal itself. Thus, they claim, one or more of twelve salts are useful against a wide variety of diseases, including appendicitis (ruptured or not), baldness, deafness, insomnia, and worms. Development of this method is attributed to a nineteenth-century physician named W.H. Schuessler.

Enzymes for oral use are another rip-off. They supposedly aid digestion and "support" many other functions within the body. The fact is, however, that enzymes taken by mouth are digested into their component amino acids by the stomach and intestines and therefore don't function as enzymes within the body. Oral pancreatic enzymes have legitimate medical use in diseases involving decreased secretion of one's own pancreatic enzymes. Anyone who actually has a pancreatic enzyme deficiency probably has a serious underlying disease requiring competent medical diagnosis and treatment.

When talking about nutrients, they tell only part of the story.

They tell you all the wonderful things that vitamins and minerals do in your body and/or all the horrible things that can happen if you don't get enough. But they conveniently neglect to tell you that a balanced diet can provide all the nutrients you need, and that the USDA Pyramid Food Guide system makes balancing your diet simple. Unfortunately, it is legal to lie in a publication or lecture or on a talk show as long as the claims are not connected to selling a specific product. Many supplement manufacturers use subtle approaches. Some simply say "Buy our product X... It contains nutrients that help promote healthy eyes (or hair, or whatever organ you happen to be concerned about)." Others distribute charts saying what each nutrient does and the signs and symptoms of deficiency disease. This encourages supplementation with the hope of enhancing body functions and/or avoiding the troubles described.

Another type of fraudulent concealment is the promotion of "supplements" and herbal extracts based on incomplete information. Many health food industry products are marketed with claims based on faulty extrapolations of animal research and/or unconfirmed studies on humans. The most notorious such product was L-tryptophan, an amino acid. For many years it was promoted for insomnia, depression, premenstrual syndrome and overweight, even though it had not been proven safe or effective for any of these purposes. In 1989, it triggered an outbreak of eosinophilia-myalgia syndrome, a rare disorder characterized by severe muscle and joint pain, weakness, swelling of the arms and legs, fever, skin rash, and an increase of eosinophils (certain white blood cells) in the blood. Over the next year, more than 1,500 cases and 28 deaths were reported.

ADDITIONAL READING

The out-break was traced to a manufacturing problem at the plant of a wholesale supplier. The naked truth is that L-tryptophan should not have been marketed to the public in the first place because—like most single-ingredient amino acids—it had not been proven safe for medicinal use. In fact, the FDA had issued a ban during the mid-1970s, but had not enforced it.

They claim that most Americans are poorly nourished.

This is an appeal to fear that is not only untrue, but ignores the fact that the main forms of bad nourishment in the United States are undernourishment among the poverty-stricken and overweight in the population at large, particularly the poor. Poor people can ill afford to waste money on unnecessary vitamin pills. Their food money should be spent for nourishing food. With one exception, food-group diets contain all the nutrients that people need. The exception involves the mineral iron. The average American diet contains barely enough iron to meet the needs of infants, fertile women, and, especially, pregnant women. This problem can be solved simply by cooking in a "Dutch oven" or any iron pot or eating iron-rich foods such as soy beans, liver, and veal muscle.

It is falsely alleged that Americans are so addicted to "junk" foods that an adequate diet is exceptional rather than usual. It is true that some snack foods are mainly "naked calories" (sugars and/or fats without other nutrients). But it is not necessary for every morsel of food we eat to be loaded with nutrients. No normal person following the USDA's food group system is in any danger of vitamin deficiency.

They tell you that if you eat badly, you'll be OK if you take supplements.

This is the "Nutrition Insurance Gambit." The statement is not only untrue but encourages careless eating habits. The remedy for eating badly is a well balanced diet. If in doubt about the adequacy of your diet, write down what you eat for several days and see whether your daily average is in line with the USDA's guidelines. If you can't do this yourself, your doctor or a registered dietitian can do it for you.

They allege that modern processing methods and storage remove all nutritive value from our food.

It is true that food processing can change the nutrient content of foods. But the changes are not so drastic as the quack, who wants you to buy supplements, would like you to believe. While some processing methods destroy some nutrients, others add them. A balanced variety of foods will provide all the nourishment you need.

Quacks distort and oversimplify. When they say that milling removes B-vitamins, they don't bother to tell you that enrichment puts them back. When they tell you that cooking destroys nutrients, they omit the fact that only a few nutrients are sensitive to heat. Nor do they tell you that these few nutrients are easily obtained from a portion of fresh uncooked fruit, vegetable, or fresh or frozen fruit juice each day.

They claim that fluoridation is dangerous.

Curiously, quacks are not always interested in real deficiencies. Fluoride is necessary to build decay-resistant teeth and strong bones. The best way to obtain adequate amounts of this essential nutrient is to augment community water supplies so their fluoride concentration is about one part fluoride for every million parts of water. But quacks are usually opposed to water fluoridation, and some advocate water filters that remove fluoride. It seems that when they cannot profit from something, they may try to make money by opposing it.

They oppose pasteurization of milk.

One of the strangest aspects of nutrition quackery is its embrace of "raw" (unpasteurized) milk. Public health authorities advocate pasteurization to destroy any disease-producing bacteria that may be present. Health faddists and quacks claim that it destroys essential nutrients. Although about 10 percent of the heat-sensitive vitamins (vitamin C and thiamine) are destroyed during pasteurization, milk would not be a significant source of these nutrients anyway. Raw milk, whether "certified" or not, can be a source of harmful bacteria that cause dysentery and tuberculosis. The FDA has banned the interstate sale of raw milk and raw-milk products packaged for human consumption. In 1989, a California Superior Court judge ordered the nation's largest raw milk producer to stop advertising that its raw milk products are safe and healthier than pasteurized milk and to label its products with a conspicuous warning.

They claim that soil depletion and the use of "chemical" fertilizers result in less nourishing food.

These claims are used to promote the sale of so-called "organically grown" foods. If a nutrient is missing from the soil, a plant just does not grow. Chemical fertilizers counteract the effects of soil depletion. Plant vary in mineral content, but this is not significant in the American diet. Quacks also lie when they claim that plants grown with natural fertilizers (such as manure) are nutritionally superior to those grown with synthetic fertilizers. Before they can use them, plants convert natural fertilizers into the same chemicals that synthetic fertilizers supply.

They claim that under stress, and in certain diseases, your need for nutrients is increased.

Many vitamin manufacturers have advertised that "stress robs the body of vitamins." One company has asserted that, "if you smoke, diet, or happen to be sick, you may be robbing your body of vitamins." Another has warned that "stress can deplete your body of water-soluble vitamins . . . and daily replacement is necessary." Other products are touted to fill the "special needs of athletes."

While it is true that the need for vitamins may rise slightly under physical stress and in certain diseases, this type of advertising is fraudulent. The average American—stressed or not—is not in danger of vitamin deficiency. The increased needs to which the ads refer almost never rise above the RDAs and can be met by proper eating. Someone who is really in danger of deficiency as a result of illness would be a very ill person who needs medical care, probably in a hospital. But these promotions are aimed at average Americans who certainly don't need vitamin supplements to survive the common cold, a round of golf, or a jog around the neighborhood! Athletes get more than enough vitamins when they eat the food needed to meet their caloric requirements.

Many vitamin pushers suggest that smokers need vitamin C supplements. While it is true that smokers in North America have somewhat lower blood levels of this vitamin, these levels are still far above deficiency levels. In America, cigarette smoking is the leading cause of death preventable by self-discipline. Rather than seeking false comfort by taking vitamin C, smokers who are concerned about their health should stop smoking. Moreover, since doses of vitamin C high enough to acidify the urine speed up excretion of nicotine, they may even cause some smokers to smoke more to avoid symptoms of nicotine withdrawal. Suggestions that "stress vitamins" are helpful against emotional stress are also fraudulent.

They claim you are in danger of being "poisoned" by ordinary food additives and preservatives.

This is a scare tactic designed to undermine your confidence in food scientists and government protection agencies. Quacks want you to think they are out to protect you. They hope that if you trust them, you will buy what they recommend. The fact is that the tiny amounts of additives used in food pose no threat to human health. Some actually protect our health by preventing spoilage, rancidity, and mold growth.

Two examples illustrate how ridiculous quacks can get about food additives, especially those found naturally in food. Calcium propionate is used to preserve bread and occurs naturally in Swiss cheese. Quacks who would steer you toward (higher-priced) bread made without preservatives are careful not to tell you that a one-ounce slice of "natural" Swiss cheese contains the same amount of calcium propionate used to retard spoilage in two one-pound loaves of bread. Similarly, those who warn about monosodium glutamate (MSG) don't tell you that the wheat germ they hustle as a "health food" is a major natural source of this substance.

Also curious is their failure to warn that many plant substances sold in health food stores are potentially toxic and can cause disability or death. The April 6, 1979, *Medical Letter* listed more than thirty such products, most of them used for making herbal teas.

They claim that "natural" vitamins are better than "synthetic" ones.

This claim is a flat lie. Each vitamin is a chain of atoms strung together as a molecule. Molecules made in the "factories" of nature are identical to those made in the factories of chemical companies. Does it makes sense to pay extra for vitamins extracted from foods when you can get all you need from the foods themselves?

They claim that sugar is a deadly poison.

Many vitamin pushers would have us believe that sugar is "the killer on the breakfast table" and is the underlying cause of everything from heart disease to hypoglycemia. The fact is, however, that when sugar is used in moderation as part of a normal, balanced diet, it is a perfectly safe source of calories and eating pleasure. In fact, if you ate no sugar, your liver would make it from protein and fat because your brain needs it.

They recommend that everybody take vitamins or "health foods" or both.

Food quacks belittle normal foods and ridicule the food-group systems of good nutrition. They may not tell you that they earn their living from such pronouncements—via public appearance fees, product endorsements, sale of publications, or financial interests in vitamin companies, health food stores, or organic farms.

The very term "health food" is a deceptive slogan. All food is health food in moderation; any food is junk food in excess. Did you ever stop to think that your corner grocery, fruit market, meat market, and supermarket are also health food stores? They are—and they generally charge less than stores that use the slogan.

Many vitamin pushers make misleading claims for bioflavonoids, rutin, inositol, paraaminobenzoic acid (PABA), and other such food substances. These substances are not needed in the diet, and the FDA forbids nutritional claims for them on product labels.

By the way, have you ever wondered why people who eat lots of "health foods" still feel they must load themselves up with vitamin supplements?

They suggest that hair analysis can be used to determine the body's nutritional state.

"Health food" stores and various unscientific practitioners suggest this test. For $25 to $50 plus a lock of your hair, you can get an elaborate computer printout of vitamins and minerals you supposedly need. Hair analysis has limited value (mainly in forensic medicine) in the diagnosis of heavy metal poisoning, but it is worthless as a screening device to detect nutritional problems. In fact, a deficiency in the body may be accompanied by an *elevated* hair level. If a hair analysis laboratory recommends supplements, you can be sure that its computers are programmed to recommend them to everyone.

Several years ago Dr. Stephen Barrett sent hair samples from two healthy teenagers under different assumed names to thirteen commercial hair analysis laboratories. The reported levels of most minerals varied considerably between identical samples sent to the same laboratory and from laboratory to laboratory. The labs also disagreed about what was "normal" or "usual" for many of the minerals. So even if hair analysis could be useful in nutritional practice, there's no assurance that commercial laboratories perform it accurately.

They suggest that a questionnaire can be used to indicate whether you need dietary supplements.

No questionnaire can do this. A few entrepreneurs have devised lengthy computer-scored questionnaires with questions about symptoms that could be present if a vitamin deficiency exists. But such symptoms occur much more frequently in conditions unrelated to nutrition. Even when a deficiency actually exists, the tests don't provide enough information to discover the cause so that suitable treatment can be recommended. That requires a physical examination and appropriate laboratory tests. Many responsible nutritionists use a computer to help evaluate their clients' diet. But this is done to make *dietary* recommendations, such as reducing fat content or increasing fiber content. Supplements are seldom useful unless the person is unable (or unwilling) to consume an adequate diet.

Be wary, too, of brief questionnaires purported to provide a basis for determining whether supplements may be needed. Responsible questionnaires compare the individual's average daily consumption with the recommended numbers of servings from each food group. The safest and best way to get nutrients is generally from food, not pills. So even if a diet is deficient, the most prudent action is usually diet modification rather than supplementation with pills.

They tell you it is easy to lose weight.

Diet quacks would like you to believe that special pills or food combinations can cause "effortless" weight loss. But the only way to lose weight is to burn off more calories than you eat. This requires self-discipline: eating less, exercising more, or preferably doing both. There are 3,500 calories in a pound of body weight. To lose one pound a week (a safe amount), you must eat an average of 500 fewer calories per day than you burn up. The most sensible diet for losing weight is one that is nutritionally balanced in carbohydrates, fats and proteins. Most fad diets "work" by producing temporary weight loss—as a result of calorie restriction. But they are invariably too monotonous and are often too dangerous for long-term use. Unless a dieter develops and maintains better eating and exercise habits, weight lost on a diet will soon return.

They offer phony "vitamins."

With vitamins so popular, why not invent some new ones. Ernst T. Krebs, M.D., and his son Ernst T. Krebs, Jr., invented two of them. In 1949 they patented a substance that they later named pangamate and trade-named "vitamin B-15." The Krebs' also developed the quack cancer remedy, laetrile, which was marketed as "vitamin B-17."

To be properly called a vitamin, a substance must be an organic nutrient that is necessary in the diet, and deficiency of the substance must be shown to cause a specific disease. Neither pangamate nor laetrile is a vitamin. Pangamate is not even a single substance. Different sellers put different synthetic ingredients in the bottle. Laetrile contains six percent of cyanide by weight and has poisoned people.

They warn you not to trust your doctor.

Quacks, who want you to trust them, suggest that most doctors are "butchers" and "poisoners." For the same reason, quacks also claim that doctors are nutrition illiterates. This, too, is untrue.

The principles of nutrition are those of human biochemistry and physiology, courses required in every medical school. Some medical schools don't teach a separate required course labeled "nutrition" because the subject is folded into other courses, at the points where it is most relevant. For example, nutrition in growth and development is taught in pediatrics, nutrition in wound healing is taught in surgery, and nutrition in pregnancy is covered in obstetrics. In addition, many medical schools do offer separate instruction in nutrition.

A physician's training, of course, does not end on the day of graduation from medical school or completion of specialty training. The medical profession advocates lifelong education, and some states require it for license renewal. Physicians can further their knowledge of nutrition by reading medical journals and textbooks, discussing cases with colleagues, and attending continuing education courses. Most doctors know what nutrients can and cannot do and can tell the difference between a real nutritional discovery and a piece of quack nonsense. Those who are unable to answer questions about dietetics (meal planning) can refer patients to someone who can—usually a registered dietitian.

Like all human beings, doctors sometimes make mistakes. However, quacks deliver mistreatment most of the time.

They claim they are being persecuted by orthodox medicine and that their work is being suppressedl.

They may also claim that the American Medical Association is against them because their cures would cut into the incomes that doctors make by keeping people sick. Don't fall for such nonsense! Reputable physicians are plenty busy. Moreover, many doctors engaged in prepaid health plans, group practice, full-time teaching, and government service receive the same salary whether or not their patients are sick—so keeping their patients healthy reduces their workload, not their income.

Quacks claim there is a "controversy" about facts between themselves and "the bureaucrats," organized medicine, or "the establishment." They clamor for medical examination of their claims, but ignore any evidence that refutes them.

Any physician who found a vitamin or other preparation that could cure sterility, heart disease, arthritis, cancer, or the like, could make an enormous fortune. Patients would flock to such a doctor (as they now do to those who *falsely* claim to cure such problems), and colleagues would shower the doctor with awards—including the $700,000+ Nobel Prize! And don't forget, doctors get sick, too. Do you believe they would conspire to suppress cures for diseases that also afflict them and their loved ones?

The Bottom Line

Food quacks benefit only themselves, collecting large fees for public appearances, publications, or "consultant" status to vitamin and health food companies which they sometimes control. Their victims are not only milked financially (for billions of dollars each year), but may also suffer serious harm from vitamin overdosage and from seduction away from proper medical care.

There is nutritional deficiency in this country, but it is found primarily among the poor, particularly among those who are elderly, are pregnant or are small children. These groups need improved diets. Their problems will not be solved by the phony panaceas of hucksters, but by better dietary practices. The best way to get vitamins and minerals is in the packages provided by nature: foods that are contained in a balanced and varied diet. If humans needed to eat pills for nutrition, pills would grow on trees.

The basic rule of good nutrition is moderation in all things. Contrary to the claim that "It may help," the advice of food quacks may harm—both your health and your pocketbook. They will continue to cheat the American public, however, until the communications industries develop sufficient concern for the public interest to attack their quackery instead of promoting it. And if the media cannot develop adequate social conscience on their own, they should be forced to do so by stronger laws and more vigorous law enforcement.

I don't mean to imply that everyone who promotes quack ideas is deliberately trying to mislead people. One reason why quackery is so difficult to spot is that most people who spread health misinformation hold sincere beliefs. For them nutrition is not a science but a religion—with quacks as their gurus. But where health is concerned, sincerity is not enough!

Osteoporosis: Implications for Risk Reduction in the College Setting

Maryann Leslie, PhD, ARNP, CHES; Richard W. St. Pierre, EdD

Abstract. Osteoporosis is often considered a chronic disease of older adulthood. As with many chronic diseases, lifestyle behaviors adopted during young adulthood are important risk factors for future development of osteoporosis. The college student population represents the age group in which optimal bone development is likely to occur and certain lifestyle behaviors are reinforced. Therefore, risk factors for osteoporosis, including nutritional insufficiency of calcium and vitamin D, smoking, alcohol abuse, excessive exercise, use of steroids, and high-protein diets, have special relevance for this target population. The authors examine risk factors for osteoporosis that are especially relevant to the college health setting and offer intervention strategies for college health professionals.

Key Words: college students, health education, osteoporosis, risk reduction

Osteoporosis, the most common metabolic bone disease in the United States, is a major challenge confronting health professionals. Greater emphasis than ever before is being placed on the need for education and preventive interventions among women of all ages, particularly young women.[1,2] The college environment provides an ideal setting for such educational and preventive interventions. These activities should address the national health promotion and disease prevention objectives, targeted to adolescents and young adults, with specific implications for the development of osteoporosis later in life (Table 1).

Osteoporosis is characterized by low bone quality and micro-architectural deterioration of bone tissue, leading to increased bone fragility and increased susceptibility to fractures.[3] These physiological changes are influenced by lifestyle and behavioral factors established during young adulthood. Estimates indicate osteoporosis affects 13% to 18% of women over the age 50 years, nearly 30% of postmenopausal White women, and 3% to 6% of men in the United States.[4] It causes more than 1.5 million fractures annually, impairs quality of life, and accounts for annual healthcare expenditures of more than $13 billion.[5]

Maryann Leslie is an associate professor of nursing, Department of Nursing, University of North Florida, Jacksonville, and Richard W. St. Pierre is a professor of health education and nutrition policy, Department of Nutrition, The Pennsylvania State University in University Park.

TABLE 1
National Objectives With Implications for Osteoporosis

Increase calcium intake so at least 50% of youth aged 12 to 24 and 50% of pregnant and lactating women consume 3 or more servings daily of foods rich in calcium.

Reduce to less than 5% the proportion of people aged 21 and older who consume more than 2 drinks of beverage alcohol per day.

Reduce the proportion of high school seniors and college students engaging in recent occasions of heavy drinking of alcoholic beverages to no more than 28% of high school seniors and 32% of college students.

Reduce the initiation of cigarette smoking by children and youth so that no more than 15% have become regular smokers by age 20.

Increase to at least 30% the proportion of people aged 6 and older who engage regularly, preferably daily, in light to moderate physical activity for at least 30 minutes per day.

Increase to at least 20% the proportion of people age 18 and older who engage in vigorous physical activity that promotes the development and maintenance of cardiorespiratory fitness 3 or more days per week for 20 or more minutes per occasion.

Source. Healthy People 2000, National Health Promotion and Disease Prevention Objectives. United States Department of Health and Human Services, Public Health Service, 1992.

Bone Development

Bone is a dynamic organ that remodels itself throughout life. Bone remodeling is a complex process involving a number of cellular functions directed toward the coordinated resorption and formation of new bone. If bone mass is to remain constant in the adult, bone resorption and formation must be in balance. These actions are attributable to the activity of specialized cells, osteoblasts and osteoclasts, which are under the control of systemic hormones (including estrogen) and vitamin D, local factors produced by skeletal cells, gravity, and weight-bearing.[6]

One of the most important concepts pertaining to prevention of osteoporosis is peak bone mass, the maximum amount of bone that an individual will attain in life. The level of bone mass acquired at the time of skeletal maturity is clearly linked to the risk of osteoporosis during later life. In both men and women, peak bone mass is achieved between the ages of 25 and 35 years.[1] It is critical that factors influencing development of bone mass be considered before peak bone mass is attained.

Once bone mass is achieved, a plateau of approximately 10 to 15 years ensues, with constant turnover in bone formation that approximates the level of bone resorption. During this period, bone mass does not increase further[7]; eventually, however, bone loss will occur as a result of aging.

A period of bone loss equivalent to .3% to .5% per year in both men and women begins as they reach the age of about 40 years. Women may experience an additional loss of skeletal bone, starting at the time of menopause, at a rate of 3% to 5% per year as a result of the decline in ovarian estrogen production. This loss continues for approximately 5 to 7 years and is the primary factor leading to postmenopausal osteoporosis.

The higher the peak bone mass, however, the longer it will take for age- and menopause-related bone losses to increase the risk of fracture.[7] Osteoporosis is lower in groups with higher peak bone mass—men versus women, Blacks versus Whites. The factors that influence peak bone mass continue to be defined; evidence strongly suggests that calcium is an important modulating factor.[8,9]

TABLE 2
Risk Factors Commonly Associated With Osteoporosis

Factor/Characteristic
Genetics
Asian or White race
Thin body frame
Vitamin D receptor allele anomaly
Lifestyle
Excessive exercise (producing amenorrhea)
Immobilization
Late menarche
Nulliparity
Smoking
Nutrition
Alcoholism
High-protein diet
Lifelong low dietary calcium intake
Milk intolerance
Vegetarian diet
Vitamin D deficiency
Medical
Anorexia nervosa
Cushing's syndrome
Diabetes mellitus type 1
Gastrointestinal dysfunction
Hepatobiliary dysfunction
Hemolytic anemia
Mastocytosis
Osteogenesis imperfecta
Parathyroid overactivity
Prolonged parenteral nutrition
Prolactinoma
Rheumatoid arthritis
Transient osteoporosis
Drugs
Anticonvulsants
Chemotherapy
Chronic antacid use
Chronic tetracycline therapy
Cyclosporin A
Diuretics producing calciuria
Glucocorticoid therapy
Gonadotropin-releasing hormone agonist or antagonist
Lithium
Methotrexate
Phenothiazine derivatives

Source. Scheiber LB, Torregrosa L. Evaluation and treatment of postmenopausal osteoporosis. *Semin Arthritis Rheum.* 1998; 27 (4): 245–261.
Permission granted by W.B. Saunders Company.

Selected Risk Factors

Several risk factors for osteoporosis have been identified (Table 2). Those that are specifically relevant to the college health setting and amenable to intervention include inadequate calcium and vitamin D intake; use of tobacco, alcohol, and steroids; high-protein diets; physical inactivity; and excessive exercise.

Inadequate Calcium and Vitamin D Intake

Adequate calcium intake influences attainment of peak bone mass, maintains bone mass, and prevents bone loss associated with aging.[1] Calcium intake is positively correlated with bone mass at all ages, and calcium supplementation prevents slow bone loss at various skeletal sites in young adults as well as in premenopausal women.[8]

A large proportion of young adult women between the ages of 20 and 29 years consume substantially less calcium than the recommended dietary reference intakes established by the Food and Nutrition Board (Table 3). The mean calcium intake of women in this age group is approximately 650 mg and reflects, in part, lower milk consumption.[10] The preferred source of calcium is through calcium-rich foods, such as dairy products, green leafy

ADDITIONAL READING

TABLE 3
Dietary Reference Intake Values for Calcium

Age	AI(mg/day)
0–6 mo	210
6–12 mo	270
1–3 y	500
4–8 y	800
9–13 y	1,300
14–18 y	1,300
19–30 y	1,000
31–50 y	1,000
51–70 y	1,200
>70 y	1,200
Pregnancy <18 y	1,300
Pregnancy 19–50 y	1,000
Lactation <18 y	1,300
Lactation 19–50 y	1,000

Source. Food and Nutrition Board: National Academy of Sciences. *Dietary Reference Intakes.* Washington, DC: National Academy Press; 1997.

Note. AI = adequate intake. In the absence of definitive data on which to base The Recommended Dietary Allowance for calcium, the AI can be used as a goal for nutrient intake of individuals. All groups except pregnancy and lactation are males and females.

vegetables, canned fish, tofu, and calcium-fortified foods (Table 4).

Maintenance of calcium balance depends on the efficiency of intestinal calcium absorption. Deficiencies of vitamin D or parathyroid hormone, intestinal disease, or severe dietary calcium deprivation may result in a negative calcium balance. Whenever calcium intake is insufficient to meet the demands of growth, resorption will increase and bone mass will be reduced.[11]

Vitamin D is required for optimal calcium absorption. Fortified milk products are one of the major food sources of vitamin D, a food group often deficient in the diets of the college-aged populations.[10] Vitamin D is involved in mineral homeostasis through a number of metabolites, including the active form of the vitamin, 1,25dihydroxyvitamin D, which is synthesized in the body through exposure to sunlight. Casual exposure to sunlight provides most people with their vitamin D requirement.[11]

Older persons are more likely than young people to have vitamin D deficiencies. They may have less exposure to sunlight and may use protective sun blocks, which further reduce sun exposure. Their skin cannot synthesize vitamin D as well as that of younger persons, and the vitamin D that is produced is less readily absorbed in the intestine. These considerations led to recommendations for vitamin D supplementation in older adults.[8,12]

TABLE 4
Calcium-rich Food Sources

Food group	Serving size	Calcium content (mg)
Milk		
Cheese		
Cottage, 1% milkfat	1 cup	138
Mozzarella, part skim	1 oz	183
American	1½ oz	261
Milk, protein fortified		
2% milkfat	1 cup	352
1% milkfat	1 cup	349
Fat-Free Skim	1 cup	302
Milkshake, thick chocolate	10 oz.	396
Yogurt, skim milk	1 cup	488
Soft-serve icemilk,vanilla	1 cone	155
Meat		
Beans, canned with pork	1 cup	134
Almonds	⅓ cup	114
Salmon, canned with bones	3 oz	203
Fish sandwich, fast-food	1 sandwich	84
Tofu, with calcium sulfate	1½ cup	434
Vegetable		
Broccoli	1 stalk	55
Collards, raw	1 cup	52
Spinach, cooked, drained	1 cup	245
Turnip greens, from raw	1 cup	99
Grain		
Cornbread, from recipe, 2% milk	1 piece	162
Pancakes, from recipe, buttermilk	6" diameter	121
Waffle, frozen, ready-to-eat	4" diameter	77

Source. US Department of Agriculture. Food and Nutrition Information. Available at http://www.nal.usda.gov/fnic Accessed July 26, 1999.

Cigarette Smoking and Alcohol Use

Smoking cigarettes and using alcohol are risk behaviors common among adolescents and young adults. Results of a recent national study indicated 29% of college students used cigarettes during the 30 days preceding the survey. Although fewer college students (16.5%) smoked cigarettes frequently, any cigarette smoking may place students at risk for long-term addiction and associated health problems. In the same study, 35% of college students reported episodic heavy drinking, that is, drinking 6 drinks in 1 hour during the 30 days preceding the survey.[13]

Cigarette smoking and alcohol consumption affect bone in uncertain ways. Smoking may have secondary effects on ovarian function, causing early menopause or directly affecting bone remodeling.[7,14] Alcohol abuse is a strong risk factor for bone loss and fractures; prolonged use of alcohol may affect bone metabolism by reducing bone formation. Alcohol is associated with decreased calcium and vitamin D intakes and with excessive urinary loss of calcium. In addition, poor nutrition associated with chronic alcohol abuse may aggravate bone loss.[14–16]

Steroid Use and High-Protein Diets

Other behaviors leading to abnormalities in bone metabolism that increase the risk of bone loss include steroid use and excessive acid intake, particularly in the form of high-protein diets. In the Youth Risk Behavior Surveillance Survey, 2.4% of male college students reported using steroids without a physician's prescription in their lifetimes.[13] Chronic steroid use probably affects bone in several ways: by decreasing calcium absorption, increasing urinary calcium excretion, increasing parathyroid hormone levels, changing gonadal hormone secretion, and blunting osteoblast function. Although the loss of bone mass depends on the dose and duration of use, as little as 7.5 mg of steroid per day, taken for 1 month, has been shown to result in bone loss.[17,18]

Recent evidence suggests that excessive protein intake may also increase the rate of calcium loss from the body. This probably accelerates the course of osteoporosis, especially in women already at risk for the disease.[19] In addition, high-protein diets may contribute to dissolution of bone in an attempt to buffer the extra acid.[14]

Physical Inactivity and Excessive Exercise

Bone acquisition by adolescents and young adults seems to reflect habitual physical activity. Several research findings support the view that weight-bearing exercise contributes to the development and maintenance of bone mass. Conversely, bone is negatively influenced by disuse and weightlessness.[20–22] However, a recent study indicated that only 30% of college women and 37% of college men, aged 18 to 24, engaged in strengthening exercises, including push-ups, sit-ups, and weight lifting.[13] In addition, women were more likely than male students to report exercising for less than 20 minutes during physical education class and not participating on sports teams.[13]

Strenuous exercise for hours a day over many months can lower estrogen levels, especially if significant weight loss accompanies such exercise programs. The loss of estrogen during this period can negatively influence the opportunity to build peak bone mass.[23] Although the optimal training program for skeletal integrity has yet to be defined, exercise regimens for college students need to incorporate diverse weight-bearing and weight-training activities.

Intervention Strategies for College Health Professionals

College students of all ages deserve to be educated about the risk factors that lead to osteoporosis. Young women, in particular, need to be informed about how proper nutrition and regular exercise can help them achieve optimal peak bone mass. They need to be aware that a diet low in calcium and vitamin D as well as smoking, alcohol abuse, steroid use, high-protein diets, and both physical inactivity and excessive exercise may have a negative impact on the lifetime health of their bone structure and may predispose them to a higher risk of osteoporosis in later years.

The college setting provides several opportunities for comprehensive osteoporosis-prevention strategies. The following list includes three priority areas that have implications for college personnel:

- Food service administrators should play an active role in purchasing, preparing, and displaying calcium-rich foods in campus cafeterias and restaurants. Fat-free milk, yogurt, cheese, frozen yogurt, ice cream, and calcium-fortified cereals and juices are excellent sources of calcium that should be made readily available. Educational programs targeted to personnel involved in food preparation would enable them to prepare foods using calcium-rich food sources.
- Tobacco cessation is an important preventive strategy. Tobacco counseling is an effective means of changing smoking behavior and is recommended for all who use tobacco products. Campus-based primary care providers should obtain a complete history of tobacco use, assess nicotine dependence among tobacco users, and employ strategies shown to facilitate cessation.[24] University health centers should work with local community agencies, such as the American Cancer Society and the American Lung Association, to offer tobacco cessation programs on campus.
- All women should receive counseling regarding factors related to the risk of fractures, such as inadequate dietary calcium and vitamin D intake, lack of weight-bearing exercise, and smoking.[25] Because most university-based health centers offer specific programs in women's health, it would be ideal to address these issues in that setting. Periodic health campaigns and health fairs can be used to increase awareness of osteoporosis through poster design competitions, table-top displays, and newsletters. In addition, discussions with primary care providers concerning these issues should be part of routine office visits and annual physical examinations for athletic participation. Bone density testing may be appropriate for women who possess significant risk factors for osteoporosis, although it is not currently recommended for asymptomatic women or for the general population.[2,18,25]

Summary

Some of the factors that contribute to the onset of osteoporosis, the most common metabolic bone disease in the United States, have their antecedents early in life in the form of modifiable behaviors or lifestyles. The primary goal of osteoporosis prevention is to increase peak bone mass in young adulthood and minimize the rate of bone loss later in life. College health personnel are in an optimal situation for introducing comprehensive osteoporosis prevention strategies that target these lifestyle behaviors. After the college years, opportunities for true osteoporosis prevention are limited and the focus often changes to treatment of the disease.

REFERENCES

1. Bilezikian JP. Current and future nonhormonal approaches to the treatment of osteoporosis. *Int J Fertil Womens Med.* 1996;

ADDITIONAL READING

41(2):148–155.

2. Scheiber LB, Torregrosa L. Evaluation and treatment of postmenopausal osteoporosis. *Semin Arthritis Rheum.* 1998; 27(4):245–261.

3. Consensus development conference: Diagnosis, prophylaxis, and treatment of osteoporosis. *Am J Med.* 1993;94:646–650.

4. Looker AC, Orwoll ES, Conrad Johnson C, et al. Prevalence of low femoral bone density in older US adults from NHANES III. *J Bone Miner Res.* 1997;12(11):1761–1768.

5. Fox Ray N, Chan JK, Thamer M, Melton LJ. Medical expenditures for the treatment of osteoporotic fractures in the United States in 1995: Report from the National Osteoporosis Foundation. *J Bone Miner Res.* 1997;12(1):24–35.

6. Canalis E. Regulation of bone remodeling. In: Favus MJ, ed. *Primer on the Metabolic Bone Diseases and Disorders of Mineral Metabolism.* 3rd ed. Philadelphia: Lippincott-Raven;1996: 29–34.

7. Scott JC. Epidemiology of osteoporosis. *J Clin Rheumatol.* 1997;3(2):S9–S13.

8. Orcel P. Calcium and vitamin D in the prevention and treatment of osteoporosis. *J Clin Rheumatol.* 1997;3(2):S52–S56.

9. Aloia JF, Vaswani A, Yeh JK, Flaster E. Risk for osteoporosis in Black women. *Calcif Tissue Int.* 1996;59:415–423.

10. Fleming KH, Heimbach JT. Consumption of calcium in the US: Food sources and intake levels. *J Nutr.* 1994;124: 1426S–1430S.

11. Holick MF. Vitamin D and bone health. *J Nutr.* 1996;126: 1159S–1164S.

12. Marriott BM. Vitamin D supplementation: A word of caution. *Ann Intern Med.* 1997;127(3):231–232.

13. Centers for Disease Control. Youth Risk Behavior Surveillance national college health behavior survey—United States. *MMWR.* 1995; 46:(SS-6):1–54.

14. Krane SM, Holick MF. Osteoporosis. In: Isselbacher KJ, Braunwald E, Wilson JD, Martin JB, Fauci AS, Kasper DL, eds. *Harrison's Principles of Internal Medicine.* 13th ed. New York: McGraw-Hill; 1994:30–38.

15. Schapira D. Alcohol abuse and osteoporosis. *Semin Arthritis Rheum.* 1990;19(6):371–376.

16. Ross PD. Osteoporosis: Frequency, consequences, and risk factors. *Arch Intern Med.* 1996;156(13):1399–1411.

17. Miller PM. Secondary osteoporosis including steroid-induced osteoporosis. Paper presented at: 8th Annual Cleveland Review of Rheumatic Diseases; May 1998; Cleveland, OH.

18. Simon LS. Osteoporosis: Pathogenesis, diagnosis, and management. In: Kelley WN, Harris ED, Ruddy S, Sledge CB, eds. *Textbook of Rheumatology: Update 26.* Philadelphia: Saunders; 1997:1–18.

19. Forsythe WA. *Nutrition and You: With Readings.* 4th ed. Raleigh, NC: Contemporary; 1998:21.

20. Marcus R. Physical activity and regulation of bone mass. In: Favus MJ, ed. *Primer on the Metabolic Bone Diseases and Disorders of Mineral Metabolism.* Philadelphia: Lippincott-Raven; 1996:254–255.

21. Feicht SC. Exercise, calcium and bone density. *Sports Sci Exchange.* 1990;2(24):1–5.

22. National Institute of Arthritis and Musculoskeletal and Skin Diseases. *Weightlessness, Bed Rest and Immobilization: Factors Contributing to Bone Loss.* Bethesda, MD: National Institutes of Health; 1997:1–6.

23. Health Professionals' Committee for Nutrition Education. *The Calcium Connection: Healthy Bones from One Generation to Another.* Palo Alto, CA: Dairy Council of California; 1994:1–12.

24. US Preventive Services Task Force. Counseling to prevent tobacco use. In: *Guide to Clinical Preventive Services.* 2nd ed. Washington, DC: US Dept of Health and Human Services; 1996:chap 54.

25. US Preventive Services Task Force. Screening for postmenopausal osteoporosis. In: *Guide to Clinical Preventive Services.* 2nd ed. Washington, DC: US Dept of Health and Human Services; 1996:chap 46.

DOES SALT RAISE *YOUR* BLOOD PRESSURE?

Most people don't need to worry about how much salt they eat. Here's how to tell whether you do.

Salt is widely regarded as the second most harmful nutrient in the American diet, after fat. Public-health organizations, such as the American Heart Association and the National Heart, Lung, and Blood Institute, urge all people to consume less salt, regardless of whether they have high blood pressure. Manufacturers churn out a growing array of low-salt foods—soups, frozen dinners, cheeses, canned vegetables, and a host of other normally salty items—that appeal to health-conscious shoppers.

Yet salt seems to have little or no effect on the great majority of people with normal blood pressure and even on most people with hypertension. And restricting salt is not just a simple precaution that's worth taking even if you don't know whether it will help. The average person whose blood pressure does react to salt would need to cut salt consumption at least in half to reduce pressure significantly. To cut back by that much, you'd have to read food labels continually and make sweeping changes in your diet.

Salt and pressure

By far the largest, most carefully designed observational study of salt and blood pressure is an international project called Intersalt, involving more than 10,000 people in 32 countries. The Intersalt researchers calculated that slashing salt intake drastically would reduce the average person's diastolic pressure—the lower, more important number—by only a fraction of a point, and would reduce systolic pressure, the higher number, by just two points.

Other studies have focused on hypertensive individuals alone. Those studies suggest that salt restriction may reduce elevated blood pressure somewhat more than it reduces normal pressure—though still not enough, on average, to justify a low-salt diet.

Some people with high blood pressure are considerably more sensitive to salt than average, however. Most physicians have seen patients whose blood pressure falls substantially when they cut back on salt; and intervention trials have bolstered that clinical impression. Those trials indicate that salt restriction reduces blood pressure significantly, by at least five points of systolic or diastolic pressure, in 30 to 50 percent of people with hypertension.

In theory, people whose blood pressure reacts strongly to salt, or sodium chloride, have relatively inefficient kidneys, which eliminate too little sodium from the blood. Sodium causes the body to retain fluid, increasing the volume of blood. If the arteries cannot compensate by dilating sufficiently—either because they're too stiff or because the blood volume is too great—blood pressure will rise.

Who's sensitive to salt?

People whose hypertension responds to diuretic medications usually respond to a low-salt diet as well, for reasons that are not clear. Some common diuretics include chlorothiazide (*Diuril*); hydrochlorothiazide (*Esidrix*); and spironolactone (*Aldactone*). Most hypertensive individuals who have low levels of renin—a hormone that helps prevent sharp drops in blood pressure—are also sensitive to salt restriction. And salt sensitivity is more common among people who are obese, older, or black or who have a family history of salt sensitivity. But the only way to find out for sure whether you're salt sensitive is to test a low-salt diet under carefully controlled conditions and see whether it actually lowers your blood pressure.

People who take antihypertensive medication have to discontinue the drug during that test for salt sensitivity, because antihypertensives obscure the effects of dietary salt on blood pressure. But those people must first ask their doctor whether going off the drug for a few weeks would be safe. And all people considering the test should ask whether there's any other reason, such as having kidney disease, that they shouldn't restrict salt intake even temporarily.

How to test yourself

First, you'll need a reliable home blood-pressure monitor. (In May 1992, CONSUMER REPORTS evaluated blood-pressure monitors.) Once you've purchased a monitor, have your doctor check its calibration and confirm that you're using the device properly. Then take the following steps, adapted from a test devel-

ADDITIONAL READING

How to cut back on salt

Testing for salt sensitivity requires reducing your daily salt intake to about a teaspoon, or 2000 mg of sodium—at least 50 percent less salt than most Americans consume. (That's also the level you'd need to maintain if you are salt sensitive.) To slash salt consumption by that much, you need to do far more than just put away the salt shaker; salt added at the table supplies less than 20 percent of the sodium in the American diet. Another 15 percent occurs naturally in food and water. The rest of the sodium—more than two-thirds of it—comes from salt that's added to processed foods.

Here are the major foods you'll have to minimize or replace with low-salt versions in order to reach the 2000-mg limit:

- Canned foods, particularly soup.
- Lunch meats and smoked, salted, or koshered meats.
- Condiments like salad dressings, ketchup, or mustard.
- Dry or instant breakfast cereals.
- Cheese, particularly processed cheese.
- Pretzels and salted nuts.

Other foods, particularly frozen foods, are also frequently high in salt. New regulations from the Food and Drug Administration that take effect next month require the labels on all foods to list their sodium content. In addition, those regulations have finally limited most claims about sodium content to foods that truly do contain little sodium. Foods bearing any of the following claims are reasonably safe choices for someone on a sodium-restricted diet:

- Sodium free: less than 5 mg.
- Very low sodium: 35 mg or less.
- Low sodium: 140 mg or less.
- Unsalted, or no salt added: The food contains only naturally occurring sodium—almost always a minimal amount.

One other claim, "reduced sodium," means that the food contains 25 percent less sodium than the regular item.

Of course, you won't find food labels in restaurants. To stay under 2000 mg during the salt test (see story), avoid restaurants as much as possible. If you decide to restrict your salt intake permanently, here are a few ways to keep consumption down when you're eating out:

- Choose restaurants that cook to order, and specify that your portion be made without added salt and without salty condiments or sauces.
- Use oil and vinegar instead of prepared salad dressings.
- Avoid highly processed foods such as ham, bacon, and cheese as well as prepared salads such as cole slaw.

oped by Carlos Espinel, M.D., director of The Blood Pressure Center, Washington, D.C.

- Cut your sodium intake to about 2000 mg per day, or about one teaspoon of salt. (For tips on restricting salt consumption, see box on this page).
- To make sure you're calculating your salt intake accurately, have your doctor check the sodium level in a urine sample that you've collected over a 24-hour period. That should generally be done at the end of the second and fourth weeks of the salt test. A urinary sodium test typically costs about $18.
- Take your blood pressure two to three times per week, at the same time of day—preferably late afternoon or early evening—and in the same surroundings. Rest quietly for about five minutes before measuring your pressure. Take three readings over the next five minutes or so. The first reading is often higher than the other two, due to anxiety; if it is, discard that first reading and average the next two.
- Give the low-salt diet up to one month to show whether you're sensitive to salt. You're looking for a drop of at least 5 mm Hg in either the diastolic or systolic pressure on two consecutive test days.

Such a drop indicates that you're sensitive to salt and should continue to limit sodium consumption to about 2000 mg per day. If you take antihypertensive medication, you and your doctor may now find that the low-salt diet allows you to take smaller doses, or possibly even no medication at all.

A negative test result—little or no impact on blood pressure—means you can resume your usual diet without worrying that the amount of salt you ordinarily consume will raise your blood pressure. (However, the test does not prove you can now safely consume *more* than you used to.) Since the likelihood of salt sensitivity increases with age, you may want to repeat the test in a few years—sooner than that if your blood pressure starts to creep up.

Might Americans be taking in too much iron?

When Art Linkletter warned television viewers 30 years ago that "that worn-out feeling may be due to iron-poor blood," few people watching him make his pitch for Geritol supplements containing "twice the iron in a pound of calves' liver" would have taken issue. After all, iron deficiency was often referred to as one of the country's most prevalent nutritional problems. It's still considered a major nutritional concern today. In the last few months, however, widespread media attention devoted to research results suggesting that high levels of iron stored in the body may be a significant risk factor for the development of heart disease has some consumers wondering.

"High Level of Iron Tied to Heart Risk" is the way one major newspaper put it. "Bad News for the Geritol Set" proclaimed a well-respected magazine, which then went on to say that it may be prudent to avoid meat and fortified cereals, both important contributors of iron to the diet.

The headline-making research that led to the advice was conducted on almost 2,000 middle-aged men in eastern Finland. Scientists there found that every 1 percent increase in the men's levels of a substance which indicates how much iron the body has stored was associated with an increase of over 4 percent in heart attack risk. That risk was more than doubled for those with the highest measurements, helping to make iron stores a greater predictor of heart attack in the study than several well-accepted factors such as high blood cholesterol and high blood pressure.

The name of the substance the scientists measured is serum ferritin. Ferritin is a protein that stores iron in the tissues, and the amount in blood serum provides an indirect measure of the total amount of iron stores the body has on hand.

Some researchers, intrigued by the findings, believe they shed new light on many aspects of the heart disease story, including why women are much less prone to heart attacks early in life. The prevailing theory has been that women are protected by the hormone estrogen and that their risk of having a heart attack goes up when their estrogen levels decrease at menopause. But, the scientists say, it may be that younger women are protected because of iron losses that occur during menstruation. They point to research showing that after menopause, when women's heart attack rates begin to catch up with men's, their levels of stored iron catch up as well. With that research in mind, a few scientists have gone so far as to suggest that people consider donating blood, the iron-rich body fluid, two to three times a year to lower their iron stores.

Other proponents of the iron/heart disease theory point out that iron promotes formation of very damaging forms of oxygen that can work to make the "bad" LDL-cholesterol in the blood even more prone to accumulate as part of plaque on artery walls. In other words, iron could be contributing to atherosclerosis and clogged blood vessels.

Before you start practicing blood-letting

Provocative as the results from Finland may be, most scientists believe it is far too soon to draw any definitive conclusions about iron's effects on the risk of heart disease and certainly too soon for Americans to make any changes in their iron-related behavior, either through changes in diet or frequency of blood donation for the purpose of depleting iron stores. Says Jeffrey Blumberg, PhD, Associate Director of the USDA Human Nutrition Research Center on Aging at Tufts as

Reprinted by permission from *Tufts University Diet & Nutrition Letter*, Vol. 10, No. 11, January 1993, pp. 3-6. (1-800-274-7581).

ADDITIONAL READING

Muscling more iron into your diet

The Recommended Dietary Allowance for iron for men and for women beyond their childbearing years is 10 milligrams. For younger women, the RDA is set at 15 milligrams to make up for their iron losses during menstruation each month. (In both cases, the RDA takes into account the fact that the body absorbs relatively little of the iron we eat; most of it passes out of us rather than makes its way to the tissues.)

The foods listed below give an idea of how iron needs can be met. Animal sources of the mineral—beef, poultry, and fish—contain a form of iron known as heme iron that the body absorbs better than it does other forms. Fruits, vegetables, and legumes contain non-heme iron, of which much less is assimilated. However, eating those foods with others that contain vitamin C will enhance absorption, so that, for instance, adding some vitamin C-containing tomato slices to a salad that has beans will allow the body to hold onto a greater amount of the beans' iron. The presence of heme iron can increase the absorption of non-heme iron as well. For instance, the non-heme iron in potatoes used in making a stew will be absorbed better if the stew contains some heme iron-containing beef.

Also worth keeping in mind: coffee and tea taken with food can decrease iron absorption significantly. Thus, iron seekers should consider forgoing those beverages at mealtime.

	Iron (milligrams)
oysters, cooked, moist heat, 3 oz	11.4
beef, top round, choice, broiled, 3 oz	2.3
beef liver, braised, 3 oz	5.8
chicken, breast meat, roasted, 3 oz	0.9
turkey, breast meat, roasted, 3 oz	1.3
pork tenderloin, roasted, 3 oz	1.3
flounder, cooked in dry heat, 3 oz	0.9
tuna, light, canned in water, 3 oz	1.3
lima beans, boiled, ½ cup	2.1
broccoli, boiled, 1 spear	1.5
potato, baked	2.8
enriched spaghetti, cooked, 1 cup	2.0
enriched white bread, 1 slice	0.7
whole wheat bread, 1 slice	0.9
raisins, ⅓ cup (packed)	1.1
peas, boiled, ½ cup	1.2
peanut butter, 2 tablespoons	0.5

well as a prominent scientist in the field of antioxidant research, "the press has made far too much of this single study. Much remains to be addressed. For instance," he says, "it needs to be kept in mind that the subjects constituted an unusual population. Eastern Finnish men may be very different from most Americans."

Menstruating women in the U.S. generally have only one fourth to one half of the stored iron men have. Thus, men are in a better position than women to donate "the gift of life." That's not to say it's unsafe for women to donate blood. They simply will have less stored iron afterward.

That's certainly true in terms of iron status. Consider that the average iron intake among the Finns was 19 milligrams per day, considerably more than the 10 to 15 milligrams American men are estimated to consume. Furthermore, the Finns' measurements of serum ferritin—the substance that indicates how much iron is stored throughout the body—averaged up to 50 percent higher than serum ferritin in American males. More than one in four had levels that were up to 100 percent higher than those found in American men. In comparison with American women, the Finnish men's serum ferritin was 300 to 600 percent higher. In other words, even if iron *were* found to have something to do with the development of heart disease, Americans may not have levels high enough to trigger any kind of significant problem.

The differences between Finnish and American subjects constitute just one reason to hesitate before trying to cut down on iron. Although a drop in that mineral may not be significant enough to cause iron-deficiency anemia, it could conceivably compromise the proper functioning of the immune system as well as take away from optimal work performance and the ability to concentrate when learning. That is, if people made a concerted effort to cut down on their iron stores to stave off heart disease, they might hurt themselves in other ways.

Clearly, the research community has a lot to do before any new recommendation concerning iron can be made with assurance. As the Harvard heart disease expert Charles Hennekens, MD, puts it, "if other investigators using different techniques and different populations—some men, some women—all show the same thing, we've got a message for the general public." Until then, he says, the public should concentrate on making the proven lifestyle changes that we *know* will decrease heart disease risk, such as eating less fat and quitting smoking. Adds Tufts University mineral researcher James Fleet, PhD, "whatever is eventually learned about iron, adding or subtracting a single nutrient from the diet will never make or break heart disease risk by itself. It's a set of lifestyle factors—total diet and exercise patterns—that counts, along with whether the illness runs in the family."

Does all this mean that for now, at least, no Americans should be concerned about taking in too much iron? If only it were that simple.

A known risk for iron overload

The body guards its iron stores very jealously, as well it should. Without an adequate supply of iron, our red blood cells do not have enough of an iron-containing protein called hemoglobin, which functions by picking up oxygen in the lungs each time we take a breath and carrying that life-sustaining substance to all the tissues of the body. Of the one-ninth to one-sixth of an ounce of iron present in each adult (about a teaspoonful), 70 percent can be found in hemoglobin.

One way our bodies help insure that enough iron is on hand is to absorb more from the food we eat when stores become deficient; iron absorption can increase dramatically if necessary. Unfortunately, some people have a condition that causes them to absorb a relatively large amount of iron even if they don't need it. And since there is no way to get rid of it other than by bleeding—via menstruation, childbirth, injury, or blood donations (the inability to lose significant amounts of iron any other way is a second mechanism our systems have for making sure we don't run low)—their internal organs become iron overloaded and thereby cause problems like liver disease, congestive heart failure, diabetes, arthritis, and without early enough intervention, death.

The condition, a hereditary disease called hemochromatosis, is estimated to afflict more than a million Americans. That comes to about one in every 200 to 250 people, far fewer than suffer from iron *deficiency* but still more than all those afflicted with cystic fibrosis, Huntington's disease, and muscular dystrophy combined.

Fortunately, many people with hemochromatosis never develop any problematic symptoms that endanger their health. Tragically, however, those who do are often not diagnosed correctly until somewhere in mid-life, when iron stores are five to 50 times the norm and the illness has ravaged their bodies. A 1988 survey of a group of people with iron overload revealed, in fact, that one in three had met with more than 11 doctors before receiving a proper diagnosis.

The delay is largely due to the fact that many of the initial symptoms—weakness, fatigue, achy joints, decreased sexual desire—are so variable and nonspecific that it is all too easy to attribute them to other conditions, including iron-deficiency anemia! Some patients suffering from the disease are actually instructed to take iron supplements, which only make their condition worse.

That hemochromatosis frequently escapes early detection is very troubling, particularly in light of the simplicity of its treatment: periodic phlebotomy or blood-letting to get rid of excess iron stores (the more iron lost in blood, the more the body's storage tissues must give up to make new red blood cells) and avoidance of iron supplements and foods highly fortified with the mineral.

How can you tell that you may have too much stored iron? Only certain blood tests, two of which are the serum ferritin test and the transferrin saturation test, provide the answer. The full series of blood tests that check for iron overload costs about $75 to $100 and is worth considering for anyone who has a family history of hemochromatosis or suffers from what might be the early symptoms of the disease, but has not been treated successfully for his or her complaints and has not yet been told that iron overload might be the culprit.

The more common iron-based affliction

While hemochromatosis is no small matter, iron deficiency is much more prevalent. In fact, a lack of iron is the most common nutrient deficiency worldwide, affecting more than a billion people. The groups at particular risk: children six months to four years old, whose iron reserves may not be sufficient to meet the needs of their rapid growth; pre- and early adolescents, who are also growing and often have poor diets; women of childbearing years, who lose iron in the blood during menstruation; and pregnant women, who in order to deliver healthy babies must have sufficient iron to cover the requirements of the fetus, the placenta, their own expanded blood volume, and the blood losses that occur during childbirth.

If an iron "deficit" is dramatic enough, the result is full-blown iron-deficiency anemia, a condition in which iron stores are so low and, consequently, the number of hemoglobin molecules so diminished that not enough of them are available to pick up an adequate amount of oxygen from the lungs and distribute it to the rest of the body. Such cases are akin to a lack of air, which is why many people with anemia may feel like people often do at very high altitudes where the air is "thin": weak and woozy and easily fatigued.

Fortunately, the incidence of iron-deficiency anemia is relatively rare. But some researchers estimate that one out of every 10 to 15 people in the at-risk groups have at least some degree of impaired iron status. The practical upshot of "low-grade" iron deficiency: Basic functioning may not be up to par. That could mean anything from too little energy to perform everyday tasks in an efficient manner to difficulties staying alert, say, in school or on the job.

ADDITIONAL READING

Does that signify that the tens of millions of people in the at-risk segments of the population should automatically take iron supplements? Absolutely not. It would not be prudent for anyone to swallow iron pills unless a demonstrated need for them has been shown with a true iron deficiency as diagnosed by a physician. Even when iron pills are prescribed, there should be adequate follow-up so that what might only be a need for short-term supplementation doesn't turn into unnecessary "chronic" iron therapy without end.

Those who are drawn to the idea of swallowing iron supplements without proof of need should consider that they can cause unpleasant side effects, including constipation, diarrhea, and gastric upset. They can also contribute to nutrient imbalances. Specifically, too much iron can interfere with the availability of the essential nutrients copper, manganese, and zinc. Furthermore, if supplemental iron is not truly needed but taken overzealously anyway, iron toxicity can occur in the form of liver damage as well as damage to other organs.

None of this is to say people shouldn't make every effort to eat adequate amounts of iron-containing *foods*: an average of up to six ounces a day of meat, poultry, and/or fish, the richest sources of iron in the diet, along with beans, enriched breads and the like, and for smaller iron contributions, vegetables and fruits. In the absence of blood tests for iron status ordered by a physician, following such a balanced diet will safely help minimize the risk of an iron shortfall in people predisposed to deficiencies of that mineral as well as cause the least potential damage to those Americans at risk of iron overload.

What your doctor may not have told you

A woman walks into her physician's office complaining of persistent fatigue and a general lack of stamina. Her doctor takes a sample of her blood, sends it off to a lab for tests and, based upon the results, diagnoses her as having iron-deficiency anemia. His cure: iron supplements.

Simple, right? Not if the doctor didn't order all the right tests. And that's a possibility. According to at least a couple of accounts, iron-deficiency anemia has been overdiagnosed in the U.S. precisely because some physicians have used too few blood tests to detect it. The reason goes back to the definition of anemia. Simply put, anemia is a reduction in the number of hemoglobin molecules and/or in the number or size of the red blood cells. But too little hemoglobin or too few red blood cells may result from many things that have nothing to do with whether the body is taking in or storing enough iron. For instance, anemia can be caused by too little of a number of other nutrients: folic acid; vitamin B_6; copper; and, usually due to malabsorption, B_{12} (anemia brought on by a B_{12} deficiency is known as pernicious anemia)—all are necessary for proper red blood cell formation. Trauma and illnesses that cause internal bleeding can lead to anemia as well.

What it comes down to is that anemia is better off regarded as a symptom, a clue to a problem, rather than *the* problem in and of itself. And the way to find out whether that problem has anything to do with iron status is to go beyond simply confirming the presence of anemia, which doctors do by ordering blood tests that measure hemoglobin levels and what is known as the hematocrit (the percentage of blood made up of red blood cells) and test specifically for iron deficiency. For that purpose, specialists recommend a serum ferritin test, which indirectly measures the amount of the mineral stored away in the body tissues. If stores are low enough or nonexistent, a lack of iron can be considered the anemia-causing culprit and iron supplements generally prescribed. (Of course, iron-deficiency anemia can be a symptom in itself, as in the case of internal bleeding in the gastrointestinal tract due to an ulcer or to a more serious problem such as cancer; the more bleeding, the more iron that leaves the body. Because iron-deficiency anemia can result from many conditions other than a lack of iron, it is important for physicians to make sure iron-deficient patients, particularly from middle age on, are not suffering from an underlying illness.)

Many doctors order blood tests in addition to the one that measures serum ferritin in order to make sure their diagnosis of iron-deficiency anemia is correct. One of those is the transferrin saturation test. Transferrin is a protein that takes iron absorbed from foods as well as from broken down red blood cells and carries it to whatever body tissues need it. If very little of it is saturated with the mineral, it could indicate that iron stores are low and/or that not enough iron is currently being taken in.

These same tests can also determine the presence of hemochromatosis, the disease of iron overload. If the readings are too high, a diagnosis of hemochromatosis can be made and patients can periodically have blood withdrawn to reduce their bodies' iron content.

The figures below show what is "normal" and what indicates the presence of iron-deficiency anemia and hemochromatosis. Bear in mind that the cut-off points are not "hard and fast" for a variety of reasons. One is that someone could be "outside" the normal range yet not have any problems with iron status. Conversely, someone could be "inside" normal yet be at some kind of risk. Consider that a 65-year-old man with a serum ferritin reading of 20, while technically within the desired parameters for that measurement, would be considered "low" by a physician because the patient presumably had been adding to his iron stores throughout his life. And a 19-year-old menstruating woman with a serum ferritin of 250 would be considered "high." Her age combined with her monthly blood loss would not normally allow her to build up such significant iron stores.

Various disease states can affect blood measurements as well. Even altitude influences readings. The "normal" hemoglobin range included here is for people living at sea level. In Denver, a city with a high altitude, "normal" is one half to one gram higher. (And in the very high Andes, hemoglobin levels can reach as high as 20 or 21.)

Tests for iron deficiency

Serum ferritin

normal: 20-250 (micrograms per liter of blood)
low: 12-19
iron-deficiency: fewer than 12
iron-deficiency anemia: fewer than 12 *and* hemoglobin levels below normal (see below)
hemochromatosis: greater than 400; victims are often in the 1,000 to 2,000 range

Transferrin saturation

normal: 16-55 (as a percentage of total iron binding capacity of serum)
iron-deficiency: less than 16
iron-deficiency anemia: less than 16 *and* hemoglobin levels below normal
hemochromatosis: around 62 and above

Tests for anemia (but not specifically iron-deficiency anemia)

Hemoglobin

normal: men, 13.5-18 (grams per 100 milliliters of blood); women, 12.5-17
anemia: levels below normal

Hematocrit

normal: men, 40-54 (as the percentage of red blood cells in the total blood volume); women, 37-47
anemia: levels below normal

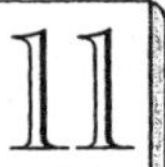

DO YOU KNOW YOUR VITAMIN ABCs?

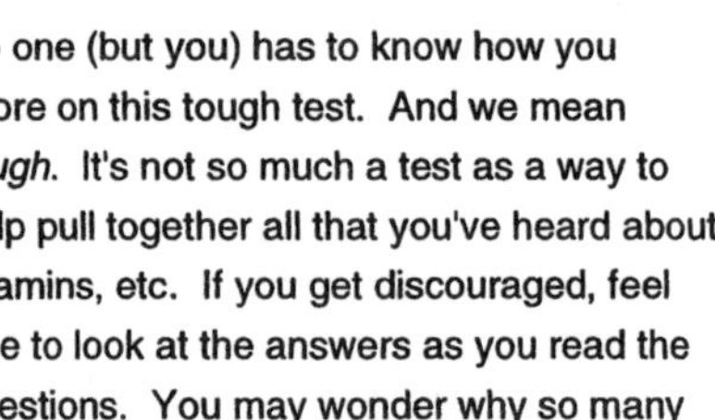

B-VITAMINS

1. The B-vitamin folate may help prevent *all but one* of the following. Which one?
   a. heart disease
   b. stroke
   c. prostate cancer
   d. colon cancer
   e. birth defects

2. If you are older than 55, which is the best source of vitamin B-12?
   a. milk
   b. poultry
   c. eggs
   d. green leafy vegetables
   e. a vitamin supplement

3. *All but one* of the following can be a sign of vitamin B-12 deficiency. Which one isn't?
   a. memory loss
   b. excessive thirst
   c. mental confusion
   d. blurred vision
   e. tingling in the feet

4. Which B-vitamin can cause nerve damage if taken in high doses?
   a. thiamin (B-1)
   b. riboflavin (B-2)
   c. niacin (B-3)
   d. pyridoxine (B-6)

5. *All but one* of the following may lower the risk of heart disease. Which one doesn't?
   a. vitamin B-2
   b. vitamin B-6
   c. vitamin E
   d. folate
   e. fiber-rich foods

VITAMIN D & CALCIUM

6. Getting enough calcium may help cut the risk of which cancer?
   a. breast cancer
   b. bladder cancer
   c. colon cancer
   d. prostate cancer

DON'T GET NERVOUS

No one (but you) has to know how you score on this tough test. And we mean *tough*. It's not so much a test as a way to help pull together all that you've heard about vitamins, etc. If you get discouraged, feel free to look at the answers as you read the questions. You may wonder why so many questions ask which vitamin or mineral *doesn't* prevent or cause some health problem. That way, instead of finding just one thing that works, you learn about three or four that *do* (and one that *doesn't*). Each question has only one right answer.

7. People over age 50 should get 1,200 mg of calcium a day. That's the amount in *all but one* of the following. Which one doesn't have that much?
   a. four cups of milk
   b. six ounces of cheddar cheese
   c. nine cups of cottage cheese
   d. five cups of cooked broccoli
   e. four cups of calcium-fortified orange juice

8. What's the maximum daily dose of calcium that's considered safe?
   a. 1,500 mg
   b. 2,500 mg
   c. 3,500 mg
   d. 4,500 mg
   e. no limit

9. Vitamin D may help prevent or treat *all but one* of the following. Which one?
   a. high blood pressure
   b. hip fractures
   c. osteoarthritis
   d. osteoporosis

10. If you're middle-aged, *all but one* of the following can supply a day's worth of vitamin D. Which one can't?
   a. a multivitamin
   b. a highly fortified cereal like Product 19 or Total
   c. four glasses of milk
   d. exposing your hands, face, and arms to the sun for five to ten minutes two or three times a week in the summer months (anywhere) or at any time of the year (in the South)

OTHER VITAMINS & MINERALS

11. *All but one* of the following help prevent high blood pressure. Which one doesn't?
   a. limiting sodium (salt)
   b. consuming enough potassium
   c. getting enough vitamin E
   d. eating enough fruits and vegetables
   e. getting enough exercise

12. ***All but one*** **of these foods are good sources of potassium. Which one isn't?**
a. bananas
b. milk
c. dry beans
d. rye bread
e. chicken

13. Though the evidence is sometimes shaky, too much iron can raise the risk of ***all but one*** **of the following. Which one?**
a. memory loss
b. heart disease
c. cancer
d. liver damage

14. Evidence suggests that ***all but one*** **of the following lower your risk of diabetes. Which one doesn't?**
a. staying lean
b. eating fiber-rich foods
c. eating enough magnesium
d. eating enough potassium
e. getting enough exercise

15. Evidence indicates that ***all but one*** **of the following may cut the risk of prostate cancer. Which one doesn't?**
a. magnesium
b. lycopene
c. selenium
d. vitamin E
e. eating less meat

16. Which is the best source of vitamin E?
a. whole-wheat bread
b. olive oil
c. broccoli
d. almonds
e. beans

17. Which can impair the immune system if taken in large doses?
a. copper
b. iron
c. zinc
d. vitamin A

18. According to the latest estimates, how much vitamin C do most people need each day?
a. 60 mg
b. 200 mg
c. 500 mg
d. 1,000 mg
e. 5,000 mg

19. ***All but one*** **of the following appear to help strengthen bones. Which one doesn't?**
a. vitamin D
b. vitamin K
c. vitamin E
d. fluoride

20. A deficiency of which nutrient ***can't*** **be detected by a blood test?**
a. vitamin B-12
b. vitamin D
c. zinc
d. iron

21. Which is the best source of selenium?
a. whole-wheat bread
b. spinach
c. fortified breakfast cereal
d. a supplement

22. High doses of vitamin A or its precursor (beta-carotene) may raise the risk of ***all but one*** **of the following. Which one?**
a. colon cancer
b. lung cancer
c. liver damage
d. birth defects

23. Which one of the following appears to curb the muscle damage caused by exercise in people older than 55?
a. vitamin A
b. vitamin B-1
c. vitamin C
d. vitamin E

24. ***All but one*** **of these foods are good sources of magnesium. Which one isn't?**
a. bran cereal
b. cantaloupe
c. spinach
d. black beans
e. yogurt

MISCELLANEOUS

25. Which food may protect your eyes as you age?
a. collard greens
b. soybeans
c. purple grape juice
d. carrots

26. Which supplement is ***most*** **likely to do what its proponents claim it does?**
a. echinacea
b. lecithin
c. saw palmetto
d. DHEA

27. Which supplement is ***least*** **likely to do what its proponents claim it does?**
a. glucosamine
b. St. John's wort
c. kava kava
d. ginseng

28. ***All but one*** **of the following are rich sources of omega-3 fats. Which one is only a minor source?**
a. cod
b. sardines
c. rainbow trout
d. salmon

29. Adverse effects or contaminants have been reported for ***all but one*** **of the following. Which one?**
a. ephedra
b. DHEA
c. 5-HTP
d. chondroitin

30. Which one of the following is ***most*** **likely to improve your memory?**
a. vitamin E
b. phosphatidyl serine
c. lecithin
d. ginkgo biloba

ADDITIONAL READING

ANSWERS

1. **c.** Women who could become pregnant should take a multivitamin with 400 mcg, the Daily Value for folate. That amount helps prevent neural tube birth defects. Though more studies are needed, the same level also appears to cut the risk of heart disease, stroke, and colon cancer.

2. **e.** In younger people, all but the vegetables would be a good source of B-12 (which is only found in animal foods). But if you're over 55, your stomach might not produce enough acid to extract the B-12 from food. To play it safe, take a daily dose of 25 mcg, the amount in many supplements for seniors.

3. **b.** Vitamin B-12 deficiency can cause irreversible nerve damage. If you have any of the symptoms (other than excessive thirst), get your B-12 blood levels checked. Anemia can also be a sign of B-12 deficiency, but you can get nerve damage without anemia. (Excessive thirst could be a sign of diabetes.)

4. **d.** The B-vitamins—like other water-soluble nutrients—are usually safe at high doses. B-6 is the exception. The Tolerable Upper Intake Level (UL) was set at 100 mg because higher daily doses can cause a (reversible) nerve toxicity that leads to difficulty walking, clumsiness, numbness, or burning, shooting, or tingling pains. The Daily Value for B-6 is only 2 mg.

5. **a.** People who consume more vitamin B-6 (about 4.6 mg a day), folate (at least 400 mcg a day), or vitamin E (at least 100 IU a day) have a lower risk of heart attacks. Vitamin B-6 and folate may protect the heart by lowering blood levels of homocysteine. None of the research is definitive, though. Clear answers about vitamin E may come from clinical trials that are under way to see if it can prevent heart attacks.

6. **c.** In a study of people who already had precancerous colon polyps, taking 1,200 mg of calcium a day cut the risk of new polyps by 24 percent. However, *preliminary* evidence suggests that men who consumed 2,000 mg of calcium a day—from food or supplements—had a *higher* risk of prostate cancer than men who consumed lower levels. Until we know more, men shouldn't assume that more calcium is better.

7. **d.** Each cup of cooked broccoli has 70 mg of calcium, so you'd need 17 cups to get a day's worth of calcium (not that you need to get all your calcium from a single food). Collards (with 230 mg per cup) and cooked frozen kale (with 180 mg per cup) are richer sources.

8. **b.** In 1997, the National Academy of Sciences set an Upper Tolerable Intake Level (UL) for calcium of 2,500 mg a day. Too much calcium can cause kidney stones, high blood calcium, or impaired absorption of iron, zinc, or magnesium. But 2,500 mg a day isn't a target. Shoot for 1,000 mg a day if you're 19 to 50 and 1,200 mg a day if you're older than 50.

9. **a.** In a recent study in Boston, half of the women with hip fractures were deficient in vitamin D. So far, only one study has found slower progression of arthritis in people with low D levels.

10. **b.** Milk—not other dairy products—is one of the few good sources of vitamin D. Even cereals with 100 percent of the Daily Value for other vitamins and minerals don't supply much D. Experts recommend 200 IU a day if you're 19 to 50, 400 IU a day if you're 51 to 70, and 600 IU a day if you're older than 70. As people age, their skin gets less efficient at making vitamin D when exposed to the sun. You can't get enough vitamin D from the sun in the winter unless you live in the Southern U.S.

11. **c.** Avoiding overweight and limiting alcohol (to no more than one drink a day for women; two for men) also keep blood pressure from rising.

12. **d.** Fruits and vegetables, especially beans (except green beans), are the best sources. Whole grains have more than their refined cousins (almost all rye breads are refined), but even whole-wheat bread isn't loaded with potassium. Bran cereals are a better source. Most multivitamin-and-mineral supplements and fortified breakfast cereals don't supply much potassium.

13. **a.** Too *little* iron can impair memory and learning in adolescent girls (iron deficiency is less common in boys). But too much *may* raise the risk of cancer and heart disease. About one in 250 Americans has the genes for iron overload, or hemochromatosis, which can damage the liver, heart, brain, pancreas, and other organs. To play it safe, get your blood ferritin checked. If you're male or postmenopausal, look for a multivitamin that supplies no more than 10 mg of iron a day. The 18 mg in most multis is the recommended allowance for teenage boys.

14. **d.** It's clear that extra pounds raise the risk of diabetes. Exercise lowers the risk, even if you're not overweight. The evidence for fiber-rich foods and magnesium, while promising, is shakier.

15. **a.** In separate clinical trials, men who took 200 mcg of selenium or 50 IU of vitamin E every day had a lower risk of prostate cancer. Studies are under way to duplicate those results. There are no trials on lycopene or red meat. However, men who eat less red meat—and less animal fat—seem to have a lower risk. Ditto for men who have higher blood levels of lycopene or who eat more lycopene-rich tomato-containing foods, especially cooked foods like tomato sauce.

16. **d.** Almonds are the best of the bunch, with 11 IU in three tablespoons. But only supplements have the amounts that may help reduce the risk of heart disease (100 IU a day) or prostate cancer (50 IU a day).

17. **c.** Zinc can impair the immune system at daily doses as low as 50 mg (in addition to the 15 mg in a typical diet). Vitamin A can cause liver damage and possibly birth defects at daily doses of 10,000 IU or more. Vitamin B-6 can cause (reversible) nerve damage at doses of 200 mg or more.

18. **b.** The current Daily Value is 60 mg, but some vitamin-C experts think that intakes should be at least 100 mg or, more likely, 200 mg. If you eat the eight to ten servings of fruits and vegetables a day that we recommend, you should get at least 200 mg. So far there is no Upper Tolerable Intake Level (UL) for vitamin C. It should be 1,000 mg a day, some argue, because more than that may raise the risk of kidney stones.

19. **c.** Most people know that calcium and vitamin D are crucial for strong bones. But it's also important to get enough vitamin K. Women should shoot for 65 mcg a day, while men need 80 mcg. Green leafy vegetables are the best source. Most people get sufficient fluoride from fluoridated water.

20. **c.** There is no good way to test for zinc deficiency. Instead, researchers give people more zinc and see if it improves the symptoms of a deficiency—diminished taste, wounds that take long to heal, or recurring infections that don't clear up easily. As for the other nutrients, it's worth getting your blood tested for 25-hydroxyvitamin D, serum ferritin (to see if you get too little or too much iron), and vitamin B-12.

21. **d.** Seafood is the most reliable food source of selenium. The selenium content of other foods varies depending on where they were grown. If you want to get 200 mcg a day—the amount that may cut the risk of cancer—the safest way is to take a supplement.

22. **a.** As little as 10,000 IU a day of vitamin A may raise the risk of birth defects when taken by pregnant women and may cause liver damage when taken by older people for 10 to 15 years. Beta-carotene doesn't cause birth defects or liver damage, but two studies found an increased risk of lung cancer in smokers who took 33,000 IU to 50,000 IU (20 mg to 30 mg) of beta-carotene a day for several years. In contrast, beta-carotene-rich *foods*, like carrots, sweet potatoes, and cantaloupe, are linked to a *lower* risk of lung cancer.

23. **d.** When sedentary older people were told to exercise for 45 minutes a day, those who were given vitamin E had fewer signs of muscle damage than those who took a placebo. The study used 800 IU a day, but as little as 200 IU to 400 IU may be sufficient.

24. **b.** Most fruits are not especially rich in magnesium. Nor are most vegetables, except for leafy greens and dry beans. Whole (not refined) grains and milk or yogurt can help you reach 320 mg (women) or 420 mg (men) a day. Most multivitamin-and-mineral supplements and fortified breakfast cereals supply only about 100 mg per serving.

25. **a.** Studies suggest that foods rich in lutein, a carotenoid found in green leafy vegetables, may help prevent macular degeneration, the most common cause of blindness in older people. (The macula is the center of the retina.)

26. **c.** There is consistent evidence that a daily dose of 320 mg of saw palmetto can help men with benign prostatic hypertrophy (enlarged prostates). The evidence for the others is inconclusive.

27. **d.** Glucosamine seems to curb arthritis pain, St. John's wort appears to help one out of two people with clinical depression (whether it "cures the blues" for people who aren't clinically depressed is untested), and kava kava may help people with clinical anxiety (it's less certain whether it "relieves daily stress" or helps you relax). So far, there is insufficient evidence that ginseng is good for memory, energy, sexual interest or potency, symptoms of menopause, or the immune system.

28. **a.** In some studies, people who consumed about 1.5 grams of omega-3 fats a week had a lower risk of heart attacks. You can get that much in six ounces of cooked (eight ounces of raw) salmon or rainbow trout or three ounces of canned sardines. A six-ounce serving of most other fish, including cod, flounder, tuna, clams, catfish, haddock, perch, and halibut, has between 0.2 and 0.9 grams of omega-3 fats.

29. **d.** Experts are concerned that DHEA may raise testosterone levels, which may increase the risk of prostate cancer. Ephedra has been linked to about three dozen deaths and more than a thousand adverse reactions. And a half dozen samples of 5-HTP tested by the FDA contained a contaminant like the one that caused eosinophilia myalgia—a painful and sometimes disabling muscle disorder—in people who took tainted tryptophan supplements in the late 1980s.

30. **b.** So far, the evidence is strongest that phosphatidyl serine (PS) can boost memory in healthy people with greater-than-normal, age-related losses.

HOW'D YOU DO?

Give yourself one point for each correct answer on this tough quiz.

Score

23 - 30	**You rock!** Track down an agent to write your own vitamin book.
15 - 22	**Not too shabby.** You tied with some *NAH* staff, who shall remain nameless.
8 - 14	**Oops.** Leave your *Nutrition Actions* in the bathroom so you can brush up on old issues.
0 - 7	**A new subscriber, right?** If not, it wouldn't hurt to get those vitamin B-12 levels checked.

WHAT TO TAKE

Getting enough vitamins, minerals, fiber, and other phytochemicals isn't as hard as it may seem.

- **Eat a healthy diet.** Start with a diet built around fruits and vegetables (eight to ten servings a day); whole-grain breads and cereals; beans; low-fat poultry and meat; non-fried fish; and low-fat milk, cheese, and yogurt.
- **Take a muilti.** For insurance, take an ordinary multivitamin-and-mineral supplement like Centrum (or Centrum Silver) or a store-brand knock-off with the same ingredients.
- **Count up your calcium.** Do you eat three (if you're under 50) or four (if you're over 50) servings a day of (low-fat) milk, yogurt, or cheese? If not, take a supplement (like Tums or a store-brand calcium carbonate) with 300 mg of calcium a day for every dairy product you miss. Your goal: 1,000 mg a day (if you're 19 to 50) or 1,200 mg a day (if you're over 50).
- **Consider taking extra E.** Studies suggest that 50 IU a day may cut the risk of prostate cancer, 100 IU a day may lower the risk of heart disease, and 200 to 400 IU a day may boost the immune systems of older people or help curb muscle damage that occurs when they exercise. You can't get those levels from food. The evidence isn't strong enough to say that vitamin E works, but it's a good bet.
- **Consider selenium.** In 1996, researchers reported that people who took 200 mcg of selenium a day had a lower risk of prostate, lung, and colon cancer. Until ongoing studies confirm those results, it's too early to say that selenium prevents cancer. But it's worth considering a supplement.

How to Spot Health Fraud

by Paula Kurtzweil

You don't have to look far to find a health product that's totally bogus—or a consumer who's totally unsuspecting. Promotions for fraudulent products show up daily in newspaper and magazine ads and TV "infomercials." They accompany products sold in stores, on the Internet, and through mail-order catalogs. They're passed along by word-of-mouth.

And consumers respond, spending billions of dollars a year on fraudulent health products, according to Stephen Barrett, M.D., head of Quackwatch Inc., a nonprofit corporation that combats health fraud. Hoping to find a cure for what ails them, improve their well-being, or just look better, consumers often fall victim to products and devices that do nothing more than cheat them out of their money, steer them away from useful, proven treatments, and possibly do more bodily harm than good.

"There's a lot of money to be made," says Bob Gatling, director of the program operations staff in the Food and Drug Administration's Center for Devices and Radiological Health. "People want to believe there's something that can cure them."

FDA describes health fraud as "articles of unproven effectiveness that are promoted to improve health, well-being or appearance." The articles can be drugs, devices, foods, or cosmetics for human or animal use.

FDA shares federal oversight of health fraud products with the Federal Trade Commission. FDA regulates safety, manufacturing and product labeling, including claims in labeling, such as package inserts and accompanying literature. FTC regulates advertising of these products.

Because of limited resources, says Joel Aronson, team leader for the nontraditional drug compliance team in FDA's Center for Drug Evaluation and Research, the agency's regulation of health fraud products is based on a priority system that depends on whether a fraudulent product poses a direct or indirect risk.

When the use of a fraudulent product results in injuries or adverse reactions, it's a direct risk. When the product itself does not cause harm but its use may keep someone away from proven, sometimes essential, medical treatment, the risk is indirect. For example, a fraudulent product touted as a cure for diabetes might lead someone to delay or discontinue insulin injections or other proven treatments.

While FDA remains vigilant against health fraud, many fraudulent products may escape regulatory scrutiny, maintaining their hold in the marketplace for some time to lure increasing numbers of consumers into their web of deceit.

How can you avoid being scammed by a worthless product? Though health fraud marketers have become more sophisticated about selling their products, Aronson says, these charlatans often use the same old phrases and gimmicks to gain consumers' attention—and trust. You can protect yourself by learning some of their techniques.

The following products typify three fraudulent products whose claims prompted FDA to issue warning letters to the products' marketers, notifying them that their products violated federal law. Two of the products also were added to FDA's import alert list of unapproved new drugs promoted in the United States. Products under import alert are barred from entry onto the U.S. market.

Take a look at these products' promotions. They are rife with the kind of red flags to look out for when deciding whether to try a health product unknown to you.

Reprinted by permission from *FDA Consumer Magazine*, November-December, 1999.

ADDITIONAL READING

PRODUCT NO. 1: PURE EMU OIL

The FDA determined that a pure emu oil product marketed to treat or cure a wide range of diseases was an unapproved drug. Its marketer had never submitted to FDA data to support the product's safe and effective use.

One Product Does It All

"... extremely beneficial in the treatment of rheumatism, arthritis ... infections ... prostate problems, ulcers ... cancer, heart trouble, hardening of the arteries, diabetes and more ..." "...completely eliminating the gangrene" "... antibiotic, pain reliever ..."

Be suspicious of products that claim to cure a wide range of unrelated diseases—particularly serious diseases, such as cancer and diabetes. No product can treat every disease and condition, and for many serious diseases, there are no cures, only therapies to help manage them.

Cancer, AIDS, diabetes, and other serious diseases are big draws because people with these diseases are often desperate for a cure and willing to try just about anything.

Personal Testimonials

"Alzheimer's Disease!!! My husband has Alzheimer. On September 2, 1998 he began eating 1 teaspoon of ... Pure Emu Oil each day.... Now (in just 22 days) he mowed the grass, cleaned out the garage, weeded the flower beds, and we take our morning walk again. It hasn't helped his memory much yet but he is more like himself again!!!"

Personal testimonies can tip you off to health fraud because they are difficult to prove. Often, says Reynaldo Rodriguez, a compliance officer and health fraud coordinator for FDA's Dallas district office, testimonials are personal case histories that have been passed on from person to person. Or, the testimony can be completely made up.

"This is the weakest form of scientific validity," Rodriguez says. "It's just compounded hearsay."

Some patients' favorable experiences with a fraudulent product may be due more to a remission in their disease or from earlier or concurrent use of approved medical treatments, rather than use of the fraudulent product itself.

Quick Fixes

"... eliminates skin cancer in days! ..."

Be wary of talk that suggests a product can bring quick relief or provide a quick cure, especially if the disease or condition is serious. Even with proven treatments, few diseases can be treated quickly. Note also that the words "in days" can really refer to any length of time. Fraud promoters like to use ambiguous language like this to make it easier to finagle their way out of any legal action that may result.

PRODUCT NO. 2: OVER-THE-COUNTER TRANSDERMAL WEIGHT-LOSS PATCH

FDA issued a warning letter to the marketer of the weight-loss product described here because it did not have an approved new drug application. Because of the newness of the dosage form—skin-delivery systems—FDA requires evidence of effectiveness, in the form of a new drug application, before the product can be marketed legally.

"Natural"

"... Healthy, simple, and natural way to help you lose and control your weight ..."

Don't be fooled by the term "natural." It's often used in health fraud as an attention-grabber; it suggests a product is safer than conventional treatments. But the term doesn't necessarily equate to safety because some plants—for example, poisonous mushrooms—can kill when ingested. And among legitimate drug products, says Shelly Maifarth, a compliance officer and health fraud coordinator for FDA's Denver district office, 60 percent of over-the-counter drugs and 25 percent of prescription drugs are based on natural ingredients.

And, any product—synthetic or natural—potent enough to work like a drug is going to be potent enough to cause side effects.

Time-Tested or New-Found Treatment

"... This revolutionary innovation is formulated by using proven principles of natural health based upon 200 years of medical science..."

Usually it's one or the other, but this claim manages to suggest it's both a breakthrough and a decades-old remedy. Claims of an "innovation," "miracle cure," "exclusive product," or "new discovery" or "magical" are highly suspect. If a product was a cure for a serious disease, it would be widely reported in the media and regularly prescribed by health professionals—not hidden in an obscure magazine or newspaper ad, late-night television show, or Website promotion, where the marketers are of unknown, questionable or nonscientific backgrounds.

The same applies to products purported to be "ancient remedies" or based on "folklore" or "tradition." These claims suggest that these products' longevity proves they are safe and effective. But some herbs reportedly used in ancient times for medicinal purposes carry risks identified only recently.

Satisfaction Guaranteed

"... Guarantee: If after 30 days ... you have not lost at least 4 pounds each week, your uncashed check will be returned to you ..."

Here's another red flag: money-back guarantees, no questions asked.

Good luck getting your money back. Marketers of fraudulent products rarely stay in the same place for long. Because customers won't be able to find them, the marketers can afford to be generous with their guarantees.

PRODUCT NO. 3: UNAPPROVED WEIGHT-LOSS PRODUCT MARKETED AS AN ALTERNATIVE TO A PRESCRIPTION DRUG COMBINATION

FDA issued an import alert for a Canadian-made weight-loss product whose claims compared the product with two prescription weight-loss drugs taken off the market after FDA determined they posed a health hazard.

Promises of Easy Weight Loss

"... Finally, rapid weight loss without dieting ..."

For most people, there is only one way to lose weight: eat less food (or fewer high-calorie foods) and increase activity.

Note the ambiguity of the term "rapid." A reasonable and healthy weight loss is about 1 to 2 lbs. a week.

Paranoid Accusations

"... Drug companies make it nearly impossible for doctors to resist prescribing their expensive pills for what ails you ..." "... It seems these billion-dollar drug giants all have one relentless competitor in common they all constantly fear: natural remedies ..."

These claims suggest that health-care providers and legitimate manufacturers are in cahoots with each other, promoting only the drug companies' and medical device manufacturers' products for financial gain. The claims also suggest that the medical profession and legitimate drug and device makers strive to suppress unorthodox products because they threaten their financial standing.

"This [accusation] is an easy way to get consumers' attention," says Marjorie Powell, Assistant General Counsel for the Pharmaceutical Research and Manufacturers of America. "But I would ask the marketers of such claims, 'Where's the evidence?' It would seem to me that in this country, outside of a regulatory agency, it would be difficult to stop someone from making a claim."

Think about this, too: Would the vast number of people in the health-care field block treatments that could help millions of sick, suffering patients, many of whom could be family and friends? "It flies in the face of logic," Barrett says on his Quackwatch Website.

Meaningless Medical Jargon

"...Hunger Stimulation Point (HSP)..." "...thermogenesis, which converts stored fats into soluble lipids ..." "...One of the many natural ingredients is inolitol hexanicontinate ..."

Terms and scientific explanations such as these may sound impressive and may have an element of truth to them, but the public "has no way of discerning fact from fiction," Aronson says. Fanciful terms, he says, generally cover up a lack of scientific proof.

Sometimes, the terms or explanations are lifted from a study published in a reputable scientific journal, even though the study was on another subject altogether, says Martin Katz, a compliance officer and health fraud coordinator for FDA's Florida district office. And chances are, few people will check the original published study.

"Most people who are taken in by health fraud will grasp at anything," he says. "They're not going to do the research. They're looking for a miracle."

TRUTH OR DARE

The underlying rule when deciding whether a product is authentic or not is to ask yourself: "Does it sound too good to be true?" If it does, it probably isn't true.

If you're still not sure, check it out: "Look into it—before you put it in your body or on your skin," says Reynaldo Rodriguez, a compliance officer and health fraud coordinator for FDA's Dallas district office.

To check a product out, FDA health fraud coordinators suggest:

- Talk to a doctor or another health professional. "If it's an unproven or little-known treatment, always get a second opinion from a medical specialist," Rodriguez says.
- Talk to family members and friends. Legitimate medical practitioners should not discourage you from discussing medical treatments with others. Be wary of treatments offered by people who tell you to avoid talking to others because "it's a secret treatment or cure."
- Check with the Better Business Bureau or local attorneys generals' offices to see whether other consumers have lodged complaints about the product or the product's marketer.
- Check with the appropriate health professional group—for example, the American Heart Association, American Diabetes Association, or the National Arthritis Foundation if the products are promoted for heart disease, diabetes or arthritis. Many of these groups have local chapters that can provide you with various resource materials about your disease.
- Contact the FDA office closest to you. Look for the number and address in the blue pages of the phone book under U.S. Government, Health and Human Services, or go to **www.fda.gov/ora/fed_state/dfsr_activities/dfsr_pas.html** on the FDA Website. FDA can tell you if the agency has taken action against the product or its marketer. Your call also may alert FDA to a potentially illegal product and prevent others from falling victim to health fraud.

JOINING FORCES TO FIGHT FRAUD

Health fraud isn't confined to the United States. It's worldwide, and to help combat it in North America, the United States has joined with Canada and Mexico to share knowledge and coordinate enforcement activities related to fraudulent health products, services and devices.

In announcing their decision in December 1998 to adopt the Joint Strategies Agreement, the countries agreed to:

- share information on current trends in health fraud
- cooperate in detecting health fraud along borders
- share information about significant investigations in their country
- consider each others' requests to investigate domestic activities and coordinate related enforcement activities
- develop and distribute joint consumer and business education messages about health fraud.

Functional Foods

by Beth Brophy and David Schardt

Millions of Americans already eat functional foods. They routinely start their day with folate enriched toast (to prevent birth defects and protect their hearts) washed down with calcium-fortified juice (to strengthen their bones. Sometime soon, they will be able to slather that toast with a margarine that lowers cholesterol.

For lunch, some may have a bowl of pea soup spiked with St. John's wort (hoping to prevent depression) and a glass of apple juice with echinacea (hoping to ward off the sniffles). In between, they may chew on a gum made with phosphatidyl serine (hoping to slow memory loss).

What's wrong with adding vitamins, fiber, herbs, and extracts to foods that ordinarily don't contain them?

Maybe nothing ... if research shows that they're safe and that they work. Unfortunately, there's no guarantee of either.

In a sense, functional foods have been around since the 1920s, when iodine was added to salt to prevent goiter. That begat vitamin D milk, which begat "flour," which begat kava kava snack chips, soups with added enriched echinacea, teas with added ginseng, and gummy bears with added vitamins.

Functional foods are one of the fastest-growing segments of the food industry, especially among affluent baby boomers. In Japan, England, and some other countries, functional foods have already become part of the dietary landscape.

Are we also slated for a future filled with Brain Gum and Nantucket Nectars Ginkgo Mango juice? "In 1992, the U.S. market was close to nonexistent," says Thomas Aarts, executive editor of ***Nutrition Business Journal***, a trade publication that traces functional foods. Aarts says that retail sales now top $10 billion a year, and he predicts an annual growth rate of eight to ten percent for at least the next five years, especially for milk with added vitamins, yogurt and yogurt drinks with added cultures, and juices and teas with added herbs. The typical growth rate for most food products is about one percent a year.

FOOD OR PHARMACY?

"Within ten to 15 years, it is conceivable that people will be able to get their blood pressure medication within a food," says Gene Grabowski, spokesman for the Grocery Manufacturers of America, a trade association. "We'll be able to put medicine in a hot dog bun or aspirin in cake batter. "But we don't want to go there," he adds. "How would cake be regulated as a medicine?"

Even so, Grabowski is on to something. He cites surveys by the grocery industry showing that consumers prefer to get extra nutrients in their food rather than from supplements. Some heavyweight food manufacturers agree. Kellogg, Unilever, and Pillsbury are developing—or have already started marketing—functional foods.

For example, Kellogg has announced plans to unveil its Ensemble line of 22 functional foods in Illinois, Indiana, Kentucky, Michigan, and Ohio. The line includes cereals, pastas, frozen entrees, and breads that are made with natural soluble fiber from psyllium husk, which helps lower cholesterol.

But a future in which every other food in the supermarket contains a supplement doesn't appeal to everyone. "My concern is that functional foods will distract people from eating healthy diets and encourage companies to market absurd products as health foods just because they contain one or another single nutrient," says Marion Nestle, chair of the Department of Nutrition and Food Studies at New York University. "Let's face it," she adds, "functional foods are about marketing, not health. Fruits and vegetables are already perfectly adequate to help prevent cancer and heart disease."

ADDITIONAL READING

Others agree. "I want my food to be food," says Joan Gussow, professor emeritus of Nutrition and Education at Columbia University Teachers' College in New York. "Eating should be a pleasure, not an intellectual exercise."

THE CLAIM GAME

There's no doubt that functional foods are changing the food supply. It's not just that no one has ever put anti-depressants into soup or memory boosters into gum before. It's that, for the first time in years, companies can make daring claims on their labels without anyone's approval.

"Consumers should recognize that no one's minding the store anymore," says Bruce Silverglade, director of legal affairs for the Center for Science in the Public Interest (CSPI), the consumer group that publishes *Nutrition Action Healthletter*. "It's a brave new world of label claims."

Until recently, the FDA prohibited labels from claiming that a food could prevent disease. "If a label mentioned a disease, that meant the food was regulated as an unapproved—and therefore illegal drug," explains Silverglade.

In 1993, under direction from Congress, the FDA started approving so-called "health claims" on labels. But those claims are tightly regulated. "A label can say, for example, that a diet low in saturated fat and cholesterol can reduce the risk of heart disease, but only if it has the FDA's approval and only if the food isn't unhealthy," says Silverglade. Since 1993, the FDA has approved ten health claims. But most functional-food-makers have figured out how to short-circuit the rules.

Instead of making a health claim, which mentions a disease, companies make claims that a food can affect the structure or function of the body. The FDA doesn't have to approve them, and they can appear on any food, no matter how unhealthy. And they've gotten bolder. "Structure-or-function claims have been allowed on foods for years," says Silverglade. "But they were rarely used, largely because they were boring statements out of textbooks, like 'calcium builds strong bones.'"

But since 1994, when Congress said that dietary supplements could make structure-or-function claims, all that has changed. "The supplement industry started making exciting structure-or-function claims, like 'antioxidants can slow aging' or '... maintains healthy cholesterol,'" notes Silverglade. "Now the food industry wants to get on the bandwagon."

In fact, some functional foods—like Hain Kitchen Prescription Soups with added echinacea or St. John's wort—even call themselves supplements, in part to make sure that the FDA won't disapprove of their claims. But to most people, one kind of claim sounds like another. Take Kellogg's new Ensemble line. Sixteen of its 22 foods make a health claim ("may reduce the risk of heart disease"). Others have too much fat to make that claim. So instead, they make a structure-or-function claim ("promotes a healthy heart"). Would most people notice the difference?

CASE STUDY:

Benecol Margarine

Active Ingredient:
Stanol esters, which are extracted from pine tree pulp.

The Promise:
Benecol lowers cholesterol.

Does It Work?
In a well-designed study sponsored by the Finnish company that developed the margarine, 102 people with mildly elevated cholesterol (235 or higher) who ate three pats of Benecol every day for a year lowered their cho-lesterol by an average of ten percent.[1] Cholesterol didn't fall in 51 people who were given a similar margarine without stanol esters.

The Controversy:
Last December, Benecol's U.S. distributor, McNeil Consumer Products (a division of Johnson & Johnson) said that it planned to market the margarine as a dietary supplement. That way, it could avoid having to ask the Food and Drug Administration (FDA) to approve the cholesterol-lowering stanol esters as a food additive. Additives must undergo extensive safety tests before they can be used. McNeil wanted Benecol to hit store shelves before a rival product, Take Charge, a cholesterol lowering margarine manufactured by Unilever's Lipton division that uses a stanol-like ingredient extracted from soy-beans.

—*continued on next page*

Not so fast, said the FDA. Benecol is a food, not a supplement. In late January, McNeil arranged with the FDA to declare that stanol esters are a "Generally Recognized As Safe" food ingredient. That would let Benecol be marketed as a food without having to do food-additive testing on the esters.

So far, the FDA hasn't gone after other foods that call themselves supplements—for example, Hain Kitchen Prescription Soups. They all appear to be illegal. According to the Dietary Supplement Health and Education Act (DSHEA), a supplement cannot be "represented for use as a conventional food ..."

Is It Safe?
The company's studies were far too small to tell. For example, if Benecol caused some harm to one out of every 100 people, the research wouldn't have picked it up. And the studies didn't look at what happens to people who use more than three pats a day, either because they think more will lower their cholesterol or because they run out of other margarine.

The Bottom Line:
Benecol appears to lower cholesterol levels. And despite unanswered safety questions, it has been far better tested than the vast majority of functional foods.

[1] *N. Eng. J. Med. 333: 1308, 1995.*

At least Kellogg has evidence to show that psyllium works. For most structure-or-function claims, it's safe to assume that no one has checked to see if there's evidence to back them up. "Ninety-five percent of functional foods haven't been clinically tested and are making claims unsupported by clinical data," says Steven DeFelice, chairman of the Foundation of Innovation in Medicine in Cranford, New Jersey.

Are functional foods safe? Do they deliver what they promise? You've got to evaluate each one on its own merits. Here are four questions to ask:

1 DOES IT WORK?

The calcium in calcium-fortified orange juice helps build bone. The folate in enriched flour helps prevent birth defects. Those are the easy ones. It's much tougher to figure out whether the claims for other ingredients added to functional foods are backed by solid evidence. Even if there appears to be good research, the results may be inconclusive or may not apply to everyone. Take some of the most popular herbs:

St. John's wort. Celestial Seasonings St. John's Wort Tea is a "Mood Mender." And, in fact, in a dozen decent studies, the herb helped about half of all volunteers with mild to moderate *clinical* depression (see "Herbs for Nerves," Oct. 1998, p.8). Of course, that means it *didn't* help half the volunteers. What's more, reliable research has never looked at whether St. John's wort can bounce you out of a bad mood if you aren't clinically depressed.

Echinacea. According to its label, Fresh Samantha's Super Juice with Echinacea is a "defender of your health." It doesn't say a word about preventing or treating colds or infections, since that would be an illegal health claim. So far, the only studies to look showed that echinacea doesn't prevent colds. It *did* shorten the duration or help lessen the symptoms of colds in a few studies ... but it didn't in a few others (see "Echinacea," Apr. 1998, p.8). The bottom line is that most studies weren't designed well enough to tell.

Kava kava. "Promotes Relaxation," says Robert's American Gourmet Kava Kava Corn Chips. In five good studies, the herb helped relieve symptoms of *clinical* anxiety like fear, insomnia, or an inability to concentrate (see "Herbs for Nerves," Oct. 1998, p.8). But only one (so-far-unpublished) study shows that it helps bring relief from the routine stresses and annoyances of daily life.

Ginkgo biloba. "We have followed the lead of ancient healers who used ginkgo to strengthen the mind," says the label of Nantucket Super Nectars Ginkgo Mango Juice. Unfortunately, there's no good evidence that the herb helps improve the memory, concentration, focus, or attention of most healthy people. Research on ginkgo and memory has focused on people with de-mentia, usually from Alzheimer's disease. According to a recent review of the best published studies, Alzheimer's patients who took ginkgo for three to six months showed a small improvement in mental function. [1]

ADDITIONAL READING

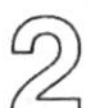 HOW MUCH DOES IT CONTAIN?

If a food is fortified with vitamins or minerals, the label has to tell you exactly how much or how little has been added. That's not the case with herbs or other added ingredients. Snapple, for example, refuses to divulge the amount of ginseng it puts into its Ginseng Tea. And even when labels say how much is in each serving, most shoppers have no idea whether that's a lot or a little.

For example, according to its label, each cup of Peace Cereal Vanilla Almond Crisp with Ginkgo & Gotu Kola ("an Herbal Brain Power Cereal") contains two milligrams of ginkgo leaf extract. What it *doesn't* say is that two milligrams is just one or two percent of the 120 to 320 milligrams that were used as a daily dose in studies of people with Alzheimer's.

How do companies decide how much herb or other "functional" ingredient to add to their foods? Do they evaluate the scientific literature to determine how much is effective ... or safe? Don't bet on it.

"We added the highest levels we could put in without adversely affecting the taste," says Andrew Jacobson, president of the natural food division of Hain Food Group, which launched its line of Hain Kitchen Prescription Herbal Supplement soups last October.

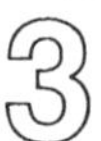 IS IT SAFE?

Unlike food additives or drugs, the herbs and other ingredients in functional foods or supplements don't have to undergo tests to see if they cause cancer, birth defects, liver toxicity, or any other serious problem.

"People say that herbs must be safe because they've been used for hundreds of years," says CSPI's Bruce Silverglade. "Most probably are. But without proper testing, no one would ever know if an herb occasionally caused cancer, kidney damage, or other problems, no matter how long it had been used."

If long-term risks don't worry you, consider some of the possible more-immediate reactions:

- **Allergies.** In 1998, a 37-year-old Australian woman experienced burning in the mouth and throat, tightness in the chest, hives, and diarrhea immediately after swallowing a liquid echinacea preparation.[2] Her allergist found that 16 of the 84 patients he subsequently assessed with a standard skin-prick test were also sensitive to the herb. Few if any companies test their functional foods for allergic reactions.

- **Drug interactions.** In 1996, a Georgia man almost died after he began taking kava kava to wean himself off the prescription anti-anxiety drug Xanax.[3] His doctors blamed it on the kava-Xanax combination.

  "It's highly probable that many functional foods either block or increase the absorption of drugs, which could increase their toxicity or block their

CASE STUDY: Brain Gum

Active Ingredient:
Phosphatidyl serine (PS), a fat-like substance that is also found naturally in brain cells, where it may help the flow of nerve impulses.

The Promise:
Chewing Brain Gum will help most adults, especially "mature" ones, remember names, faces, phone numbers, information, and where they put their eyeglasses or keys.

Does It Work?
Research suggests that PS extracted from cow brains or soybeans may help—but not cure—people who have greater than average memory loss for their age. Since age-related memory loss doesn't strike everyone, and since not everyone with age-related memory loss responds to PS, the company's claim that most adults would benefit from chewing Brain Gum is bunk.

The Fine Print:
In the successful studies, volunteers took 300 mg a day of PS for at least a month. Brain Gum's manufacturer, KR Research Inc. of Reno, NV, recommends starting with 250 mg a day—six pieces of gum—for three weeks, then dropping to a "maintenance" dose of 85 mg—two pieces—a day. The bill: $60 the first month and $25 every month thereafter. Unfortunately, no good studies have looked to see what minimum dose of PS is effective.

—continued on next page

IS IT SAFE?
PS is found naturally in the body and in food (though in much smaller quantities). No long-term safety studies have been done, but researchers haven't seen side effects when people take it as a supplement.

The Bottom Line:
The evidence for PS is better than the evidence for any other "memory-boosting" dietary supplement. But it's only been tested on people who have greater than average memory loss) not on just anybody who wants to think more sharply), it doesn't help everyone with that condition, and it's not cheap.

effectiveness," says Stephen DeFelice of the Foundation for Innovation in Medicine. "We urgently need more studies on interactions between functional foods and pharmaceuticals."

- **Drowsiness.** The National Nutritional Foods Association, a trade group for health-food stores and dietary-supplement makers, warns against taking kava kava if you are under 18, pregnant or nursing, or planning to drive or operate heavy machinery. But you'll probably never run across that warning on a food label.

  "A child who eats kava chips could fall asleep on his bike and get in an accident," says Varro Tyler, professor emeritus of Pharmacognosy (drugs from natural sources) at Purdue University in West Lafayette, Indiana. "Know that kava has an effect on the central nervous system." He advocates taking herbs, but as supplements, not in foods. "That way," he says, "people can keep track of what they are ingesting."

- **Other problems.** When you buy a drug, the label tells you not just how much to take, but for how long to take it and who shouldn't take it. With functional foods, you're almost always on your own.

  For example, most echinacea supplement labels caution users not to take the herb for extended periods of time. Others warn people with compromised immune systems (like those with HIV or who have undergone organ transplants) or autoimmune diseases to steer clear of it. You won't find those cautions on Fresh Samantha Super juice with Echinacea ... or on most other foods that contain the herb.

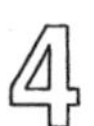

IS IT HEALTHY?

Don't assume that all functional foods are healthy. A glorified candy bar like 151 Bar, for example, may contain decent levels of a handful of its 151 supernutrients," but it's largely sugar, water, fat, and protein. And water and sugar are the first two ingredients in R. J. Corr Ginseng Rush Natural Soda ("The Original Functional Beverage").

The bottom line: No matter how impressive-looking a functional food's name or package claim, check the Nutrition Facts label before deciding whether it's good for you. Forti-fied junk foods are still junk.

And don't forget Nature's functional foods. Fruits and vegetables, whole grains, beans, and low-fat milk and yogurt are packed with nutrients or phytochemicals that may cut the risk of cancer, heart disease, high blood pressure, eye disease, and other health problems. Chips, candy bars, and cookies—even if they're fat-free, low-salt, and contain no pre-servatives—can't take the place of foods that come with no label, no advertising, and no gimmicks.

[1] *Archives of Neurology 55*: 1409, 1998.

[2] *Med. J. Aust. 168*: 170, 1998.

[3] *Ann. Intern. Med. 125*: 940, 1996.

Beth Brophy is a Washington D. C. -based freelance writer. Bonnie Liebman and Stephen Schmidt contributed to this article.

FUNCTIONAL FOODS:

POSITION OF THE AMERICAN DIETETIC ASSOCIATION

ABSTRACT

It is the position of The American Dietetic Association that functional foods, including whole foods and fortified, enriched, or enhanced foods, have a potentially beneficial effect on health when consumed as part of a varied diet on a regular basis, at effective levels. The Association supports research to further define the health benefits and risks of individual functional foods and their physiologically active components. Dietetics professionals will continue to work with the food industry, government, the scientific community, and the media to ensure that the public has accurate information regarding this emerging area of food and nutrition science.

Knowledge of the role of physiologically active food components, both from phytochemicals and zoochemicals, has changed the role of diet in health. Functional foods have evolved as food and nutrition science has advanced beyond the treatment of deficiency syndromes to reduction of disease risk.

This position reviews the definition of functional foods, their regulation, and the scientific evidence supporting this emerging area of food and nutrition. Foods can no longer be evaluated only in terms of macronutrient and micronutrient intake. Analyzing the content of other physiologically active components will be necessary. The availability of health-promoting functional foods in the U.S. diet has the potential to help ensure a healthier population. However, each functional food should be evaluated on the basis of scientific evidence to ensure appropriate integration into a varied diet.

J Am Diet Assoc. 1999; 99:1278-1285.

Expanding knowledge of the role of physiologically active food components, both from plant (phytochemicals) and Animal (zoochemicals) sources, has notably changed the role of diet in health. The development of "functional foods" has evolved as food and nutrition science has advanced beyond the treatment of primary deficiency syndromes (1). Although functional foods remain undefined under current U.S. food regulations, they are usually understood to be any potentially healthful food or food ingredient that may provide a health benefit beyond the traditional nutrients it contains (2). The term "functional" implies that the food has some identified value leading to health benefits, including reduced risk for disease, for the person consuming it.

As the food industry has responded to consumer demand for a more healthful food supply, the variety of functional foods that are currently available to consumers has grown tremendously, and functional foods are becoming an increasing percentage of all new food products (3). Dietetics professionals with broad training and expertise in foods and nutrition will be integral to interpreting the science and then educating consumers regarding how to most appropriately integrate functional food products into an overall varied and healthful eating plan.

POSITION STATEMENT

It is the position of The American Dietetic Association (ADA) that functional foods, including whole foods and fortified, enriched, or enhanced foods, have a potentially beneficial effect on health when consumed as part of a varied diet on a regular basis, at effective levels. The Association supports research to further define the health benefits and risks of individual functional foods and their physiologically active components. Dietetics professionals will continue to work with the food industry, government, the scientific community, and the media to ensure that the public has accurate information regarding this emerging area of food and mutation science.

DEFINING FUNCTIONAL FOODS

There is no universally accepted definition of functional foods; however, several organizations

Adapted from *The Journal of the American Dietetic Association*, October 1999, Volume 99 Number 10, pp. 1278-1285.

have attempted to define this emerging food category. The International Food Information Council (IFIC) defines functional foods as foods that provide health benefits beyond basic nutrition (2). This definition is similar to that of the International Life Sciences Institute of North America (ILSI), which has defined functional foods as foods that, by virtue of physiologically active food components, provide health benefits beyond basic nutrition (4). The Institute of Medicine of the National Academy of Sciences limits functional foods to those in which the concentrations of one or more ingredients have been manipulated or modified to enhance their contribution to a healthful diet (5). According to these definitions, unmodified whole foods such as fruits and vegetables represent the simplest example of a functional food. For example, broccoli, carrots, or tomatoes would be considered functional foods because they are rich in such physiologically active components as sulforaphane, beta carotene, and lycopene, respectively. Modified foods, including those that have been fortified with nutrients or enhanced with phytochemicals or botanicals, also fall within the realm of functional foods. In addition, food biotechnology will continue to provide new venues for functional food development. Table 1 provides a brief listing of selected functional foods currently available in US markets.

Although the term "functional foods" may not be the ideal descriptor for this emerging food category, recent focus-group research conducted by IFIC showed that this term was recognized more readily and was also preferred by consumers over other commonly used terms such as "nutraceutical" or "designer foods" (6). Recent broad use and acceptance of the term "functional foods" by media, scientists, and consumers has led ADA to work within this framework rather than introduce a new, more descriptive term, because of concern that new terminology could lead to further confusion among consumers. As the largest organization of dietetics professionals, ADA, classifies all foods as functional at some physiological level (7). The term functional food should not be used to imply that there are good foods and bad foods. All foods can be incorporated into a healthful eating plan—the key being moderation and variety.

RATIONALE

Development of functional food products will continue to grow well into the 21st century as consumer demand for these products is heightened. Factors contributing to this reshaping of the food supply include:

- an aging population,
- increased health care costs,
- self-efficacy and autonomy in health care,
- advancing scientific evidence that diet can alter disease prevalence and progression (8), and
- most importantly, changes in food regulation.

Nutrients and non-nutritive food components have also been associated with the prevention and/or treatment of chronic diseases such as cancer, coronary heart disease, diabetes, hypertension, and osteoporosis (9). As the data supporting the role of diet in health promotion and disease prevention continue to mount, it is likely that the quantity of enhanced foods will expand substantially. Functional foods are viewed as one option available to Americans seeking cost-effective health care and improved health status, and they will continue to transform the American food supply.

REGULATION OF FUNCTIONAL FOODS

The regulation of functional foods remains confusing (10). Under the current regulatory environment, functional foods or components can be placed into a number of existing categories, including conventional foods, food additives, dietary supplements, medical foods, or foods for special dietary use. These categories fall under the Federal Food, Drug and Cosmetic Act of 1938 (FDCA), as amended, and implementing regulations from the US Food and Drug Administration (FDA). The category used to define a specific functional food or component will depend on how the manufacturer positions and markets the product for intended use as well as its associated label claims. The most well established and scientifically sound approach to labeling and marketing a functional food is through the use of FDA-approved health claims delineated by law under the Nutrition Labeling and Education Act (NLEA) of 1990 (11). The health claims authorized under NLEA are statements that describe a relationship between a food substance and a disease or other health-related condition (i.e., a "risk reduction" relationship). The law mandates that a health claim be authorized in the labeling of FDA-regulated products only if significant scientific agreement among qualified experts exists about the validity of the relationship described in that claim. Under NLEA, companies petition the FDA to consider new health claims through rule-making. As shown in Table 1, 11 NLEA health claims authorized by FDA currently exist. Final authorization is pending for a health claim on the relationship between soy protein and reduced risk of coronary heart disease (12).

Substantial clinical efficacy and documentation are an important part of a company's petition packet to FDA. For example, 43 human clinical intervention trials were included in the soy health claim petition submitted to FDA (13). Based on the strong scientific underpinning of the NLEA health claims provisions, ADA supports the use of such preauthorized claims on food products, including functional foods.

A provision in the FDA Modernization Act of 1997 (FDAMA) provided an additional process for manufacturers to use health claims if such claims are based on current, published, authoritative statements from certain federal scientific bodies. These include only those "with official responsibility for public health protection or research relating to human nutrition" such as the National Institutes of Health, the Centers for Disease Control and Prevention and the National Academy of Sciences (14). Under this law, manufacturers must notify FDA 120 days before using a particular claim. The notification must identify the statement and provide the specific wording of the claim. During the 120-day period, FDA is expected to review the notification and, if appropriate, FDA can prohibit or modify the claim. In the absence of FDA action, the claim is authorized by statute. These provisions are intended to expedite the process by which manufacturers can use health claims. On July 6, 1999, the first health claim under FDAMA was authorized; it addressed the relationship between whole grains and reduced risk of coronary heart disease and cancer (15). FDA has issued guidance to industry regarding the FDAMA health and nutrient content claims provisions and has held numerous stakeholder meetings on this subject (16,17). Final rules implementing the claims provisions of FDAMA have not yet been published. ADA played an active role in discussions surrounding passage of FDAMA and continues to support the need for all claims to be based on significant scientific agreement, irrespective of whether the claims are authorized via the NLEA petition process or the FDAMA notification process (18).

A great boon to the marketplace for functional foods and components occurred with the enactment of the Dietary Supplement Health and Education Act (DSHEA) of 1994 (19). DSHEA exempts dietary supplements from the stringent approval required for food additives. This legislation permits the use of dietary supplement "structure/function" claims without prior FDA authorization. Such statements describe how a food component or ingredient affects the structure and/or function of the body (e.g., calcium builds strong bones) without linking it to a specific disease. Because these statements can be made without prior FDA approval, many companies are choosing to market functional foods as dietary supplements, which is a legal loophole permissible as long as the company notifies the FDA 30 days after first marketing the product bearing the claim. The label with the claim must also include the following disclaimer: "This statement has not been evaluated by the Food and Drug Administration. This product is not intended to diagnose, treat, mitigate, cure or prevent any disease" (19). Although manufacturers are required to notify FDA within 30 days of marketing a product, there is currently no requirement for the notification packet to include the scientific basis in support of a structure/function claim. Therefore, the scientific underpinning of such claims is often inaccessible and potentially disputable. There is also little consumer research on the impact of structure/function claims on consumer knowledge and purchasing behaviors. Until such information is known, and until there is full assurance that structure/function claims are based on significant scientific agreement, dietetics professionals and consumers must be cautious about such claims.

One example of a functional food marketed as a dietary supplement has been soups containing St. John's Wort or echinacea, which purport to improve mood or immunity, respectively. However, the FDA notified the manufacturer that these soups are not legitimately dietary supplements and must not

Table 1: Select functional foods, key components, potential health benefits, scientific evidence, and regulatory classifications

Functional Food	Key component(s)	Potential health benefits	Scientific evidence	Regulatory classification
Low-fat foods as part of a low-fat diet (e.g, cheese, snack foods, meats, fish, dairy)	Low in total fat or saturated fat	Reduce risk of cancer Reduce risk of coronary heart disease	Clinical trials	FDA approved health claim
Foods containing sugar alcohols in place of sugar (gum, candies, beverages, snack foods)	Sugar alcohols	Reduce risk of tooth decay	Clinical trials	FDA approved health claim
Oatmeal/oat bran/whole oat products	Beta glucan soluble fiber	Reduce cholesterol	Clinical trials	FDA approved health claim[a]
Milk – low fat	Calcium	Reduce risk for osteoporosis	Clinical trials	FDA approved health claim[a]
Vegetables and fruits	Vitamins, phytochemicals, fiber	Reduce cancer risk Reduce heart disease risk	Epidemiologic studies/animal studies	FDA approved health claim[a]
Cereal with added folic acid	Folic acid	Reduce risk for neural tube defect	Clinical trials	FDA approved health claim[a]
Juice, pasta, rice, snack bars, and other foods with calcium	Calcium	Reduce rick for osteoporosis	Clinical trials	FDA approved health claim[a]
Psyllium-containing products (e.g., pasta, bread, snack foods)	Psyllium fiber	Reduce risk of coronary heart disease	Clinical trials	FDA approved health claim[a]
Whole-grain bread/high-fiber cereals	Fiber	Reduce risk of certain cancers Reduce risk of heart disease	Clinical trials	Notification of FDA pursuant to FDAMA[a]
Snack foods with echinacea	Echinacea	Dietary support for the immune system	No direct evidence	Food, Drug, and Cosmetic Act (FDCA) – structure/function claim
Gum with phosphatidyl serine[b]	Phosphatidyl serine	Improve concentration	No direct evidence	FDCA – structure/function claim
Beverages with antioxidants	Vitamins E and C, beta carotene	Improve overall health Support normal, healthy cardio-vascular function	No direct evidence	FDCA – structure/function claim
Candies with antioxidants, vegetable or fruit extracts[b]	Antioxidant nutrients, phytochemicals	Support heart health Support overall health	No direct evidence	FDCA – structure/function claim
Beverages with herbal additives	Variety: echinacea, gingko, kava, ginseng, saw palmetto	Variety of health benefits	Data for select botanicals (not in the form of functional foods)	FDCA – structure/function claim
Grapes/grape juice	Phenols, resversatrol	Support normal, healthy cardiovascular function	Epidemiologic studies	FDCA – structure/function claim

Modified margarine products	Plant sterols, plant stanol esters	Support normal, healthy cholesterol levels	Clinical trials	FDCA – structure/function claim
Jerusalem artichokes, chicory root, bananas, garlic	Fructoligosaccharides	Support normal, healthy intestinal microflora	Animal studies; clinical trials	FDCA – structure/function claim
Soups with herbal additives [b][d]	Echinacea, St. John's wort	Improve immune function Reduce depression	No direct evidence	FDCA – structure/function claim
Soy	Soy protein	Reduce risk for coronary heart disease	Clinical trials	Petition for health claim pending at FDA
Carrots	Beta carotene	Reduce risk for cancer	Epidemiologic studies	No health claim submitted
Broccoli	Sulforaphane	Reduce risk for cancer	Animal data; epidemiologic studies	No health claim petition submitted
Tomato products	Lycopene	Reduce risk for prostate cancer Reduce risk for myocardial infarction	Animal studies (cancer) Epidemiologic studies	No health claim petition submitted
Tea, green or black	Catechins (e.g., EGCG)	Reduce risk for coronary heart disease Reduce risk for gastric, esophageal, skin cancers	Epidemiologic studies Epidemiologic studies and clinical trials	No health claim petition submitted
Fish	n-3 fatty acids	Reduce risk for coronary heart disease	Epidemiologic studies (fish); clinical trials (n-3 fatty acids)	No health claim petition submitted
Beef, dairy, lamb	Conjugated linoleic acid (CLA)	Reduce risk for mammary tumors	Animal studies	No health claim petition submitted
Fermented dairy products	Probiotics	Reduce cholesterol Reduce risk for cancer Control enteric pathogens	Epidemiologic studies Epidemiologic studies Clinical trials	No health claim petition submitted
Eggs with n-3 fatty acids	n-3 fatty acids	Reduce cholesterol	Clinical trials	No health claim petition submitted
Garlic	Organosulfur compounds	Reduce risk for cancer Reduce risk for coronary heart disease Control hytertension	Epidemiologic studies/animal studies Clinical trials Clinical trials	No health claim petition submitted
Medical food bar with arginine [c]	L-arginine	Improve vascular health	Clinical trials	Medical food health claim
Medical food bar [c]	Sucrose, protein, uncooked cornstarch	Control blood glucose overnight; prevent hypoglycemia	Clinical trials	Medical food health claim

[a] The classifications cited are not necessarily exclusive of other claims approved or allowed under FDCA.
[b] No evidence using this food product; however, evidence for "functional" ingredient may be available.
[c] "Medical food" is defined as a food that is "... formulated to be consumed or administered internally under the supervision of a physician and that is intended for the specific dietary management of a disease or condition ..."
[d] This food is a matter of controversy.

ADDITIONAL READING

be sold and labeled as such because the products clearly represent conventional foods (20). Initial attempts were also made to market a cholesterol-lowering table spread as a dietary supplement until the FDA informed the manufacturer that the plant stanol esters contained in the product were considered unapproved food additives (21). Thus, the product's manufacturer was required to demonstrate to the FDA, through sufficient scientific documentation, that these additives are generally recognized as safe (GRAS) before the product could be marketed as a food in the United States.

Several other food products have also used structure/function claims in their marketing approach (see Table 1), which may or may not be supported by scientific evidence. ADA recommends cautious evaluation of the clinical efficacy of individual products before recommending their use to promote a specific health outcome. The proliferation of claims on a variety of products has created an environment of confusion and distrust among health professionals and consumers (22). Another route to marketing functional foods that is used by food manufacturers to disseminate information about their products is advertising, which is regulated by the Federal Trade Commission (FTC). The FTC has a more lenient standard for advertising claims about diet/disease relationships than does the FDA for food labeling. Therefore, the potential exists for the advertising medium to permit mention of an association between a food product and prevention of disease. A good example is the advertisement that appeared in magazines in recent months stating that "lycopene (found in tomato products) may help reduce the risk of prostate and cervical cancer." The FDA would refuse such a labeling claim until the scientific evidence was substantial and supported by a sufficient number of controlled, clinical intervention trials that currently do not exist. ADA supports efforts for consistency and a scientific basis for the development of consumer diet/health messages and therefore recommends collaboration among the food industry, health professionals, and government agencies to communicate the health benefits of specific functional foods.

ADA supports the need for all foods and dietary supplements, including functional foods, to be regulated to ensure that the products are safe; that the products have been manufactured using recognized good manufacturing practices; and that all label claims—health, nutrient content, and structure/function—are truthful, not misleading, and are based on significant scientific agreement. Regulating functional foods as such will protect consumers, provide informative and scientifically sound labeling claims that will improve food selections, and potentially advance wellness. This approach will provide the food industry with specific guidelines that, in turn, will direct research and development for future functional foods. Current and future functional foods should be labeled with specific information as to any ingredient (e.g., nutrient, phytochemical, zoochemical, or botanical) used to market the product as well as the specific amount available in an average serving. Without disclosing this information, consumers, along with dietetics and other health professionals, will be unable to make an educated assessment as to the appropriate use of the product. Regulating functional foods as described above will ensure that such information is routinely made available.

The regulation of functional foods is currently ambiguous and in need of clarification through collaborative efforts between the FDA, the FTC, the food industry, health care professionals, and consumers. Dietetics professionals are positioned to take a leadership role in this process and to disseminate information on the safety and efficacy of functional foods to the public.

SCIENTIFIC RESEARCH

The scientific evidence for functional foods and their physiologically active components can be categorized into 4 distinct areas: (a) clinical trials, (b) animal studies, (c) experimental in vitro laboratory studies, and (d) epidemiologic studies. Much of the current evidence for functional foods lacks well-designed clinical trials; however, the foundational evidence provided through the other types of scientific investigation is substantial for several of the functional foods and their health-promoting components. A summary of select functional foods and the scientific evidence supporting their health benefit(s) is presented in Table 1. Only a brief overview of the research is presented here.

ADDITIONAL READING

The strongest scientific evidence of clinical efficacy is for functional foods that are available or have been developed in accordance with the NLEA guidelines for preapproved health claims as discussed previously. For such foods, there is substantial scientific agreement among scientists that a diet/disease relationship exists. Scientific support under NLEA includes all types of research from in vitro to randomized, controlled clinical trials and focuses on the reduction of common chronic diseases in the United States. Basic examples of functional foods that fall into this realm are foods naturally rich in soluble fiber, such as oat bran or psyllium, which have been associated with reduced incidence of coronary heart disease (23). Another example would be fruits and vegetables and the association between increased consumption and reduced risk for cancer (24) or coronary heart disease (25). Soy protein is an additional example; however, a final regulation authorizing a health claim related to soy protein intake and reduction of risk for coronary heart disease has yet to be issued by FDA (12).

Other functional foods may have substantial scientific support, but currently lack an FDA-approved health claim because the food industry has not yet petitioned the FDA. Examples would be garlic (26) and n-3 fatty acids found in fish (27), which have been shown in clinical trials to reduce serum cholesterol levels in subjects with elevated levels. This group of functional foods might also include new products such as the plant stanol-enriched or sterol-enriched table spreads that have been shown in clinical trials to significantly reduce serum cholesterol levels in subjects with mild to moderate hyperlipidemia (28).

A third category of functional foods are those that have been fortified to enhance the level of a specific nutrient or food component that has been associated with the prevention or treatment of a disease or other clinical condition. Many of these products bear authorized health claims for product marketing. This category would include products such as calcium-fortified orange juice, pasta, or rice marketed to maintain good bone health and reduce osteoporosis risk, as well as fiber-supplemented snack bars or folate-enriched cereals. Many other functional foods in this category may lack sufficient evidence to warrant an authorized health claim at this time. This would include, for example, beverages with added vitamin E for reduced heart disease risk and salad dressings with n-3 fatty acids to reduce the inflammatory response of rheumatoid disease.

A fourth category of functional foods includes whole foods that have been associated with reduced risk of disease. For these whole foods, *in vitro*, *in vivo*, or epidemiologic research is available to support the health benefits of these whole foods; however, no health claim exists, partially because of the limited or improperly designed clinical trial data or lack of scientific agreement as to the strength of the evidence. This category includes:

- tomato products rich in lycopene, a carotenoid, whose consumption is associated with reduced cancer rates in epidemiologic studies (42);
- eggs with n-3 fatty acids, which may potentially reduce cholesterol levels (43);
- black and green tea, which are rich in polyphenols, has been associated experimentally and in human studies with cancer prevention and control (29);
- nondigestible oligosaccharides (prebiotics), especially fructans, which may potentially provide health benefits for type 2 diabetes, cardiovascular disease, and intestinal infectious diseases (37,38);
- fermented dairy products (probiotics), which have been shown to improve gastrointestinal health (44); and
- dairy products and red meat with conjugated linoleic acid, which may alter cancer carcinogenesis (45).

For each of these, an association with reduced disease risk has been observed but has not reached scientific consensus.

Finally, there exists a growing selection of functional food components marketed under the umbrella of dietary supplements. For the majority of these products, the evidence for their structure/function claims is currently limited, incomplete, or unsubstantiated. Examples include antioxidant-enriched beverages or candies, chewing gum with phosphatidylserine, and snack bars with chromium. This category also includes a large number of herbal-enriched products that make a variety of structure/function claims. Examples include cereal fortified with ginkgo biloba, which is marketed as reducing symptoms of dementia, or juices with echinacea, which are marketed for boosting the immune system. Both claims do have support in controlled clinical trials (46,47). Other evidence for botanical-enriched products have shown conflicting results in clinical trials such as the use of echinacea to reduce cold and flu symptoms (48,49) or kava to reduce anxiety (50). Still other structure/function claims have no clear therapeutic efficacy, such as the use of goldenseal for immune enhancement or ginseng for energy or enhanced physical performance (51). Others, such as ma huang, may be harmful (52). Historically, evidence for the clinical efficacy of select botanicals was limited primarily because of poor research design (e.g., inconsistency in dosage form or amount, small sample size, and frequently the lack of a placebo control, in part resulting from insufficient funding for research in this area). Yet many of these botanicals are being introduced into our food supply—sometimes irresponsibly—in the form of functional foods. ADA must call on industry to fund additional research in this emerging area.

Evaluation of the efficacy of individual functional foods must be completed using a scientifically valid risk/benefit model that clearly assesses all physiological effects, both positive and negative. Review of the in vitro, animal, epidemiologic, and clinical data is essential before functional foods are marketed to consumers for their health-promoting qualities (53).

THE VALUE OF A VARIED DIET

The weight of scientific evidence indicates that the optimal approach for achieving a health benefit from the intake of nutrients and other physiologically active constituents is through the consumption of a varied diet that is rich in plant foods. In reality, each vegetable contains numerous different nutrients and phytochemicals—a biological circumstance that is not currently replicated in pill form. In addition, the assumption that a combination of plant constituents that are naturally occurring is maintained at equivalent levels of biological activity when extracted, dried, and compacted into pill form is likely unfounded.

Pharmaceutical companies have isolated many food components into supplement form, including allyly sulfides, genistein, anthocyanin (bilberry extract), and glycyrrhizin (licorice) to name only a few. In the United States, tens of billions of dollars are spent annually on dietary supplements (54). The rapid growth in functional foods might be considered the food industry's response to growing sales of dietary supplements. Supplements can provide nutrients and other physiologically active components in a potentially unbalanced and concentrated form that may be far different from the form used in research studies. Nutrients and other bioactive food components that occur naturally in foods act synergistically with other dietary elements such as fiber to promote health. The food industry and dietetics professionals have a unique opportunity to promote whole foods as an alternative to dietary supplementation through the integration of appropriate functional foods into a varied eating plan for consumers. In addition, using sound scientific evidence, functional food products can be developed that further enhance the health benefits of food.

LEVELS OF INTAKE

Safe levels of intake must be considered when evaluating functional foods in the context of a healthy diet. For the majority of research studies, the optimal levels of nutrients and other physiologically active components in functional foods have yet to be determined. Animal research has provided some indication of desired intake; however, these data are difficult to extrapolate to human dietary requirements. Table 2 lists the approximate levels of intake for health promotion associated with select nutrients, phytochemicals, and other food constituents (24,27,29-41). However, for the majority of functional food components, precise levels of recommended intake will be established only when the clinical trials have been documented in the scientific literature.

Many functional foods or food components will require continued in vivo and in vitro research, as well as pharmacokinetic studies, before specific levels for clinical trial investigations can be determined. Once clinical trials have been completed, more specific recommendations can be formulated. In addition, a large percentage of dietary data collected historically provides limited information regarding the exact intake of physiologically active food components because few databases for nonnutritive food components have been developed.

ADDITIONAL READING

Table 2: Approximate intake levels for select functional foods or food components to promote optimal health status

Food / food component	Level of intake	Disease association
Green or black tea	4-6 cups/day	Reduced gastric and esophageal cancer risk (29, 30)
Soy protein	25 g/day 60 g/day	Reduced low-density lipoprotein cholesterol, non-high-density lipoprotein (31) Reduced menopausal symptons (32)
Garlic	600-900 mg/day (Apx. 1 fresh clove/day)	Reduced blood pressure (33) Reduced serum cholesterol (34, 35)
Vegetables and fruit	5-9 servings/day	Reduced risk of cancer (colon, breast, prostate) (24) Blood pressure reduction (36)
Fructooligosaccharides	3-10 g/day	Blood pressure reduction (37) Beneficial effect on lipid metabolism, improved gastrointestinal health, and serum cholesterol reduction (37, 38)
Fish rich in n-3 fatty acids	>180 g (6 oz.) /week	Reduced risk of heart disease (27)
Grape juice or red wine	8 to 16 oz./day 8 oz./day	Platelet aggregation reduction (39-41)

Current dietary measurement tools are limited in data collection related to herb, spice, condiment, and/or flavoring intake, despite the fact that several physiologically active components have been identified in these foods. The adequacy of intake of nutrients and other physiologically active dietary components found in functional foods must include evaluation of these foods (e.g., herbs, spices) and the interactions among the various nutrients and bioactive food components in the diet.

Dietary constituents appear to act synergistically to improve absorption of nutrients or physiologically active dietary components. One example is lycopene in tomatoes and the enhancement of its absorption when consumed along with fat (55). The specific intake levels recommended to reduce the risk of disease in a healthy population can be altered in the presence of a disease such as cancer or cardiovascular disease. Therefore, dietary advice regarding approximate levels of intake for functional foods and their components will need to be evaluated based on currently available scientific information in the context of the specific populations or individual variance.

ROLE AND RESPONSIBILITIES OF THE DIETETICS PROFESSIONAL

Consumer interest in and awareness of functional foods and the associated health benefits were demonstrated in qualitative focus-group research (6,56). The data indicate that consumers are increasingly aware of functional foods and are supportive of products, particularly if the health benefits can be realized through consumption of traditional foods. Consumers identified the media as their primary source of nutritional, phytochemical, and functional food information. This observation heightens the importance of dietitians' involvement in media-generated reports in this area. Clearly, dietetics professionals can no longer evaluate foods in terms of macro- and micronutrient intake alone. Consideration of the content of other physiologically active components will be necessary when analyzing the overall health benefit of a particular food. In the future, select foods may be "prescribed" to enhance health. This is a shift from a more traditional nutrition education approach that focused on limiting intake of foods high in "unhealthful" components such as fat and cholesterol.

Dietetics professionals have extensive educational training in foods and nutrition as well as clinical experience to make recommendations for the appropriate dietary intake of functional foods in the context of a healthful diet. In the past several years, dietetics curricula have begun to integrate functional food research and information into clinical and community dietetics courses. Continuing dietetics education has also expanded in this vital area. As this area of nutrition practice evolves, even more emphasis in training programs must be placed on these topics. ADA has demonstrated support of this advancing area of food and nutrition science.

Dietetics professionals have a unique opportunity to play a role in the evaluation and implementation of research studies that are related to functional foods and their physiologically active components. These research findings will need to be translated into practical information for consumers by knowledgeable dietetics professionals. Expanding roles for dietetics professionals include the following:

- Advising consumers on the appropriate intake of functional foods and how to best achieve dietary intake goals, in the context of a healthful diet, to optimize health and potentially decrease the risk of preventable diseases.
- Participating in research in this evolving field.
- Providing expertise to the food industry related to the development of future functional foods.
- Providing education to health care professionals, the public, the food industry, and policy officials regarding the role of functional foods in health promotion/disease prevention.
- Working collaboratively with food and nutrition organizations as well as the government to develop and enhance regulatory standards for functional foods that assume such foods are safe and label claims are scientifically sound and not misleading.
- Being a resource for the media as the research evolves and to specifically provide guidance regarding integration of functional foods into a balanced and varied diet.

ADA members should make informed decisions about functional foods based on available, scientifically based research findings. Now and in the future, dietetics professionals will be increasingly called upon to develop meal plans and prescribe changes in dietary consumption that optimize functional food intake where appropriate. Dietetics practitioners will need to evaluate each functional food for its role in meeting preventive and therapeutic needs for healthy persons and those with clinical conditions. The dietetics professional's response to functional food-related inquiries must be scientifically sound with a focus on optimizing individual and public health outcomes.

SUMMARY

Never before has the focus on the health benefits of food been so strong. The philosophy that food can be health promoting beyond its traditional nutritional value is gaining acceptance among scientists and health professionals (57-61). Dietetics professionals are uniquely qualified and positioned to translate scientific evidence into practical dietary applications for consumers and to provide the food industry, policy makers, and the media with valuable insight and expertise for future research, product development, regulation, and communication regarding functional foods. Increasing the availability of health-promoting foods in the US diet will help to ensure a healthier population. Dietetics professionals must be leaders in this evolving area of food and nutrition.

ADDITIONAL READING

REFERENCES

1. National Academy of Sciences, Institute of Medicine. *Dietary Reference Intakes, Thiamin, Riboflavin, Niacin, Vitamin B6, Folate, Vitamin B12, Pantothenic Acid, Biotin, and Choline.* Washington, DC: National Academy Press; 1998.

2. Backgrounder: Functional Foods. In: *Food Insight Media Guide.* Washington. DC: International Food Information Council Foundation; 1998.

3. *Food Institute Report No. 33,* August 23, 1999; 6.

4. Clydesdale FM. ILSI North America Food Component Reports. *Crit Rev Food Sci Nutr.* 1999; 39(3):203-316.

5. Committee on Opportunities in the Nutrition and Food Sciences, Food and Nutrition Board, Institute of Medicine. Thomas PR, Earl R, ads. *Opportunities in the Nutrition and Food Sciences: Research Challenges and the Next Generation of Investigators.* Washington, DC: National Academy Press; 1994.

6. Schmidt DB, Morrow MM, White C. Communicating the benefits of functional foods. *Chemtech.* December 1997; 40-44.

7. Position of The American Dietetic Association: the role of nutrition in health promotion and disease prevention programs. J Am Diet Assoc. 1998; 98:205-208.

8. Hasler CM. Scientific Status Summary. Functional foods: their role in disease prevention and health promotion. *Food Technol.* 1998; 52(11):63-70.

9. *Developing Objectives for Healthy People 2010.* Washington, DC: US Dept of Health and Human Services, Office of Disease Prevention and Health Promotion; 1997.

10. *Functional Foods. Public Health Boom or 21st Century Quackery? An International Comparison of Regulatory Requirements and Marketing Trends.* Washington, DC: International Association of Food Organizations; 1999.

11. Nutrition Labeling and Education Act. USC343(r)(3)(B)(i), implemented at 21 CFR §101. 14.

12. Food Labeling: Health Claims; Soy Protein and Coronary Heart Disease. 63 *Federal Register* 62977-63015 (1998) (codified at 21 CFR §101).

13. Proposed health claim for soy protein containing products and a reduced risk of coronary heart disease. Petition submitted to the US Food and Drug Administration by Protein Technologies International, Inc, St Louis, MO, on May 4, 1998.

14. Food and Drug Administration Modernization Act of 1997, 21 USC §343 r(3) C and D.

15. Foods containing at least 51% whole grains can now use health claims saying they fight heart disease, cancer. *Food Labeling Nutr News,* 1999; 7(40):3.

16. Guidance for Industry, May 11, 1998. Food and Drug Administration, Center for Food Safety and Applied Nutrition Website. Available at: http://www.cfsan.fda.gov/~dms/guidance.html. Accessed September 7, 1999.

17. Public meeting held May 11, 1999, Implementation of the Food and Drug Administration Modernization Act; Provisions for Use in Food Labeling and Health Claims and Nutrient Content Claims based on Authoritative Statements. 64 *Federal Register.* 14178-14180 (1999).

18. Statement of The American Dietetic Association: Implementation of the Food and Drug Administration Modernization Act; Provisions for Use in Food Labeling of Health Claims and Nutrient Content Claims Based on Authoritative Statements; Public Meeting on May 11, 1999. Available at: http://www.eatright.org/gov/lg051199.html. Accessed September 7, 1999.

19. Dietary Supplement Health and Education Act of 1994, 21 USC §321 et seq.

20. 'Kitchen Prescription' brand soups are not dietary supplements: FDA. *FDA Food Regulation Weekly.* July 12, 1999; 12(35):19-20.

21. Murphy J. Marketing Benecol as a dietary supplement deemed illegal by CFSAN. *Food Chemical News.* 1998; 40(37):25.

22. Statement of The American Dietetic Association: Public Meeting; Center for Food Safety and Applied Nutrition: the Food and Drug Administration; Regulation of Dietary Supplements, June 8, 1999. Available at: http://www.eatright.org/gov/lg060899.html. Accessed September 7, 1999.

23. Brown L, Rosner B, Willett WW, Sacks FM. *Cholesterol-lowering effects of dietary fiber: a meta-analysis.* Am J Clin Nutr. 1999; 69:30-42.

24. Steinmetz KA, Potter J. Vegetables, fruit, and cancer prevention: a review. *J Am Diet. Assoc.* 1996; 96:1027-1039.

25. Howard BV, Kritchevsky D. Phytochemicals and cardiovascular disease. A statement for health care professionals from the American Heart Association. *Circulation.* 1997; 95:2591-2593.

26. Reuter HD, Koch H, Lawson LD *Therapeutic effects and applications of garlic and its preparations.* In: Garlic. The Science and Therapeutic Application of Allium sativum L. and Related Species. Second edition. Edited by: Koch HP and Lawson, LD. Balimore, Md: Williams & Wilkins: 1996; 135-212.

27. Van Schacky C, Angerer P, Kothny W, Theisen K, Mudra H. The effect of dietary omega-3 fatty acids on coronary atherosclerosis. A randomized, double-blind, placebo-controlled trial. *Ann Intem Med.* 1999; 130(7):554-562.

28. Hallikainen MA, Uusitupa MI. Effects of 2 low-fat stanol ester-containing margarines on serum cholesterol concentrations as part of a low-fat diet in hypercholesterolemic subjects. *Am J Clin Nutr.* 1999; 69:403-410.

29. Clydesdale FM. Tea and health. *Crit Rev Food Sci Nutr.* 1997; 36:691-785.

30. Weisburger JH. Tea and health: the underlying mechanisms. *Proc Soc Exp Biol Med.* 1999; 220(4):271-275.

31. Anderson JW, Johnstone BM, Cook-Newell ME. Meta-analysis of the effects of soy protein intake on serum lipids. *N Engl J Med.* 1995; 333:276-282.

32. Albertazzi P, Pansini F, Bonaccarsi G, et al. The effect of dietary soy supplementation on hot flashes. *Obstet Gynecol.* 1998; 91(l):6-11.

33. Silagy CA, Neil HA. A meta-analysis of the effect of garlic on blood pressure. *Hypertension.* 1994; 12:463-468.

34. Steiner M, Khan AH, Holbert D, San Lin RI. A double-blind crossover study in moderately hypercholesterolemic men that compared the effect of aged garlic and placebo administration on blood lipids. *Am J Clin Nutr.* 1996; 64:866-870.

35. Warshafsky S, Kamer RS, Sivak SL. Effect of garlic on total serum cholesterol. *Ann Intem Med.* 1993; 119(7, part 1):599-605.

36. Appel LJ, Moore TJ, Obarzenek E, et al. A clinical trial of the effects of dietary patterns on blood pressure. DASH Collaborative Research Group. *N Engl J Med.* 1997; 336:1117-1124.

37. Roberfroid MB, Prebiotics and synbiotics: concepts and nutritional properties. *Br J Nutr.* 1998; 80(4):S197-S202.

38. Bouhnik Y, Vahedi K, Achour L, et al. Short-chain fructo-oligosaccharide administration dose-dependently increases fecal bifidobacteria in healthy humans. *J Nutr.* 1999; 129(l):113-116.

39. Folts JD. Antithrombotic potential of grape juice and red wine for preventing heart attacks (human studies). *Pharm Biol.* 1998; 36:21-27.

40. Stein JH, Keevil JG, Wiebe DA, Aeschlimann S, Folts JD. Purple grape juice improves endothelial function and reduces the susceptibility of LDL cholesterol to oxidation in patients with coronary artery disease. *Circulation.* 1999; 100:1050-1055.

41. Keevil JG, Osman HE, Reed JD, Folts JD. Grape juice, but not orange or grapefruit juices, inhibit human platelet aggregation. *J Nutr.* In press.

42. Giovannucci E. Tomatoes, tomato-based products, lycopene, and cancer: review of the epidemiologic literature. J *Nati Cancer Instit.* 1999; 91:317-331.

43. Farrell DJ. Enrichment of hen eggs with n-3 long-chain fatty acids and evaluation of enriched eggs in humans. *Am J Clin Nutr.* 1998; 68:538-544.

44. Goldin BR. Health benefits of probiotics. *Br J Nutr,* 1999; 80: S203-S207.

45. Belury MA. Conjugated dienoic linoleate: A polyunsaturated fatty acid with unique chemoprotective properties. *Nutr Rev.* 1995; 53(4): 83-89.

46. Le Bars L, Katz MM, Berman N, et al. A placebo-controlled, double-blind randomized trial of an extract or gingko biloba for dementia. *JAMA.* 1997; 278:1327-1332.

47. Melchart D, Linde K, Worku R. Immunomodulation with echinacea- a systematic review of controlled clinical trials. *Phytomedicine.* 1994; 1:245-254.

48. Dorn M, Knick E, Lewith G. Placebo-controlled, double blind study of *Echinacea pallidae* radix in upper respiratory tract infections. *Complement Ther Med.* 1997; 3:40-42,

49. Melchart D, Walther E, Linde K, Brandmaier R, Lersch C. Echinacea root extracts for the prevention of upper respiratory tract infections. *Arch Family Med.* 1998; 7:541-545.

50. Singh YN, Blumenthal M. Kava: An overview. Distribution, mythology, botany, culture, chemistry and pharmacology of the South Pacific's most revered herb. *HerbalGram.* 1997; 39(Spring):34-56.

51. Allen JD, McLung J, Nelson AG, Welsch M. Ginseng supplementation does not enhance healthy young adults' peak aerobic exercise performance. *J Am College Nutr.* 1998; 17:462-466.

52. Klepser TB, Klepser ME. Unsafe and potentially safe herbal therapies. *Am J Health-System Pharmacy.* 1999; 56(2):1245.

53. Clydesdale FM. A proposal for the establishment of scientific criteria for health claims for functional foods. *Nutr Rev.* 1997; 55(12):413-422.

54. Nutrition industry braces for a competitive future. *Nutr Business J.* 1998; 3(9):l.

55. Sies H, Stahl W. Lycopene: antioxidant and biological effects and its bioavailability in the human, *Proc Soc Exp Biol Med.* 1998; 21(2):121-124.

56. International Food Information Council (IFIC) Foundation. *Food for Thought II Reporting of Diet, Nutrition and Food Safety Executive Summary Part I, 1997 vs. 1995, Part II: 1997.* Washington, DC: IFIC Foundation; 1998.

57. Bidlack WR, Wang W. Designing functional foods. In: Shils ME, Olson JA, Shike M, Ross CA, eds. Modern Nutrition in Health and Disease 9th ed. Baltimore, Md, Williams & Wilkins; 1999; 1823-1833.

58. Milner JA. Biomarkers for evaluating benefits of functional foods. *Nutr Today.* 1999; 34(4):146-149.

59. Pariza MW. Functional foods: Technology, functionality and health benefits. *Nutr Today.* 1999; 34(4):150-151.

60. Edens NK. Representative components of functional food science. *Nutr Today.* 1999; 34(4):152-154.

61. Dwyer J. Six revolutions that will shape the nutrition future. *Nutr Today.* 1999; 34(4):155-157.

■ ADA Position adopted by the House of Delegates on October 16, 1994, and reaffirmed on September 7, 1997. This position will be in effect until December 31, 2002. ADA authorizes the republication of the position, in its entirely, provided full and proper credit is given. Requests to use portions of this position must be directed to ADA Headquarters at 800/877-1600, ext 4896, or hod@eatright.org.

■ Recognition is given to the following for their contribution: Authors: Cyndi Thomson, PhD, RD, FADA (University of Arizona, Arizona Prevention Center, Tucson); Abby S. Bloch, PhD, RD, FADA (Private Nutrition Consultant, New York, NY); Clare M. Hasler, PhD (University of Illinois, Functional Foods for Health Program, Urbana and Chicago).

■ *Reviewers:* ADA Government Relations Team (Tracy Fox, MPH, RD); ADA Scientific Affairs (Kathryn Carroll, PhD); Pamela Anderson (Ross Products Division/Abbott Laboratories, Columbus, Ohio); Phyllis E. Bowen, PhD, RD (University of Illinois at Chicago, Chicago, Ill); Yvonne M. Catty, MSc, RD (Michels Warren Strategic Communications Solutions, North Sydney, Australia); Winston Craig, PhD, MPH, RD (Andrews University, Berrien Springs, Mich); Christine J. Lewis, PhD, RD (US Food and Drug Administration, Washington, DC); John A. Milner, PhD (Pennsylvania State University, University Park); Linda Nebeling, PhD, MPH, RD (National Cancer Institute, Bethesda, Md); Cheryl L. Rock, PhD, RD, FADA (University of California-San Diego).

■ *Members of the Association Positions Committee Work Group:* Karen Kubena, PhD, RD; Robert Earl, MPH, RD; and Joan Heins, MA, RD.

FACTS AND FALLACIES ABOUT EATING AND PREGNANCY

Now that you're eating for two . . . You shouldn't drink. Keep your weight down. Stay away from salt. Take supplements. Such are the admonitions aimed at many a pregnant woman by well-intended friends and relatives, physicians, and even local health food stores. But advice on nutritional needs during pregnancy is often contradictory, based on hearsay or out of step with current scientific knowledge, and the many commonly held myths about how to eat when a baby is on the way need to be set straight.

FALLACY You don't need all the recommended nutrients until pregnancy is under way.

FACT How a woman eats before she becomes pregnant is important not only for her health but also for her baby's. If, for example, her iron intake is marginal, she runs the risk during pregnancy of depleting her iron stores and becoming anemic. And since many women consume too little calcium throughout their lives, some experts believe that the added demands placed on calcium needs during pregnancy can increase the likelihood of osteoporosis in later years. As far as the unborn infant is concerned, it is wise for an underweight woman to try to reach a healthy weight before she becomes pregnant, because women who weigh too little when they conceive are more likely to have small babies. And the size of newborns is an important "predictor" of what their overall health will be.

FALLACY An unborn baby's nutritional needs will be met at the expense of the stores of the mother who doesn't eat well while expecting.

FACT The notion that a fetus can get all the nutrients it needs no matter what the mother eats was dispelled decades ago when women who were pregnant during World War II famines gave birth to an unusually high number of small and unhealthy babies. The effects of more subtle nutritional deficits are still not known. But an ongoing study funded by the National Institute of Child Health and Human Development is examining whether vitamin supplements taken around the time of conception will lower the incidence of certain birth defects.

FALLACY Because a pregnant woman is eating for two, she can eat twice as much.

FACT That would appear to be the case, considering that, during pregnancy, the RDA for iron nearly triples; for folic acid, it doubles; and for calcium, it increses by 50 percent (see RDA chart). However, a pregnant woman needs only about 15 percent more calories, amounting to about 150 extra calories a day during the first three months and 350 additional daily calories for the remainder of the pregnancy. But since a tuna sandwich alone could easily meet that need, those extra calories don't really amount to much additional food. As a result, a pregnant woman has to carefully choose what she eats in order to pack in the higher amounts of vitamins, minerals, and protein she requires.

FALLACY The less weight gained during pregnancy, the better.

FACT This misconception, widely held a few decades ago, was based on the belief that women who gained no more than 15 to 20 pounds would be less likely to develop complications during pregnancy and would have smaller, more easily delivered babies. Neither theory has held up over the years, however. Currently, most obstetricians believe that a weight gain of 22 to 27 pounds is acceptable. However, some research suggests that the healthiest babies are born to women who gain more than that. Marian Frank Zietlin, PhD, at Tufts University School of Nutrition, is conducting a study to see if that is so. Surely, underweight women should gain at least 30 pounds by the time they have the baby.

FALLACY If you gain the recommended amount of weight during pregnancy, you won't put on excess fat.

FACT That statement, alas, is simply not true. Fat deposits—often around the hips and thighs—are a natural part of a healthy pregnancy. Let's say a woman gains 27 pounds. Only about 7½ pounds is baby; 3 pounds come from an increase in the size of the breasts and uterus; and another 9 pounds is contributed by a combination of the placenta, amniotic fluid, extra blood volume, and other fluids. That leaves 7½ pounds, which is fat that is

Reprinted with permission from *Tufts University Diet & Nutrition Letter*, December 1985, (1-800-247-7581).

believed to be a reserve for the mother who breast-feeds.

FALLACY As long as you gain the proper total amount of weight during pregnancy, it doesn't matter when you gain it.

FACT Many experts believe that the pattern of gaining weight during pregnancy is at least as important as the total amount. The goal should be a slow, steady gain, but the pattern for each woman will vary. So, for instance, if someone gains a large amount one month, she shouldn't panic and start to diet. The main thing to watch for is a sudden, unexplained jump in weight. That could be the result of fluid retention, which is a sign of toxemia and a serious problem if not treated promptly.

FALLACY Obese women should not go on a diet to lose weight before becoming pregnant.

FACT It all depends on how well-balanced the diet is. If carefully planned with the aid of a dietitian, weight loss is not a bad idea, particularly if it can be accomplished well before pregnancy. The reason is that obese women are more likely to develop hypertension, diabetes, toxemia, and urinary tract infections when they're pregnant. In addition, obese women may run a higher risk of having unhealthy babies than women of normal weight. Even when obese women have no other complications during pregnancy, they are more likely to have Caesarean deliveries than women who are not obese.

FALLACY If you are overweight, you don't have to gain weight during pregnancy because your baby can draw on your reserves.

FACT One study showed that out of a group of pregnant, overweight women, infants born to those who gained the least weight had double the death rate of babies born to mothers who had higher gains. In other words, a pregnant woman should definitely not diet, because restricting calories limits the chances of getting the right amounts of nutrients, such as calcium and protein. Strict diets also can cause the body to produce by-products of metabolized body fat that some researchers believe may affect the brain of the fetus.

A number of obstetricians strongly advise their overweight patients to follow the normal pattern of weight gain in pregnancy. Others see no harm in holding total gain to 16 pounds—but no less—because there is evidence suggesting that it is a safe course for an obese pregnant woman. That goal can be achieved by reducing the extra calories needed to an average of 200 a day over the full term of pregnancy, but it should be done with the aid of a registered dietitian.

FALLACY A woman should not exercise while she is pregnant.

FACT It is true that pregnant women with certain medical problems, such as heart disease, should not exercise vigorously. But last spring, the American College of Obstetricians and Gynecologists recommended walking, swimming, stationary cycling, and modified forms of dancing and calisthenics as ideal forms of exercise for pregnant women as long as their pulse rate does not exceed 140 beats a minute and strenuous activity is not engaged in for more than 15 minutes. They also issued detailed guidelines for doctors to advise pregnant patients. Anyone who wants to continue an ongoing fitness program should first consult with her physician.

FALLACY When you expect twins you should "double up" on everthing you eat—and gain.

FACT Although very little research has been conducted on the needs of a woman who is carrying twins, a study done at Grady Memorial Hospital in Atlanta showed that out of 137 twin pregnancies, the healthiest babies were born to mothers who gained about 41 pounds during the typical twin pregnancy time of 36 weeks. Sherri Carlton, MMSc, RD, who led the study team, believes that tall or thin women who are expecting twins should gain somewhat more than that. She also says that the need for folic acid and protein is greater for twin than single pregnancies, but the exact increment is not known.

FALLACY A prenatal multivitamin/mineral supplement is a must for all pregnant women.

FACT There is no consensus of opinion among experts on prenatal nutrition regarding the kinds of supplements a pregnant woman should take. But nearly all agree that 30 to 60 milligrams of supplemental iron daily—best taken between meals—is essential. In addition, the American College of Obstetricians and Gynecologists advises at lease 400 micrograms of supplemental folic acid a day for most pregnant women. Prenatal vitamin/mineral supplements supply adequate amounts of both nutrients, but they're expensive, and the other nutrients in them are unnecessary if a woman eats a well-balanced diet.

FALLACY Pregnant women who take a prenatal multivitamin/mineral supplement don't have to worry too much about their diets.

FACT These supplements tend to give women a sense of security when, in fact, none provides any part of the 30 extra daily grams of protein suggested during pregnancy. And their amounts of calcium don't come close to meeting the RDA. Furthermore, questions are being raised about the availability of nutrients in prenatal supplements. For example, the magnesium and calcium in them appear to interfere with the absorption of iron. Thus, pregnant women should pay close attention to the foods they eat whether or not they take a supplement.

FALLACY Taking supplements of one or another individual nutrient is not a harmful practice during pregnancy because the mother will excrete whatever she and the fetus don't need.

FACT If there's ever a time not to experiment, it's during pregnancy. Taking vitamins in amounts that are over and above the RDA (see table)—say, in doses that are 10 to 90 times the recommended amount—may seriously harm an unborn baby. Such levels of vitamin A, for example, could cause bone deformities. And consistently high doses of vitamin C could make the baby vitamin C "dependent"—that is, requiring unusually high amounts that will not be met through normal infant feeding. In short, a healthy pregnant woman should not take any nutrient in a level that exceeds the RDA.

FALLACY You can avoid gaining too much weight during pregnancy by taking calcium supplements instead of drinking milk.

ADDITIONAL READING

Here's What You Need

Recommended Dietary Allowances
for Women Ages 23-50

Nutrient	*Nonpregnant*	*Pregnant*
protein (gms)	44	74
vitamin A (IU)	4,000	5,000
vitamin C (mg)	60	80
vitamin D (IU)	200	400
vitamin E (mg)	8	10
thiamin (mg)	1	1.4
riboflavin (mg)	1.2	1.5
niacin (mg)	13	15
vitamin B_6 (mg)	2	2.6

Nutrient	*Nonpregnant*	*Pregnant*
folic acid (mcg)	400	800
vitamin B_{12} (mcg)	3	4
calcium (mg)	800	1,200
phosphorus (mg)	800	1,200
magnesium (mg)	300	450
iron (mg)	18	*
zinc (mg)	15	20
iodine (mcg)	150	175

* *30 to 50 mg of supplemental iron is recommended.*

Here's How You Get the Most Important Nutrients

Calcium Milk products on the order of 4 servings a day are recommended. A serving is an 8-ounce glass of milk—skim, low-fat, whole, or buttermilk; 1 cup of yogurt; 1½ ounces of hard or American cheese; 2 cups of cottage cheese; 1½ cups of ice cream or ice milk; 8 ounces of tofu, stating it was made from a calcium coagulant such as calcium sulfate; 2 cups of broccoli; or 4 ounces of salmon (with soft bones).

Protein To get the 74 grams that pregnancy calls for, have 2 to 3 ounces of any of the following three or four times a day: meat, poultry, fish, or cheese. Alternates for a serving would be 2 medium eggs, ¼ cup of peanut butter, 1 to 1½ cups of cooked dried beans, peas, or lentils.

Folic acid To help meet the doubled RDA for pregnancy, try to have at least 1 or 2 daily cups of the following folic-acid rich vegetables: spinach, turnip greens, endive, dark green lettuce such as romaine, asparagus, okra, broccoli, parsnips, cauliflower, peas, Brussels sprouts, and cabbage. Fill in with several more servings of other vegetables. Don't cook them too long because folic acid is sensitive to heat.

Zinc and iron The fact that you're taking a supplement doesn't mean you should forgo good iron sources in food, partly because most are also high in zinc. Both iron and zinc are most available in animal foods, including red meats; organ meats such as liver; seafood, especially shellfish; and poultry. Whole-grain breads and cereals as well as nuts and legumes carry both minerals, too. Milk is a good source of zinc but not iron.

Vitamin C One cup of orange juice, broccoli, red or green pepper, grapefruit juice, strawberries, Brussels sprouts, cauliflower, dark greens, or 1 orange will each come close to meeting the RDA for pregnancy. Vitamin C is destroyed by heat as well as air, so cook foods a short time and keep them covered.

Vitamin B_6 There hasn't been adequate research on the vitamin B_6 content of different foods, but it is known that good sources include liver, light-meat chicken, bananas, navy beans, and walnuts. A 3-ounce serving of each provides close to 20 percent of the RDA for pregnancy. Other good sources include tuna, halibut, avocados, peanuts, beef, salmon, and dark-meat chicken.

Thiamin, niacin, and riboflavin Four daily servings of enriched or whole-grain breads, cereals, rice, crackers, or pasta will help meet the RDA for these B vitamins. Since many processed and snack foods are not enriched, be sure to check labels when shopping. Don't assume that items with unbleached wheat flour are enriched unless they say so.

FACT That's not such a good idea because the recommended 4 daily cups of fortified milk provide the RDA for calcium, meet the RDA for vitamin D, *and* give the mother-to-be the extra 30 grams of protein she needs—all for about 350 calories if the milk is skim. If a pregnant woman can't drink milk, she should ask her physician about taking a calcium supplement to make up for what she's not getting from foods. But because calcium supplements can interfere with iron absorption, it's important not to take doses of the two minerals at the same time. And when taking more than one tablet of either mineral, they should be spaced throughout the day. Further, it is best to take calcium with meals and iron in between meals.

FALLACY Pregnant women instinctively crave foods their bodies need and develop a natural aversion to things that aren't wholesome.

FACT To the contrary, even sophisticated, knowledgeable women can develop a craving for such bizarre things as clay, ashes, or laundry starch. They should try to resist such compulsions. But if they can't, they should not be reluctant to discuss the problem with their obstetricians, for it may be an overt sign of iron deficiency. Pregnant women also commonly crave foods that have nothing to do with nutritional needs. It's okay to give in to them as long as no major food groups are neglected and weight gain is acceptable. And cravings can be put to good work. If, for example, a woman craves salty snacks, she can choose salted enriched or whole-grain crackers or bread sticks. If sweets are the foods she can't resist, a glass of milk could go along with enriched cookies.

As far as aversions are concerned, many pregnant women develop a distaste for coffee and alcoholic beverages.

A dislike for vegetables that are rich in folic acid—those in the cabbage family, which includes broccoli—is fairly common, too.

FALLACY You can minimize retention of fluids by restricting your intake of salty foods.

FACT Salt used to be a no-no for pregnant women because of a belief that restricting salt intake would help prevent toxemia. But that did not prove true and is no longer advised unless the mother has a medical problem such as hypertension. Further, it is now known that pregnancy causes the body to lose more salt than normally, making dietary needs somewhat higher. When purchasing salt, pregnant women should check labels to be certain they get the iodized kind.

FALLACY A healthy pregnancy is one without discomfort.

FACT There is no question that even the healthiest of pregnancies often brings about a number of discomforts that relate to how a woman eats. Morning sickness, which actually occurs at any time of day, can be alleviated with dry crackers or toast. Another tip is to have meals without beverages, waiting until later to drink liquids. Women who have morning sickness should take advantage of times when they feel good to eat nutritious foods that they cannot stomach when nausea strikes. And if they have several small meals with snacks in between rather than a few large meals each day, the onslaughts of morning sickness will probably not be as severe. Small, rather than large, meals also help reduce heartburn, another common discomfort of pregnancy. In addition, it's a good idea to stay away from fatty or greasy foods and heavily spiced dishes as well as caffeine if heartburn is a problem. For constipation, an increase in whole-grain breads and cereals, fruits, and vegetables is recommended. Prunes and prune juice can help, too, because they contain a natural laxative. And drinking plenty of fluids and regular exercise can get the intestines moving.

FALLACY An alcoholic beverage is okay when you're pregnant as long as it's not a lot.

FACT Since no "safe" level of alcohol intake has been established for women who are expecting, abstinence is probably the best advice. However, a number of obstetricians see no harm in having an occasional dilute drink, a small glass of wine, or a beer once or twice a week. But Eileen Ouellette, MD, a pediatric neurologist at Harvard Medical School and expert on fetal alcohol problems, says a fair amount of research is now showing that as few as one to two drinks a week may have an adverse effect on an unborn child, particularly in lowering birth weight and increasing the risk of prematurity. She agrees with the Surgeon General that staying away from alcohol is the safest course for pregnancy. Alcohol intake should even be curbed when a woman is consciously trying to conceive. That doesn't mean that you should panic if you've had a few drinks before you knew you were pregnant. Being careful for the remainder of the period will help insure a healthy outcome.

FALLACY Mothers-to-be should avoid caffeine-containing beverages and foods.

FACT While caffeine has been shown to cause birth defects in newborn rats whose mothers were fed amounts equivalent to those in 18 or more daily cups of coffee, studies of people have not confirmed this link. The safest advice for heavy consumers of caffeinated coffee, tea, colas, and cocoa products is to cut back during pregnancy. But there is no evidence of any harm in having a daily cup or two of coffee. Remember, however, that both coffee and tea can markedly interfere with iron absorption, so don't wash down your supplements with them. And if you drink herbal teas as a substitute for coffee or regular tea, be careful not to go overboard—the effects of their ingredients have not been studied scientifically.

FALLACY Foods and beverages sweetened with aspartame and saccharin are taboo for pregnant women.

FACT Neither sweetener has been shown to be detrimental to pregnant women, but most experts are uncomfortable with indiscriminate use. The safest practice, once again, is moderation. Having a daily can of soda sweetened with Nutrasweet or a packet of Equal on cereal would certainly be considered reasonable use. But for the small number of women who know they cannot properly metabolize phenylalanine, an amino acid in aspartame, use of Nutrasweet and Equal should probably be eliminated.

Issues and Opinions in Nutrition

Modified Food Guide Pyramid for People over Seventy Years of Age[1,2]

Robert M. Russell,[3] Helen Rasmussen and Alice H. Lichtenstein

USDA Human Nutrition Research Center on Aging, Tufts University, Boston, MA 02111

The second edition of *The Dietary Guidelines for Americans* was published in 1990 as a joint effort of the U.S. Department of Agriculture and the *U.S. Department of Health and Human Services Dietary Guidelines for Americans 1990*. Based on the *Dietary Guidelines*, a Food Guide Pyramid was constructed for educational purposes (*The Food Guide Pyramid 1992*). The principles underlying the *Dietary Guidelines* and Food Guide Pyramid hold for Americans of all ages above 2 y. However, a modification of the recommendations within the Food Guide Pyramid seems appropriate for use in educating healthy, active people above the age of 70 y to optimize their nutrient intake patterns consistent with the changes in nutrient and energy needs of older individual (**Fig. 1**).

This elderly group is particularly vulnerable to compromised nutrient intake because with advancing age, energy needs decrease, necessitating a decrease in food intake. Among people over the age of 70 y surveyed in NHANES III, about 40% consumed below ⅔ of the RDA for energy (NHANES III 1988–94). Thus, for elderly people, the Food Guide Pyramid should highlight specific selections within each food group category to emphasize foods with a high ratio of nutrients to energy (nutrient density) to ensure adequate nutrient intakes, and should be narrowed to reflect lowered energy needs.

This paper presents a suggested refinement of the Food Guide Pyramid to be applied to individuals who are 70 y old and older, and who are relatively healthy and active and wish to remain so. These individuals can generally be characterized as living independently, being free from major health disorders that would limit food access or intake, and participating in a variety of activities outside their homes. Given the shifting demographics in the United States, this is a growing segment of the population which has historically been underrepresented in previous recommendations for different age subgroups. Additionally, this group should be distinguished from the very elderly people who are not well and for whom different dietary considerations, such as energy density, arise.

This modified Food Guide Pyramid which will be referred to as the Modified Food Pyramid for 70+ Adults (Fig. 1) continues to be based on the principles of *The Dietary Guidelines* and those of other health organizations: plenty of variety; diets high in grain products, vegetables and fruits; diets low in saturated fatty acids and cholesterol; low to moderate use of sugar, salt and alcohol; and physical activity in balance with energy intake. However, we suggest one addition to the 70+ Food Pyramid: a small supplement flag at the top and symbols for water and fiber. It will be very hard for a person above the age of 70 y to obtain adequate intakes of particular nutrients due to the reduced portion sizes, the reduced number of food servings being ingested and restrictions in food choices secondary to medical conditions (for example, lactose intolerance). The nutrients which are of particular concern in the elderly are calcium, vitamin D and vitamin B-12.

Nutrient-dense/fortified foods. Right now, little guidance is provided within each food category of the Food Guide Pyramid regarding specific choices, with the exception of limiting foods high in fat or refined sugar. The importance of choosing a variety of food is emphasized. However, with respect to the elderly, many of whom have energy intakes at or below the minimum of that assumed in the Food Guide Pyramid (1600 kcal or 6.72 MJ), guidance is essential regarding the selection of foods that are high in nutrient density.

Thus, within the bread, cereal, rice and pasta group, choices should be primarily among those that are whole-grain, enriched or preferably fortified, which are particularly important because the bread and cereal group comprises the bulk of the diet in elderly people, some of whom are at risk for malnutrition (Tucker and Rush 1992). In addition to products made with enriched flours and whole grains, breakfast-type cereals that are fortified should be consciously chosen. Recently, the Food and Drug Administration (FDA) issued regulations that require "enriched" cereal grains to be fortified with folic acid at a concentration of 140 μg/100 g of cereal grain product. This regulation was directed at eliminating folic-acid preventable birth defects. However, folate fortification may also benefit the elderly by lowering blood homocysteine levels, resulting in a potential reduction in risk of homocysteine-related cardiovascular disease. Higher intakes of folic acid pose a problem for individuals who may have subclinical vitamin B-12 deficiency by precipitating vitamin B-12–related neurologic symptoms. To prevent excessive folic acid intakes, the FDA chose a fortification level of folic acid to prevent the majority of the population (95%) from consuming greater than 1.0 mg/d of total folate. At this level of folate fortification, it is estimated that only 6% of the population would consume greater than 1.0 mg total folate per day (Tucker et al. 1996).

Within the vegetable group, choices should be among those which are deeply colored. Dark green, orange or yellow fresh, frozen or canned vegetables contribute vitamin C, folic acid, vitamin A (in the form of provitamin A carotenoids) and a substantial amount of dietary fiber. Cruciferous vegetables,

[1] This project has been funded at least in part with Federal funds from the U.S. Department of Agriculture, Agricultural Research Service under contract 53-3 06-5-10. The contents of this publication do not necessarily reflect the views or policies of the U.S. Department of Agriculture.

[2] The costs of publication of this article were defrayed in part by the payment of page charges. This article must therefore be hereby marked "advertisement" in accordance with 18 USC section 1734 solely to indicate this fact.

[3] To whom correspondence should be addressed.

Original Food Guide Pyramid

Fats, Oils & and Sweets USE SPARINGLY

Milk, Yogurt and Cheese Group 2–3 SERVINGS

Meat, Poultry, Fish, Dry Beans, Eggs and Nut Group 2–3 SERVINGS

Vegetable Group 3–5 SERVINGS

Fruit Group 2–4 SERVINGS

Bread, Cereal, Rice and Pasta Group 6–11 SERVINGS

• Fat (naturally occurring and added)
▾ Sugars (added)
These symbols show fat and added sugars in foods.

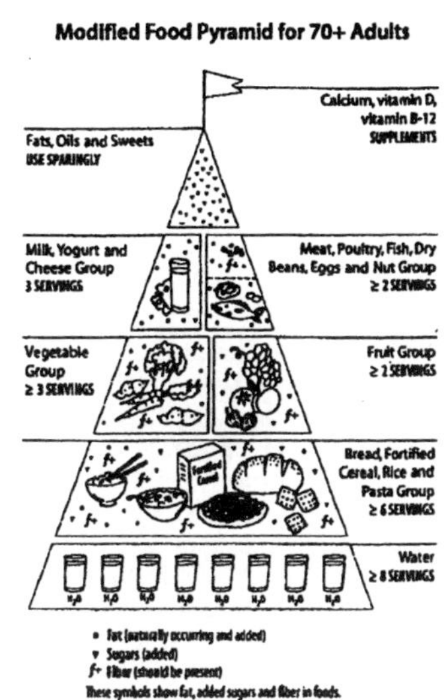

FIGURE 1 The modified Food Guide Pyramid for the elderly has a narrower base (to reflect a decrease in energy needs), while emphasizing nutrient-dense foods, fiber and water. In addition, nutrient-specific supplements may be appropriate for many older peopole.

including beets, kale, cabbage and broccoli, also contribute antioxidant phytochemicals such as indoles, flavones and isothiocyanates. Similarly, within the fruit group, choices of fresh, canned or dried products should be yellow, orange or red in color. For fruits and vegetables, emphasis should be placed on consuming the whole food, rather than a reliance on juice, in order to supply adequate fiber intake (see below).

Within the milk, yogurt and cheese group, emphasis should be placed on low-fat dairy products, given the absence of evidence that old age obviates the need for restrictions in saturated fat and cholesterol intake. The ever-expanding availability of lactose-free foods, live culture fermented dairy products and lower fat cheeses, which are concentrated sources of protein, calcium, vitamin D (milk only) and riboflavin, should enable the consumption of the nutrient-rich dairy group by most elderly people.

Lastly, within the meat, poultry, fish, dry beans, egg and nuts group, emphasis should be placed on variety, with individual choices made according to preference, availability, ease of preparation, chewability and cost affordability. Lean cuts of meat should be chosen. Fish represents a good selection, since it provides high-quality protein and (n-3) fatty acids. Also, suggestive epidemiologic data show that fish in the diet may lower the risk of developing cardiovascular disease when eaten on at least a weekly basis (Daviglus et al. 1997). Noteably, bean, grain and vegetable main dishes provide high-quality protein, add fiber to the diet and, as with fish, when substituted for meat, help to minimize saturated fat and cholesterol intake.

Fats and sugar. The elderly person's diet should be high in nutrient-dense foods, but relatively low in high-fat foods, due to diminished energy needs. Further, no evidence exists that the general recommendation for the U.S. population to limit fat intake to 30% or less of energy, saturated fat to 10% or less of energy, and cholesterol to 300 mg/d should not apply to the 70+ population (Krauss et al. 1996). However, in certain situations somewhat greater fat intake may be warranted (e.g., underweight individuals, diabetics with hypertriglyceridemia). At present, no specific guidelines exist with respect to *trans* fatty acids, which are found predominantly in hydrogenated fats. Nevertheless, the general consensus is that their biological effect is similar to that of saturated fat and therefore should be limited in the diet (Lichtenstein 1997). Most fat in the diet of older people should be in the form of liquid oils or foods prepared with them. Using a variety of these oils should provide an adequate intake of essential fatty acids.

Foods that have added refined carbohydrate are generally lower in nutrient density than the naturally occurring counterpart (for example, peaches canned in heavy syrup compared to fresh peaches, or flavored yogurt compared to plain yogurt). Choices within each food group that minimize those with added refined carbohydrates or for which refined carbohydrate is not the predominant ingredient should be encouraged.

Fiber. Fiber is contained in the foods of four of the building blocks of the Food Guide Pyramid (grains, fruits, vegetables, meat–legumes groups) and is an important dietary component in the elderly, primarily for prevention of constipation, diverticulosis and diverticulitis (Brodribb 1980). In addition, data from both clinical and epidemiologic studies suggest that diets high in fiber are associated with lower cholesterol levels, as well as a lower incidence of cardiovascular disease and cancer (Kromhout et al. 1982, Rimm et al. 1996).

The mean dietary fiber intake in elderly males and females (70 y and older) in NHANES III was 14–16 g/d (NHANES III 1988–94). However, generally 20 g/d or above is needed to provide health benefits (*Dietary Guidelines for Americans* 1990). Food choices that should be emphasized in the elderly are: whole-grain breads rather than breads made with refined flour, brown rice rather than white rice, whole fruits rather than juice, legumes instead of meat at least twice a week, cooked vegetables, fresh salad, and most importantly, the choice of a high-fiber cereal for breakfast. Most elderly can eat all of these foods if properly prepared: cooked, grated, chopped. Within the 70+ Food Pyramid, we have added a fiber icon, with a plus sign (+), in addition to sugar and fat icons. Unlikely, diets containing about 20 g/d of fiber will have significant negative effects on mineral absorption.

Fluids. The fluid needs of an elderly person can be greatly influenced by the amount of physical activity the individual is doing, the medications being taken, renal function and ambient temperature. In the elderly person, fluid intake is more

ADDITIONAL READING

important to emphasize than in younger individuals, since aging causes compromised homeostatic mechanisms (for example, decreased thirst sensation) (Phillips et al. 1984). In addition, lack of fluid can be a major contributory factor in constipation. Elderly people should drink two quarts (about two liters) of fluid per day (Water & Electrolytes, Recommended Dietary Allowances, 1989). Alcohol should not be calculated as contributing to fluid intake due to its diuretic effect. Likewise, coffee and tea cannot be relied on as major contributors of fluid for similar reasons.

Supplements. Although primary emphasis should be placed on the importance of following this 70+ Food Pyramid to maintain health among elderly people, a case for nutritional supplements can be made, at least for specific nutrients: calcium, vitamin D and vitamin B-12. The recommendation for adequate vitamin D intake was raised recently from 200 to 600 IU and for calcium from 800 to 1200–1400 mg/d (Dietary Reference Intakes 1997). Such levels of calcium can be obtained by drinking or eating the equivalent of three servings of calcium-rich dairy products [e.g., 8 oz. (240 mL) milk = 2 oz. (56 g) hard cheese = 8 oz. (240 mL) yogurt] per day. Eight ounces (240 mL) of calcium fortified orange juice can be substituted for one serving of milk to help obtain an adequate calcium intake. However, neither cheese, yogurt nor calcium-fortified orange juice contains vitamin D. Many elderly people are not milk drinkers due to lactose intolerance, perceived lactose intolerance, or thinking of milk as a child's food. Limited sun exposure, due to limited access or a northern climate, can minimize endogenous vitamin D synthesis. Thus, in order to obtain adequate amounts of calcium and vitamin D in the 70+ age group, supplementation may be necessary.

Food-bound vitamin B-12 is not absorbed efficiently in many elderly people due to atrophic gastritis, which is estimated to affect 10–30% of the U.S. population over 60 y (Hurwitz et al. 1997, Krasinski et al. 1986). In individuals with atrophic gastritis, vitamin B-12 cannot be dissociated from food protein due to lack of adequate acid-pepsin digestion (Carmel 1994). Thus, vitamin B-12 is not freed to bind to intrinsic factor for eventual absorption. In addition, atrophic gastritis results in bacterial colonization of the upper gastrointestinal tract, and whatever small amounts of vitamin B-12 are released from food can be taken up by these bacteria (Suter et al. 1991). Therefore, many elderly people will need to ingest vitamin B-12 in a pure (i.e., supplemental) form that is bioavailable, or in the form of vitamin B-12–fortified food products such as breakfast cereals. Other than these nutrients, following the 70+ Food Pyramid should ensure adequate intake of vitamins and minerals without need for supplementation.

Conclusion. On the basis of the aforementioned, we suggest that greater emphasis be put on consuming nutrient-dense foods, high-fiber foods and water. Additionally, based on computer models using nutrient-dense foods, we suggest that the number of servings per food category for the 70+ Food Pyramid be modified as follows (Fig. 1): Bread, Cereal, Rice and Pasta Group equal to or greater than 6; Vegetable Group equal to or greater than 3; Fruit Group equal to or greater than 2; Milk, Yogurt and Cheese Group equal to 3; and Meat, Poultry, Fish, Dry Beans, Eggs and Nuts Group equal to or greater than 2. Such a dietary pattern will increase the likelihood that individuals with daily energy intakes of 1200 to 1600 kcal (5–6.7 MJ) will consume 100% of the RDA for protein and all essential micronutrients.

Finally, a flag should be placed on the top of the 70+ Food Pyramid indicating that supplements of calcium, vitamin D and vitamin B-12 are frequently appropriate to promote optimal health. Obviously, these recommendations do not apply to individuals with significant impediments in procuring or consuming whole foods. Continuous monitoring of the elderly is necessary in order to identify changes that negatively impact on food intake.

LITERATURE CITED

Brodribb, J. M. (1980) Dietary fiber in diverticular disease of the colon. In: Medical Aspects of Dietary Fiber (Spiller, G. A. & Kay, R. M., eds.), pp. 43–66. Plenum Press, New York.

Carmel, R. (1994) In vitro studies of gastric juice in patients with food-cobalamin malabsorption. Dig. Dis. Sci. 39: 2516–2522.

Daviglus, M. L., Stamler, J., Orencia, A. J., Dyer, A. R., Liu, K., Greenland, P., Walsh, M. K., Morris, D. & Shekelle, R. B. (1997) Fish consumption and the 30-year risk of fatal myocardial infarction. N. Engl. J. Med. 336: 1046–1053.

Dietary Guidelines for Americans, 3rd Edition (1990) U.S. Department of Agriculture and Department of Health and Human Services, Home and Garden Bulletin, No. 232. Superintendent of Documents, Washington, DC.

Dietary Reference Intakes: Calcium, Phosphorus, Magnesium, Vitamin D, and Fluoride (1997) Institute of Medicine. National Academy Press, Washington, DC.

The Food Guide Pyramid (1992) U. S. Department of Agriculture, Human Nutrition Information Service, Home and Garden Bulletin, No. 252, Washington, DC.

Hurwitz, A., Brady, D. A., Schaal, E. S., Samloff, I. M., Dedon, J. & Ruhl, C. E. (1997) Gastric acidity in older adults. JAMA 278: 659–662.

Krasinski, S. D., Russell, R. M., Samloff, I. M., Jacob, R. A., Dallal, G. E., McGandy, R. B. & Hartz, S. C. (1986) Fundic atrophic gastritis in an elderly population. J. Am. Geriatr. Soc. 34: 800–806.

Krauss, R. M., Deckelbaum, R. J., Ernst, N., Fisher, E., Howard, B. V., Knopp, R. H., Kotchen, T., Lichtenstein, A. H., McGill, H. C., Pearson, T. A., Prewitt, T. E., Stone, N. J., Horn, L. V. & Weinberg, R. (1996) Dietary guidelines for healthy American adults. Circulation 9: 1795–1800.

Kromhout, D., Bosschieter, E. N. & de Lezenne, C. (1982) Dietary fiber and 10-year mortality from coronary heart disease, cancer, and all causes: The Zutphen Study. Lancet 2: 518–521.

Lichtenstein, A. H. (1997) Trans fatty acids, plasma lipid levels, and the risk of developing cardiovascular disease. A statement for healthcare professionals from the American Heart Association. Circulation 9: 2588–2590.

National Health and Nutrition Examination Survey (NHANES), III 1988–94. (1997) CD-ROM Series 11, No. 1, 1A.

Phillips, P. A., Rolls, B. J., Ledingham, J. G., Forsling, M. L., Morton, J. M., Crowe, M. J. & Wollner, L. (1984) Reduced thirst after water deprivation in healthy elderly men. N. Engl. J. Med. 311: 753–759.

Rimm, E. B., Ascherio, A., Givanucci, E., Spiegelman, D., Stampfer, M. J. & Willett, W. C. (1996) Vegetable, fruit, and cereal fiber intake and risk of coronary heart disease among men. JAMA 275: 447–451.

Suter, P. M., Golner, B. B., Goldin, B. R., Morrow, F. D. & Russell, R. M. (1991) Reversal of protein-bound vitamin B12 malabsorption with antibiotics in atrophic gastritis. Gastroenterology 101: 1039–1045.

Tucker, K. L., Mahnken, B. & Selhub, J. (1996) Folic acid fortification of the food supply. JAMA 276: 1879–1885.

Tucker, K. & Rush, D. (1992) Food Choices of the elderly. In: Nutrition in the Elderly: The Boston Nutritional Status Survey (Hartz, S., Rosenberg, I. & Russell, R., eds.), pp. 45–54. Smith-Gordon, Nishimura: London.

Water and Electrolytes (1989) Recommended Dietary Allowances, 10th ed. National Academy Press, Washington, DC.

Supplements Are Unnecessary to Enhance Athletic Performance

Dr. Stephen Barrett

MORE THAN A HUNDRED companies are marketing phony "ergogenic aids" — combinations of various vitamins, minerals, amino acids and other "dietary supplements" — claimed to build muscles and/or enhance athletic performance. In 1991, researchers from the U.S. Centers for Disease Control and Prevention surveyed 12 popular health and bodybuilding magazines (one issue each) and found ads for 89 brands and 311 products with a total of 235 unique ingredients. *Health Foods Business* estimated that in 1993, total sales of such products through health-food stores exceeded $130 million. They are also sold through pharmacies and superstores.

More than a hundred companies are marketing phony "ergogenic aids" — combinations of various vitamins, minerals, amino acids and other "dietary supplements" — claimed to build muscles and/or enhance athletic performance.

Roots of "Ergogenic" Mythology

The notion that massive amounts of protein are necessary during training has evolved from the ancient belief that great strength could be obtained by eating the raw meat of lions, tigers or other animals that displayed great fighting strength. Today, although few athletes consume raw meat, the idea that "you are what you eat" is still widely promoted by food faddists.

During the early 1900s, when muscles were discovered to contain protein, athletes and coaches mistakenly concluded that protein was the principal component. (Actually, it is water.) These protein beliefs were further reinforced during the 1930s by Bob Hoffman (1899-1985) and later by Joe Weider (1923-), both of whom published magazines that catered to bodybuilders and weightlifters. They asserted that athletes have special protein needs, that protein supplements have special muscle-building and health-giving powers and that the most efficient way to get enough protein is by using supplements. The scientific facts are otherwise. Muscle-building is not caused by eating extra protein. It is stimulated by increased muscular work. Once basic protein needs have been met, the small additional amount needed during intense training is easily obtainable from a balanced diet. Few Americans fail to consume adequate amounts of protein.

Hoffman marketed supplement products and bodybuilding equipment through his York Barbell Company of York, PA. A prolific writer, he published two magazines and more than 30 books on fitness and nutrition. For many years, York Barbell's nutritional products were promoted with false and misleading claims. In 1960, the company was charged with misbranding its *Energol Germ Oil Concentrate* because literature accompanying the oil falsely claimed that it could prevent or treat more than 120 diseases and conditions, including epilepsy, gallstones and arthritis. In 1961, 15 other York Barbell products were seized as misbranded. In 1968, a larger number of products came under attack by the government for similar reasons. In 1972, the FDA seized three types of York Barbell protein supplements, charging that they were misbranded with false and misleading bodybuilding claims. In 1974, the company was again charged with misbranding *Energol* and protein supplements. The oil had been claimed to be a special source of vigor and energy. False bodybuilding claims had been made for the protein supplements.

Despite his many brushes with the law, Hoffman achieved considerable professional prominence. During his athletic career, first as an oarsman and then as a weightlifter, he received over 600 trophies, certificates and awards. He was the Olympic weightlifting coach from 1936 to 1968 and was a founding member of the President's Council on Physical Fitness and Sports.

Weider began bodybuilding as a teenager and was 16 when he launched a newsletter called *Your Physique*. A few years later, he started a company that sold bodybuilding equipment and instructional booklets through the mail.

ADDITIONAL READING

In 1946, Joe's brother Ben joined the business and they set up the International Federation of Bodybuilders, which promotes the sport worldwide and sponsors competitions. According to press reports, their business empire, Weider Health & Fitness, now grosses over $500 million annually.

The company is the dominant player in the sports-supplement marketplace. It publishes four magazines, sells bodybuilding equipment, broadcasts "Muscle Magazine" on ESPN and sponsors many athletic and aerobic events throughout the year. The magazines are *Muscle & Fitness, Shape, Flex* and *Men's Fitness.* The supplements include *Anabolic Mega-Pak, Dynamic Life Essence, Dynamic Super Stress-End, Dynamic Power Source, Dynamic Driving Force, Dynamic Fat Burners, Dynamic Liver Concentrate Energizer, Dynamic Sustained Endurance, Dynamic Recupe, Dynamic Body Shaper* and *Dynamic Muscle Builder.* None of these products appears capable of doing what its name suggests, and none contains any nutrients not readily obtainable from a balanced diet.

In 1984, the FTC charged that ads for *Anabolic Mega-Pak* (containing amino acids, minerals, vitamins and herbs) and *Dynamic Life Essence* (an amino acid product) had been misleading. The FTC complaint was settled in 1985 when Weider and the company agreed not to falsely claim that these products can help build muscles or are effective substitutes for anabolic steroids. They also agreed to pay a minimum of $400,000 in refunds or (if refunds did not reach this figure) to fund research on the relationship of nutrition to muscle development. Although the forbidden claims no longer appear in Weider ads, similar messages appear in articles in the magazines and are implied by endorsements and pictures of muscular athletes as well as by the names of the products themselves. False and misleading claims also appear in a series of 18 booklets published in 1990 by Weider Health & Fitness and marketed through GNC stores.

The Marketplace Expands

During the 1970s, in addition to protein supplements and assorted vitamins, the main products touted to athletes were wheat germ oil and bee pollen (falsely claimed to boost energy and endurance). In the early 1980s, Weider Health & Fitness introduced an "Olympians" line said to have been developed by working closely with "Olympians and nutritional researchers." Most were sustained-release vitamin concoctions that included an exotic ingredient or two. As public interest in fitness grew, several drug companies began falsely claiming that multivitamin or "stress" supplements were just what active people needed.

Calling the bodybuilding supplement industry "an economic hoax with unhealthy consequences," the New York City Department of Consumer Affairs urged the FDA and FTC to stop the "blatantly drug-like claims" and false advertising used to promote these products.

Following the publication in 1982 of *Life Extension*, by Durk Pearson and Sandy Shaw, the authors appeared on hundreds of radio and television talk shows. The book claimed that supplements of certain amino acids would cause the body to release growth hormone, which would produce muscle growth and fat loss with little or no effort. These claims were based on faulty extrapolations of experiments in which animals were given large doses of these amino acids by injection. Swallowing amino acids does not cause humans to release growth hormone, but the massive publicity garnered by Pearson and Shaw inspired the health-food industry to market hundreds of new products for athletes and would-be dieters. Many of these products are falsely claimed to be "natural steroids" or "steroid substitutes." In the years since, scores of other useless ingredients have been marketed as "ergogenic aids."

Some manufacturers make no claims in their ads but imply them in product names. Many use pictures of athletes to convey their messages. Some make explicit claims in their ads or product literature, while other use simple puffery. Several have published charts suggesting which products are good for specific purposes. Some even market products for specific sports.

Simple Truths

Athletes who eat a balanced diet don't need extra protein or vitamins. In *The Complete Sports Medicine Book for Women,* sports medicine specialist Gabe Mirkin, M.D., and gynecologist Mona Shangold, M.D., explain why:

> You don't need much extra protein even to enlarge your muscles. For example, one pound of muscle contains only about 100 grams of protein, since it is composed of more than 72 percent water. So if you are gaining one pound of muscle every week in an excellent strength training program, you are adding only about 100 grams of protein each week, or about 15 grams of protein each day. Two cups of corn and beans will meet this need

— far less than you would expect.... Requirements for only four vitamins increase with exercise: thiamin, niacin, riboflavin, and pantothenic acid. These vitamins are used up minimally in the breakdown of carbohydrates and, to a small degree, protein for energy. But you will find them abundantly in food.... Furthermore, deficiencies of these vitamins have never been reported in athletes.

What about other products? The most thorough investigation has been conducted by David Lightsey, an exercise physiologist and nutritionist who coordinates the National Council Against Health Fraud's Task Force on Ergogenic Aids. During the past four years, he has telephoned more than 80 companies that market "ergogenic aids." In a recent interview, Lightsey told me:

> In each case, I told a company representative that I had been asked to collect data on the company's product(s) and issue a formal report. After they described the alleged benefits, I would ask how data supporting these claims were collected. As my questions became more specific, their responses became more vague. Some said they could not be more specific because they did not wish to reveal trade secrets.
>
> I ended each interview with a request for written documentation. Fewer than half sent anything. Most of the studies they sent were poorly designed and proved nothing. The few that were well designed did not support product claims but were taken out of context.
>
> Some companies claimed that one team or another was using their products. In each such case, I contacted the team management and learned that although one or more players used the company's products, the management had neither endorsed the products nor encouraged their use.

Lightsey believes there are two reasons why many athletes believe that various products have helped them: (1) use of the product often coincides with natural improvement due to training, and (2) increased self-confidence or a placebo effect inspires greater performance. Any such "psychological benefit," however, should be weighed against the dangers of misinformation, wasted money, misplaced faith and adverse physical effects — both known and unknown — that can result from megadoses of nutrients. Moreover, how many people who are involved in fitness programs or recreational sports *need* a placebo for inspiration?

More Enforcement Action Is Needed

Little government effort has been made to protect consumers from wasting money on "sports nutrient" products. The FTC did take the action noted above against Weider Health & Fitness, the market leader. In 1986, the agency acted against A.H. Robins and its subsidiary, the Viobin Corporation, which had been making false claims for wheat germ oil products for more than 15 years. The case was settled with a consent agreement prohibiting claims that the oil could help consumers improve endurance, stamina, vigor or other aspects of athletic fitness; or that its active ingredient "octacosanol" is related in any way to body reaction time, oxygen uptake, oxygen debt or athletic performance.

In 1992, the New York City Department of Consumer Affairs (DCA) published a report called *Magic Muscle Pills!! Health and Fitness Quackery in Nutrition Supplements*. DCA investigators found that manufacturers they contacted for information about their products were unable to provide a single published report from a scientific journal to back the claims that their products could benefit athletes.

Along with its report, DCA issued "Notices of Violation" to six companies whose products it had investigated. It also warned consumers to beware of terms like "fat burner," "fat fighter," "fat metabolizer," "energy enhancer," "performance booster," "strength booster," "ergogenic aid," "anabolic optimizer" and "genetic optimizer." Calling the bodybuilding supplement industry "an economic hoax with unhealthy consequences," DCA officials urged the FDA and FTC to stop the "blatantly drug-like claims" and false advertising used to promote these products.

In 1994, the FTC reached a consent agreement under which General Nutrition, Inc.,* paid $2.4 million dollars to settle charges that it had falsely advertised 41 products, most of which had been packaged by other manufacturers. The products included Weider's *Super Fat Burners*, 11 other "muscle builders," and five other phony "ergogenic aids." No action was taken against the other manufacturers, but the FTC's staff is well aware that the "sports nutrition" marketplace needs cleaning up.

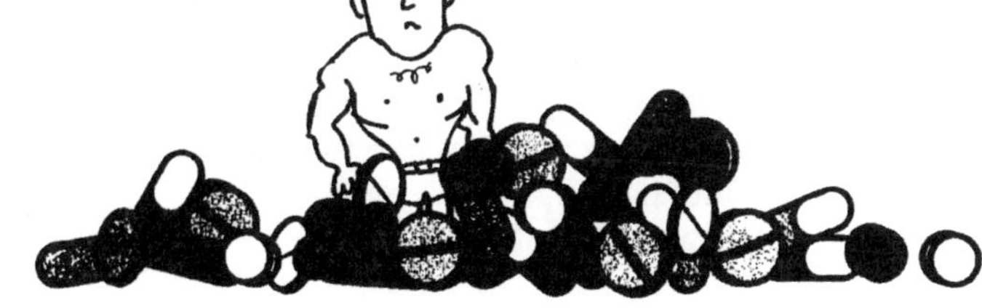

STEPHEN BARRETT, M.D., A RETIRED PSYCHIATRIST, IS CO-AUTHOR/EDITOR OF 36 BOOKS. HIS LATEST WORK, CO-AUTHORED BY VICTOR HERBERT, M.D., J.D., IS *THE VITAMIN PUSHERS: HOW THE HEALTH-FOOD INDUSTRY IS SELLING AMERICA A BILL OF GOODS*. IN 1984 HE RECEIVED THE FDA COMMISSIONER'S SPECIAL CITATION AWARD FOR PUBLIC SERVICE IN FIGHTING NUTRITION QUACKERY.

Nutrition Supplements: Science vs. Hype

Thomas D. Armsey Jr, MD; Gary A. Green, MD

In Brief: Aggressive marketing has led millions of recreational and elite athletes to use nutrition supplements in hopes of improving performance. Unfortunately, these aids can be costly and potentially harmful, and the advertised ergogenic gains are often based on little or no scientific evidence. No benefits have been convincingly demonstrated for amino acids, L-carnitine, L-tryptophan, or chromium picolinate. Creatine, beta-hydroxy-beta-methyl-butyrate, and dehydroepiandrosterone (DHEA) may confer ergogenic or anabolic effects. Chromium picolinate and DHEA have adverse side effects, and the safety of the other products remains in question.

Nutrition supplements are a lucrative business in the United States. According to the Council for Responsible Nutrition (1), the retail sale of dietary supplements generated $3.3 billion in 1990, and revenues increase each year. This enormous expenditure is largely the result of aggressive advertising aimed at high school, college, and recreational athletes, all eager for anabolic-steroid-like gains through dietary aids. Riding the crest of the fitness wave, nutrition supplements appeal to millions of consumers willing to pay billions of dollars for alleged benefits that are too good to be true.

Unfortunately, these supplements are subject to little regulation by the US Food and Drug Administration (FDA). Advertised claims to the contrary, many supplements have not been subjected to the scientific scrutiny required of prescription drugs. Furthermore, given the size and continued growth of the supplement industry, the FDA will probably never be able to monitor its products effectively. The resulting lack of regulation can lead to unscrupulous advertising, impurities in manufacturing, and potentially dangerous reactions among supplement users.

Such potential outcomes obligate physicians to learn about current nutrition supplements so they can educate patients about the effects and risks of supplement use. Team physicians in particular can advise athletes, coaches, and administrators in these matters. Competing with slick advertisements and exaggerated claims can be difficult, but by using recent scientific research on commonly used supplements, their mechanisms of action, and possible adverse reactions, physicians can offer sound recommendations to patients who are either users or interested in trying these aids.

CREATINE MONOHYDRATE

Creatine, or methylguanidine-acetic acid, is an amino acid that was first identified in 1835 by Chevreul. It is synthesized from arginine and glycine in the liver, pancreas, and kidneys and is also available in meats and fish (2). Creatine was first introduced as a potential ergogenic aid in 1993 as creatine monohydrate and is currently being used extensively by athletes throughout the United States. A National Collegiate Athletic Association (NCAA) study, publication pending, revealed that 13% of intercollegiate athletes have used creatine monohydrate in the past 12 months (Frank Uryasz, personal communication, February 1997).

According to current theory, creatine supplementation increases the bioavailability of phosphocreatine (PCr) in skeletal muscle cells. This increase is thought to enhance muscle performance in two ways. First, more available PCr allows faster resynthesis of adenosine triphosphate (ATP) to provide energy for brief, high-intensity exercise, like sprinting, jumping, or weight lifting. Second, PCr buffers the intracellular hydrogen ions associated with lactate production and muscle fatigue during exercise. Therefore,

Reprinted by permission from the authors, Gary A. Green, MD and Thomas D. Armsey Jr, MD, Department of Family Practice & Sports Medicine, University of Kentucky. Adapted from *The Physician and SportsMedicine*, Vol. 25, No. 6 (June 1997).

creatine supplementation may provide an ergogenic effect by increasing the force of muscular contraction and prolonging anaerobic exercise (3).

Numerous well-designed studies have demonstrated that creatine supplementation has an ergogenic potential. Greenhaff et al (4) showed that 5-day oral dosages of 20 g/day increased muscle creatine availability by 20% and significantly accelerated PCr regeneration after intense muscle contraction. Birch et al (5) and Harris et al (6), in laboratory and field studies, demonstrated significant performance enhancement in male athletes, in both brief, high-intensity work and total time to exhaustion, using creatine supplementation of 20 to 30 g/day.

Recent data reveal that the mean creatine concentration in human skeletal muscle is 125 mmole/kg-dm (dry muscle), with a normal range between 90 and 160 mmole/kg-dm (7). This wide spectrum of creatine concentration may explain why some of the published studies have not demonstrated significant ergogenic effects. In a study by Greenhaff (7), approximately half of the tested athletic subjects exhibited concentrations lower than 125 mmole/kg-dm, with strict vegetarians substantially lower. These individuals exhibited the most significant increases in muscle creatine concentration, PCr regeneration, and performance enhancement with the use of creatine. On the other hand, athletes with elevated baseline levels of creatine showed little or no ergogenic effect when tested after ingesting creatine.

While creatine use has skyrocketed, no serious side effects have been scientifically verified in subjects using relatively brief (less than 4 weeks) creatine regimens. However, there are anecdotal reports of a dramatic increase in muscle cramping associated with the use of creatine monohydrate (J. Kinderknecht, MD, personal communication, June 1996). Future research will, we hope, clarify whether these adverse reactions are caused by creatine supplementation.

CHROMIUM PICOLINATE

Chromium is an essential trace mineral present in various foods, such as mushrooms, prunes, nuts, whole grain breads, and cereals (8). A normal American diet contains 50% to 60% of the recommended daily allowance (RDA) of chromium. It has an extremely low gastrointestinal absorption rate, so supplement manufacturers have bound chromium with picolinate (CrPic) to increase the absorption and bioavailability.

Chromium supplementation became popular after it was found that exercise increases chromium loss, raising the concern that chromium deficiency may be common among athletes (9). Chromium seems to function as a co-factor that enhances the action of insulin, especially in carbohydrate, fat, and protein metabolism. Promoters of CrPic claim it increases glycogen synthesis, improves glucose tolerance and lipid profiles, and increases amino acid incorporation in muscle.

CrPic supplementation gained scientific credence in the early 1980s when researchers demonstrated anabolic-steroid-like effects with dosages of 200 micrograms/day. Evans (10,11) and Hasten et al (12) demonstrated a decreased percentage of body fat and increased lean mass among college athletes and students who took CrPic supplements and performed resistance exercise training. However, critical analysis of these studies reveals that imprecise measurement techniques, rather than CrPic supplementation, may account for these "ergogenic" results. More recent studies by Clancy et al (13) and Hallmark et al (14), using more precise measurement techniques, failed to demonstrate any significant improvement in percent body fat, lean body mass, or strength.

Most studies of CrPic supplementation reveal no side effects except gastrointestinal intolerance with dosages of 50 to 200 micrograms/day for less than 1 month. However, anecdotal reports of serious adverse effects, including anemia (15), cognitive impairment (16), chromosome damage (17), and interstitial nephritis (18) have been reported with CrPic ingestion in increased dosages and/or durations. Therefore, the use of chromium picolinate supplementation as an ergogenic aid should be strongly discouraged and considered potentially dangerous.

ADDITIONAL READING

AMINO ACIDS

Amino acids are the basic structural units of proteins, and one might expert that the more amino acids ingested, the greater the potential for building skeletal muscle. According to the 1989 RDA, an average adult must ingest 0.8 g/kg lean body mass/day of protein in order to fulfill the body's protein requirements. Athletes, however, have traditionally been assumed to need significantly more protein than the average individual, so they commonly use various protein supplements.

Theories suggest that increasing the bioavailability of amino acids promotes protein synthesis and attenuates the muscle loss that occurs during both strength and endurance exercise. These theories have gained support through scientific experimentation in protein metabolism. Fern et al (19) and Lemon et al (20) demonstrated that strength trainers increased protein synthesis with substantially increased protein ingestion during 4 weeks of resistance training. By tracking the nitrogen balance of these athletes, a new daily protein requirement (1.4 to 1.8 g/kg lean mass/day) was developed for strength athletes.

Amino acid supplementation also plays a role in endurance athletes. Lemon (21) and Gontzen et al (22) demonstrated that endurance athletes who train at moderate intensity (55% to 65% of VO2 max) and high intensity (80% of VO2 max) for more than 100 minutes significantly increase protein breakdown unless their protein intake equals 1.2 to 1.4g/kg lean mass/day.

Several factors make the amount of amino acids that athletes need less clear. Although all of the cited studies demonstrate the advisability of protein intakes higher than the current RDA, no well-designed study has yet shown that amino acid supplementation enhances performance. In addition, no scientific evidence supports protein supplementation in dosages greater than 2 g/kg lean mass/day. Finally, the improved conditioning that occurs over a 4- to 8-week training period may decrease protein breakdown, which may result in a maintenance protein requirement much closer to the current RDA.

L-CARNITINE

Carnitine is a quaternary amine whose physiologically active form is beta-hydroxy-gamma-trimethyl-ammonium butyrate. This is found in meats and dairy products and is synthesized in the human liver and kidneys from two essential amino acids, lysine and methionine. L-carnitine is thought to be ergogenic in two ways. First, by increasing free fatty acid transport across mitochondrial membranes, carnitine may increase fatty acid oxidation and utilization for energy, thus sparing muscle glycogen. Second, by buffering pyruvate, and thus reducing muscle lactate accumulation associated with fatigue, carnitine may prolong exercise.

Early studies by Gorostiaga et al (23), Wyss et al (24), and Natalie et al (25) indirectly demonstrated an ergogenic effect of this compound. These studies showed a decreased respiratory exchange ratio (RER) with L-carnitine supplementation (2 to 6 g/day) during exercise, suggesting that fatty acids rather than carbohydrates were used for energy. However, these studies had several problems in methodology, including the use of the RER as the sole measure of enhanced fatty acid oxidation. The RER is an indirect measure of lipid utilization that is influenced by many factors, such as pre-exercise diet, fitness level, and exercise intensity and duration (26). These confounders were not controlled and may have influenced the results.

A more controlled study by Vuchovich et al (27) avoided these problems by directly measuring muscle glycogen and lactate levels through biopsy and serum analysis. This study failed to demonstrate any glycogen-sparing effect or reductions in lactate levels while supplementing with 6 g/day of L-carnitine. Furthermore, no study to date has confirmed performance enhancement with carnitine supplementation. Finally, many currently available supplements actually contain D-carnitine, which is physiologically inactive in humans but may cause significant muscle weakness through mechanisms that deplete L-carnitine in tissues. Therefore, carnitine should not be advocated as an ergogenic supplement.

L-TRYPTOPHAN

L-tryptophan, an essential amino acid, is not commercially available in its pure form but is found in many combination supplement products and reportedly remedies insomnia, depression, anxiety, and premenstrual tension (28). Athletes in the past decade have taken L-tryptophan because of its advertised ergogenic effects. The theoretical mechanism for these effects is an increase in serotonin levels in the brain; these increases produce analgesia and reduce the discomfort of prolonged muscular effort, thereby delaying fatigue. This theoretical model gained scientific credence in 1988 when Segura and Ventura (29) demonstrated a 49% increase in total exercise time to exhaustion when subjects ingested a total of 1.2 g of L-tryptophan (four 300-mg doses within 24 hours of exercise) vs placebo. Such a profound improvement in performance is difficult to imagine, and these results have never been replicated. Two larger, well-designed studies by Seltzer et al (30) and Stensrud et al (31) failed to demonstrate any improvement in subjective or objective outcome measures when supplementing with 1.2 g of L-tryptophan vs placebo. The results of these two studies are more consistent with current research data on exercise.

Physicians should be aware of two other developments that argue against supplementing with L-tryptophan. Its use has declined among elite athletes, possibly suggesting that they are recognizing its minimal ergogenic effects. More important, L-tryptophan ingestion was linked to multiple cases of eosinophilia myalgia syndrome and 32 deaths (28). Though these cases were probably due to contamination of L-tryptophan produced by one Japanese manufacturer, and not to the amino acid itself, they illustrate the quality and purity questions regarding unregulated supplements.

BETA-HYDROXY-BETA-METHYLBUTYRATE

One of the most recent additions to the nutrition supplement market is beta-hydroxy-beta-methylbutyrate (HMB). It is a metabolite of the essential branched-chain amino acid leucine and is produced in small amounts endogenously. HMB is also found in catfish, citrus fruits, and breast milk. In the early 1980s, researchers at Iowa State University hypothesized that HMB was the bioactive component in leucine metabolism that regulates protein metabolism. The exact mechanism of this process is unknown, but promoters hypothesize that HMB regulates the enzymes responsible for protein breakdown. They propose that high HMB levels decrease protein catabolism, thereby creating a net anabolic effect.

Research in livestock (32-36) and humans seems to suggest that supplementation with HMB may increase muscle mass and strength. Nissen conducted two randomized, double-blind, placebo-controlled studies (37,38) to evaluate the ergogenic potential of HMB in exercising men. In the first study, 41 untrained subjects participated in a 4-week resistance training program. The subjects, whose diets were controlled, were given either HMB supplements of 1.5 or 3 g/day or a placebo. Those receiving HMB supplements showed significant improvements in muscle mass and strength as well as significant decreases in muscle breakdown products (3-methylhistidine and creatine phosphokinase) when compared with placebo subjects. The second study evaluated trained and untrained male subjects in a similarly designed weight training program. Relative to a placebo group, the subjects supplementing with 3 g/day demonstrated significant increases in muscle mass and one-repetition maximum bench press as well as decreases in percent body fat.

Further studies of HMB may continue to support the supplement's anabolic effects and elucidate its role in protein metabolism. No side effects of HMB supplementation have been reported, but the safety of this agent is still unknown. Therefore, it is premature to recommend its use as a safe and effective ergogenic aid.

DEHYDROEPIANDROSTERONE

Attention focused on dehydroepiandrosterone (DHEA) in 1996 when the FDA banned its sale and distribution for therapeutic uses until its safety and value could be reviewed. The ensuing media attention popularized this supplement, and manufacturers began selling it as a nutritional aid rather than a therapeutic drug.

ADDITIONAL READING

DHEA was identified in 1934 as an androgen produced in the adrenal glands. It is a precursor to the endogenous production of both androgens and estrogens in primates (39). It is also available in wild yams, which are sold in many health food stores as a source of DHEA. As a precursor to androgenic steroids, DHEA may increase the production of testosterone and provide an anabolic steroid effect. Promoters claim that this compound slows the aging process and accordingly advertise it as the "fountain of youth."

Only a few randomized, double-blind, placebo-controlled studies on the effects of DHEA supplementation have been published. Two have demonstrated significant increases in androgenic steroid plasma levels, along with subjective improvements in physical and psychological well-being, while supplementing with 50 mg/day for 6 months (40) or 100 mg/day for up to 12 months (41). Whether DHEA has any effect on body composition or fat distribution is still unclear. Its effect on healthy individuals younger than 40 years old is also virtually unstudied.

DHEA users have reported few adverse effects from the supplement, but one is irreversible virilization in women, including hair loss, hirsutism, and voice deepening (42). In addition, men have reported irreversible gynecomastia, which may result from an elevation in estrogen levels. Because this supplement is so new, long-term adverse effects are unknown. Unlike most other nutrition supplements, DHEA may substantially increase the risk of uterine and prostate cancer that accompanies prolonged elevation in the levels of unopposed estrogen and testosterone. Therefore, the safety of this supplement must be questioned.

Of particular interest to competitive athletes is the effect that DHEA supplementation may have on the test used by the International Olympic Committee and NCAA in their screening for exogenous testosterone use. Using DHEA could alter the testosterone-epitestosterone ratio so it exceeds the 6:1 limit set by both groups (personal communication, Don Catlin, MD, 1997); thus DHEA users could risk disqualification from international competition.

Given the lack of evidence that DHEA enhances athletic performance and its potentially devastating adverse effects, DHEA supplementation is not recommended.

PURITY, COST, AND FINAL THOUGHTS

Although some of the supplements discussed here may have benefits, physicians should remain skeptical about the use of any supplement. The purity of agents available to consumers is in doubt, as we have seen with L-tryptophan. *The Medical Letter*, for example, analyzed several commercial preparations of melatonin and found unidentifiable impurities in four of six samples (43). The supplements used for the research reported in this review were pure, but consumers in the largely unregulated marketplace cannot be assured of that same purity in the products they buy.

Table 1. Daily Dose Costs of Various Nutrition Supplements Used by Athletes.

Creatine

- 20-30 g/day (loading dose): $7.20/day for one week
- 10-15 g/day (maintenance dose): $3.60/day

Chromium

- 200 mg/day: $0.43/day

L-Carnitine

- 2.0 g/day: $2.67/day

Beta-Hydroxy-Beta-Methylbutrate

- 13 g/day: $3.48/day
- 11.5 g/day: $1.74/day

Dehydroepiandrosterone

- 150 mg/day: $0.67/day
- 1100 mg/day: $1.34/day

L-Tryptophan

- Currently unavailable in pure form due to federal regulation

Sources: National Supplement Association and General Nutrition Centers

There is also the issue of cost (Tables 1 and 2). At current rates, doses of the supplements discussed range as high as $7.20/day, the cost of a loading dose of creatine (20 to 30 g/day). It makes little sense to invest in supplements that offer minimal or no benefit, especially for athletic departments in this era of shrinking budgets.

Table 2. Protein Supplements Cost Comparison: Daily Cost of 2 g Protein/kg for a 70-kg Individual

Brand Name Protein Powder:	$9.80/day	($0.07/g protein)
Generic Protein Powder:	$2.80/day	($0.02/g protein)
Tuna:	$2.80/day	($0.02/g protein)

Source: National Supplement Association

The key word in nutrition supplements is nutrition. NCAA guidelines state that "there are no shortcuts to sound nutrition, and the use of suspected or advertised ergogenic aids may be detrimental and will, in most instances, provide no competitive advantage (44)." Physicians need to educate athletes, parents, coaches, trainers, and athletic administrators in sound dietary practices or see to it that a nutrition professional does so. Then nutrition supplements can be put in proper perspective, and decisions regarding their use can be based on proper scientific study and proven benefit to the individual.

Dr. Armsey is an assistant professor in the Department of Family Practice & Sports Medicine at the University of Kentucky, and Dr. Green is a clinical associate professor in the Department of Family Medicine at the University of California, Los Angeles, Medical Center. Address correspondence to Gary A. Green, MD, University of California, Los Angeles, Medical Center, Box 951683, Los Angeles, CA 90095-1683; e-mail to **ggreen@fammed.medsch.ucla.edu.**

REFERENCES

1. Cowart VS: Dietary Supplements: alternatives to anabolic steroids? *Phys Sportsmed* 1992; 20(3):189-198

2. Walker JB: Creatine: biosynthesis, regulation and function. *Adv Enzymol Relat Areas Mol Med* 1979; 50:177-242

3. Maughan RJ: Creatine supplementation and exercise performance. *Int J Sport Nutr* 1995; 5(2):94-101

4. Greenhaff PL, Bodin K, Soderlund K, et al: The effect of oral creatine supplementation on skeletal muscle phosphocreatine resynthesis. *Am J Physiol* 1994; 266(5 pt 1):E725-E730

5. Birch R, Noble D, Greenhaff GL: The influence of dietary creatine supplementation on performance during repeated bouts of maximal isokinetic cycling in man. *Eur J Appl Phys* 1994; 69(3):268-276

6. Harris RC, Soderlund K, Hultman E: Elevation of creatine in resting and exercised muscle of normal subjects by creatine supplementation. *Clin Sci* 1992; 83(3):367-374

7. Greenhaff PL: Creatine and its application as an ergogenic aid. *Int J Sport Nutr* 1995; 5(suppl):S100-S110

8. Clarkson PM: Do athletes require mineral supplements? *Sports Med Digest* 1994; 16(4):1-3

9. Campbell WW, Anderson RA: Effects of aerobic exercise and training on trace minerals chromium, zinc, and copper. *Sports Med* 1987; 4(1):9-18

10. Evans GW: The role of picolinic acid in metal metabolism. *Life Chem Reports* 1982; 1:57-67

11. Evans GW: The effect of chromium picolinate on insulin controlled parameters in humans. *Int J Biosocial Med* 1989; 11:163-180

12. Hasten DL, Rome EP, Franks ED, et al: Effects of chromium picolinate on beginning weight training students. *Int J Sport Nutr* 1994; 2(4):343-350

13. Clancy SP, Clarkson PM, DeCheke ME, et al: Effects of chromium picolinate supplementation on body composition, strength, and urinary chromium loss in football players. *Int J Sport Nutr* 1994; 4(2):142-153

14. Hallmark MA, Reynolds TH, DeSouza CA, et al: Effects of chromium and resistive training on muscle strength and body composition. *Med Sci Sports Exerc* 1996; 28 (1):139-144

15. Lefavi RG: Sizing up a few supplements. *Phys Sportsmed* 1992; 20(3):190-191

16. Huszonek J: Over-the-counter chromium picolinate. [Letter] *Am J Psychiatry* 1993; 150(10):1560-1561

17. Stearns DM, Wise JP, Patierno SR, et al: Chromium picolinate produces chromosome damage in Chinese hamster ovary cells. *FASEB* 1995; 9(15):1643-1648

18. Wasser WG, Feldman NS: Chronic renal failure after ingestion of over-the-counter chromium picolinate. [Letter] *Ann Int Med* 1997; 126(5):410

19. Fern EB, Bielinski RN, Schultz Y: Effects of exaggerated amino acid and protein supply in man. *Experimentia* 1991; 47(2):168-172

20. Lemon PW, Tarnopolsky MA, MacDougall JD, et al: Protein requirements, muscle mass/ strength changes during intensive training in novice bodybuilders. *J Appl Physiol* 1992; 73(2):767-775

21. Lemon PW: Effect of exercise on protein requirements. *J Sports Sci* 1991; 9(special):53-70

22. Gontzen I, Sutzecu P, Dumitrache S: The influence of muscular activity on the nitrogen balance and on the need of man for proteins. *Nutr Rep Int* 1974; 10:35-43

23. Gorostiaga EM, Maurer CA, Eclache JP: Decrease in respiratory quotient during exercise following L-carnitine supplementation. *Int J Sports Med* 1989; 10(3):169-174

24. Wyss V, Ganzit GP, Rienzi A: Effects of L-carnitine administration on VO2 max and the aerobic-anaerobic threshold in normoxia and acute hypoxia. *Eur J Appl Physiol* 1990; 60(1):1-6

25. Natalie A, Santoro D, Brandi LS, et al: Effects of acute hypercarnitinemia during increased fatty substrate oxidation in man. *Metabolism* 1993; 42(5):594-600

ADDITIONAL READING

26. Krogh A, Lindhard J: The relative value of fat and carbohydrate as sources of muscular energy. *Biochem J* 1920; 14(July):290-363

27. Vuchovich MD, Costill DL, Fink WJ: Carnitine supplementation: effect on muscle carnitine and glycogen content during exercise. *Med Sci Sports Exerc* 1994;26 (9):1122-1129

28. Teman AJ, Hainline B: Eosinophilia-myalgia syndrome. *Phys Sportsmed* 1991; 19 (2):81-86

29. Segura R, Ventura JL: Effect of L-tryptophan supplementation on exercise performance. *Int J Sports Med* 1988;9(5):301-305

30. Seltzer S, Stoch R, Marcus R, et al: Alterations of human pain thresholds by nutritional manipulation of L-tryptophan supplementation. *Pain* 1982; 13(4):385-393

31. Stensrud T, Ingjer F, Holm H, et al: L-tryptophan supplementation does not improve running performance. *Int J Sports Med* 1992; 13(6):481-485

32. Gatnau R, Zimmerman DR, Nissen SL, et al: Effect of excess dietary leucine and leucine catabolites on growth and immune response in weanling pigs, *J Animal Sci* 1995; 73(1):159-165

33. Nissen SL, Fuller JC, Sell J, et al: The effect of β-hydroxy β-methylbutyrate on growth, mortality, and carcass qualities of broiler chickens. *Poultry Sci* 1994; 73 (1):137-155

34. Nissen SL, Morrical D, Fuller JC: The effects of the leucine catabolite β-hydroxy β-methylbutyrate on the growth and health of growing lambs. *J Animal Sci* 1992; 77 (suppl 1):243

35. Ostaszewski P, Kostiuk S, Balasinska B, et al: The effect of the leucine metabolite β-hydroxy β-methylbutyrate (HMB) on muscle protein synthesis and protein breakdown in chick and rat muscle. *J Animal Sci* 1996; 74(suppl):138

36. Van Koevering MT, Dolezal HG, Gill DR, et al: Effects of β-hydroxy β-methylbutyrate on performance and carcass quality of feedlot steers. *J Animal Sci* 1994; 72(8):1927-1935

37. Nissen SL, Sharp R, Ray M, et al: The effect of the leucine metabolite beta-hydroxy beta-methylbutyrate on muscle metabolism during resistance-exercise training. *J Appl Physiol* 1996; 81(5):2095-2104

38. Nissen SL, Panton J, Wilhelm R, et al: The effect of beta-hydroxy beta-methylbutyrate (HMB) supplementation on strength and body composition of trained and untrained males undergoing intense resistance training. *FASEB J* 1996; 10(3):A287

39. Hardman JG, Limdird LE (eds): Goodman and Gillman's *The Pharmacologic Basis of Therapeutics*, ed 9. New York City, McGraw-Hill, 1996; p.1413

40. Morales AJ, Nolan JJ, Nelson JC, et al: Effects of replacement dose dehydroepiandrosterone in men and women of advancing age. *J Clin Endocrinol Metab* 1994; 78(6): 1360-1367

41. Yen SS, Morales AJ, Khorram 0: Replacement of DHEA in aging men and women: potential remedial effects. *Ann NY Acad Sci* 1995; 774(Dec 29):128-142

42. Abramowicz M(ed): Dehydroepiandrosterone (DHEA). *The Medical Letter On Drugs and Therapeutics* 1996; 38(985):91-92

43. Abramowicz M(ed): Melatonin. *The Medical Letter On Drugs and Therapeutics* 1995; 37(962):111-112

44. Benson MT (ed): NCAA Sports Medicine Handbook 1994-95, ed 7. Overland Park, Kansas, *National Collegiate Athletic Association,* 1994; p.30

찾아보기

Index

S

F

V

W

식생활과 건강증진학

2012년 8월 25일 초판 인쇄
2012년 9월 1일 초판 발행

역 자 : 김대진 · 김현숙 · 도명술 · 박정로
변부형 · 임윤숙 · 정동관 · 정차권
펴낸이 : 천승배
펴낸곳 : 도서출판 유한문화사

주소 : (157-801) 서울시 강서구 가양동 146-63
전화 : 2668-2055~6
팩스 : 2668-2565
http://www.yuhansa.com
E-mail : yuhansa@hanmail.net
등록 : 제 5-31호. 1979. 3. 6.

값 26,000 원

ISBN : 978-89-7722-573-2 93590